現場で役立つ

よくわかる
訪問看護

総監修　佐々木 淳　医療法人社団悠翔会理事長・診療部長
監　修　岩本大希　ウィル訪問看護ステーション代表
藤野泰平　みんなのかかりつけ訪問看護ステーション代表
柳澤優子　在宅看護センターLife&Com代表
吉江　悟　Neighborhood Care代表理事

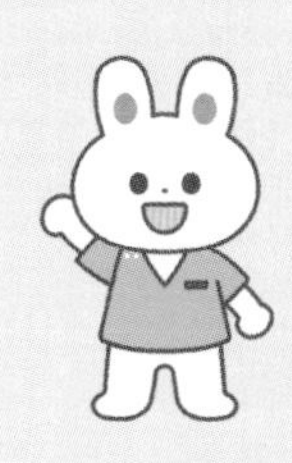

池田書店

はじめに

「医者が治せる患者は少ない。しかし、看護できない患者はいない。息を引き取るまで、看護はできるのだ」

これは2022年8月に他界された中井久夫先生（精神科医）の言葉です。

看護師さんの多くは、医師の診療の補助をする仕事をしていると思います。医療技術が進化を続ける中、看護師に求められる仕事もどんどん専門分化、看護という仕事は急性期医療のシステムの中にがっちりと組み込まれています。

ただし、最新の医学であっても、それが常に患者さんを幸せにできるわけではありません。治せる病気の人たちには、治療が最大の癒しになるかもしれません。でも、私たちはいつか必ず治らない病気や障害を抱え、そしていつか必ず死を迎えます。このプロセスにおいて医療にできることは実は限られています。

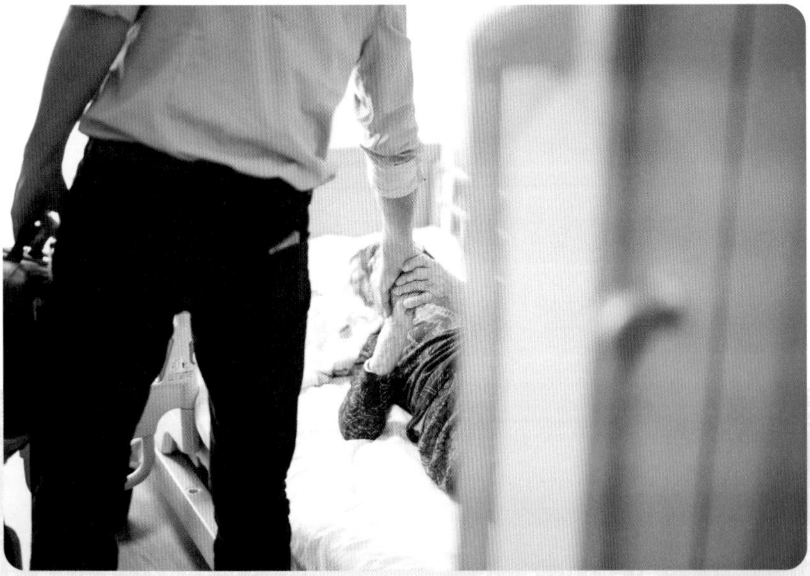

健康の維持はとても大切なことです。
しかし、もっと大切なのは、たとえ心身の機能や構造に不可逆的な障害が生じたとしても、安心して生活が継続できる、納得して人生を生き切れることではないでしょうか。
そして、中井先生がおっしゃる通り、それを支えることができるのは医療ではなく看護です。医師の診療の補助ではなく、療養支援という看護師の本来の専門性を発揮できる、これが訪問看護という仕事だと思います。訪問診療も介護も、訪問看護師さんの力なくしては成り立ちません。
ぜひ一歩、踏み出してみてください。
地域のたくさんの患者さんたちが、あなたの力を待っています。

医療法人社団悠翔会
理事長・診療部長
佐々木　淳

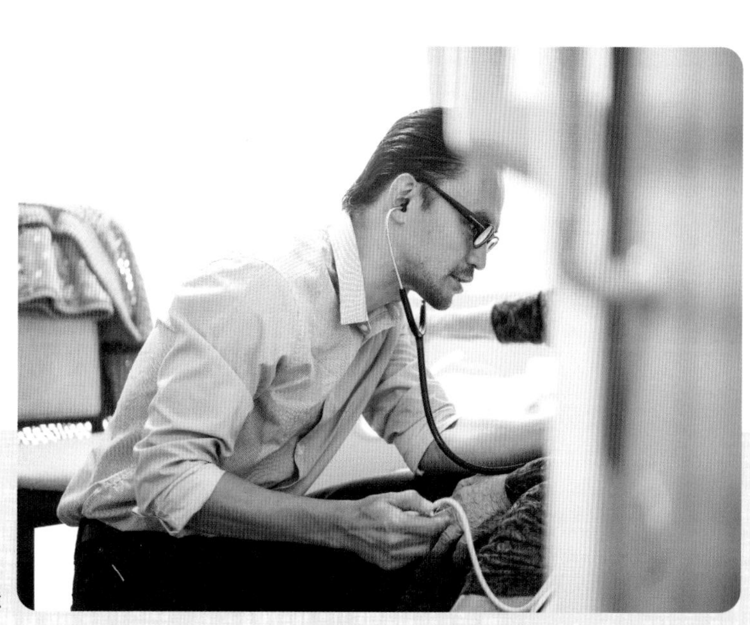

写真（P2、3）／幡野広志

訪問看護とは？

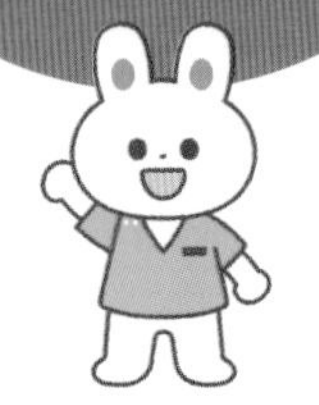

少し前まで総合病院で勤務していた河野優香さん（仮名）。

訪問看護師になり、初めて訪問した三木康平さん（仮名）の家に上がると、たくさん物が置いてある様子に驚きます。そして、三木さんに言いました。

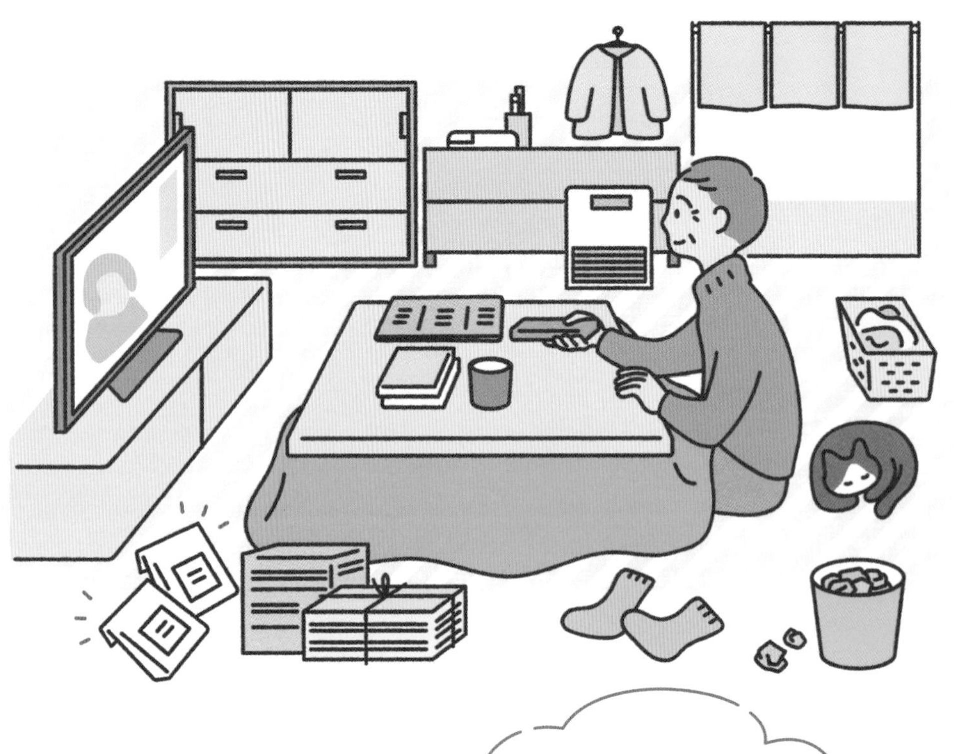

床に物があると
転びやすくなるので、
一緒に片付けませんか？

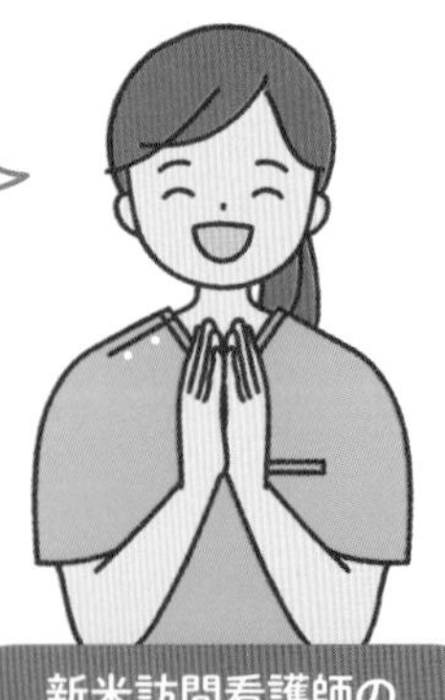

新米訪問看護師の
河野優香さん（仮名）

すると
三木さん…

ここは自分の家
なんだから、
好きにさせてくれ！

三木康平さん（仮名）

転換 が必要!

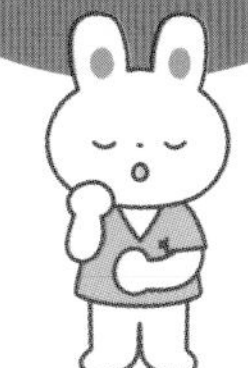

病院は治療の場であるため、よい経過を辿り治癒していくための看護が優先されます。そのため、清潔を保つことはとても重要なことです。一方、訪問看護は暮らしの場で看護が展開されます。看護において、これからどのように暮らしていきたいのかという本人の希望が尊重されて初めて、自分の家でその人らしい生き生きとした暮らしを続けていくことができます。清潔を保つことは重要ですが、その前に本人の希望を知ることがとても大事になります。

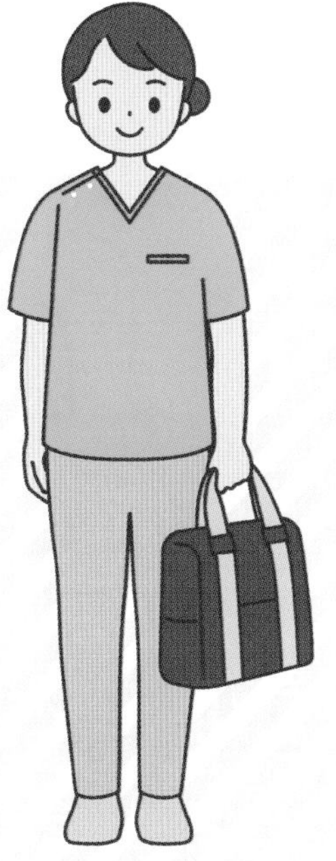

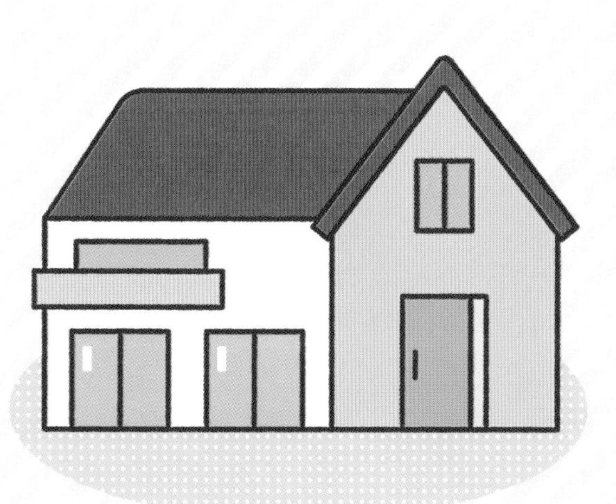

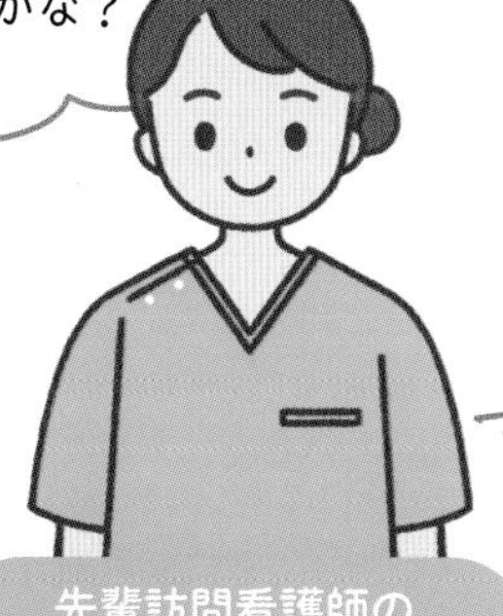

床に物を置いている三木さんなりの理由や背景を知ることから始めたらどうかな?
片付けなくてはいけない、というのは優香さんの価値観だよね。三木さんは片付けたいと思っているのかな?
先輩訪問看護師の鈴木恵さん(仮名)

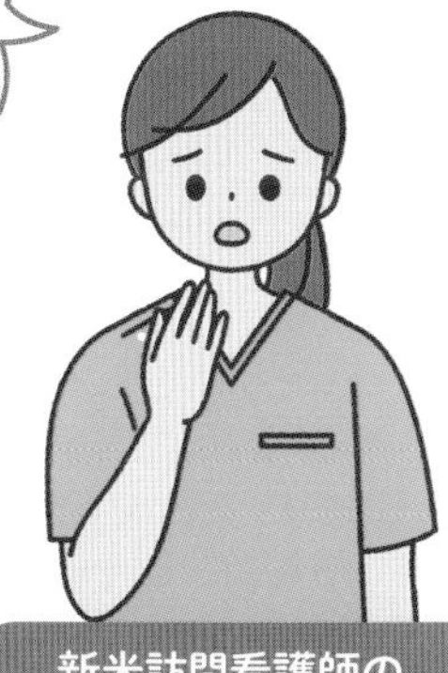

どうして怒っちゃったのかな?
新米訪問看護師の河野優香さん(仮名)

管理ではなく、支援！

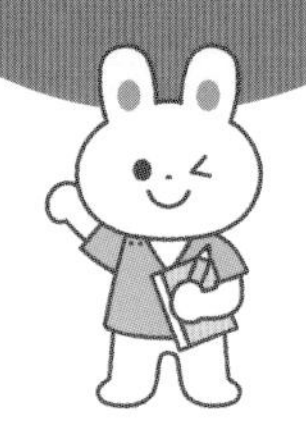

心身の状態を看るという看護師だからできることがあり、在宅において必要とされ、訪問看護がスタートします。しかし、視野はより広く、本人の生活習慣や好み、環境、住んでいる地域などを知ることから始まり、本人が困っていそうなこと、もしかしたらこれから困るかもしれないことをサポートしていきます。

その人らしさを取り戻せたり、その人の持ち味や強みでよりよく過ごせることを大事にしていきましょう。

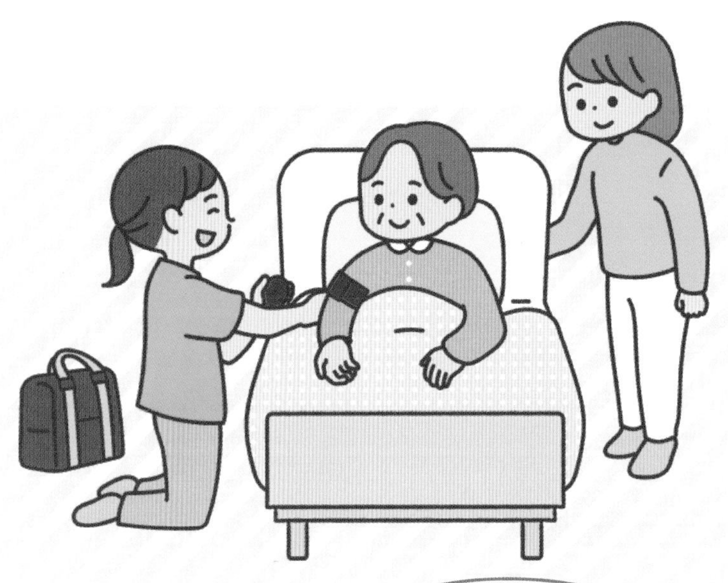

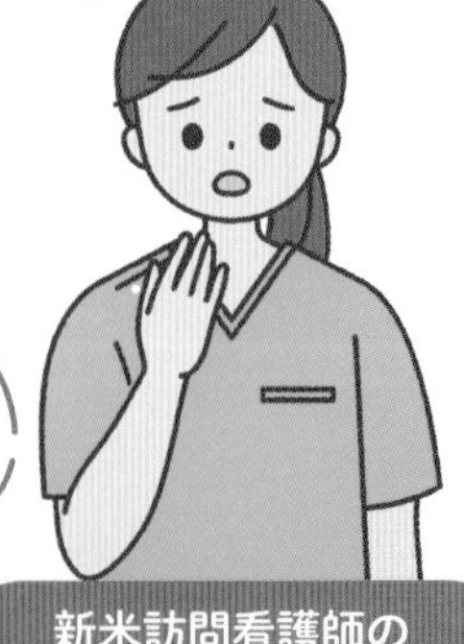
床に物を置いている理由を
三木さんに聞いたら、
「膝が痛くて思うように動けないから、
手の届くところに置いている」
って言っていました。
ゴミを捨てに行くのも大変みたいです。
その人なりの理由や背景を知ることは
とても重要です。暮らしの中の情報から、
相手のことをよく知り、信頼関係を築くこと
を大切にしていきましょう。
先輩訪問看護師の
鈴木恵さん（仮名）
新米訪問看護師の
河野優香さん（仮名）

みんなで支え合おう！

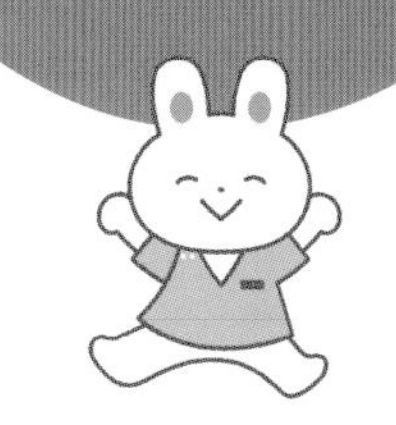

その人を暮らしの場で支援していくためには、ほかの専門職や同じ地域に住む人、友人などとも力を合わせていくことが欠かせません。本人や家族（介護者）を中心としたひとつのチームとなり、本人が、そして家族（介護者）が安心して、その人らしく暮らしていけるように連携・協働していきましょう。

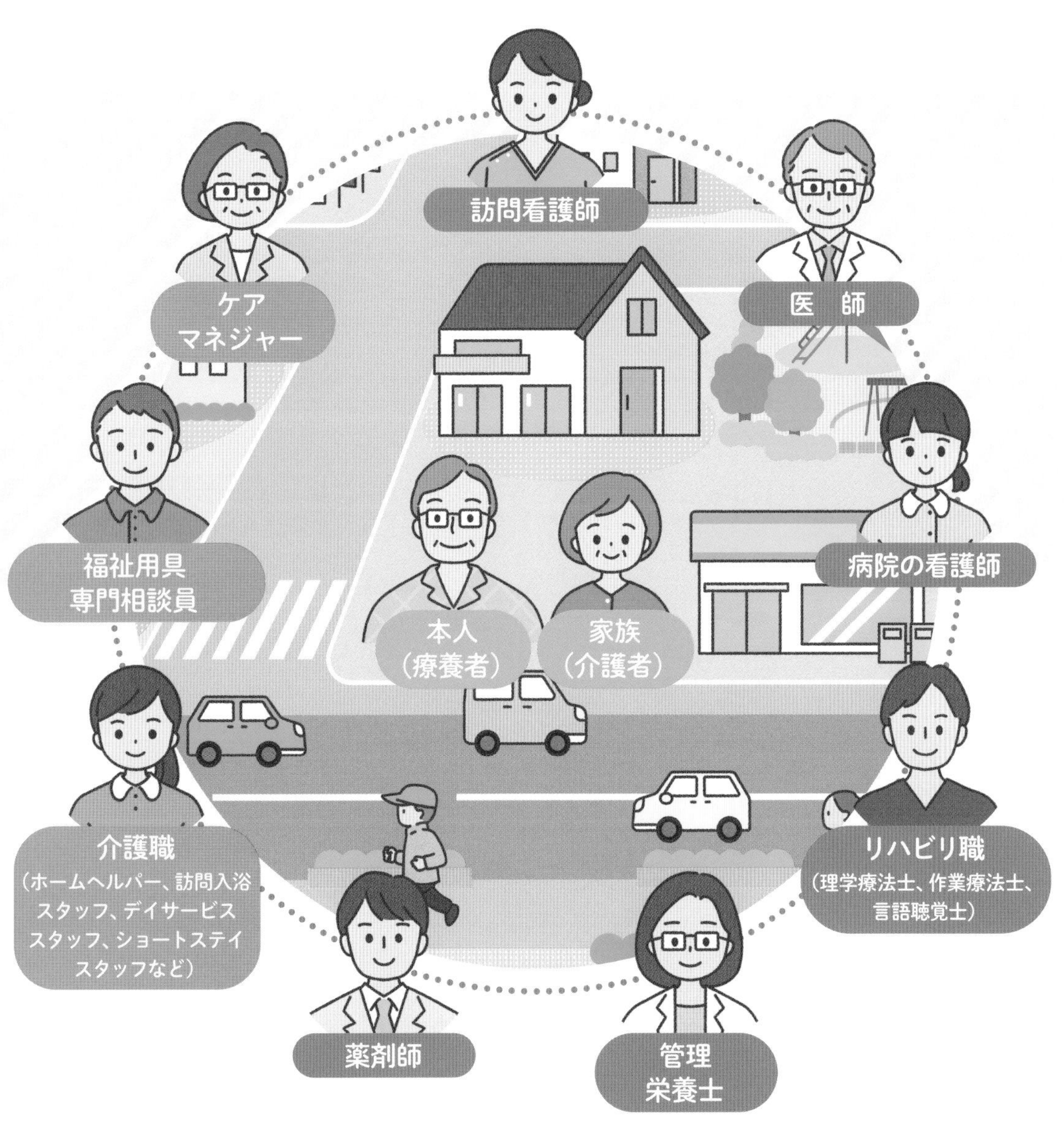

CONTENTS

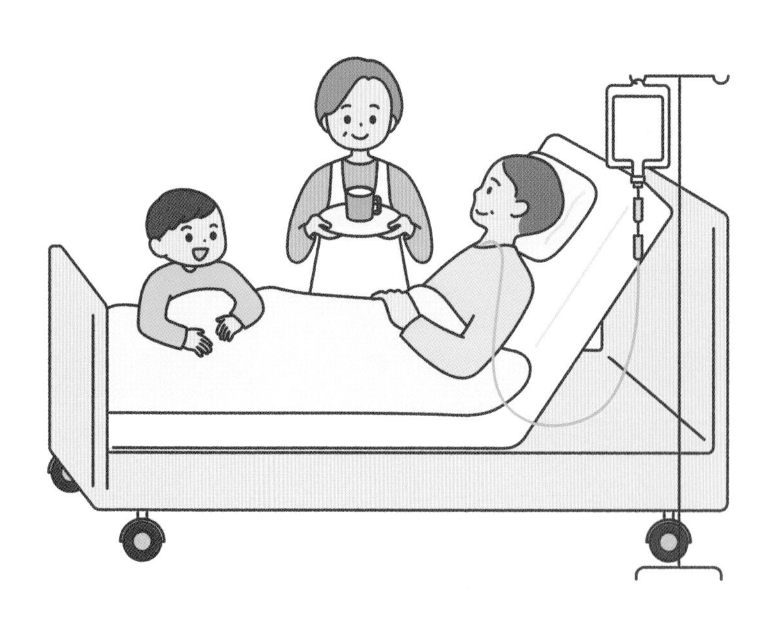

Part 5 人生の最期に寄り添うケア

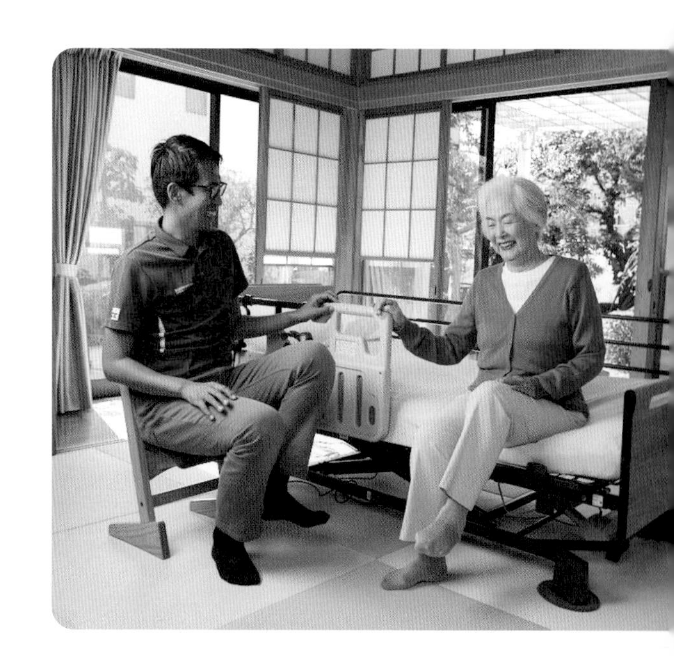

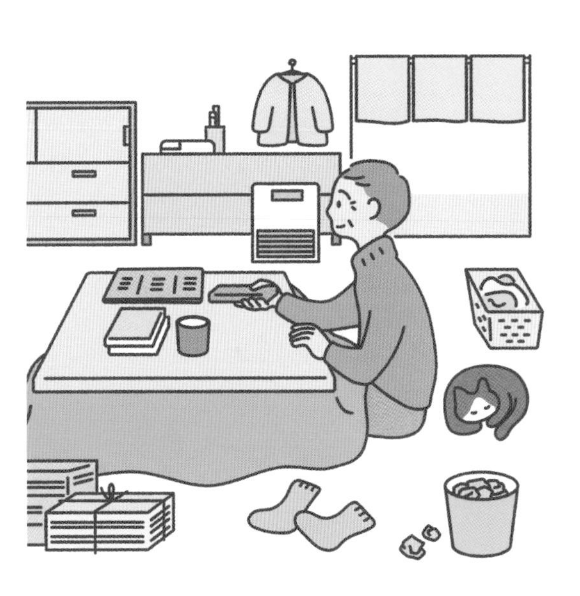

Part

1

訪問看護の仕組みと基本

病院看護と訪問看護では、
目的、役割、制度などが異なります。
訪問看護はどのようにスタートするのか、
訪問看護師の仕事とはどのようなものかなど、
仕組みと基本について具体的に紹介します。

「この利用者さんは介護保険？医療保険？」「ひとりでお家を訪ねて、ちゃんとケアができるか不安」。みんな、始めはわからないことが多くて、不安です。ここでは、最初に押さえておきたい訪問看護の基本や心構えを学んでいきましょう。

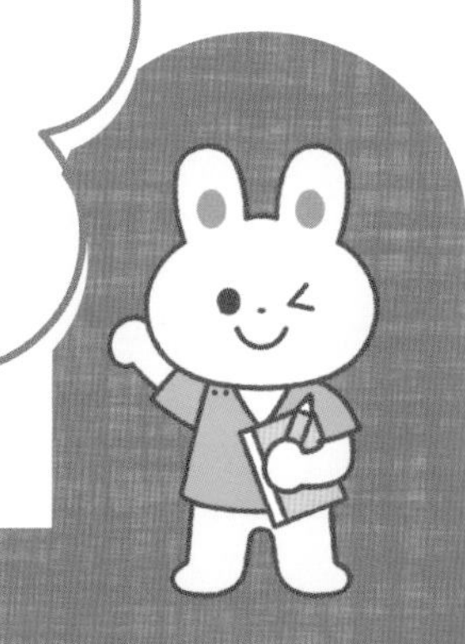

監修／柳澤優子

1 訪問看護とは

訪問看護は、療養生活を送っている人の住まいに看護師が訪れて、看護を行うサービスです。本人が暮らしていくなかでの希望や思い（意思）、なじみの暮らし方を大事にしながら、家族の思いも尊重しつつ、生き生きとした暮らしが続けられるよう、支援をしていきます。

対象は、乳幼児から高齢者まで、予防的な支援から看取りの支援まで、主治医により訪問看護が必要と認められたすべての人になります。

訪問看護を行う訪問看護師は、訪問看護ステーションに所属し、一人ではなく、ステーションのスタッフみんなで看護を行っていきます。同時に、医師、ケアマネジャー、理学療法士、作業療法士、言語聴覚士、薬剤師、介護職（ホームヘルパーなど）、福祉用具専門相談員、医療機器業者の担当者など多職種と連携しながら、本人と家族の大切な暮らしを支援していきます。

乳幼児から高齢者まで

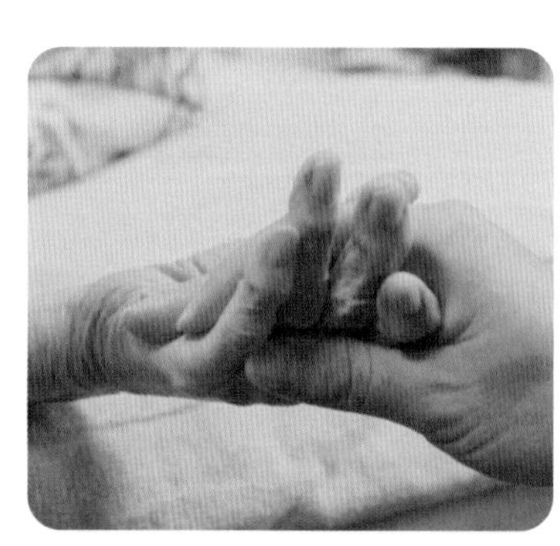

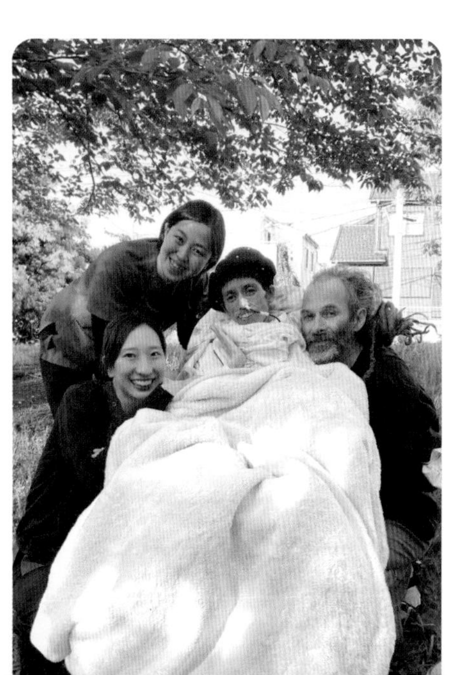

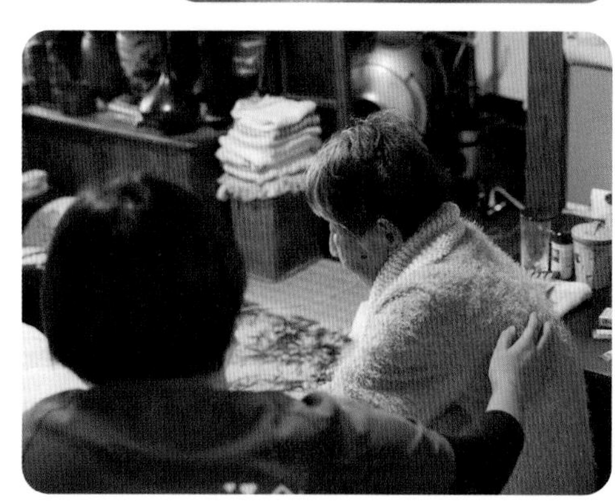

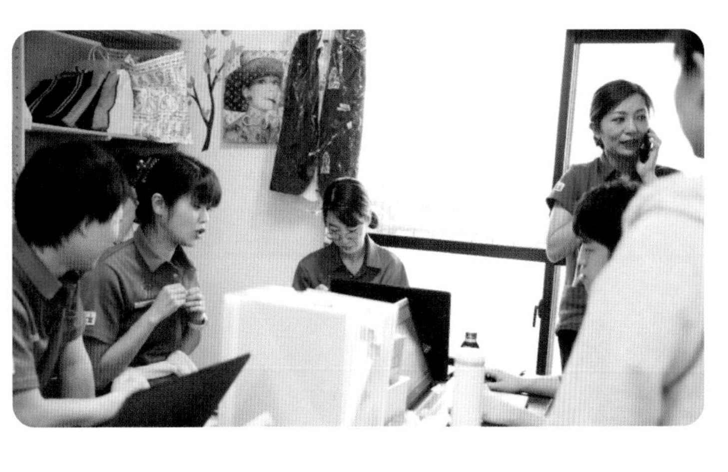

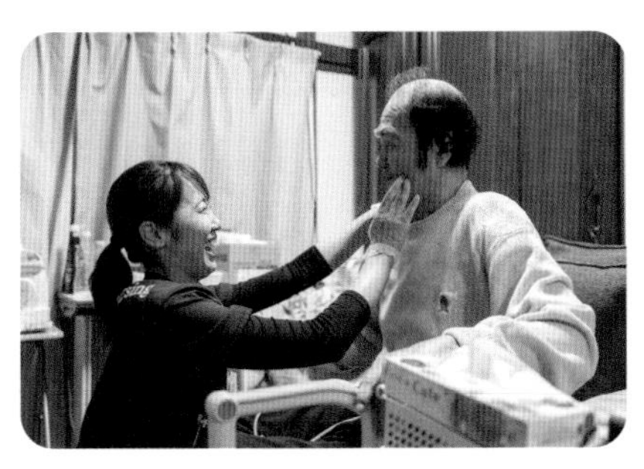

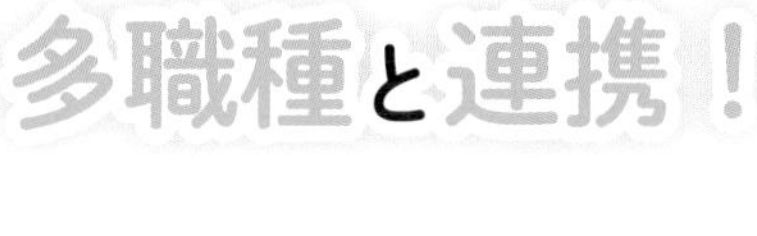
多職種と連携！

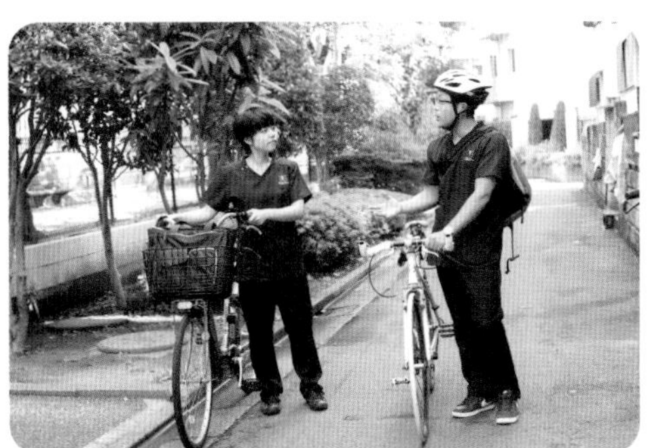

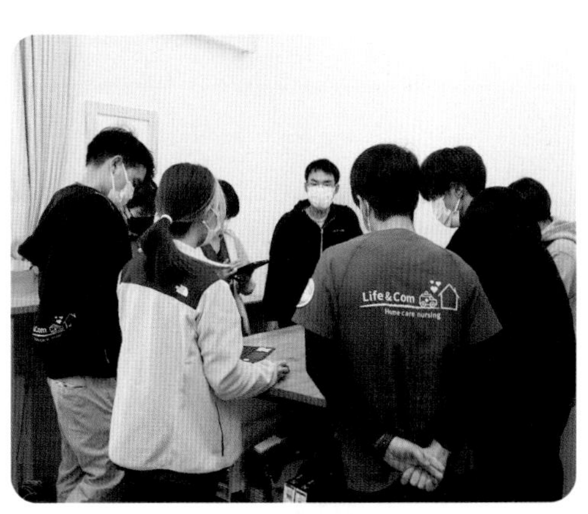
Life&Com
Home care nursing

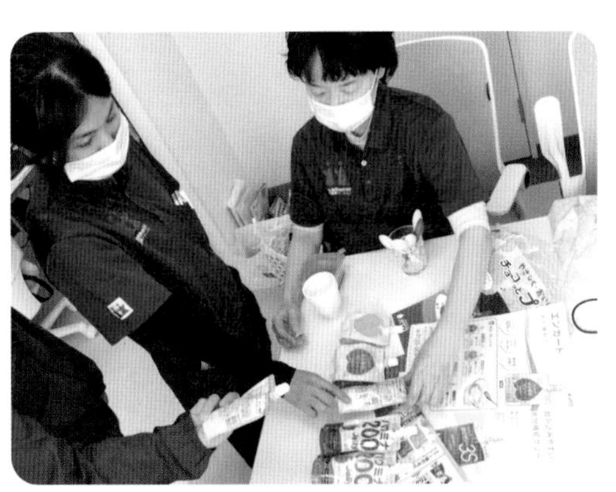

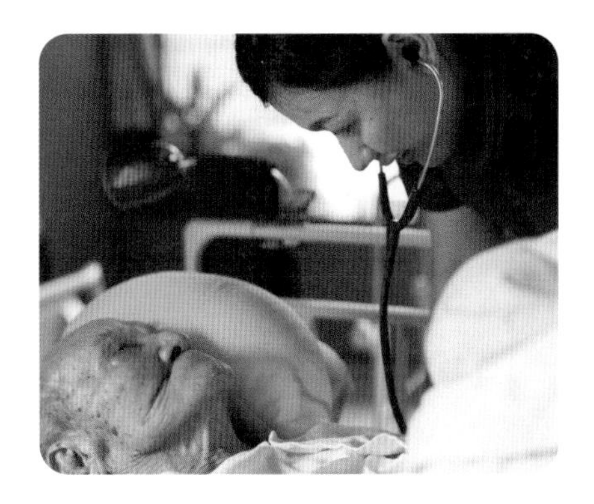

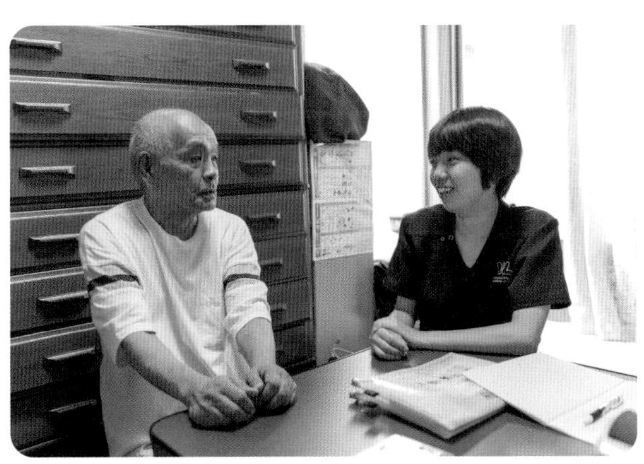

2 訪問看護でできること

医療処置

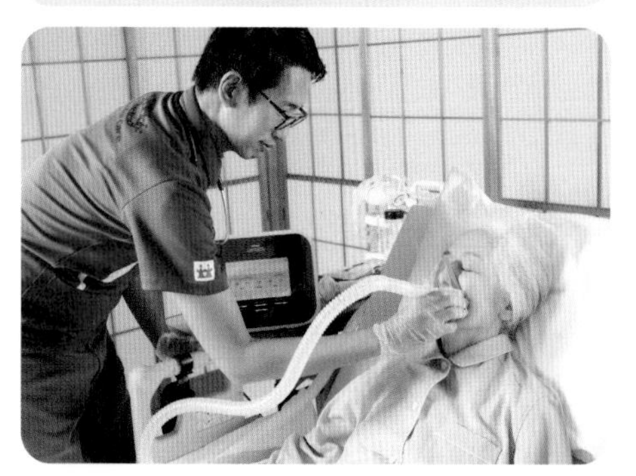

在宅酸素療法、人工呼吸器管理、点滴、褥瘡処置など、医師の指示に基づいて、医療機器の管理や医療処置を行います。

療養生活の相談

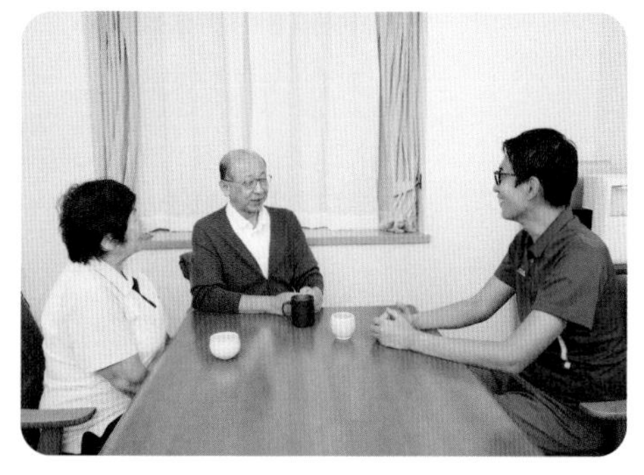

疾患をもちながら在宅で過ごしている人の、食事管理や薬の管理方法など、生活の中でのさまざまな困りごとの相談を受けます。

苦痛緩和の支援

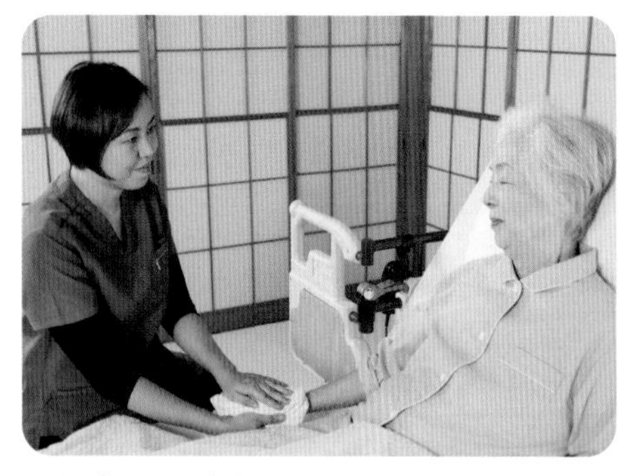

さまざまな苦痛症状に対して、薬物療法や非薬物的アプローチにより、安楽に過ごせるように苦痛の緩和を行います。

療養生活の支援

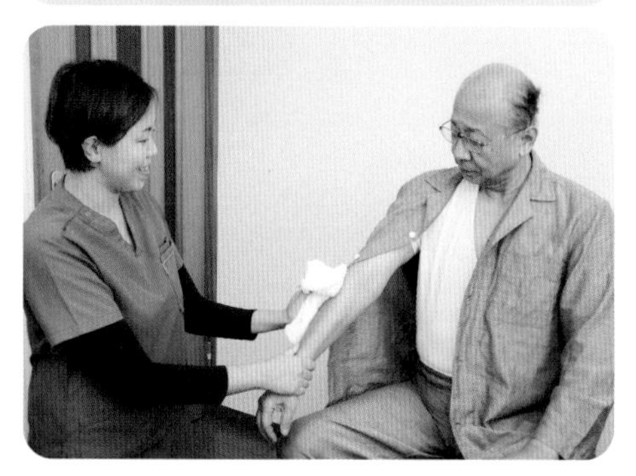

食事や清潔保持、排泄、活動と休息など、生活の中での困りごとに対して、個別的な看護を提供します。

リハビリテーション

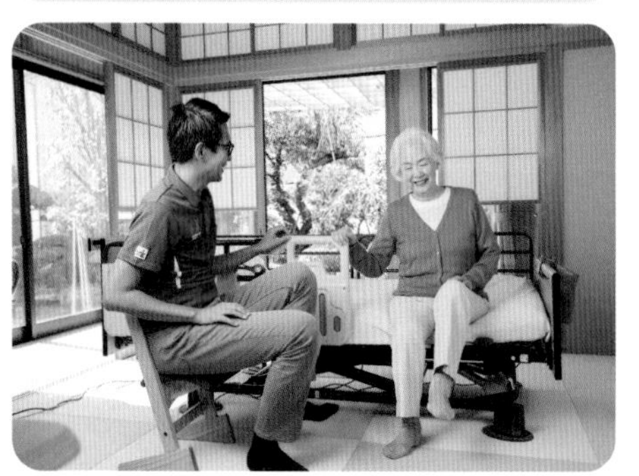

運動機能、呼吸機能、摂食と嚥下機能の回復・維持・低下予防などについて助言や指導を行います。福祉用具の選択については、福祉用具専門相談員などと協力して支援します。

病状や健康状態の管理支援

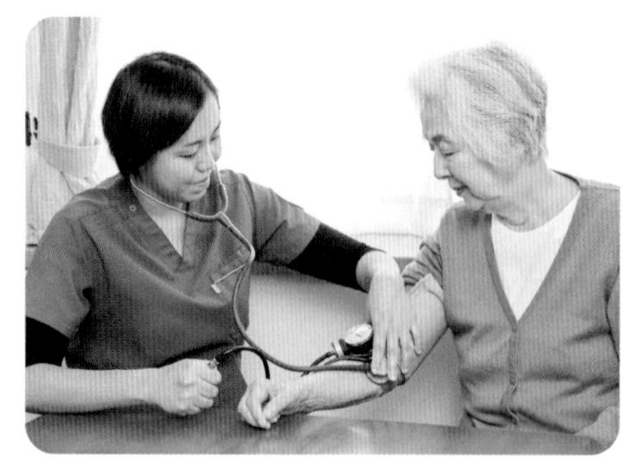

病状の把握、心身の健康状態を観察します。持病の悪化予防や早期発見を行い、医師と連携を図り、対応します。

エンドオブライフ・ケア

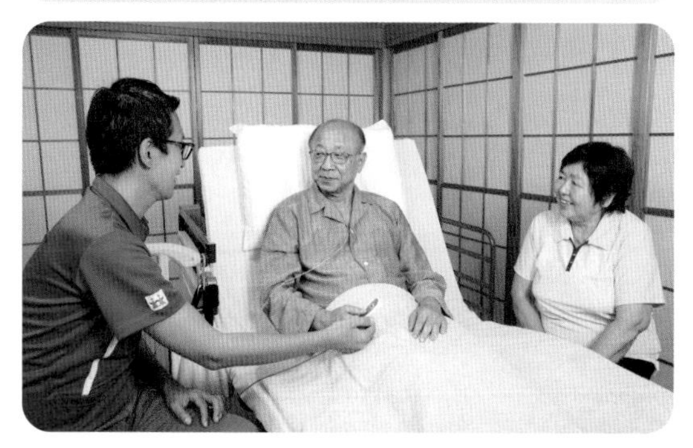

最期までその人らしい尊厳のある療養生活を送ることができるよう、本人を中心に、家族や多職種と連携しながら、意思決定支援や日常生活支援、緩和ケア、家族へのケアなどを提供します。

家族の相談と支援

家族の介護状況や健康状態にも配慮します。生活全体を考えた介護の助言、精神的な支援を行います。家族の介護負担を軽減し、よりよい家族関係が保たれるよう支援します。

緊急時の対応

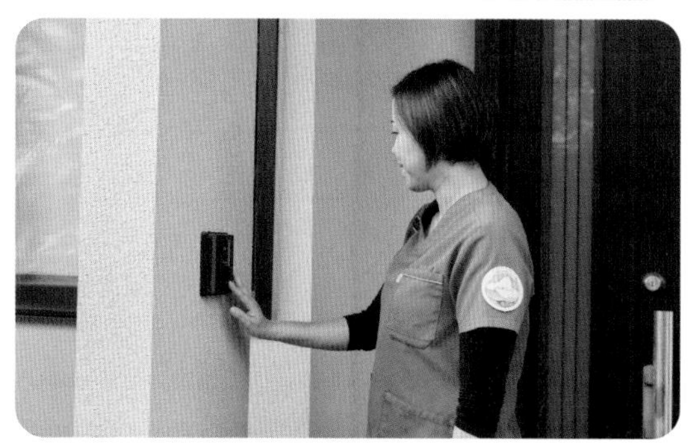

急な発熱、転倒、脱水症状、意識障害、急変などが生じたときには、緊急訪問をして対応します。状況を把握し、医師へ報告し、指示を仰ぎます。

住まいの療養環境の調整と支援

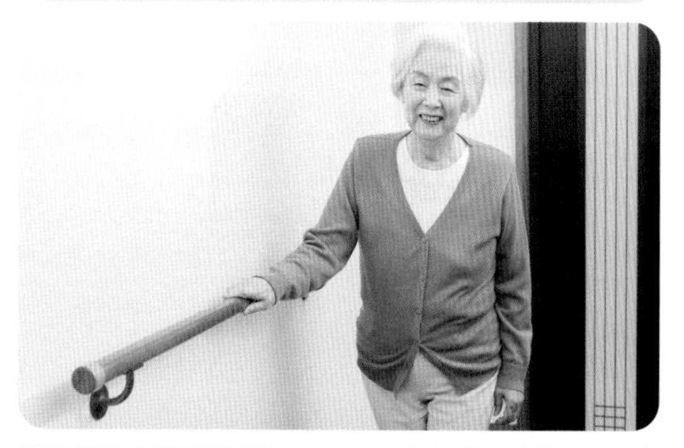

福祉用具専門相談員などほかの専門職と連携して、本人が安全で安心して移動や入浴、排泄などができるように環境を整えます。必要な場合は住宅改修について助言します。

在宅移行支援

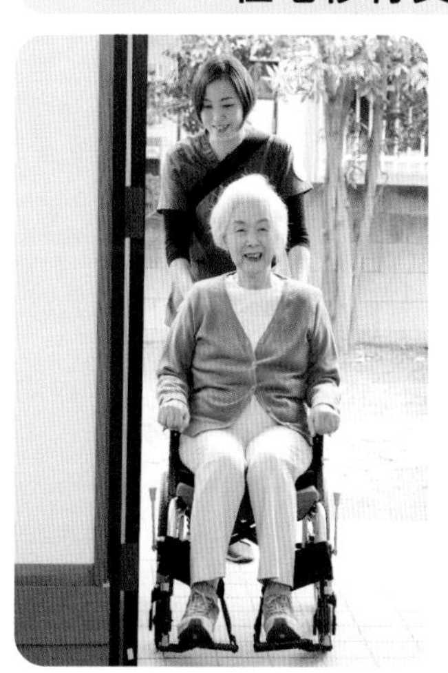

入院中の人が退院するにあたり、入院先の医師や看護師などと連携しながら、退院後の在宅療養の準備・指導を行います。退院当日に自宅でケアを行う場合もあります。

地域の社会資源との協同

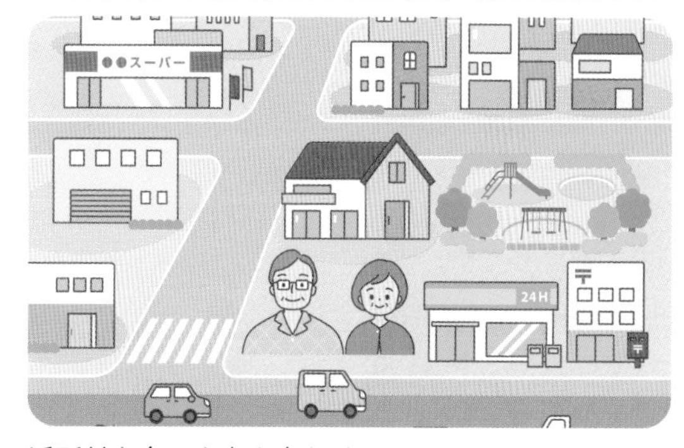

近所付き合いや老人会などのコミュニティの把握とインフォーマルサービスの活用、地域包括支援センター、保健所、居宅介護支援事業所などとの連携、保健・医療・福祉の制度の紹介や導入を検討します。

3 なぜ、多職種連携が必要なのか

在宅での医療・看護においては、病気を治すだけでなく、その人の暮らしを支えていくことが重要になります。そのためには、看護師だけではなく、それぞれの専門性をもった職種の人たちと連携していくことが欠かせません。本人・家族（介護者）と関わる多職種の間で、その人の暮らしの目標や方向性を共有し、同じ方向を向いてそれぞれが専門性を発揮することで、本人の望む生き方が尊重され、ＱＯＬの向上につながります。本人と家族（介護者）にどのような多職種が関わっていて、どのようなサービスが提供されているかについて把握し、日ごろから顔の見える関係づくりや連携を心がけていきましょう。

本人と家族（介護者）も含めたひとつのチームで協働していくことで、一人では為し得ない、その人が生き生きと地域で暮らしていくための支援を行っていきましょう。

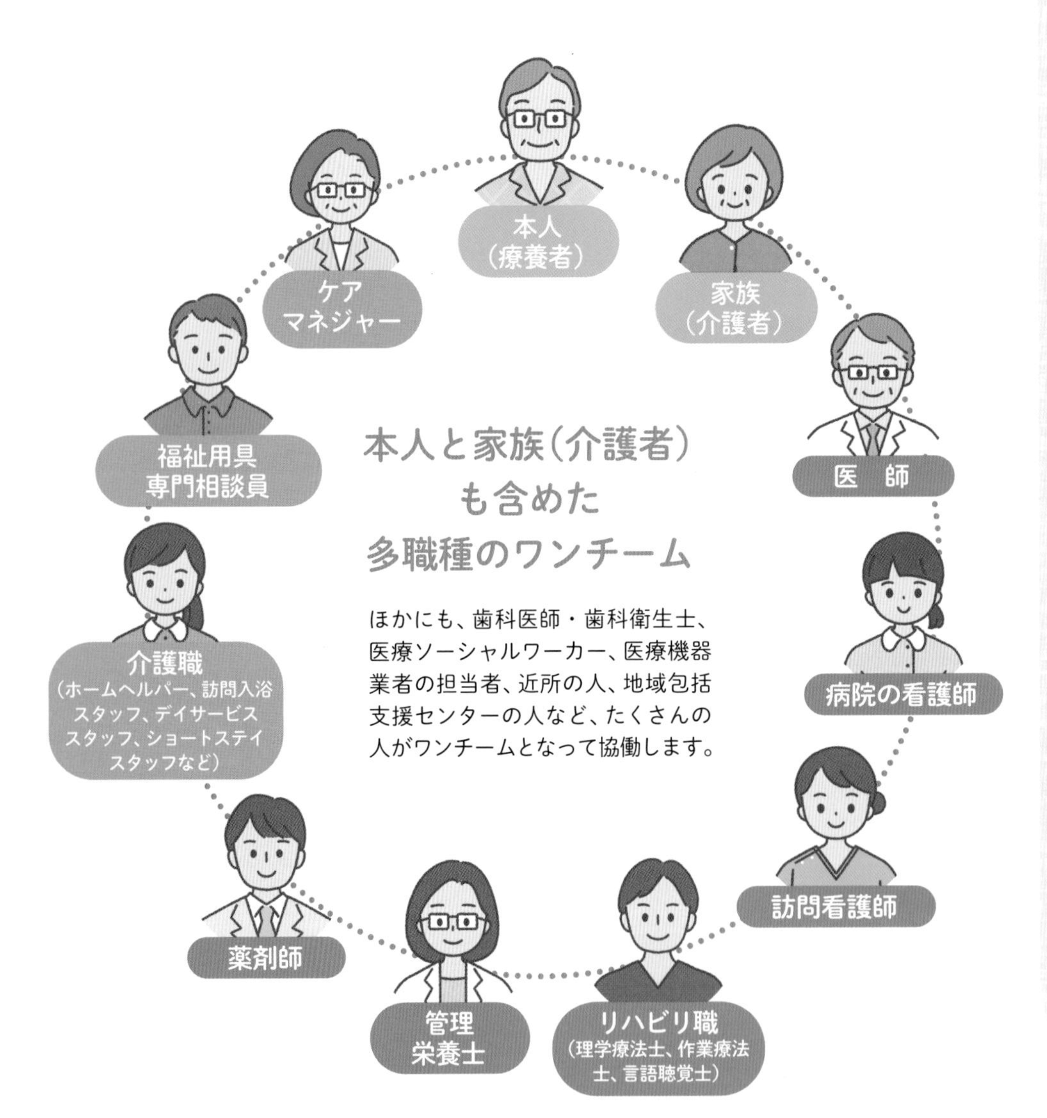
本人（療養者）
家族（介護者）
医　師
病院の看護師
訪問看護師
リハビリ職（理学療法士、作業療法士、言語聴覚士）
管理栄養士
薬剤師
介護職（ホームヘルパー、訪問入浴スタッフ、デイサービススタッフ、ショートステイスタッフなど）
福祉用具専門相談員
ケアマネジャー
本人と家族（介護者）も含めた多職種のワンチーム
ほかにも、歯科医師・歯科衛生士、医療ソーシャルワーカー、医療機器業者の担当者、近所の人、地域包括支援センターの人など、たくさんの人がワンチームとなって協働します。

知っておきたい 地域包括ケアシステムと多職種連携

厚生労働省が推進している「地域包括ケアシステム」という考え方があります。これは、「重度な要介護状態となっても住み慣れた地域で自分らしい暮らしを人生の最後まで続けることができるよう、住まい・医療・介護・予防・生活支援が一体的に提供される仕組み」です。これを実現するためには、「地域における医療・介護の関係機関が連携して、包括的かつ継続的な在宅医療・介護の提供を行うことが必要」であるとされています。多職種連携には、このような目的もあるのです。

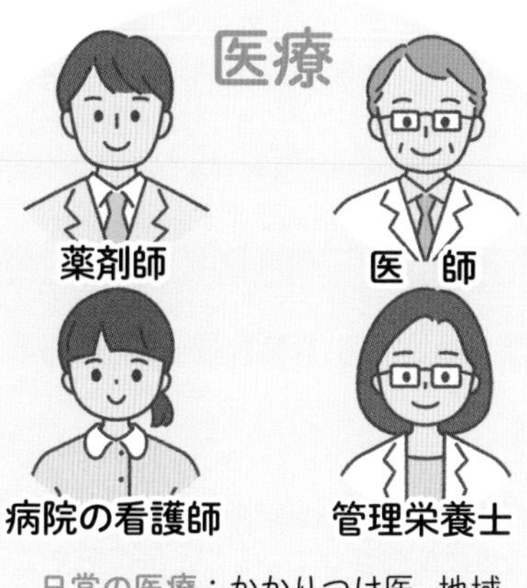

日常の医療：かかりつけ医、地域の連携病院、訪問看護など

救急病院
亜急性期・回復期リハビリ病院

介護

在宅系サービス：訪問介護、訪問看護、通所介護、小規模多機能型居宅介護、短期入所生活介護、24時間対応の訪問サービス、複合型サービス（小規模多機能型居宅介護＋訪問看護）など

施設・居住系サービス：介護老人福祉施設、介護老人保健施設、認知症共同生活介護、特定施設入所者生活介護など

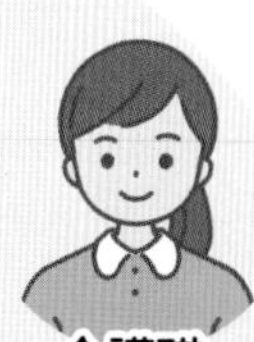
介護職

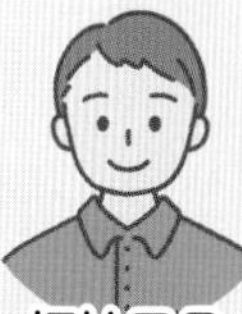
福祉用具専門相談員

通院・入院

通所介護・入所介護

在宅医療・訪問看護

訪問介護・訪問看護

住まい

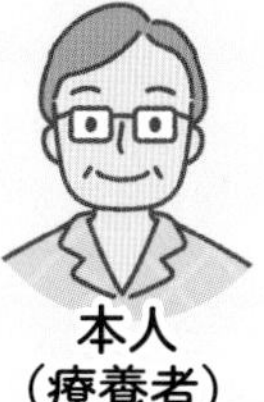
本人（療養者）

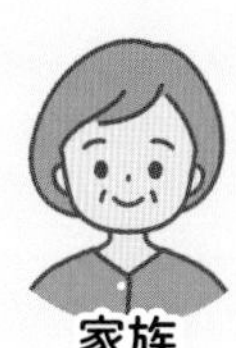
家族（介護者）

- 自宅
- サービス付き高齢者向け住宅など

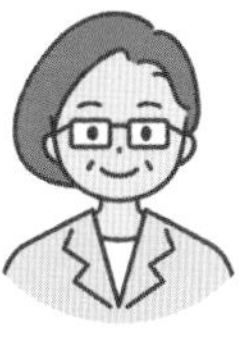
地域包括支援センター
ケアマネジャー
（相談業務やサービスのコーディネートを行います）

場の提供

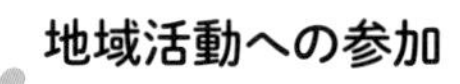
地域活動への参加

生活支援・介護予防

老人クラブ、自治会、ボランティア、NPOなど

知っておきたい 職種別、連携のポイント

訪問看護師が連携するおもな職種と、連携のポイントを紹介します。

医　師

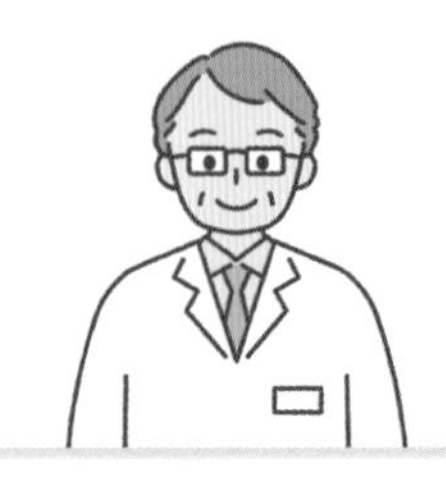

連携する人たち

病院の医師、クリニックの医師、訪問診療医。

連携のポイント

医師から訪問看護指示書が交付されることにより訪問看護が開始されます。そのため、本人の心身の状態のみならず、暮らしや家族（介護者）の状況、本人の思い、予測される健康問題についてなどを医師に伝えておくことで、これらの情報が医師からの指示に反映され、より適切な看護へとつながります。また、緊急時も医師と連携を図りながら対応します。

ケアマネジャー（介護支援専門員）

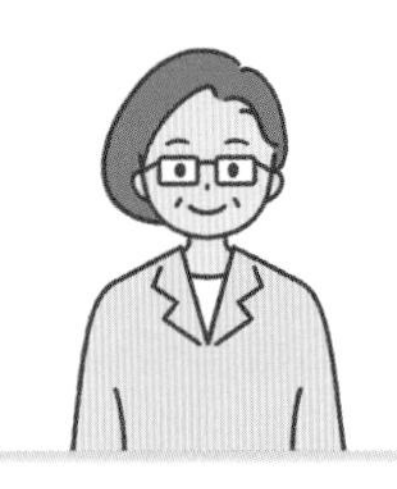

連携する人たち

居宅介護支援事業所などに所属するケアマネジャー。介護福祉士や社会福祉士の資格をもつ人が多い。

連携のポイント

本人が訪問看護を介護保険で受けるときは、ケアマネジャーが作成する居宅サービス計画書（ケアプラン）が、訪問看護計画書に反映されていることが大切です（P31参照）。事前にサービス担当者会議が開かれるため、そこでケアプランについての情報や本人・家族（介護者）の情報を得るようにします。さまざまな情報を集め、整理し、ケアにつなげていくケアマネジャーとは、本人や家族（介護者）の状況を報告し合うなど頻繁に連絡をとることになります。

理学療法士
作業療法士
言語聴覚士

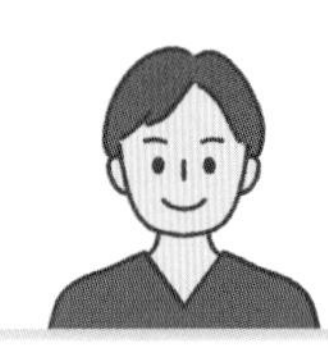

連携する人たち

病院や訪問看護ステーションに所属する理学療法士、作業療法士、言語聴覚士。リハビリテーション専門職とも呼ばれる（リハビリ職）。

連携のポイント

医師から訪問看護指示書・訪問リハビリテーション指示書が交付されることにより、訪問リハビリテーションが開始されます。本人が介護保険や医療保険を利用してリハビリ職から受けられるリハビリテーションは、時間が限られています。そこで、看護師が訪問したときもリハビリテーションが行えるように、リハビリ職から助言を受けておくこともできます（P84参照）。

ホームヘルパー（訪問介護員）

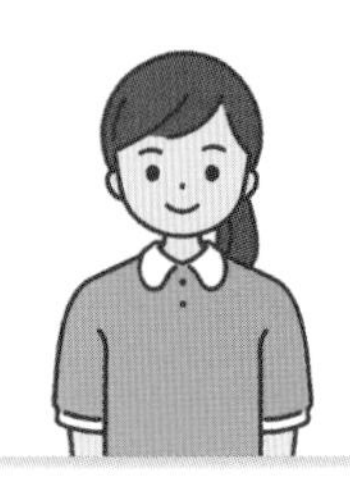

連携する人たち

社会福祉法人、医療法人、NPO、民間企業などが運営する事業所に所属しているホームヘルパー（訪問介護員）。

連携のポイント

身体介護（食事、入浴、排泄、移動などの支援）、生活援助（洗濯、買い物などの援助や代行）を行うのがホームヘルパーです。本人や家族（介護者）の様子や変化に気づきやすい職種であるため、共有ノートや電話などを活用した情報共有が重要となります。なお、痰の吸引や経管栄養をホームヘルパーが行う場合は、一定の研修を受けた者に限られ、一定の条件下において実施が可能となります。安全にケアが提供できるように看護師との連携は必須であり、看護師は助言と指導を行う必要があります。

薬剤師

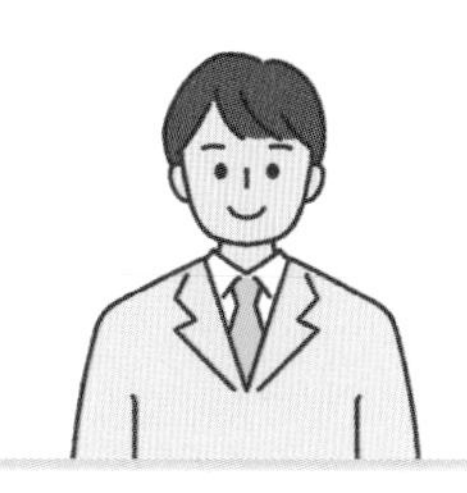

連携する人たち

薬局の薬剤師、病院の薬剤師、訪問薬剤師。

連携のポイント

薬剤の管理や服薬の方法について、連携して支援を行います。たとえば、本人の服薬がうまくできない理由が、複数の薬の整理ができないことである場合は、薬剤師に相談をし、一度に飲む分をひとつの袋に入れてもらう（一包化）という方法もあります。また、医師の指示により、薬剤師が自宅を訪問して医薬品を届けたり、服薬支援や管理をしたりすることもあります。

退院支援を行う病院の専門職

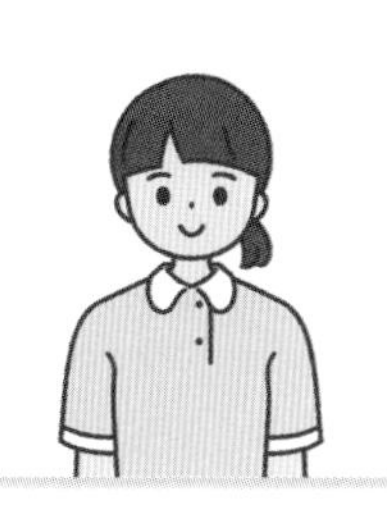

連携する人たち

医療ソーシャルワーカーとして従事している社会福祉士や精神保健福祉士など、病院の入退院支援室*の専門職。退院調整看護師など。

連携のポイント

入院患者が在宅へ移行するときに、病院やクリニック、本人、家族、訪問看護師などとつなげる役割をするのが退院支援を行う病院の専門職です。本人の心身の状態だけでなく、在宅でどのような暮らし方を望んでいるか、家族との関係などの情報を受け取り、病院から在宅へ円滑に移行できるよう連携します。

＊病院によって担当部署の名称は異なる（「医療福祉相談室」「患者相談窓口」など）。

歯科医師

連携する人たち

クリニックの歯科医師、訪問歯科診療を行う歯科医師。

連携のポイント

虫歯、歯周病などの治療、入れ歯の作製・修理、口腔ケア、誤嚥性肺炎の予防、食べる楽しみの回復、口腔機能リハビリテーションなどを行います。通院が難しい人を対象とした訪問歯科診療もあります。摂食・嚥下機能の評価にも取り組んでいる訪問歯科診療もあります。オーラルフレイルや誤嚥性肺炎の予防に向けて連携します。

そのほかの職種

- 管理栄養士
- 訪問を行っている歯科衛生士
- 保健所や市区町村の役所に所属している保健師・助産師
- 地域包括支援センターの担当者
- 社会福祉協議会の担当者
- 通所介護（デイサービス）、訪問入浴介護などの看護師・介護職
- 福祉用具専門相談員
- 医療機器業者の担当者
- 民生委員

など

お互いの立場や役割を理解して、尊重する姿勢が大切だよ。

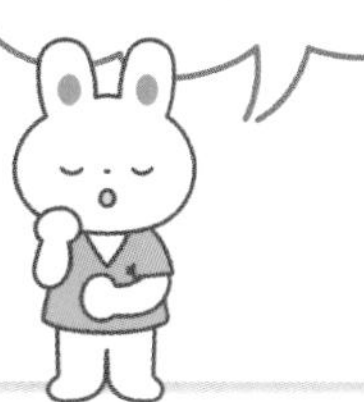

訪問看護利用までの流れ

ステーションに連絡が来てから利用まで

訪問看護を必要とする人（療養者）から、訪問看護ステーションに連絡が来ることから、訪問看護利用の準備がスタートします。

療養者（訪問看護を必要とする人）

自宅で過ごしている人もいれば、病院から自宅へ戻る予定の人もいます。あらゆる年齢、さまざまな疾患、それぞれの事情をもった人々が訪問看護を必要としています。

- 慢性疾患をもつ高齢者
- 先天性、後天性の病気や障害のある小児
- 精神疾患を抱えながら地域で暮らす人
- がん治療中の人や、がん末期を自宅で過ごしたい人
- 筋萎縮性側索硬化症（ALS）やパーキンソン病などの難病の人
- 頸髄損傷などの障害がある人
- 人生の最期を住み慣れた場所で過ごしたい人　など

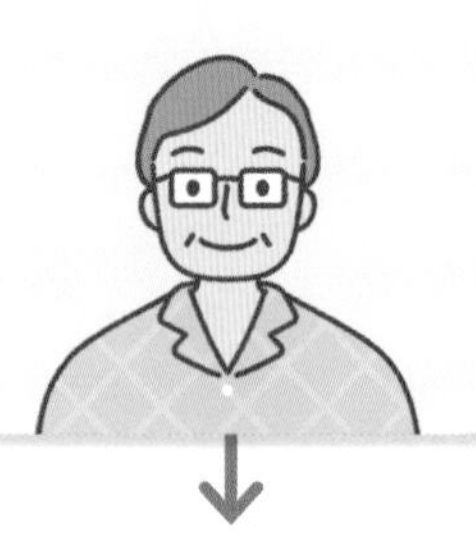

↓

医　師

かかりつけ医、または入院中の人は主治医から連絡。

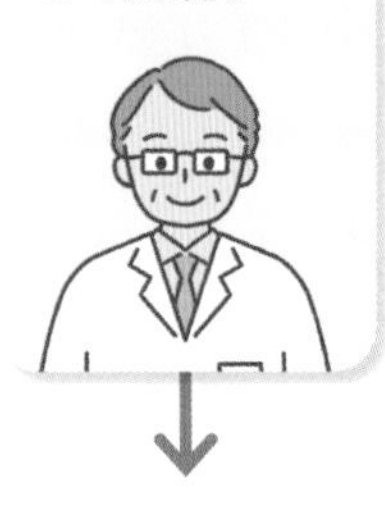

病院の退院支援担当者

入院中の人は病院の入退院支援室*から連絡。

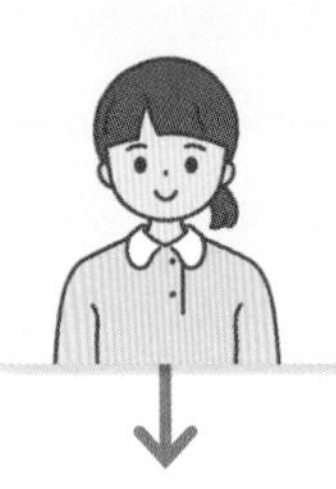

ケアマネジャー

介護保険を利用している人はケアマネジャーから連絡。

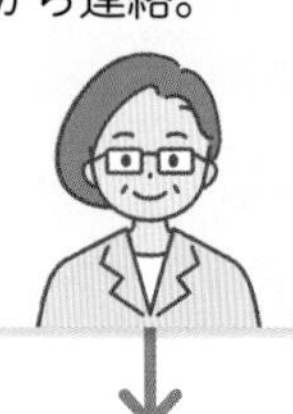

そのほか

療養者や家族が直接連絡する場合もある。また、友人が訪問看護ステーションに知り合いがいて、相談をすることからつながるケースなどもある。

↓

訪問看護ステーション

依頼は電話で受けることが多く、その際「新規受付チェックシート」等で情報をまとめておきます。

新規受付チェックシートに記載すること（例）

- 受付日時
- 依頼元と担当者
- 氏名
- 年齢
- 生年月日
- 性別
- エリア
- 疾患名
- 介護度（要支援・要介護）
- ケアマネジャー
- 状況（入院または在宅）
- 主治医
- 主治医の許可（未または済）
- 介入目的（看護、リハビリ、両方のいずれか）
- 時間頻度
- 希望の曜日・時間
- 介入開始時期

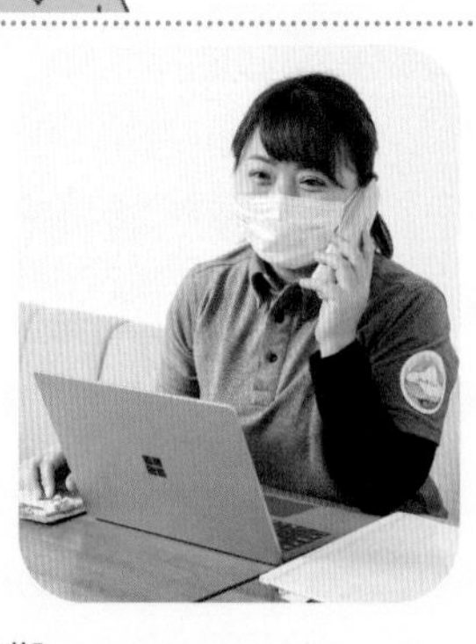

＊病院によって担当部署の名称は異なる（「医療福祉相談室」「患者相談窓口」など）。

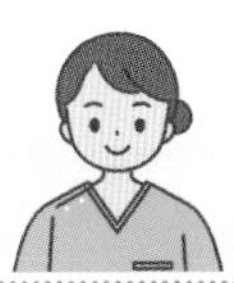

療養者の情報収集

A

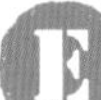

本人の病状はもちろんのこと、この時点で知ることができる現在の暮らし、本人と家族の意向、介護保険利用の有無など、これからケアを立案していくために必要な情報を収集します。入院中であれば、退院前カンファレンスに参加します。**介護保険**を利用中であれば、**サービス担当者会議**に参加します。すでにほかの訪問看護ステーションを利用している場合は、情報を共有してもらいます。

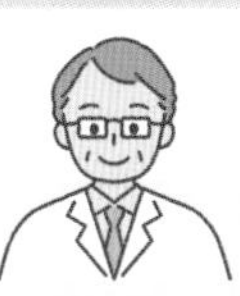

B

医師により訪問看護指示書が交付される

訪問看護指示書がないと、訪問看護を開始することはできません。訪問看護指示書の指示に基づいて訪問看護は提供されるため、作成前には医師への情報提供や相談が必要となります。本人の状態次第では、**在宅患者訪問点滴注射指示書**や**特別訪問看護指示書**も同時に作成されることがあります。担当医が精神科の医師の場合は、**精神科訪問看護指示書**が交付されます。

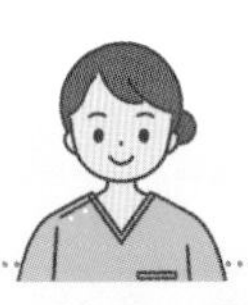

C

訪問看護計画書作成

これから始まる看護やリハビリテーションの目標、具体的な処置の内容などを記載した訪問看護計画書を作成します。主治医、本人（療養者）と家族、ケアマネジャーに提出します。同時に、訪問看護記録書Ⅰ、褥瘡対策計画書、服薬管理表などの作成も行います。

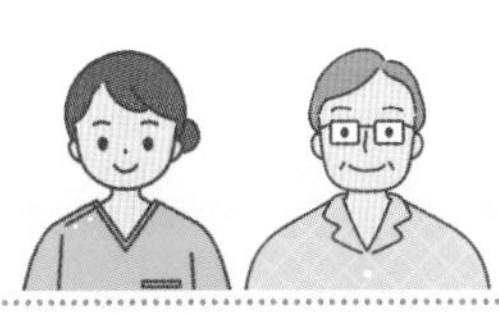

訪問看護開始

自宅への初回訪問時に、療養者と契約書を交わすことで、訪問看護がスタートします。その後、１か月に一度、**訪問看護報告書**を作成し、主治医に提出します。

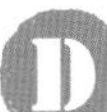

上の図にある A ～ E について、P24～31で詳しく説明します。

A

医療保険と介護保険のどちらを利用する？

訪問看護を受ける人によって、使える保険（医療保険または介護保険）が変わってきます。本人と家族のお金に関わるため、制度をしっかり知っておきましょう。

訪問看護を受ける人が使える保険には、医療保険（健康保険、国民健康保険、後期高齢者医療制度など）と介護保険があります。原則として、要介護認定された人の訪問看護は介護保険により行われることが優先されます。* それ以外の人の訪問看護は、医療保険により行われます。医療保険の場合、週3日まで、1日1回、1か所のステーションのみ利用可能です。ただし、厚生労働大臣が定める疾病等（別表第7）または厚生労働大臣が定める状態（別表第8）に当てはまる場合は、週4日以上、1日複数回、2か所以上のステーション利用が可能となります。

また、以下の場合は、要介護認定をされた人でも医療保険で行うことができます。

- 「厚生労働大臣が定める疾病等」（別表第7）に当てはまる場合
- 特別訪問看護指示書が医師より交付された場合

*区分支給限度基準額までは介護保険からの給付として利用できます。

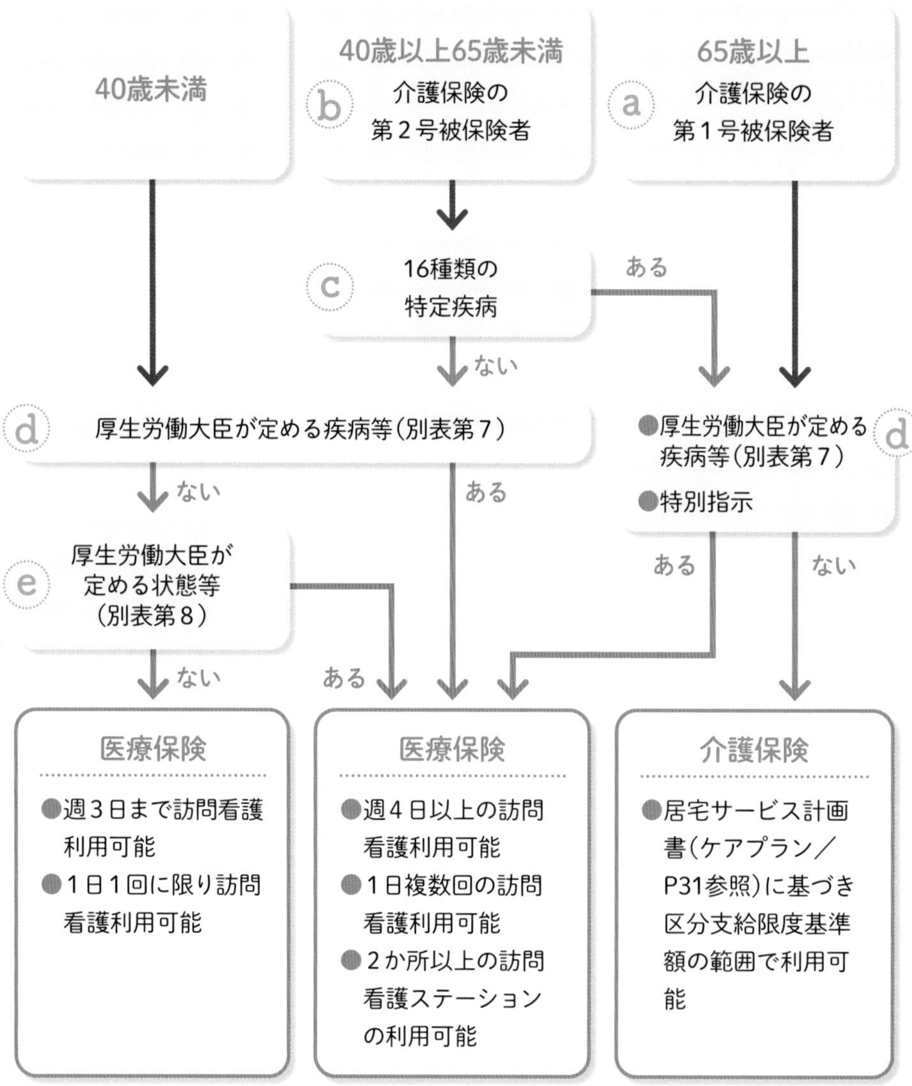

40歳未満	40歳以上65歳未満	65歳以上
	b 介護保険の第2号被保険者	a 介護保険の第1号被保険者

- b → c 16種類の特定疾病
  - ある → d（右）へ
  - ない → d（左）へ
- 40歳未満 → d 厚生労働大臣が定める疾病等（別表第7）
  - ある → 医療保険（中央）
  - ない → e 厚生労働大臣が定める状態等（別表第8）
    - ある → 医療保険（中央）
    - ない → 医療保険（左）
- a → d ●厚生労働大臣が定める疾病等（別表第7） ●特別指示
  - ある → 医療保険（中央）
  - ない → 介護保険

医療保険
- 週3日まで訪問看護利用可能
- 1日1回に限り訪問看護利用可能

医療保険
- 週4日以上の訪問看護利用可能
- 1日複数回の訪問看護利用可能
- 2か所以上の訪問看護ステーションの利用可能

介護保険
- 居宅サービス計画書（ケアプラン／P31参照）に基づき区分支給限度基準額の範囲で利用可能

知っておきたい a b 介護保険の第１号被保険者と第２号被保険者

年齢などにより、被保険者が以下の２種類に分けられています。

第１号被保険者	65歳以上の人	要介護認定の判定で、要支援・要介護の基準に該当した人は、その状態になった原因を問わず、介護保険サービスを受けることができる。
第２号被保険者	40歳以上65歳未満の医療保険加入者	要支援・要介護の状態になった原因が「主に老化が原因とされる16種類の特定疾病ⓒ」である人のみ、介護保険サービスを受けることができる。

知っておきたい c 16種類の特定疾病

40歳以上65歳未満の第２号被保険者が介護保険を申請できる疾病です。介護保険（要介護認定・要支援認定）申請書および主治医の意見書にこれらの疾病名が記載されていれば、第２号被保険者が要介護認定を受けることができます。

1	がん（医師が一般に認められている医学的知見に基づき回復の見込みがない状態に至ったと判断したものに限る）
2	関節リウマチ
3	筋萎縮性側索硬化症（ALS）
4	後縦靱帯骨化症
5	骨折を伴う骨粗鬆症
6	初老期における認知症
7	進行性核上性麻痺、大脳皮質基底核変性症およびパーキンソン病【パーキンソン病関連疾患】
8	脊髄小脳変性症
9	脊柱管狭窄症
10	早老症【ウェルナー症候群等】
11	多系統萎縮症【線条体黒質変性症、シャイ・ドレーガー症候群、オリーブ橋小脳萎縮症】
12	糖尿病性神経障害、糖尿病性腎症および糖尿病性網膜症
13	脳血管疾患【脳出血、脳梗塞等】
14	閉塞性動脈硬化症
15	慢性閉塞性肺疾患【肺気腫、慢性気管支炎、気管支喘息、びまん性汎細気管支炎】
16	両側の膝関節または股関節に著しい変形を伴う変形性関節症

知っておきたい d 厚生労働大臣が定める疾病等（別表第７）

介護保険の利用者でも以下の疾病に該当する人は、医療保険での訪問看護となります。

1	末期の悪性腫瘍
2	多発性硬化症
3	重症筋無力症
4	スモン
5	筋萎縮性側索硬化症（ALS）
6	脊髄小脳変性症
7	ハンチントン病
8	進行性筋ジストロフィー症
9	パーキンソン病関連疾患【進行性核上性麻痺、大脳皮質基底核変性症およびパーキンソン病（ホーエン・ヤールの重症度分類がステージ３以上であって、生活機能障害度がⅡ度またはⅢ度のものに限る）】
10	多系統萎縮症【線条体黒質変性症、シャイ・ドレーガー症候群、オリーブ橋小脳萎縮症】
11	プリオン病
12	亜急性硬化性全脳炎
13	ライソゾーム病
14	副腎白質ジストロフィー
15	脊髄性筋萎縮症
16	球脊髄性筋萎縮症
17	慢性炎症性脱髄性多発神経炎
18	後天性免疫不全症候群
19	頸髄損傷
20	人工呼吸器を使用している状態

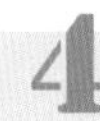

知っておきたい ⓔ 厚生労働大臣が定める状態等（別表第8*）

別表第8に該当する場合は、特別管理加算ⅠまたはⅡが算定できます。

1	在宅悪性腫瘍等患者指導管理もしくは在宅気管切開患者指導管理を受けている状態にある者、または気管カニューレもしくは留置カテーテルを使用している状態にある者
2	以下のいずれかを受けている状態にある者 ●在宅自己腹膜灌流指導管理 ●在宅血液透析指導管理 ●在宅酸素療法指導管理 ●在宅中心静脈栄養法指導管理 ●在宅成分栄養経管栄養法指導管理 ●在宅自己導尿指導管理 ●在宅人工呼吸指導管理 ●在宅持続陽圧呼吸療法指導管理 ●在宅自己疼痛管理指導管理 ●在宅肺高血圧症患者指導管理
3	人工肛門または人工膀胱を設置している状態にある者
4	真皮を超える褥瘡の状態にある者
5	在宅患者訪問点滴注射管理指導料を算定している者

＊特掲診療料の施設基準等別表第八に掲げる状態等にある者

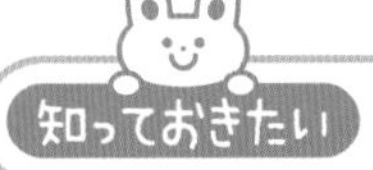

知っておきたい 医療保険証、介護保険証、介護保険負担割合証

最初の訪問時に確認したいのが医療被保険者証です。また、介護保険を利用している人であれば介護保険被保険者証と介護保険負担割合証も確認します。

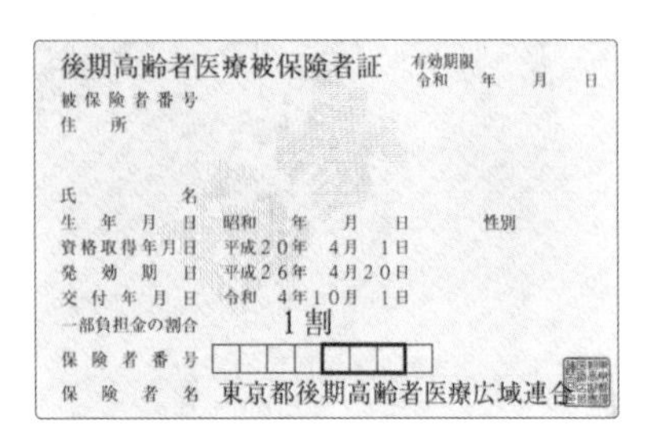
後期高齢者医療被保険者証　有効期限 令和　年　月　日
被保険者番号
住所
氏名
生年月日　昭和　年　月　日　性別
資格取得年月日　平成20年 4月 1日
発効期日　平成26年 4月20日
交付年月日　令和 4年10月 1日
一部負担金の割合　1割
保険者番号
保険者名　東京都後期高齢者医療広域連合

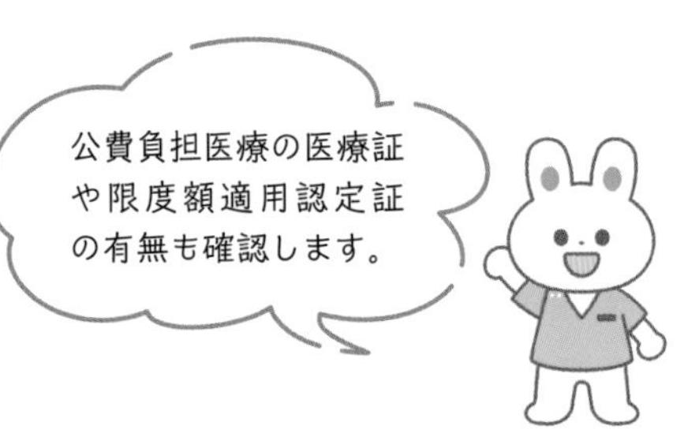

公費負担医療の医療証や限度額適用認定証の有無も確認します。

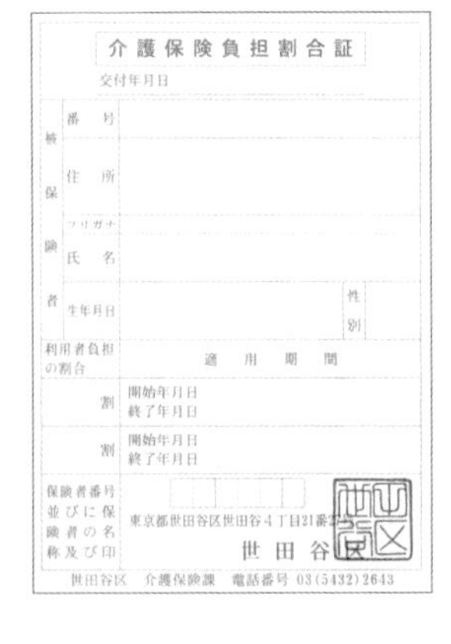
介護保険負担割合証
交付年月日
被保険者　番号　住所　フリガナ　氏名　生年月日　性別
利用者負担の割合　適用期間
割　開始年月日　終了年月日
割　開始年月日　終了年月日
保険者番号並びに保険者の名称及び印　東京都世田谷区世田谷4丁目21番27号　世田谷区
世田谷区　介護保険課　電話番号 03(5432)2643

介護保険被保険者証
(一) 被保険者　番号　住所　フリガナ　氏名　生年月日　明治・大正・昭和　年　月　日　性別　男・女
交付年月日　令和　年　月　日
保険者番号並びに保険者の名称及び印　東京都世田谷区世田谷4丁目21番27号　世田谷区
介護保険課 03(5432)2643　介護保険認定に関しては「問合せ先」参照
(二) 要介護状態区分等／認定年月日（事業対象者の場合は、基本チェックリスト実施日）　年　月　日／認定の有効期間　令和　年　月　日～令和　年　月　日／区分支給限度基準額　居宅サービス等　令和　年　月　日～令和　年　月　日　1月当たり　単位／サービスの種類　種類支給限度基準額／（うち種類支給限度基準額）／認定審査会の意見及びサービスの種類の指定
(三) 給付制限　内容　期間　開始年月日　終了年月日／居宅介護支援事業者若しくは介護予防支援事業者及びその事業所の名称又は地域包括支援センターの名称　届出年月日／介護保険施設等　種類　名称　入所・入院年月日　退所・退院年月日

★上の写真は2023年2月現在、個人が所有する保険証類をデータにし、加工したものです。

B 訪問看護指示書

本人が訪問看護を受けるために医師から交付されるのが訪問看護指示書です。本人に必要な医療に合わせて5種類あります。なかでも欠かせないのは、訪問看護指示書または精神科訪問看護指示書です。このどちらかが交付されていることを前提条件として、残りの3種類（在宅患者訪問点滴注射指示書、特別訪問看護指示書、精神科特別訪問看護指示書）が交付されます。

訪問看護は、訪問看護指示書に記された内容に合わせて行われます。そのため、本人の状況や、必要な医療行為などが正しく記されていることが重要となります。

訪問看護指示書が到着したら、指示内容や緊急時の連絡先等を確認するとともに、指示期間や主たる傷病名、別表第8（P26参照）の該当項目などが適切に記載されているかについても併せて確認しましょう。

本人にとって今必要な医療・ケアを受けるために欠かせないのが訪問看護指示書です。医師に基礎情報、看護の内容を正しく記載してもらうことが大事です。

訪問看護指示書・在宅患者訪問点滴注射指示書

訪問看護指示書
在宅患者訪問点滴注射指示書
※該当する指示書を○で囲むこと
訪問看護指示期間（　年　月　日～　年　月　日）
点滴注射指示期間（　年　月　日～　年　月　日）
患者氏名　生年月日　年　月　日
患者住所　電話（　）
主たる傷病名（1）（2）（3）
現在の状況（該当項目に○等）：病状・治療状態／投与中の薬剤の用量・用法 1. 2. 3. 4. 5. 6.／日常生活自立度　寝たきり度 J1 J2 A1 A2 B1 B2 C1 C2　認知症の状況 I Ⅱa Ⅱb Ⅲa Ⅲb Ⅳ M／要介護認定の状況 要支援（1 2）要介護（　）／褥瘡の深さ DESIGN-R2020分類 D3 D4 D5／装着・使用医療機器等 1. 自動腹膜灌流装置 2. 透析液供給装置 3. 酸素療法 4. 吸引器 5. 中心静脈栄養 6. 輸液ポンプ 7. 経管栄養（経鼻・胃瘻：サイズ　日に1回交換） 8. 留置カテーテル（部位：　サイズ） 9. 人工呼吸器（陽圧式・陰圧式：設定） 10. 気管カニューレ（サイズ） 11. 人工肛門 12. 人工膀胱 13. その他
留意事項及び指示事項
I 療養生活指導上の留意事項
II 1. 理学療法士・作業療法士・言語聴覚士が行う訪問看護　1日あたり（　）分を週（　）回
2. 褥瘡の処置等
3. 装着・使用医療機器等の操作援助・管理
4. その他
在宅患者訪問点滴注射に関する指示（投与薬剤・投与量・投与方法等）
緊急時の連絡先
不在時の対応
特記すべき留意事項（注：薬の相互作用・副作用についての留意点、薬物アレルギーの既往、定期巡回・随時対応型訪問介護看護及び複合型サービス利用時の留意事項等があれば記載して下さい。）
他の訪問看護ステーションへの指示
（無　有：指定訪問看護ステーション名　）
たんの吸引等実施のための訪問介護事業所への指示
（無　有：訪問介護事業所名　）
上記のとおり、指示いたします。
年　月　日
医療機関名
住所
電話
（FAX.）
医師氏名　印
事業所　殿

- 在宅患者訪問点滴注射指示書として使用される場合は、ここに点滴注射指示期間が1週間単位で記される
- 該当する指示書書類に○が記載される
- 指示期間は1～6か月　指示期間以外の訪問看護はできない
- P140 参照
- ここに書かれる傷病名が、介護保険対象か医療保険対象かの判断基準となる
- 全体的な注意点が包括的に記載される
- 別表第8（P26）の該当項目指示記載
- リハビリの時間と頻度も記載してもらう。屋外で歩行する場合はその旨指示記載が必要であることも（地域により異る）
- 看護師が行う「診療の補助」行為については、具体的な指示が記載される
- 夜間も含め緊急時の連絡先が記載される
- 感染症等についても記載される
- 複数の訪問看護ステーションに訪問看護指示書を交付している場合に記載される
- 介護事業所に指示を出している場合に記載される
- 捺印
- 投与薬剤、投与量、点滴の速度、投与方法、注意事項などについて具体的に記載される
- 依頼先の訪問看護ステーション名が記載される
- 指示日は、指示期間開始日以前になる

●**訪問看護指示書**……主治医により原本が、訪問看護ステーションに交付されます。指示期間は1～6か月です（特別な記載がない場合の指示期間は1か月）。

●**在宅患者訪問点滴注射指示書**……書式は訪問看護指示書と共通。週3日以上の点滴注射を行う必要を認め、訪問看護ステーションに対して指示を行う場合に医師から交付されます。患者1人につき週1回（指示期間7日以内）に限り、月に何回でも交付できます。ただし、中心静脈栄養は対象外です。

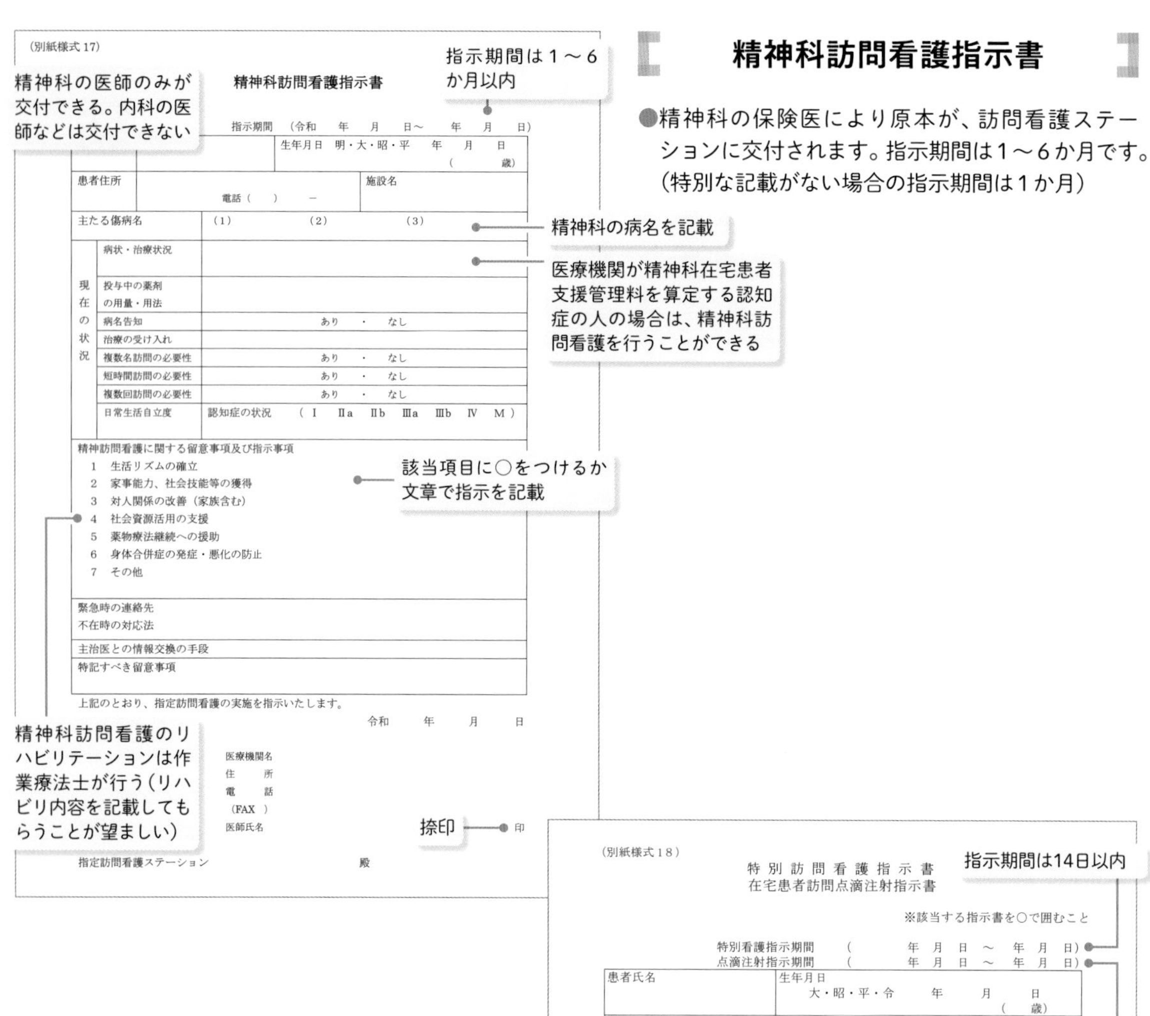

(別紙様式 17)

精神科訪問看護指示書

指示期間 （令和　年　月　日～　年　月　日）

		生年月日　明・大・昭・平　年　月　日（　歳）
患者住所	電話（　）　－	施設名
主たる傷病名	（1）　（2）　（3）	

現在の状況		
	病状・治療状況	
	投与中の薬剤の用量・用法	
	病名告知	あり ・ なし
	治療の受け入れ	
	複数名訪問の必要性	あり ・ なし
	短時間訪問の必要性	あり ・ なし
	複数回訪問の必要性	あり ・ なし
	日常生活自立度	認知症の状況　（ Ⅰ　Ⅱa　Ⅱb　Ⅲa　Ⅲb　Ⅳ　M ）

精神訪問看護に関する留意事項及び指示事項
1 生活リズムの確立
2 家事能力、社会技能等の獲得
3 対人関係の改善（家族含む）
4 社会資源活用の支援
5 薬物療法継続への援助
6 身体合併症の発症・悪化の防止
7 その他

緊急時の連絡先
不在時の対応法

主治医との情報交換の手段

特記すべき留意事項

上記のとおり、指定訪問看護の実施を指示いたします。

令和　年　月　日

医療機関名
住　所
電　話
（FAX　）
医師氏名　印

指定訪問看護ステーション　殿

指示期間は1～6か月以内
精神科の医師のみが交付できる。内科の医師などは交付できない
精神科の病名を記載
医療機関が精神科在宅患者支援管理料を算定する認知症の人の場合は、精神科訪問看護を行うことができる
該当項目に○をつけるか文章で指示を記載
精神科訪問看護のリハビリテーションは作業療法士が行う（リハビリ内容を記載してもらうことが望ましい）
捺印

精神科訪問看護指示書

●精神科の保険医により原本が、訪問看護ステーションに交付されます。指示期間は1～6か月です。（特別な記載がない場合の指示期間は1か月）

特別訪問看護指示書・在宅患者訪問点滴注射指示書

●特別訪問看護指示書の交付要件は以下です。

①急性感染症等の急性増悪期
②末期の悪性腫瘍等以外の終末期
③退院直後で週4日以上の頻回な訪問看護の必要を認めた場合

●訪問看護指示書が交付されている患者に対して、医師が交付します。交付は原則として月に1回。指示期間は 14日間。指示は月をまたいでもかまわないことになっています。

●厚生労働大臣が定める者（気管カニューレを使用している状態にある者、真皮を超える褥瘡の状態にある者）については、月2回まで交付できます。

●特別訪問看護指示期間中の訪問看護は医療保険での対応になるため、介護保険対象の利用者の場合、医療保険による訪問看護に切り替えられます。

(別紙様式18)

特別訪問看護指示書
在宅患者訪問点滴注射指示書

※該当する指示書を○で囲むこと

特別看護指示期間　（　年　月　日 ～　年　月　日）
点滴注射指示期間　（　年　月　日 ～　年　月　日）

患者氏名	生年月日　大・昭・平・令　年　月　日（　歳）

病状・主訴：

一時的に訪問看護が頻回に必要な理由：

留意事項及び指示事項（注：点滴注射薬の相互作用・副作用についての留意点があれば記載して下さい。）

点滴注射指示内容（投与薬剤・投与量・投与方法等）

緊急時の連絡先等

上記のとおり、指示いたします。

年　月　日

医療機関名
電　話
（FAX）
医師氏名　印

事業所　殿

指示期間は14日以内

指示期間は7日間以内

点滴指示がある場合は記載する

訪問看護指示書を交付した医師と同じ医師が交付する

捺印

C 訪問看護計画書

本人のための、これからの看護計画を記す書類が訪問看護計画書です。

本人の希望、心身の状態、訪問看護指示書の内容などを踏まえ、これからの療養上の目標や、目標を達成するための具体的なサービス（看護、リハビリなど）の内容、必要な衛生材料などを記載します。ケアマネジャーによりケアプランが作成されている場合は、ケアプランと訪問看護計画書の内容が整合するようにケアマネジャーと調整して作成する必要があります。

1〜6か月に一度を目安に作成し、内容を本人に説明して同意を得たうえで、本人に交付します。主治医にも提出します。その後、計画に沿ったサービスが提供できているか、本人のニーズに合っているかなどを、本人、家族（介護者）、多職種とともに評価し、必要であれば計画の見直しを行います。

リハビリ職も訪問を行っている場合は、連携して作成します。変化していく本人のニーズや状況に合わせて見直していきましょう。

訪問看護計画書

別紙様式１　訪問看護計画書

ふりがな 利用者氏名		生年月日	年　月　日（　）歳
要介護認定の状況	自立　要支援（１　２）　要介護（１　２　３　４　５）		
住　所			
看護・リハビリテーションの目標			
年月日	問題点・解決策		評価
衛生材料等が必要な処置の有無			有・無
処置の内容	衛生材料（種類・サイズ）等		必要量
訪問予定の職種（※当該月に理学療法士等による訪問が予定されている場合に記載）			
備考			

上記の訪問看護計画書に基づき指定訪問看護又は看護サービスの提供を実施いたします。

年　月　日

事業所名

管理者氏名　印

殿

- 看護およびリハビリテーションの目標を踏まえて、訪問看護を行ううえでの問題点、解決策、評価を具体的に記入する
- 衛生材料などが必要になる処置がある場合、「処置の内容」および「衛生材料等」について具体的に記入する。「必要量」については１か月間に必要となる量を記入する
- 訪問予定の職種及びその訪問日について、利用者にわかるように記載する
看護職員のみによる訪問の場合には記載をしなくてもよい
[記載例]
看護職員：週に2回、月・金曜日に訪問
理学療法士：週に1回、木曜日に訪問
- 利用者に対する訪問の計画、特別な管理を要する内容、ほかの保険や医療制度または福祉サービスの利用状況、そのほか留意すべき事項などを記入する

D 訪問看護報告書

訪問看護指示書または精神科訪問看護指示書を交付した医師に、訪問看護で行われた内容を記載して提出するものが訪問看護報告書です。訪問を行った日、病状の経過、提供した看護内容およびサービス提供結果、衛生材料の使用実績などを記載し、1か月に一度主治医に提出します。

医師から交付された特別訪問看護指示書に基づいて訪問看護を行った場合は、頻回な訪問看護を行う必要性（病状および心身の状態の変化など）と、それに対して提供した看護内容、サービス提供結果などを記載します。リハビリ職は、「（別添）理学療法士、作業療法士又は言語聴覚士による訪問看護の詳細」に記載が必要となり、訪問看護師とともに内容を連携して記載します。

日々の看護の記録をまとめて医師に報告するための書類です。交付された訪問看護指示書と見合わせながら記すことで、振り返りの機会にもなります。

訪問看護報告書

別紙様式２　　訪問看護報告書

利用者氏名		生年月日	年　月　日(　　)歳
要介護認定の状況	要支援（1　2）　要介護（1　2　3　4　5）		
住　所			
訪問日	年　月 1 2 3 4 5 6 7 8 9 10 11 12 13 14 15 16 17 18 19 20 21 22 23 24 25 26 27 28 29 30 31		年　月 1 2 3 4 5 6 7 8 9 10 11 12 13 14 15 16 17 18 19 20 21 22 23 24 25 26 27 28 29 30 31
	訪問日を○で囲むこと。理学療法士、作業療法士又は言語聴覚士による訪問看護を実施した場合は◇、特別訪問看護指示書に基づく訪問看護を実施した日は△で囲むこと。緊急時訪問を行った場合は×印とすること。なお、右表は訪問日が２月にわたる場合使用すること。		
病状の経過			
看護・リハビリテーションの内容			
家庭での介護の状況			
衛生材料等の使用量および使用状況	衛生材料等の名称：（　） 使用及び交換頻度：（　） 使用量：（　）		
衛生材料等の種類・量の変更	衛生材料等(種類・サイズ・必要量等)の変更の必要性：　有　・　無 変更内容		
特記すべき事項			
作成者①	氏名：	職種：看護師・保健師	
作成者②	氏名：	職種：理学療法士・作業療法士・言語聴覚士	

上記のとおり、指定訪問看護又は看護サービスの提供の実施について報告いたします。

年　月　日

事業所名
管理者氏名

殿

- 指定訪問看護を行った日について、以下のマークで囲む
  - ●保健師、助産師、看護師または准看護師による訪問日は○
  - ●理学療法士、作業療法士または言語聴覚士による訪問日は◇
  - ●特別訪問看護指示書または精神科特別訪問看護指示書に基づく訪問看護を実施した日は△。1日に2回以上訪問した日は◎。長時間訪問看護加算または長時間精神科訪問看護加算を算定した日は□
- 本人の病状、日常生活動作（ADL）の状況などについて記入する
- 実施した指定訪問看護の内容について具体的に記入する
- 家族（介護者）の介護の実施状況、健康状態、療養環境等について必要に応じて記入する。精神疾患を有する者を対象として指定訪問看護を行う場合にあっては本人と家族、友人などとの対人関係について記入する
- 変更内容は本人の療養状況を踏まえたうえで、処置に係る衛生材料などの種類・サイズ・必要量の変更が必要な場合に記入する
- そのほか、主治医に報告する必要のある事項を記入する。また、頻回に訪問看護を行った場合、提供した訪問看護の内容についても記入する
- 指定訪問看護における処置に使用した衛生材料等の名称、使用および交換頻度、1か月間における使用量を記入する

E ケアプランとサービス担当者会議

訪問看護を介護保険で行うときには、ケアマネジャーとの連携が欠かせません。特にケアマネジャーの情報を得ることと、サービス担当者会議への出席は必須です。

本人が介護保険サービスを受けるためにケアマネジャーが作成するのが、ケアプラン（居宅サービス計画書）です。ケアマネジャーは本人の自宅を訪問し、本人と家族の状況や困りごとを確認し、アセスメントを実施します。アセスメントの内容をもとに、利用者の自立支援に向けた目標を設定し、ケアプランの原案を作成します。そしてサービス担当者会議が開かれます。

サービス担当者会議は、本人へのサービスを担当している専門職が集まり、ケアプランの原案を検討する会議です。よりよいサービスを提供するために、意見交換したり、情報共有したりします。その後、ケアマネジャーは見直した部分を修正して、ケアプランを仕上げます。

このケアプランと訪問看護指示書の内容に沿って、訪問看護師は訪問看護計画書を作成し、看護を実施します。

知っておきたい 本人をケアする人が集まるサービス担当者会議

サービス担当者会議は、多職種連携を進めるための重要な場となります。最初のケアプランを立てるときだけでなく、ケアプランを変更するときなど、チームでの相談が必要なときに開かれます。

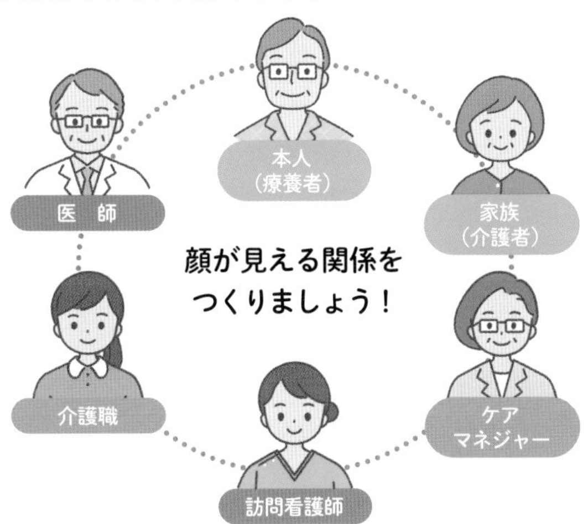

本人
（療養者）
医　師
家族
（介護者）
顔が見える関係を
つくりましょう！
介護職
ケア
マネジャー
訪問看護師

ケアプラン（居宅サービス計画書）
ケアマネジャーが作成するケアプラン（居宅サービス計画書）は、第1表から第7表まであります。受け取ったら、本人が訪問看護以外に利用しているサービスも把握しましょう。下の表は第1表と第3表です。第3表は1週間のサービスが1枚で把握できるため、ほかのサービスと連携して切れ目のないケアを提供できているか考えるうえで有用です。

第3表

週間サービス計画表

作成年月日　年　月　日

利用者名　　殿

		月	火	水	木	金	土	日	主な日常生活上の活動
	0:00								
深夜	2:00								
	4:00								
	6:00								
早朝	8:00								
午前	10:00								
	12:00								
午後	14:00								
	16:00								
	18:00								
夜間	20:00								
	22:00								
深夜	24:00								

週単位以外のサービス	

第1表

居宅サービス計画書（1）

作成年月日

□初回・□紹介・□継続　　□認定済・□申請中

利用者名　　様　生年月日　年　月　日　住所

居宅サービス計画作成者氏名

居宅介護支援事業者・事業所名及び所在地

居宅サービス計画作成（変更）日　年　月　日　初回居宅サービス計画作成日　年　月　日

認定日　年　月　日　認定の有効期間　年　月　日　～　年　月　日

要介護状態区分	□要支援1・□要支援2・□要介護1・□要介護2・□要介護3・□要介護4・□要介護5
利用者及び家族の生活に対する意向	
介護認定審査会の意見及びサービスの種類の指定	
総合的な援助の方針	
生活援助中心型の算定理由	1. 一人暮らし　2. 家族等が障害、疾病等　3. その他（　）

居宅サービス計画について説明を受け、内容に同意し、交付を受けました。　年　月　日　氏名：　印

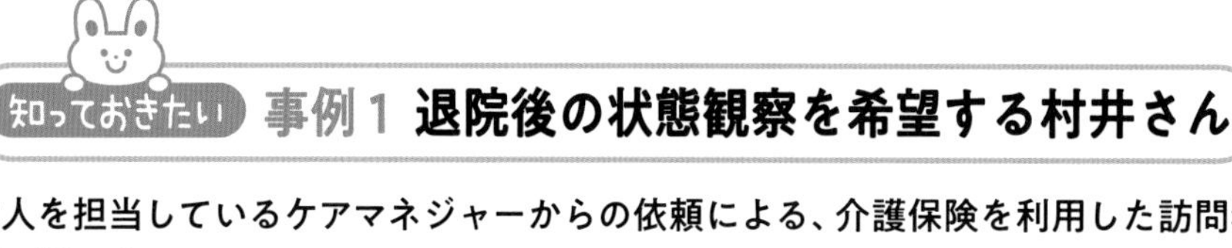

事例1 退院後の状態観察を希望する村井さん

本人を担当しているケアマネジャーからの依頼による、介護保険を利用した訪問看護の例です。

依　頼

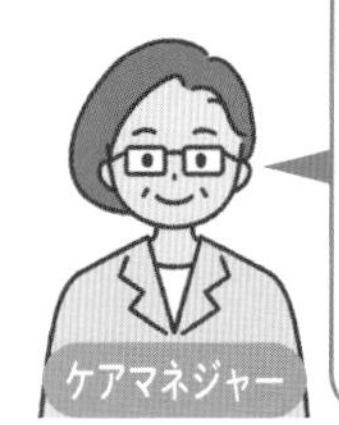

本人(療養者):村井昌平さん(仮名)

90歳。男性。要介護2。妻と2人暮らし。週に2回デイサービスに通っている。

「先月、誤嚥性肺炎で入院していました。退院後、時折むせ込みがあり、また元気がありません。外来での受診が難しくなったため、訪問診療が導入になりました。屋内歩行はできていますが、室内で転ぶことも増えてきています。週1回、状態観察と入浴介助をお願いしたいです」

↓

補足確認

ケアマネジャーに以下を補足確認する。

●住所　●生年月日　●既往歴　●疾患名　●訪問診療医
●介入希望の曜日や時間　●指示書依頼の状況

情報収集

訪問エリア・訪問の空き状況確認などを行い、今回の依頼をお受けすると返答する。

●ケアマネジャーからフェイスシート(利用者に関わる基本情報を記載したもの)をもらい、サービス担当者会議・初回訪問日の日程調整を行う

サービス担当者会議に出席

本人(療養者)の自宅でサービス担当者会議を開く。初回訪問となるこの日に契約書を交わす。以下を確認しておく。

●ケアプランの確認(目標、ケアプラン、看護内容、頻度、介入日時)
●療養環境の確認(寝室、トイレ、お風呂など)
●本人と家族の希望、生活の困りごとなど
●利用している介護サービス
●利用者負担額
●介護保険証・介護保険負担割合証、お薬手帳

退室前には、不安なこと、確認しておきたいこと、困ったときや緊急時の連絡先を確認する

↓

訪問看護計画書作成

ステーションにて。

●ケアプランをもとに訪問看護計画書を作成する
●そのほか、必要な書類作成・入力を行う

連　携

ケアマネジャーや医師などと連携していく。

●ケアマネジャー……作成した訪問看護計画書、訪問看護報告書の送付、ケアプランに基づき適宜電話などで報告・連携
●主治医……作成した訪問看護計画書、訪問看護報告書の作成・送付(月1回)、適宜電話などで報告・連携

↓

訪問看護開始

事例(依頼から訪問看護開始まで)

実際に行われた二つの訪問看護利用者のケースにおける依頼から訪問看護開始までの流れを紹介します。

知っておきたい 事例2 退院してくる卵巣がん末期の原さん

本人が入院している病院の退院調整看護師からの依頼による、医療保険を利用した訪問看護の例です。

依　頼

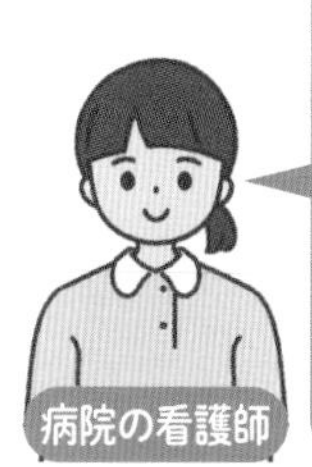

本人(療養者):原 陽子さん(仮名)

41歳。女性。介護申請済み。夫と、中学生と小学生のお子さんと4人暮らし。ケアマネジャーはひまわり居宅介護支援事業所の山田久美子さん(仮名)に依頼中。
「卵巣がん末期。腹膜播種、肝転移・肺転移あり。両下肢リンパ浮腫あり。腸閉塞のため胃管挿入中。CVポートから高カロリー輸液中。トイレはポータブルトイレを使用していて、なんとか移動できています。持続皮下注射にてオキファスト40mg/日投与中。
介護ベッドとエアマット、点滴棒、ポータブルトイレを、自宅に搬入する手配済みです。
今週金曜日に初回の訪問診療が可能となったため、金曜日の午前中に退院予定。
予後1か月程度の見込みですが、本人には予後を伝えていません」

↓

情報収集

訪問エリア・訪問の空き状況確認など行い、今回の依頼をお受けすると返答する。以下を行う。
- 診療情報提供書を共有可能であれば、もらう
- がんの治療歴、その他治療歴の把握
- 現在の苦痛症状、オピオイドを含む薬の使用状況の把握
- 退院当日から訪問診療が介入するため、訪問看護指示書は訪問診療で出してもらえるように依頼する
- 病院からの払い出し物品の確認(CVポート針、包交セット、高カロリー輸液3日分)
- 退院当日からの介入、できたら初回訪問診療に同席できるように調整する

↓

介　入

退院当日の退院時間に合わせて介入。
- 介護タクシーから自宅の介護ベッドへの移動を支援
- ベッド周囲の療養環境を整える
- 「おかえりなさい。退院おめでとうございます」と伝え、自己紹介
- 本人・家族が自宅に退院できたことを味わえるように配慮する

↓

訪問診療に同席

医師による初回訪問診療に同席。以下を行う。
- 今までの経過、今の思い、気がかり、在宅療養への希望などの確認
- 療養方針を決定する。在宅緩和ケアの状況、予測指示の確認。医療資材、衛生材料を確認
- 訪問看護の契約、訪問看護内容の説明を行う
- 次回訪問日を決める
- 訪問頻度を決める(点滴・胃管・持続皮下注入法(CSI)の管理などもあるため毎日訪問。まずは退院してからの時間を本人・家族で過ごせるように配慮する。退院直後は家族の負担は最小限に、看護師主体で医療処置や日常生活支援を行っていく)
- 不安なときや困ったときは緊急コールをしてよいことを案内する

↓

訪問看護計画書作成

ステーションにて。
- 訪問診療時の情報などをもとに訪問看護計画書を作成する
- そのほか、必要な書類作成・入力を行う

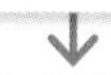

訪問看護開始

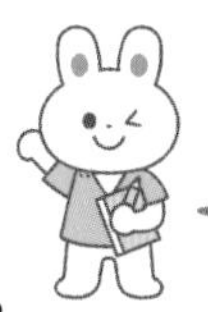

上記症例の別表第8(特別管理加算Ⅰ・Ⅱ)の加算がわかりますか？　特別管理加算Ⅰ・Ⅱの項目は指示書に記載があるかも確認が必要です。日々の看護の報酬形態、加算項目、算定要件など、レセプトに関わる診療報酬・介護報酬をしっかり学んでいきましょう。

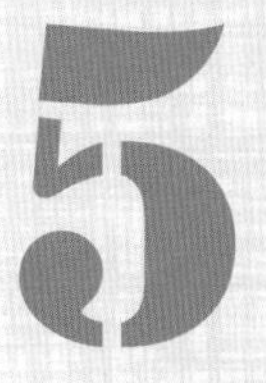

知っておきたい　1日のスケジュール

訪問看護ステーションの一般的な訪問看護師の1日のスケジュールです。

8:30 ～ 8:45	始業・ミーティング
8:45 ～	ステーションを出発
9:00 ～ 17:00	この間に4～5件の訪問看護実施。 休憩1時間を挟む。合間で記録を入力する
17:00 ～ 17:15	ステーションに戻る。記録、申し送りなど
17:30	退勤

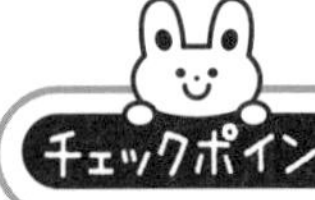

チェックポイント　事前に情報収集しておきたいこと

初回訪問前に把握できる情報（おもに◎）には事前に目を通しておきましょう。そのほかの情報は、初回訪問時に確認します。

◎	基礎情報：名前・住所・生年月日・疾患名・既往歴など
◎	依頼内容
◎	家族構成
◎	要介護度（介護認定を受けている場合）
◎	ケアマネジャー（ついている場合のみ担当者）
◎	フェイスシート
◎	ケアプラン（介護保険サービスを受けている場合）
◎	主治医
◎	診療情報提供書（医療保険の場合）
◎	訪問看護指示書：傷病名、指示期間、指示内容など
○	保険情報・負担割合
○	公費の有無
○	利用しているサービス
○	本人の1週間のスケジュール（サービスをどのように使用しているか）
○	看護サマリー（退院後在宅へと移る場合のみ）
○	駐輪場、駐車場の場所

初回訪問では情報が少ないケースもあるよ。
本人の全体像が把握できるように情報収集しよう。

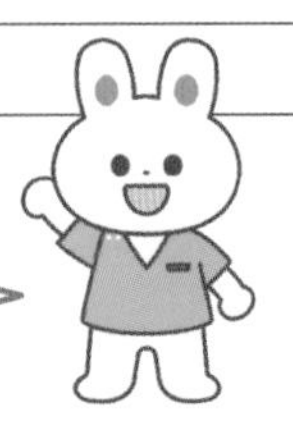

訪問の流れ

訪問の開始から終わりまでの流れを紹介します。

靴を揃える

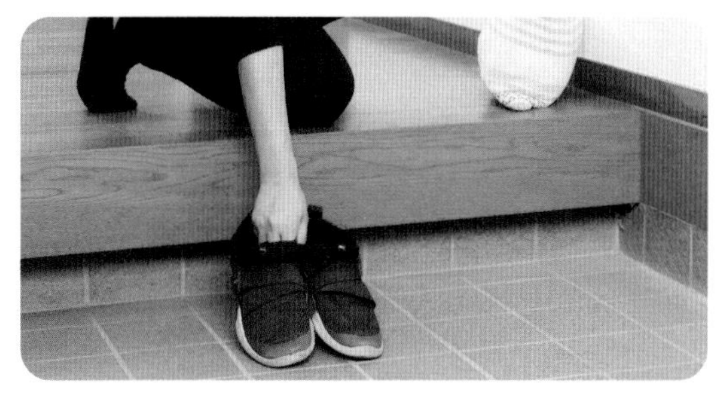

人の家に上がらせてもらうことを意識する。玄関で靴を脱いだら、揃えておく。スリッパをすすめられたら履くなど、その家の習慣に従う。

手を洗う

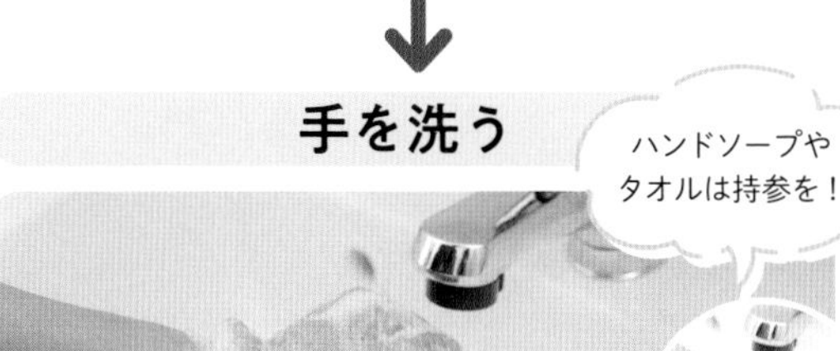
ハンドソープや
タオルは持参を！

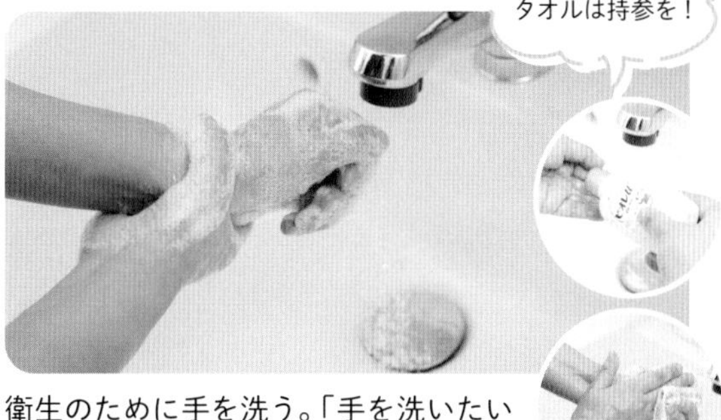

衛生のために手を洗う。「手を洗いたいので、洗面所をお借りできますか」と本人か家族（介護者）にお願いをする。

お話をする

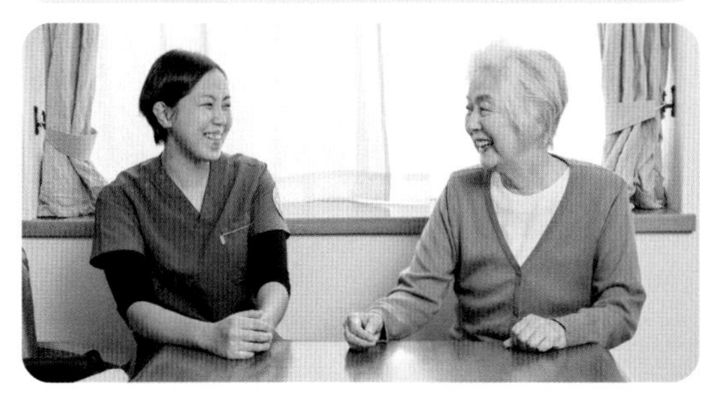

「いいお天気ですね」などと挨拶を兼ねた話しかけをして、会話をしながらいつもと違うところがないか確認をする。その日行うケアの内容も伝える。

ミーティング

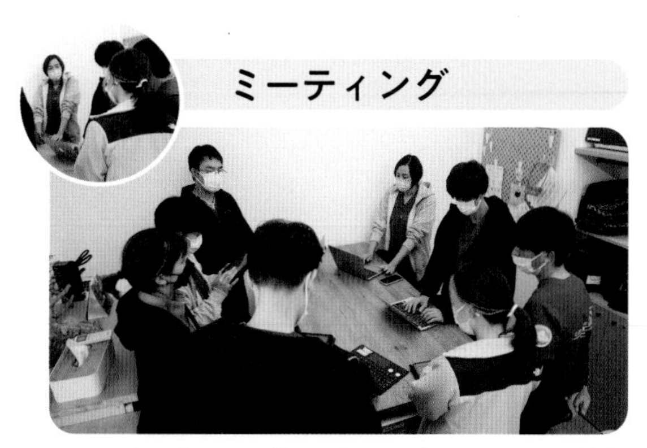

その日訪問する人の状況と行う予定のケアなどの情報を共有したり、相談したりする。ミーティング後、必要なケアの道具などをもち、ステーションを出発する。

来訪を伝える

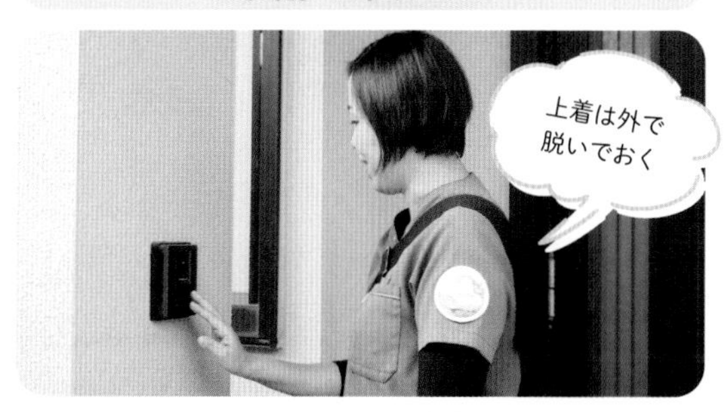
上着は外で
脱いでおく

訪問は、約束の時間よりも早すぎず、遅刻もしないようにする。来訪を近所に知られたくない場合は、どのようにするか相談しておく。

挨拶をする

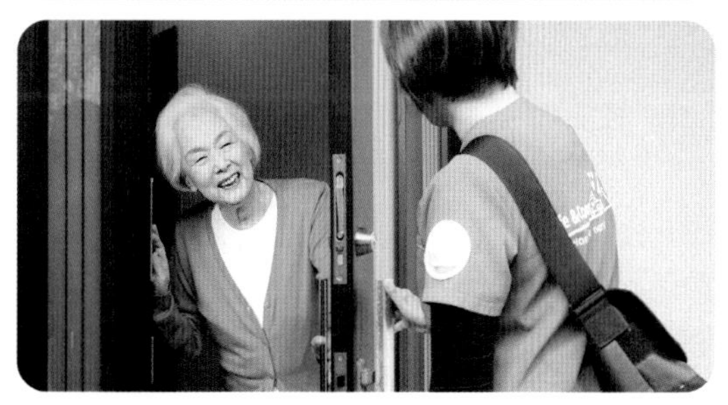

その日の第一印象が大事。本人や家族が迎えてくれたら、相手の目を見て挨拶をする。場合によっては、もう一度自己紹介をする。

フィジカルアセスメントを行う

バイタルサインの確認、視診、触診・打診、聴診を行います。また、定期的に体重測定を行い、腹水などが気になる人には腹囲測定を行います（詳しくはP48〜59参照）。前回の訪問から変わったところがないかを、問診も含めて確認していきます。

聴　診

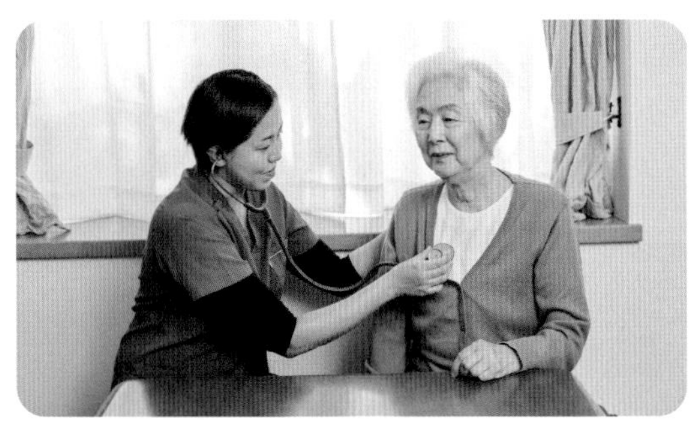

聴診器（ステート）で聴診する。呼吸音、副雑音の有無、心音、腸蠕動音などを確認する。

意識の確認、体温測定

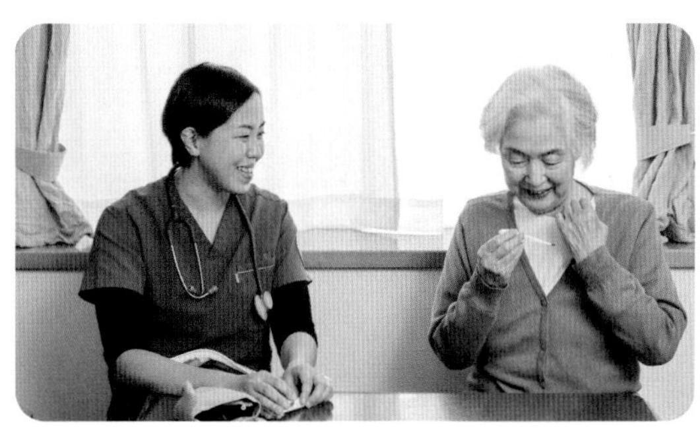

話をしながら、意識障害がないか確認をする。体温計を本人に渡して、体温を測ってもらう。数値は一緒に確認する。

触診、打診

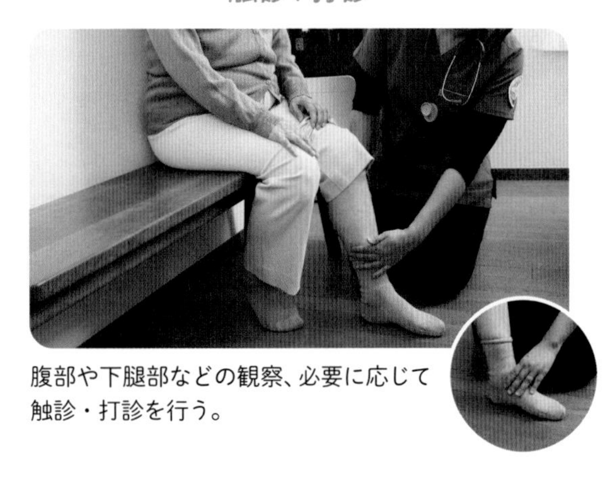

腹部や下腿部などの観察、必要に応じて触診・打診を行う。

SpO_2・脈拍・呼吸数の測定

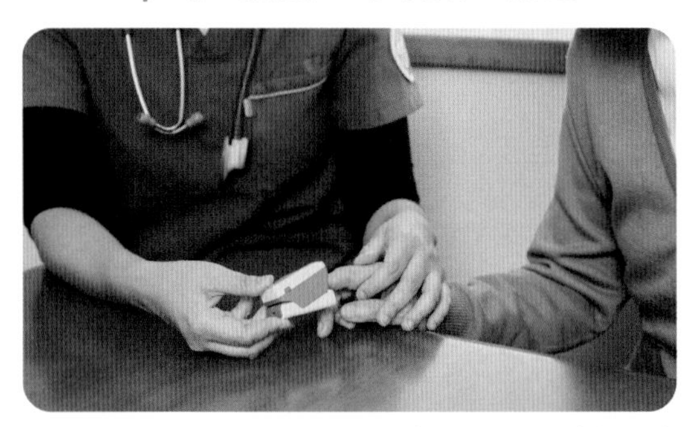

パルスオキシメータを使って経皮的動脈血酸素飽和度（SpO_2）を測る。脈拍を測り、呼吸数を数える。

視　診

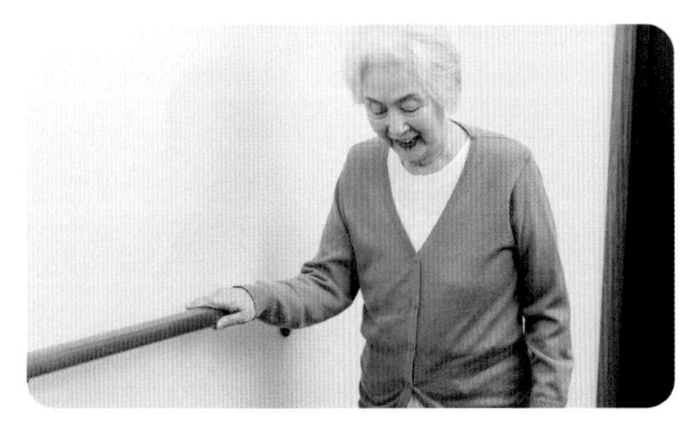

表情や顔色、肌色など近距離での視診だけでなく、立ち姿や座っている姿勢なども確認する。動きが気になるときは歩いてもらって観察する。

血圧測定

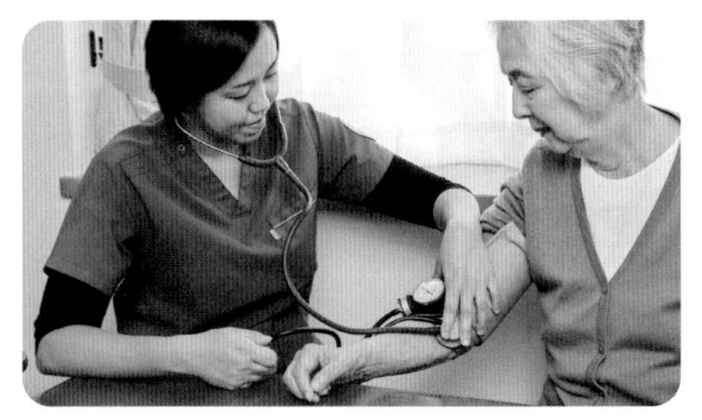

血圧計で血圧を測る。

Report !

ステーション全体の スケジュール

（みんなのかかりつけ訪問看護ステーション高畑事業所）

みんなのかかりつけ訪問看護ステーションでは、店舗ごとにメンバーのスケジュールを、Googleスプレッドシートを使って共有しています。そのため、社用のスマホを使って、どこからでも訪問スケジュールを確認することができます。以下の表は、ある日の訪問スケジュールです。１日の１人当たりの訪問実施件数は５～６件。常勤スタッフは8:45～17:45が勤務時間で、休憩は適宜空いた時間に1時間とっています。

	単独訪問	同行訪問	月1看護	仮押さえ枠	会議、担会など	勤務休み
	平岩麻理子	奥野恵里	田中正広	蒼井奈緒子	斉藤怜	内田浩平
	2/14/火					
		アルコールチェック				
9:00						
:10	萩原道子様	稲垣進様	萩原道子様	杉山節子様		
:20		・9:15		・9:15		佐藤幸夫様
:30						
:40						
:50						
10:00					浜崎礼子様	
:10						岡田一夫様
:20						
:30	木村洋子様	山田久美子様	安藤明様			
:40	・体重測定		特指示2/8~2/21			
:50						
11:00					上田丈二様	
:10		古畑哲也様		M会議		秋元薫様
:20		・11:15		11:15		
:30						
:40						石上辰子様
:50			前田弘様			
12:00			・11:45			
:10						
:20						
:30						
:40						
:50						
13:00	岸ゆり子様					
:10						
:20	火ヘルパー14:00	植木圭史様				白石光子様
:30			伊東孝様			
:40						
:50					村上俊男様	
14:00				浅見良子様		
:10						
:20			鈴木昭二様			
:30	山田成美様		特指示2/8~2/21			川島晴美様
:40	ショート1/19~25					
:50						
15:00		北島進様			大杉みどり様	
:10		・計画書				
:20						多田士郎様
:30				高橋和子様		
:40						
:50						
16:00		三浦陽子様	藤間トミコ様			
:10	佐々木清様	15:30以降希望				
:20			[illegible]			福山雅子様
:30					清水英二様	
:40					男性PT希望	
:50						10分前に電話
17:00			川西[illegible]一様	宮澤文子様		
:10		伴満男様往診同行		アルコールチェック		
:20						
:30						
:40						
:50						
18:00						
:10						
:20						
:30						
:40						
:50						

上記は仮名となっています。

服薬の確認

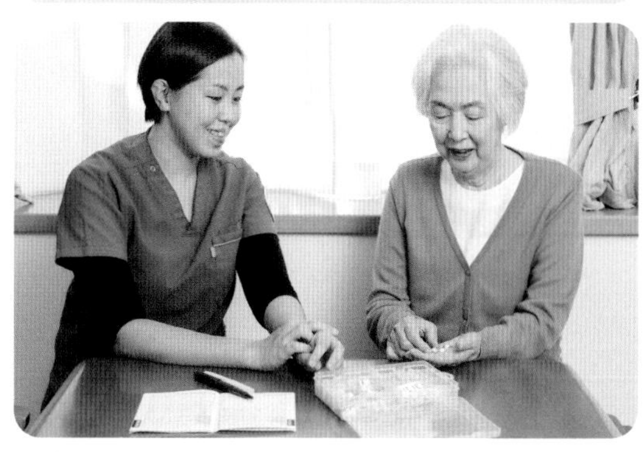

処方されている薬を正しく飲むことや、塗ることなどができているかを確認する。

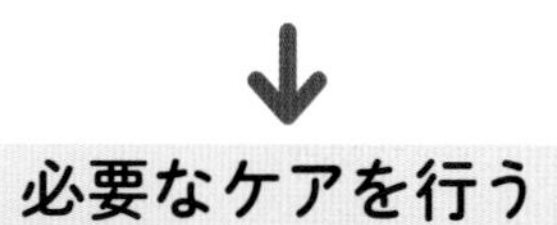

必要なケアを行う

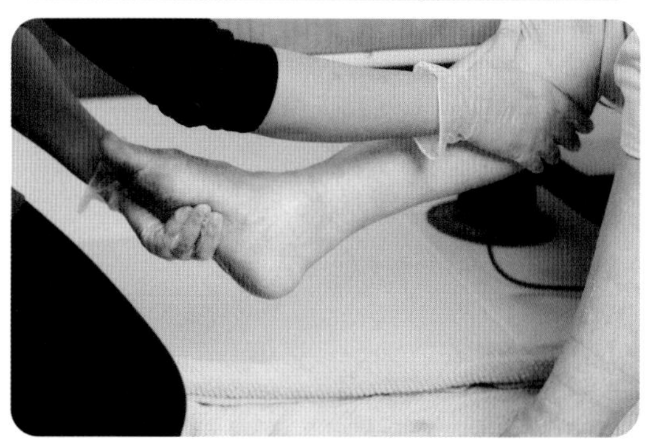

リハビリテーションや爪切り、入浴、褥瘡処置など、本人にとって必要なケアを行う。ケアを行う前には必ず、本人と家族（介護者）に説明をする。

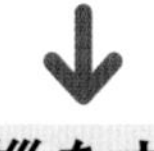

挨拶をする

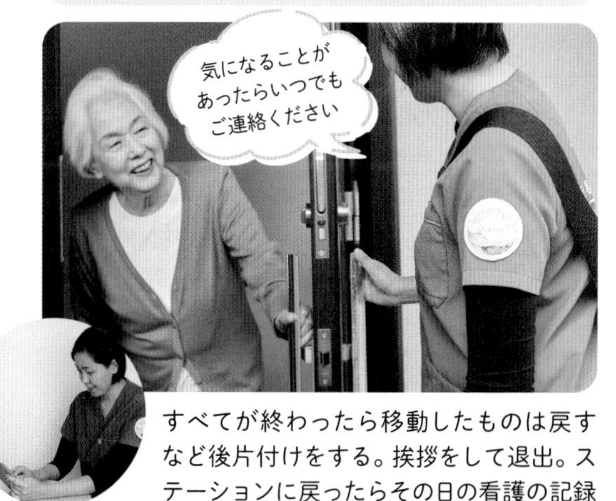

気になることがあったらいつでもご連絡ください

ステーションにて

すべてが終わったら移動したものは戻すなど後片付けをする。挨拶をして退出。ステーションに戻ったらその日の看護の記録を作成し、必要な報告・連絡・相談を行う。

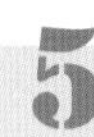

訪問時の持ち物

必ず持参するものと、その日のケアに合わせて準備していくものがあります。ケアで使用するタオル、洗面器などは訪問先でお借りします。

知っておきたい フィジカルアセスメントに使う道具

必ず持参

訪問時に必ず必要となる基本の道具です。使用時に正しく使えるように、メンテナンスも忘れないようにします。

聴診器

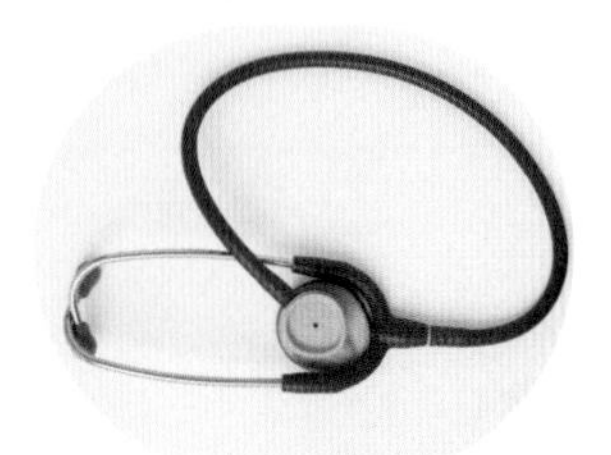

呼吸音、心音の確認などに欠かせない。

体温計

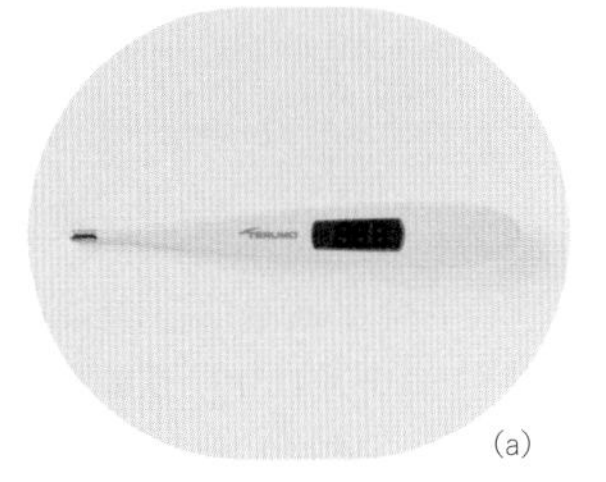

(a)

デジタルタイプ。本人でも文字が見やすいタイプを。

血圧計

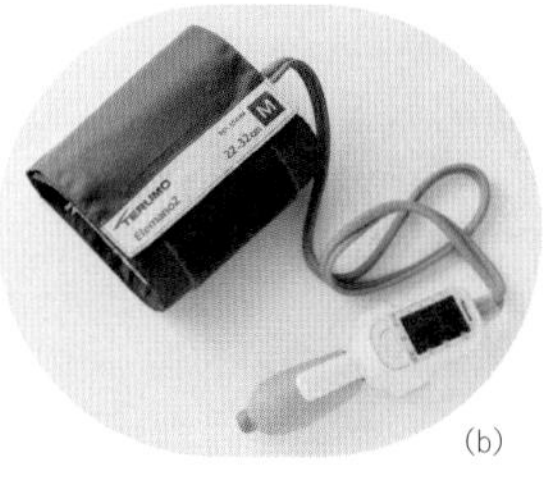

(b)

血圧測定の際に使用する。

パルスオキシメータ

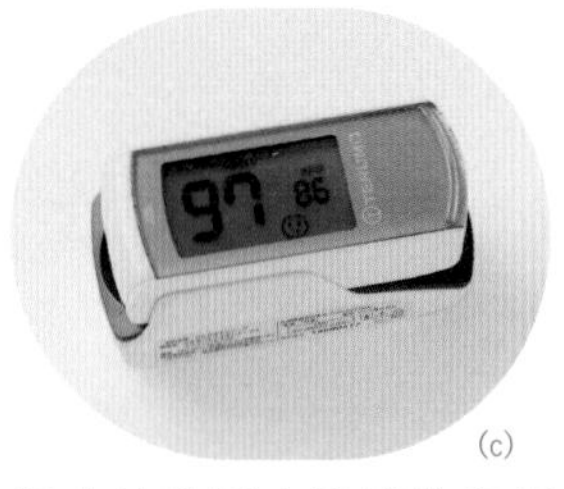

(c)

経皮的動脈血酸素飽和度(SpO_2)を測るときに使う。

メジャー・定規

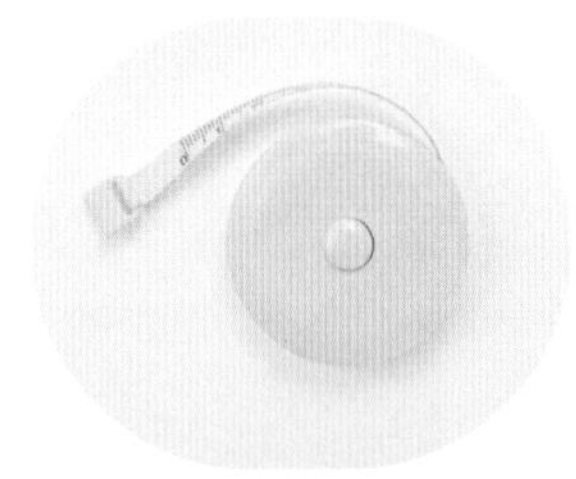

メジャーは浮腫部分や腹水が溜まっている腹囲などの測定に、定規は褥瘡やストーマサイズの測定などに使う。

ペンライト

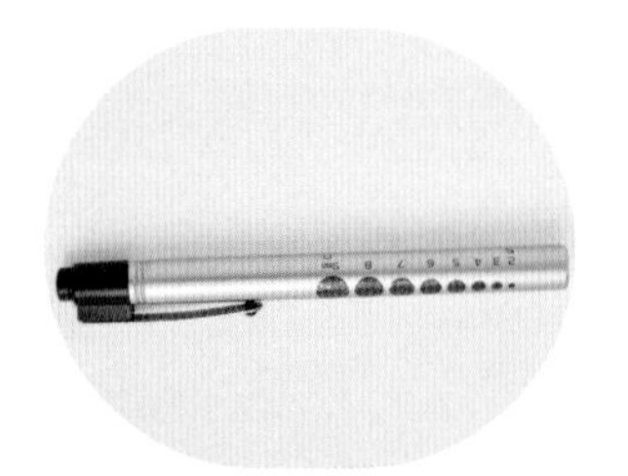

瞳孔や喉の様子などを見るときに使う。

知っておきたい 事務用品

記録するために用意しておくと便利なものです。

メモ用紙・ペン

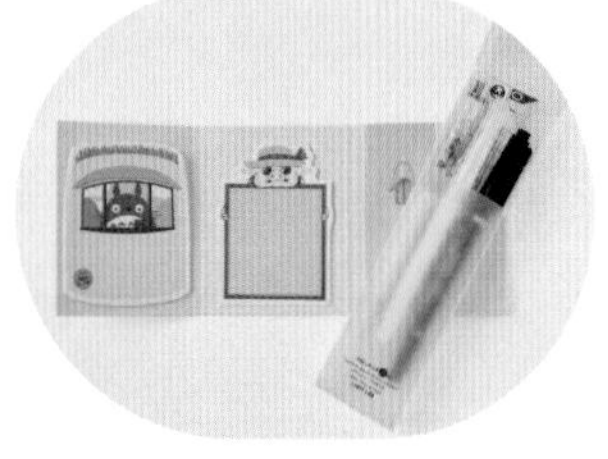

本人や家族(介護者)に伝えたいことを書き残すときなどにメモ用紙とペンが必要。

タブレット型端末・スマートフォン

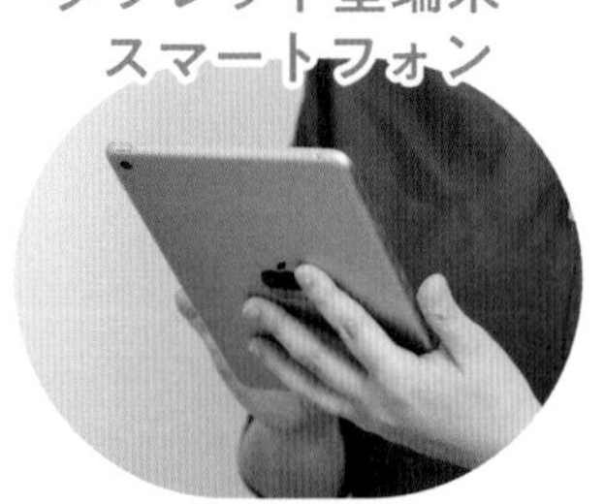

訪問先での看護記録はタブレット型端末またはスマートフォンで行う。

(a) 電子体温計　(b) エレマーノ®2　(c)ファインパルス®SP(テルモ)

知っておきたい ケアのための道具

ほとんどのものを持参

ケアを行うときに必要な道具。その日のケアに合わせて増えたり減ったりします。車で移動の場合は、車の中にケアでよく使われるものを準備しておきます。

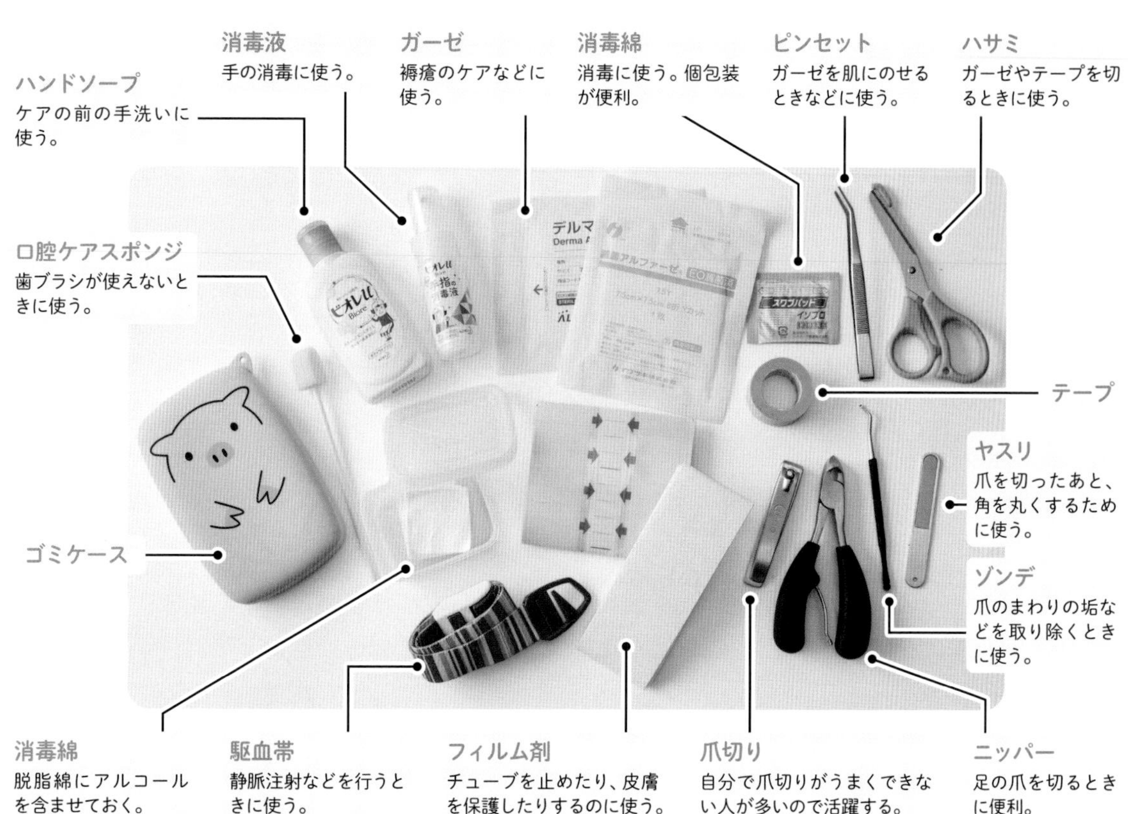

ハンドソープ
ケアの前の手洗いに使う。
消毒液
手の消毒に使う。
ガーゼ
褥瘡のケアなどに使う。
消毒綿
消毒に使う。個包装が便利。
ピンセット
ガーゼを肌にのせるときなどに使う。
ハサミ
ガーゼやテープを切るときに使う。
口腔ケアスポンジ
歯ブラシが使えないときに使う。
テープ
ヤスリ
爪を切ったあと、角を丸くするために使う。
ゾンデ
爪のまわりの垢などを取り除くときに使う。
ゴミケース
消毒綿
脱脂綿にアルコールを含ませておく。
駆血帯
静脈注射などを行うときに使う。
フィルム剤
チューブを止めたり、皮膚を保護したりするのに使う。
爪切り
自分で爪切りがうまくできない人が多いので活躍する。
ニッパー
足の爪を切るときに便利。

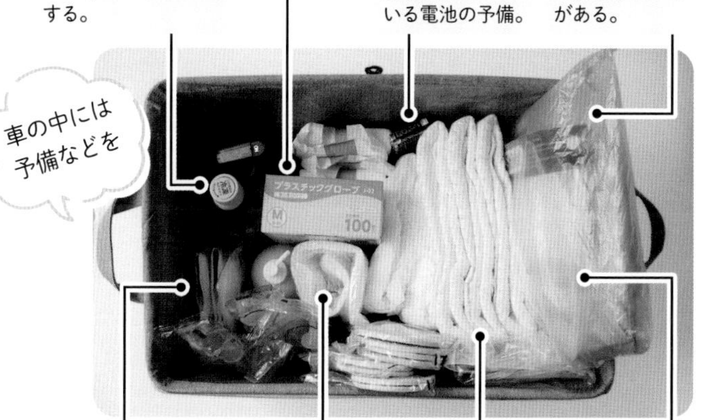

空のペットボトル
キャップに穴を開けてシャワーボトルにする。
使い捨て手袋
電池
ペンライトや医療機器に使っている電池の予備。
長袖ガウン
感染予防対策で使用することがある。
車の中には予備などを
使い捨てスリッパ
ゴミ袋
オムツ(臨時用)
ベッド上で浣腸、摘便、洗髪をするときなどに使う。
フェイスシールド
感染予防対策に使用することもある。

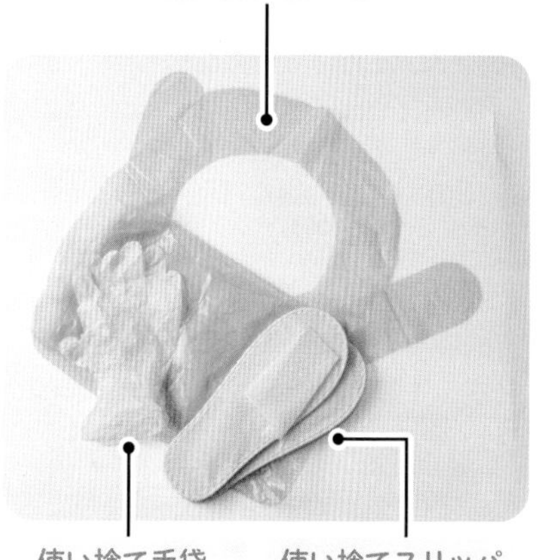

使い捨てエプロン
入浴介助などのときに使う。
使い捨て手袋
使い捨てスリッパ

訪問前の心がけ

基本的に訪問は看護師１名で行います。だからこそ、心がけたい４つのことを紹介します。

無理はしない！

自分の心と身体を大切にする

看護師はストレスの多い職種であるといわれています。人命に関わる緊張感や責任感、多職種との調整、時間に追われる業務や、仕事量が多いため増える時間外勤務、オンコールによる不規則な生活、人材不足で休みにくい労働環境など、さまざまな要因が考えられます。

人をケアする職業だからこそ、まずは自分を大切にしましょう。自分自身の心と身体を大切にできてこその看護です。

体調が悪いときは休む、ストレス発散の方法を知るなど、体調管理に努めていきましょう。

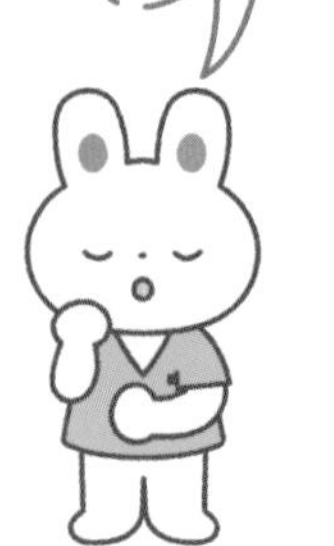

つらいときは相談したり、お互いを労ったり励まし合える職場環境をつくっていきましょう。

相談を！

困ったこと、不安なことは迷わず相談を

「わからないことがわかる」「不安なことを聞ける」ということは、とても大切なスキルです。事前に情報収集することはもちろんのこと、わからないこと、不安に思うことなどは、事前にほかのスタッフや管理者に聞くなどして解消しておく、現場で困ったときには誰に相談すればよいかも把握しておくと、安心して現場に臨むことができます。

チームで看護に取り組んでいる意識と継続看護を常に意識してコミュニケーションを図っていきましょう。

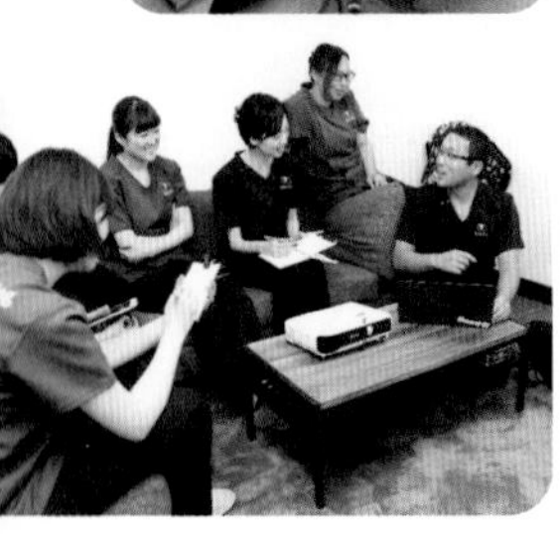

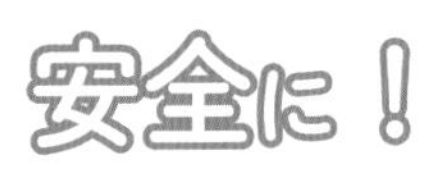

自転車や自動車は安全運転を

移動も仕事のうち。訪問先まで安全に到着できて、初めて訪問看護が始まります。

訪問看護では、自転車や自動車を使って訪問先に移動します。自転車や自動車での事故は命に関わる恐れもあります。被害者にも加害者にもなるリスクがあることを念頭に置いて、法令を遵守し安全運転を徹底します。

移動時間がなくて焦ったり、移動中に利用者や家族のことを考えたり、モヤモヤした気持ちで移動することもあるかもしれません。また、移動中に緊急の電話が鳴ることもあるかもしれません。しかし、移動中は運転に集中します。

車移動の場合は、ドライブレコーダーを取り付けることをおすすめします。また、事故が起こった際の連絡やその後の対応については、事前に管理者に確認しておきましょう。

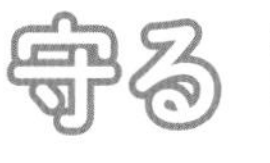

個人情報やプライバシーに注意する

インターネットやSNSなどが普及し、個人情報やプライバシーの保護の重要性はますます高まっています。訪問看護師は暮らしの場に入って看護を提供するため、プライベートな情報に触れる機会が数多くあります。そのため、個人情報や配慮が必要な情報を適正に取り扱うという意識をもって行動する必要があります。

訪問看護では多職種連携でFAXやメールでやりとりする機会もあるため、誤送信しないような取り組みや、個人情報が特定できる箇所を伏せる配慮をしましょう。また紙カルテや電子カルテの取り扱いにも十分注意が必要です。

利用者（本人）の中には、訪問看護を利用していることを知られたくない人や、病気のことを周囲に話していない人もいます。利用者（本人）・家族は事業所の近隣に住んでいる人が多いため、外で個人が特定されるような情報は話さないようにしましょう。

初回訪問では対話を大切にする

初回訪問では、お互いを知ることを大切にします。信頼関係をつくり、本人と家族(介護者)に安心してもらい、「また来てください」と言ってもらえるような関係性をつくることを目指します。そのため、大切なことは「聴く」力です。

挨拶から始まり、名刺を渡しながら自己紹介をして、「今、困っていることはありますか?」などと、生活をするうえでの本人の困りごとを聴きます。看護師として「これは困っているかもしれない」と思っても、本人が困っていないということもあります。本人にとって、今、つらいこと、うれしいこと、好きなこと、ありがたいと感じているつながりなど、本人が語るご自身の思いやストーリーを大事に聴くようにします。

同時に、心身の状態、身体機能の確認を行い、生活環境の確認をします。健康保険証や介護保険証、お薬手帳の確認もします。

その人の暮らし全体に関心をもち、よく聴き、自分のことも話します。信頼関係をつくるための第一歩を踏み出しましょう。

チェックポイント 必ず確認しておきたいこと

これから支援を行っていくにあたり、初回訪問時にこれだけは確認しておきたいことを紹介します。

食事、排泄、休息、清潔

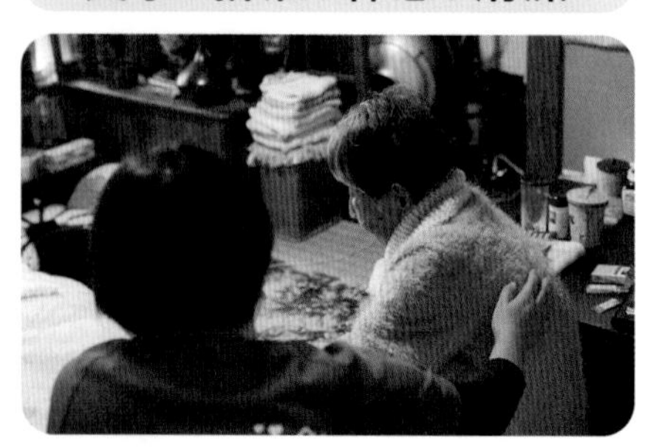

会話の中から、毎日の生活の中で食事、排泄、休息、清潔をどうしているのか、困っていないかを確認します。支援の必要性を見極めます。

保険証とお薬手帳

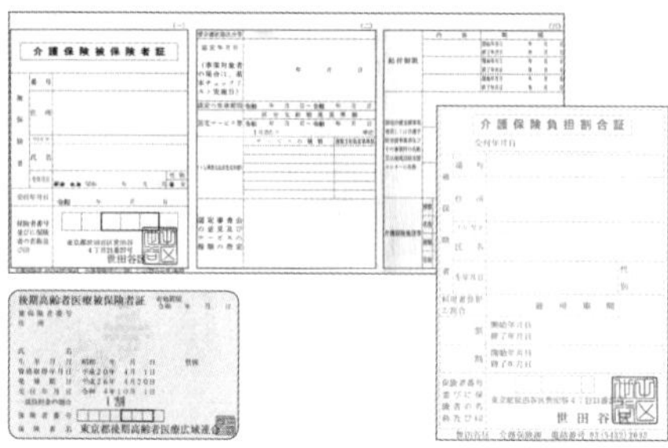

健康保険証と、介護保険を使っている人は介護保険証の写真を撮ります。これは、請求業務に必要であるため、忘れないようにします。お薬手帳も写真を撮るか、内容をメモします。

★上の写真は2023年2月現在、個人が所有する保険証類をデータにし、加工したものです。

台所、トイレ、風呂の環境

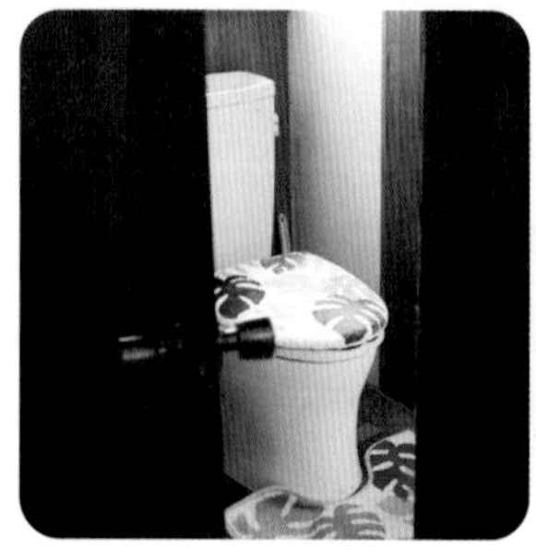

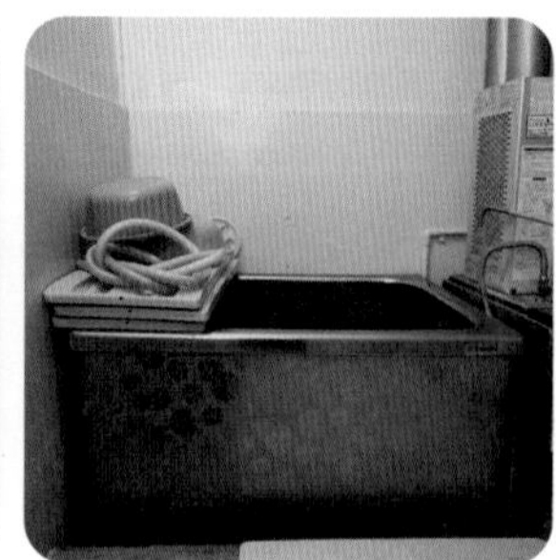

本人の生活動線を知り、移動がスムーズに行われているかを確認します。また、台所、トイレ、風呂が本人にとって使いやすい状態になっているかも確認します。ただし、初対面の人に見られることに抵抗がある人もいます。個別的な対応を心がけましょう。

訪問看護師の1か月

その月の、どの時期に何をするのかを把握しておきましょう。特に請求や支払いの事務作業について理解しておくことが大事です。

訪問看護師は、利用する人の自宅に訪れてケアを行うだけでなく、行ったケアに関わる事務処理も行います。訪問看護計画書や訪問看護報告書の作成・提出、経費精算レシートの提出などです。

訪問看護師が事業所に提出した書類をもとに、事務スタッフが訪問看護計画書や訪問看護報告書を医師などに提出したり、利用者への請求書・領収書を作成したり、国民健康保険団体連合会や社会保険診療報酬支払基金に請求したりします。そのため、看護師が作成する書類には正確性が求められます。事務スタッフは看護師が実際に行っているケアについては、書類を通してしか知ることができません。ケアを行った分について正しく請求が行われるためには、書類の書き方や必要性についてきちんと理解し、その月の、どの時期にどのような書類が必要なのかも把握しておきます。

知っておきたい 訪問看護師と事務スタッフの1か月の動き

訪問看護ステーションでは、訪問看護師(ところによってはリハビリ職も)、事務スタッフがひとつのチームとなって動いています。事務処理が滞りなく行われるように、看護師は自分の事務的な仕事を正しく、期限までに行います。

	看護師・リハビリ職	事務スタッフ
1日	●訪問看護報告書を事務に提出。	●介護保険の実績確認 →ケアマネジャーに提供票提出
2日	日々の記録：訪問看護記録書Ⅱ 適宜、基礎情報、訪問看護記録書Ⅰ、褥瘡対策に関する看護計画書、服薬管理表などの追加修正を行う	●訪問看護計画書・訪問看護報告書を医師などに送付
3日から10日	●経費精算レシートを事務に提出	●返戻、保留の確認 ●国民健康保険団体連合会や社会保険診療報酬支払基金にレセプト(診療報酬明細書)提出 ●経費精算レシートをまとめる
12日		●口座振替金額入力
15日から19日ごろ	●請求書・領収書を利用者に渡す	●診療報酬、介護給付費等決定通知書確認 ●利用者宛の請求書・領収書を作成 ●売上表の作成
20日		●前月分の日報確認 →社会保険労務士へ提出
25日	●給与明細受取	●給与支給(振込)
月末	●難病医療証等自己負担累計金額の確認 ●訪問看護計画書を評価 ●訪問看護報告書を作成	●勤務表の作成 ●訪問予定表の作成(スプレッドシート)

(在宅看護センターLife &Comの例)

Report !

訪問看護ステーションで大事にしていること

在宅看護センターLife &Com

在宅看護センターLife &Comが、ケアにおいて特に大切にしていることが、以下の４つです。

1 尊厳をまもるケア

「ひとりの人として大切にされている」と感じられること

私たちはケアを通して「あなたは大切な存在である」というメッセージを伝えることができます。看護師の言葉がけや、羞恥心やプライバシーへの配慮、整容や衣服のしわを伸ばすことなど、ケアを提供する私たちの所作のひとつひとつを通して、ケアを受ける本人とそばで見守るご家族に「ひとりの人として大切にされている」ということが伝わるようなケアを提供していきます。

2 やさしさが伝わるケア

看護師の「やさしさ」が伝わること

言葉にならないような苦しみを抱えている人に対峙するとき、私たちはその人にどうやったらやさしさを届けられるでしょうか？

「看護」は「手と目で護る」と書きます。言葉だけに頼らず、その人を見るまなざしや肌に触れる手のぬくもりからやさしさが伝わるケアをしたいと思います。

3 生老病死に向き合うケア

「苦しみ」に向き合うこと

生きること、老いること、病気（や障害）を担う身になったこと、死が迫ることなど、人それぞれその人にしかわからない苦しみがあります。「なんでこんな病気になったんだろう」「孤独を感じる」「死ぬのが怖い」など、人それぞれに固有の苦しみがあるということに向き合い、関わることを通して「苦しみをわかってもらえる存在（理解者）」だと感じてもらえるようなケアを提供したいと思います。

4 人生に寄り添うケア

ひとりひとりのかけがえのない人生に寄り添うこと

「人生」には、「過去・現在・未来」「価値や意味」「生と死」「いのちと暮らし」「願い」「希望」「QOL」など、さまざまな視点があります。看護師として目の前の人の人生に関わらせてもらう尊さと責任を感じながら、日々の看護実践に取り組みたいと思います。その人にとっての「しあわせ」とは何かをともに考えながら、人生に伴走する中で喜怒哀楽をともにし、「最善とは何か」について考え続ける姿勢をもちたいと思います。

Part

2

訪問看護における
アセスメント

訪問看護では、対象となる本人（利用者）と家族（介護者）の情報について、広い範囲で集めていき、アセスメントを行います。このときに役に立つのが、「ICF*の生活機能モデル」です。このパートでは、訪問看護で行う情報収集やフィジカルアセスメントの方法などについて「ICFの生活機能モデル」を活用しながら紹介します。

＊国際生活機能分類。2001年に国際保健機関（WHO）により採択された国際基準

本人の全体像を把握して、「たとえ病気や障害があったとしても、生き生きと自分らしく人生を送っていく」ことに対して、看護師としてできることを実践していきましょう。

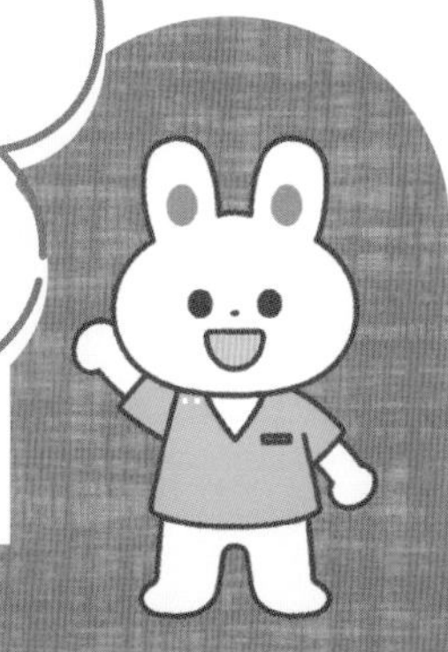

監修／柳澤優子

1 本人の価値観、家族も含めた情報を集める

在宅でのアセスメントの目的は、本人が希望する生活への支援です。そのため、心身の状態、本人の価値観、ライフスタイル、楽しみ、家族との関係、住環境、地域での暮らし方、経済力などの情報を収集し、本人の生きることの全体像を把握したうえで、看護問題を明らかにしていきます。

では具体的にどのような情報を集めてアセスメントをしていくのか、生きることの全体像を捉えるために役立つ「ICFの生活機能モデル」を活用して考えていきます。

ICFの生活機能モデルは、生活機能と、それに影響する背景因子と健康状態で構成されています。それぞれが単独で存在するのではなく、影響を与え合っていることが最大の特徴です。

ICFの生活機能モデルのそれぞれの項目についての本人の情報を集め、どのようにアセスメントしていくとよいか、P48～63で詳しく説明していきます。

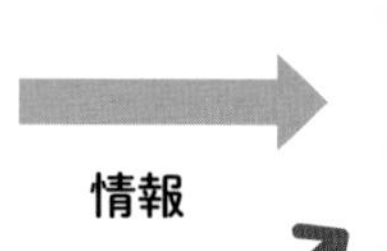

在宅看護における看護過程

ほかの領域における看護過程と在宅看護における看護過程では基本は変わりません。ただし、多方面にわたる情報を集める（把握すべき情報が多い、家族の視点が入る）、多職種との連携の中で考えていく、長期計画が大事になるなどの特徴があり、本人の思いや暮らしを続ける視点がいつも中心にあるという点が重要視されます。

情報

アセスメント

左ページの図にある、多方面にわたる情報を収集、整理し、分析していく
- 心身の健康状態
- 家族や介護状況
- 療養生活の状況（住環境、経済状態、居住地域の情報）
- 療養生活への希望

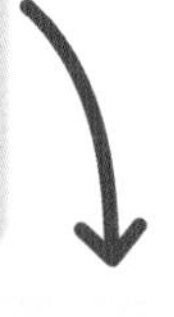

看護診断

アセスメントされた項目の中から、具体的な看護問題を明らかにする。本人の思い、生き方、なじみのこと（習慣など）を中心に、家族の状況とともに考えていくことで、おのずと支援するべきことが明瞭化する。

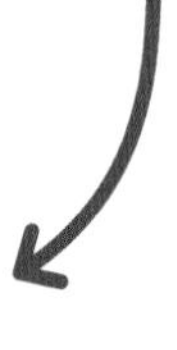

計画立案

暮らしを続ける視点をもち、看護・支援の内容やサービスについて検討する（短期目標、長期目標を立てる）。療養者（本人）・家族とともにサービス・援助内容を決定する。

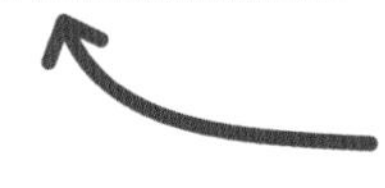

実施

計画に沿って看護を実践する。

評価（アウトカム）

成果を評価して、適宜計画を修正する

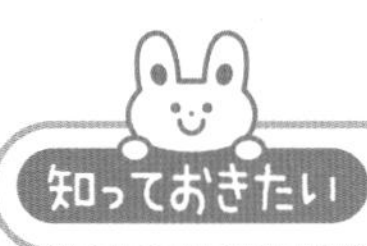

知っておきたい アセスメントのために集めたい情報

ICFの概念図を利用し、在宅看護をするうえで必要な情報を図にしました。情報を全人的に把握することが特徴です。

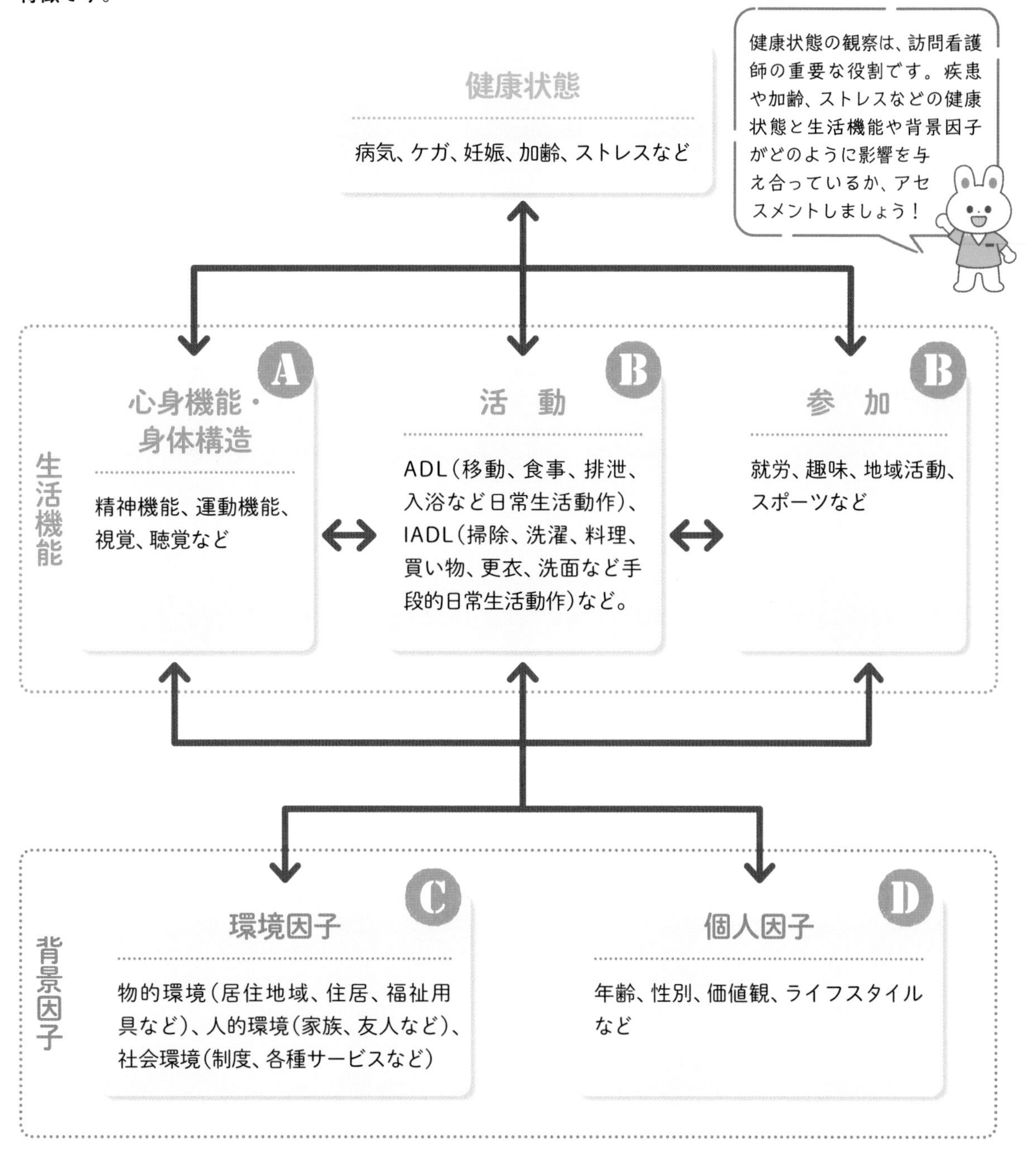

上の図にあるA～Dについて、P48～63で詳しく説明します。

参考文献　『「よくする介護」を実践するためのICFの理解と活用―目標指向的介護に立って』大川弥生著（中央法規出版）

A

心身機能・身体構造

訪問看護において、予防と異常の早期発見が大変重要です。「異常が起こらないこと」「困らないこと」を大切にするために、身体・精神の機能や構造について、訪問時には以下の二つの情報を集め、アセスメントを行います。

①主観的情報……問診による

②客観的情報……フィジカルイグザミネーション（バイタルサインの確認、体重・腹囲などの測定、視診、触診、打診、聴診など）による

訪問看護では、幅広い疾病が対象になります。また、複数の疾患をもっている人もいます。疾病の特性、病態生理、症状、治療などについて学習を行い、観察項目やアセスメントのポイントを押さえたうえで訪問することが重要です。異常が見つかったときには、緊急性や重症度を判断し、医師との連携を図ります。

いつもと違うところがないかを確認します。療養者（本人）は我慢したり、変化に気づかなかったりすることもありますので、注意深くアセスメントします。

アセスメント 問診の項目とポイント

アセスメントの最初に行われるのが問診です。本人や家族（介護者）に挨拶を行いながら、自然な会話の中で行います。問診で特に確認したいことは以下です。

今、困っていることはないか

暮らしの中の困りごとに目を向け、本人のニーズを捉えることが大切です。生活の中で、本人が困っていると感じていることを聴きます。看護師は、自分からの視点で困っていることを探してしまいがちなので、この質問はとても大事です。

食事、排泄、睡眠の状況について

「朝ごはんは食べていますか？」という、「はい」「いいえ」で答えられる質問よりも、「今日、朝ごはんは何時ごろに食べましたか？」などと、具体的な答えが返ってくる質問をすると、実際の状況を確認しやすくなります。

理由や背景を知る

部屋が散らかっている、暑いのにエアコンをつけないなど、看護師が「もっとこうしたらいいのに」と思う場面は多々あります。まずは、その人なりの理由や背景を知ることから始めましょう。

痛みや苦しみがないか

痛いところや苦しいところがないか確認します。体だけでなく、心が痛くて苦しくてつらいこともあります。問診からだけでなく、訪問している間の会話や表情の中からも情報を得るようにします。

服薬の状況について

処方されている薬の残りを確認しながら、正しく飲むことや、塗ることなどができているかを確認します。うまくできていなくても責めることなく、アセスメントを通してどのようにしたらうまくできるのかを一緒に考えていきます。

前回の訪問から今日までで生活や体調の変化はないか

本人と家族の体調について確認します。薬の処方内容に変更があった場合は、薬の効果や副作用の状況を確認します。小さな変化を見逃さないことが異常の早期発見につながります。

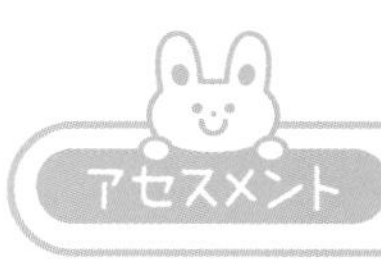

バイタルサイン・計測

自宅での測定となるため、環境に影響を受ける項目については、できるだけ同じ条件(環境)で測定するように心がけます。

体温

●室温や服装などにより変化しやすいため、できるだけ毎回同じ場所や環境で測定します。

●個人差があるため平熱を確認し、平熱よりも1.1℃以上上昇したときを発熱とします。

●高齢者や小児はうつ熱*になりやすいので、熱が出たときは発熱かうつ熱かの識別が重要です。

＊発汗などの体温調整機能が低下することにより体温が上昇すること

呼吸

●呼吸数、リズム・パターン、呼吸の深さ、呼吸音を確認します。

●呼吸回数12～20回／分が正常。

●呼吸回数25回／分以上は頻呼吸、呼吸回数９回／分以下は徐呼吸。

●呼吸音の減弱・消失は、無気肺や気胸、胸水などを疑います。

●呼吸リズムの異常、副雑音、無音に注意します(P51参照)。

血圧

●腕の左右、体位(立位、座位、臥位)で変わるため、できるだけ毎回同じ部位や体位で測定します。

●痛みや拘縮などにより上肢で測定できない場合は、下肢で測定します。

●通常は収縮期血圧140未満、拡張期血圧85未満を目標としますが、要介護高齢者の場合、血圧は高めのことが多く、血圧上昇よりも低下に注意が必要です。

●乳がん術後の患側やシャント肢では血圧測定は行いません。

脈拍

●脈拍数、リズム(整脈または不整脈)、脈の大きさ(強さ)、緊張度、立ち上がりを確認します。

●脈拍数は、成人で通常60～80回／分。60回／分以下(高齢者は50回／分未満)は徐脈。100回／分以上は頻脈。

経皮的動脈血酸素飽和度(SpO_2)

●パルスオキシメータを使って測定します。全身の組織へ運ばれる酸素量の指標のひとつ。

●室内空気下での正常値は95～100%。

●測定ができないときは、指先の血管が収縮している可能性があるため、手を温めます。

●橈骨動脈を触知しながら計測します。

意識

●普段と違う反応があるときには意識レベルをスケールで評価します(P50参照)。併せて呼吸状態、血圧、脈拍、体温の変化、瞳孔・眼球の状態を確認します。

●脱水と熱中症による意識障害に注意。高齢者、高血圧、糖尿病、肝硬変の人は意識障害を起こしやすいので特に注意します。

体重・腹囲計測

●定期的に体重を測定します(家にある体重計を借ります)。

●腹水がある人はメジャーを使って腹囲測定(臍上腹囲・最大腹囲)を行います。横になってもらい、膝は伸ばし、息を吐いた状態で数値を読み取ります。

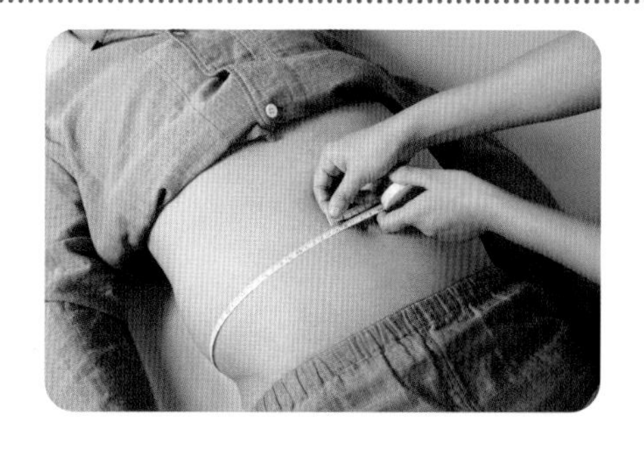

意識レベルの評価法 JCS（ジャパンコーマスケール、Japan Coma Scale、3-3-9 度方式）

Ⅰ（1桁の点数で表現）刺激しないでも覚醒している状態	
1	大体意識清明だが、今ひとつはっきりしない
2	見当識障害がある
3	自分の名前、生年月日が言えない
Ⅱ（2桁の点数で表現）刺激すると覚醒する状態（刺激をやめると眠り込む）	
10	普通の呼びかけで容易に開眼する
20	大きな声または体を揺さぶると開眼する
30	痛み刺激を加えつつ、呼びかけを繰り返すとかろうじて開眼する
Ⅲ（3桁の点数で表現）刺激をしても覚醒しない状態	
100	痛み刺激に対して、払い除けるような動作をする
200	痛み刺激で少し手足を動かしたり、顔をしかめたりする
300	痛み刺激に反応しない
	R：不穏（Restlessness）、I：失禁（Incontinence）、 A：自発性喪失（Apallic stateまたはAkinetic mutism）

簡便かつ日本で広く普及している意識レベルの評価法。
例：刺激をしても覚醒しない状況（Ⅲ）で、痛み刺激に対して、払い除けるような動作をする（100）、失禁あり。この場合は「100-I」と記載します。

意識レベルの評価法 GCS（グラスゴーコーマスケール、Glasgow Coma Scale）

評価項目	分　類	スコア
E： 開眼 （Eye opening）	自発的に	4
	呼びかけにより	3
	痛み刺激により	2
	開眼しない	1
V： 言語音声反応 （Verbal response）	見当識あり	5
	混乱した会話	4
	不適当な発語	3
	無意味な発声	2
	発声が見られない	1
M： 最良の運動反応 （Best Motor response）	指示に従う	6
	痛み刺激部位に手足をもってくる	5
	痛みに手足を引っ込める（逃避屈曲）	4
	上肢を異常屈曲させる（除皮質肢位）	3
	四肢を異常伸展させる（除脳肢位）	2
	まったく動かない	1

開眼（E）、言語音声反応（V）、最良の運動反応（M）の３項目に分けて評価し、点数を合計します。13～15点を軽症、９～12点を中等症、８点以下を重症と評価します。
例：開眼―呼びかけにより、言語音声反応―不適当な発語、最良の運動反応―痛み刺激部位に手足をもってくる。この場合は、「E３、V３、M５」と記載し、合計点数は11点のため中等度と評価します。

呼吸　リズム異常

Kussmaul（クスマウル）呼吸	ゆっくりとした深い規則的な呼吸。
	糖尿病ケトアシドーシスを疑う。
Cheyne-Stokes（チェーン ストークス）呼吸	数秒から数十秒の無呼吸→過呼吸→減呼吸→無呼吸を周期的に繰り返す。呼吸数は変化あり（増減する）、呼吸の深さは周期的に変化する。
	心不全、尿毒症、脳出血、脳挫、脳挫傷、各種疾患の末期などを疑う。
Biot（ビオー）呼吸	不規則に速く深い呼吸が突然中断され、無呼吸となり、また速く深い呼吸に戻る。
	脳腫瘍、脳外傷、脳膜炎などを疑う。

呼吸音　副雑音

呼吸音は、狭義の呼吸音（breath sounds：正常で聴こえうる音）と副雑音（adventitious sounds：正常では聴こえない音）に分けられます。
副雑音は病的な雑音です。ラ音とそのほかに分けられます。

連続性ラ音	いびき音（rhonchi（ロンカイ））	●低調性「グー、グー」 ●吸気相と呼気相 ●咽頭から気管支までの比較的太い気道に狭窄がある（腫瘍による狭窄や分泌物の貯留） ●COPD 、気管支拡張症の疑い
	笛音（wheezes（ウィーズ））	●高調性「ヒュー、ヒュー」「キューキュー」 ●おもに呼気相 ●細い気管支に狭窄がある ●気管支喘息の疑い、COPD、肺気腫、うっ血性心不全
	スクォーク（squawks）	●高調性。笛音よりも高い。「キュッ」「ピッ」 ●ほとんどが吸気相 ●粘稠な分泌物がある ●間質性肺炎の疑い
断続性ラ音	捻髪音（fine crackles（ファイン クラックル））	●細かい、高調性、短い、「パチパチ、チリチリ」硬い音 ●吸気相終末期 ●肺胞間質の肥厚により、閉じやすく開きにくい肺胞が開く ●間質性肺疾患、肺線維症、初期の肺炎などの疑い
	水泡音（coarse crackles（コース クラックル））	●粗い、低調性、やや長い。「ボコボコ」鈍い音 ●吸気相の初期から聴取され、吸気相終末期から呼気相の初期まで続く ●気道内に液体膜様物があり、呼吸に伴って破裂する ●ARDS、肺水腫、肺炎、気管支拡張症、軌道分泌物を伴う炎症疾患（慢性気管支炎、びまん性汎細気管支炎）などの疑い
そのほか	胸膜摩擦音、Hamman's sign（ハンマン）、肺血管性雑音	

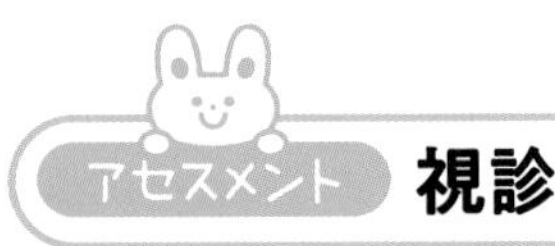

アセスメント 視診

最初に顔を合わせて挨拶をしたときから退出するまで、視覚を使って観察をします。おもに確認したいことは以下です。

Point

- 目的意識をもち、集中して見ます。
- まずは全体を見て、いつもと変わらないかを確認します。
- 肌を露出してもらうときは、必要な部分だけにします。
- 部屋の温度（寒すぎないか）、プライバシー（カーテンを閉めるなど）に注意します。

眼

- 浮腫、黄疸、充血、貧血、眼瞼下垂、眼球突出などがないかを確認します。
- 瞳孔が不同（左右で0.5mm以上の差）の場合は動眼神経麻痺、脳出血や脳梗塞を疑います。
- 両側収縮の場合は、低血糖などの代謝異常、間脳障害、脳幹部梗塞、橋出血などを疑います。

顔色・表情

- 顔色が悪い、表情が冴えない、目に力がない、顔の表情に左右差がある（歪んでいる）など、異変がないかを確認します。

呼吸

- 呼吸の回数、リズム、深さを観察します。胸郭の動きなどリズム異常時には医師に報告をします（P51参照）。

姿勢

- たとえば、どこかをかばうような姿勢になっているなど、いつもと違う点がないかを確認します。

手足の力・震え

- 立ち上がるときに足に力が入っているか、何か握るときの手の力はどうか、手に震えがないかなどを確認します。

皮膚

- 乾燥していないか、傷や皮下出血などがないか、爪が伸びていないかなどを確認します。
- もともと褥瘡や傷などがある人は経過を観察します。
- 浮腫性紅斑と小水疱を伴う皮疹は帯状疱疹を疑います。（P57参照）
- ばち状指は、肺がんや特発性線維症、心臓病、肝硬変、炎症性腸疾患などで生じることがあります。
- スプーン爪は鉄欠乏性貧血や甲状腺の異常で生じることがあります。

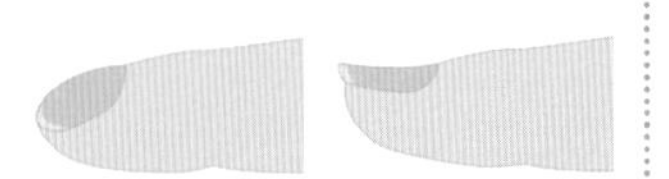

ばち状指　　スプーン爪

歩き方

- トイレや台所に行くときの歩き方を観察します。すり足になっていないか、関節の可動域はどうかなどを確認します。

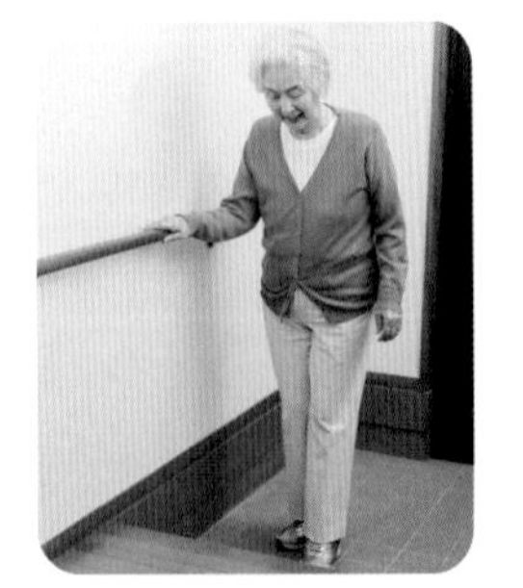

視診のために歩いてもらうときは、手すりにつかまるなど転倒予防を心がける。

アセスメント 触診・打診

触れる前には、必ず「触らせてもらいます」などと声かけをしましょう。触れることにより、相手に安心感を与えるという効果も期待できます。

Point

- スキンテアを起こす危険もあるので、肌に触れるときは力を入れすぎることなく、ゆっくりと優しく行うことを心がけます。
- 表面を触診するときは知覚異常を、浅い・深い部位では圧痛を確認しながら行います。
- 手は温めておきます。
- 打診の方法：打診する位置に、利き手ではないほうの手の中指（伸展させておく）の先をあてる。ここを、利き手の中指と示指でたたく。このとき、中指と示指を揃え、指を軽く曲げ、手首にスナップを利かせるのがコツ。

皮膚

- 触診により、皮膚表面の状態（熱をもっていないか、乾燥していないかなど）を確認します。

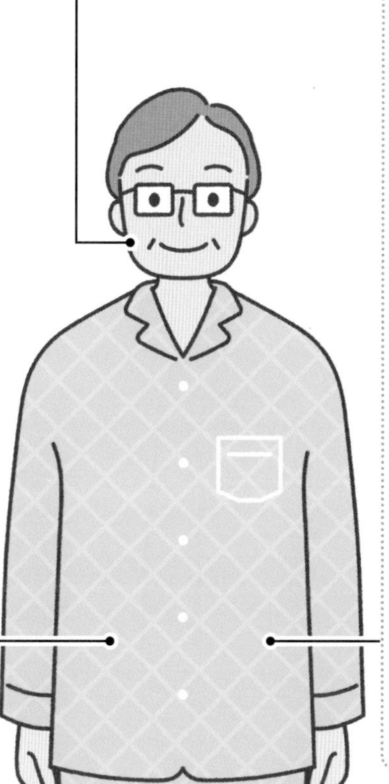

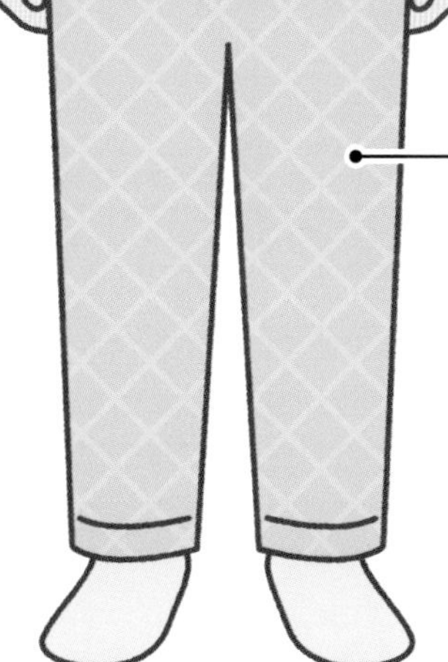

腹部

- 便秘が気になるときは、触診により固く触れる部分がないかを確認します。その後、打診により、腸内のガスが溜まっていないか確認をします。
- 腹水が気になるときは、打診を行います。ガスが貯留しているときは鼓音が聞かれ、腹水が貯留しているときは濁音が聞かれます。また、打診による波動からも確認できます（写真参照）。

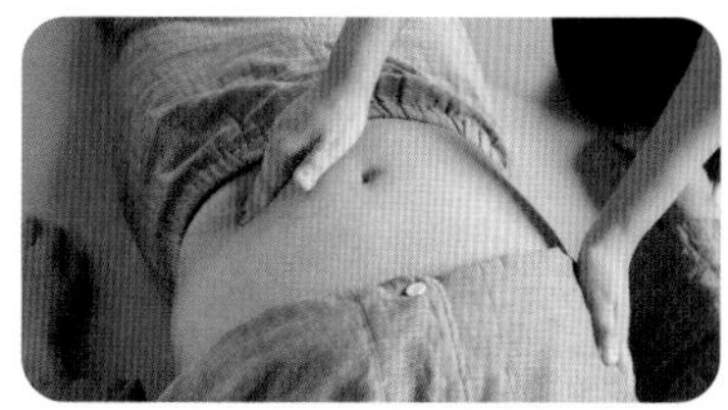

便の貯留の確認：左下腹部を触り、固く触れる部分があれば、便の貯留が考えられる。

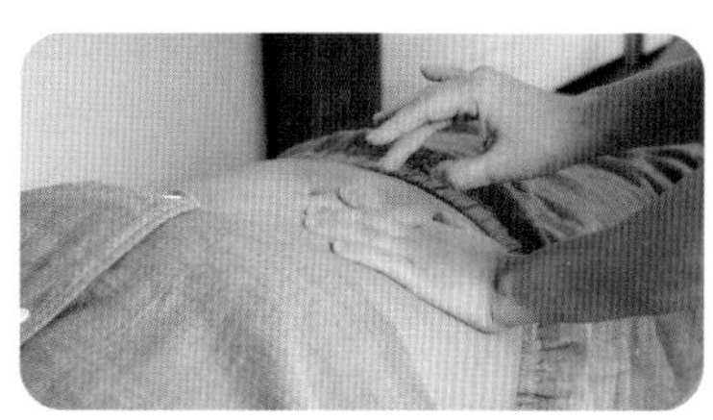

ガスと便の状態の確認：ガスが充満していると、打診をしたとき鼓音が聞かれる。便塊がある部位では濁音が聞かれる。

腎臓の叩打診

- 腰痛や血尿などの尿所見異常がある場合、腎・尿路疾患（腎・尿路結石、腎盂腎炎、水腎症など）を除外するために、背部の肋骨脊柱角あたりを打診します。叩打痛（響くような痛み）がある場合は、炎症や結石が疑われ、腎盂腎炎、腎結石、尿管結石、水腎症などが疑われます。

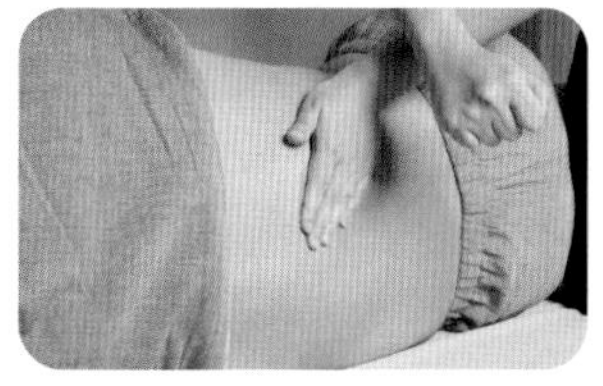

背部の肋骨の下縁あたりに手のひらをあて、その上を叩く。

脚など

- 浮腫が気になるときは、皮膚・皮下組織に圧迫を加えて、圧痕の有無を確認します。

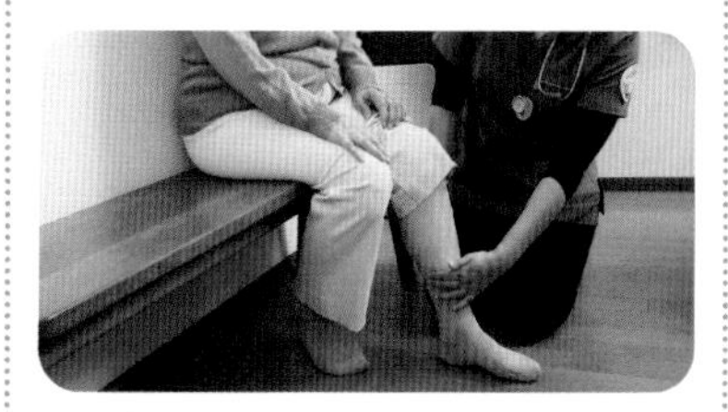

浮腫がみられる部分を指で軽く押して圧をかける。圧痕があるときは浮腫と考える。

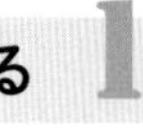

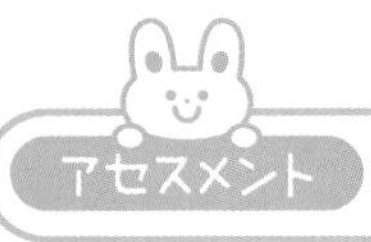

アセスメント 聴診

呼吸器系、消化器系、心血管系の状態をアセスメントするときに聴診は欠かせません。

Point

●寒いときは、チェストピースを手で温めてから使う。

肺(呼吸音)

●部位による正常音の聞き分け(気管音、気管支肺胞音、肺胞音)、異常呼吸音の有無(片側の喪失・減弱、胸膜摩擦音)、副雑音の有無(P51参照)を確認します。

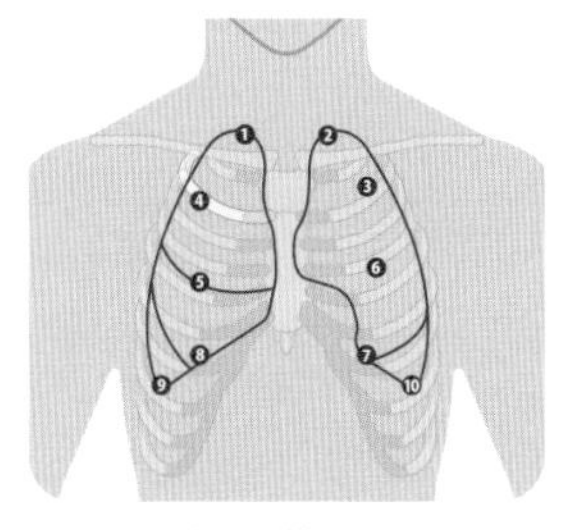

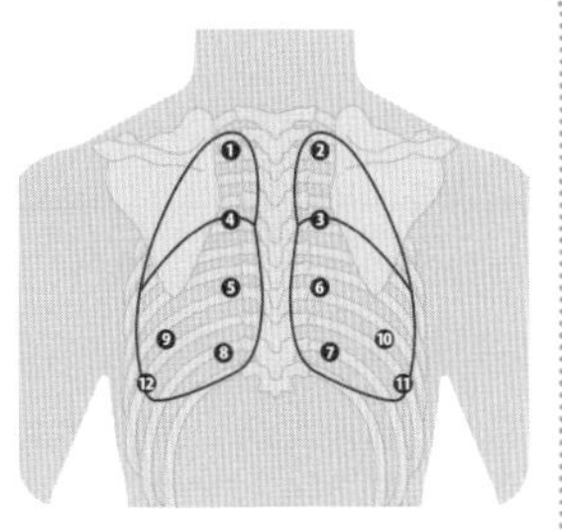

呼吸音の聴診部位

腹部

▶腸蠕動音

正常	5～15秒毎にグル音聴取
減少	1分間音が聞こえない
消失	5分間音が聞こえない
亢進	1分間に35回以上聴取

●腸蠕動音減少(減弱):便秘、腸閉塞やイレウスの可能性があります。

●腸蠕動音亢進:下痢、イレウスの可能性があります。

●腸閉塞やイレウスの可能性については、他の症状と併せて観察します。

▶症状

腸閉塞	腸蠕動音は金属音を聴取、嘔気・嘔吐、腹痛、腹部膨満、排便の停止
イレウス	腸蠕動音は減弱、嘔気・嘔吐、腹部膨満

●臍の近くで低調性の血管雑音が聞かれる場合は、腹部大動脈瘤や大動脈狭窄、腎動脈狭窄などの疑いがあります。

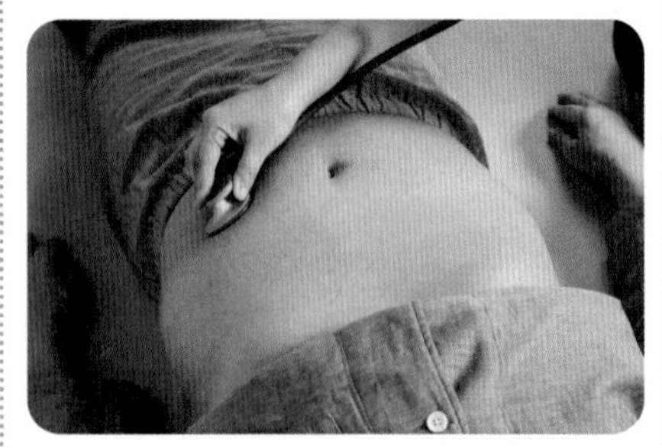

腸管内のガスや液体が移動するときの音が、腸蠕動音(グル音)。正常の場合は、グルグル、ゴポゴポといった音が1分間に5回以上聴取できる。

心臓(心音)

●心雑音の有無、血管の雑音の有無を確認します。

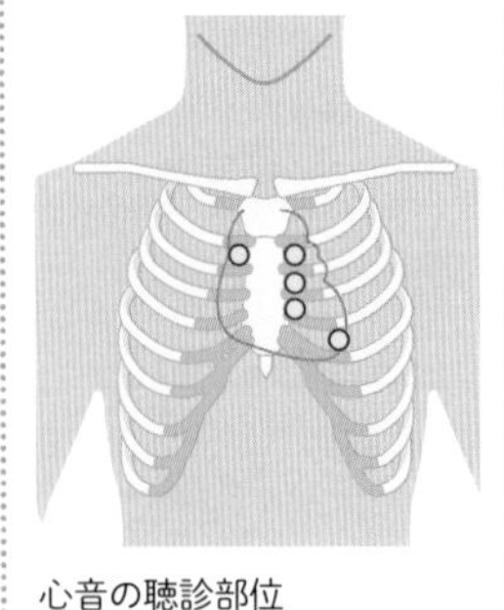

心音の聴診部位

知っておきたい 現場でよく出会う持病の悪化・感染症・転倒など

在宅で起こりやすいのが、持病の悪化、感染症、そして脱水や転倒などです。現場で慌てないように、事前に対応を復習しておきましょう。

脳血管障害（脳卒中）

特徴	●脳卒中には、脳の血管が破れることで生じるくも膜下出血や脳出血と、脳の血管が詰まることで生じる脳梗塞がある
症状	●めまい、頭痛、片麻痺、呂律障害、視野欠損（見えにくい、二重に見える）、手足のしびれ、嘔気・嘔吐、意識障害など ●発症直後の意識障害や嘔吐などによる誤嚥性肺炎発症リスクにも注意が必要
日々の看護のポイント	●生活習慣病との関連が深いため、高血圧や高脂血症など持病の管理を行う ●再発予防と早期発見・早期対応が重要。日々の状態観察、血圧管理、水分摂取量の把握、食事療法（減塩）、リハビリテーション、療養環境の調整、家族の介護負担への配慮、前駆症状について本人・家族に説明し、出現時にはすぐに連絡をもらうようにする
対応	●バイタルサイン、自覚症状・身体所見、対光反射（上記症状の有無と程度） ●意識障害・嘔吐などがある場合には、誤嚥・窒息に注意 ●家族への状況説明と医師への報告 ●診察を訪問診療で受けている場合：主治医への報告。状況により臨時往診または救急搬送の検討 ●診察を病院・クリニックなどで受けている場合：救急受診、救急搬送などの検討

慢性閉塞性肺疾患（COPD）

特徴	●タバコの煙を主とする有害物質の長期吸入によって生じる緩徐進行性の呼吸疾患。 末梢気道病変と気腫性病変が気流閉塞をきたし、多くは進行性で増悪と寛解を繰り返し、呼吸不全から人生の最終段階（エンドオブライフ）に至る慢性の経過を示す
症状	●労作時の呼吸困難（息切れ）、咳嗽、喀痰、低酸素血症。（重症の場合）二酸化炭素血症、肺性心
日々の看護のポイント	●日常生活支援と呼吸状態悪化時の早期発見・早期対応・感染症予防が重要 ●呼吸状態の観察（呼吸回数、リズム、深さ、肺音、エア入り、左右差、肺雑音の有無、咳嗽・喀痰の量・性状、SpO_2）、胸郭運動、チアノーゼの有無 ●在宅酸素療法、薬物療法、食事療法（高カロリー・高蛋白）、呼吸リハビリテーション ●ワクチン接種 ●本人の思いと家族の意向の把握
悪化の要因	●COPDの進行、感染症、肺炎、心不全などにより急激に悪化する場合がある
急性増悪時の対応	●呼吸状態の把握と医師への報告（必要に応じて在宅酸素の流量指示を受ける） ●診察を訪問診療で受けている場合：主治医への報告、臨時往診の依頼検討 ●診察を病院・クリニックなどで受けている場合：救急受診、救急搬送などの検討 ●COPDの終末期の場合：増悪と寛解を繰り返しながら機能が低下していく。呼吸困難に対する症状緩和を行いながら在宅で療養を継続することも選択肢となり得る。段階的な話し合いのプロセスが重要

慢性心不全

特　徴	●高齢者に多く、心臓の機能低下により増悪と寛解を繰り返しながら長期に療養生活を送る。心不全の悪化予防と急性増悪時の早期発見・対応が重要 ●慢性心不全の終末期では緩和ケアやACPについて本人・家族・支援チームで話し合いを積み重ねていくことも重要
症　状	●左心不全：心拍出量低下、肺うっ血、息切れ（呼吸回数の増加）、動悸、呼吸困難、易疲労感、起座呼吸、チアノーゼ、喘鳴、咳嗽、ピンク色の泡沫状の痰、心原性肺水腫 ●右心不全：静脈血のうっ血。左心不全に併発して発症することが多い（両心不全）。肺の疾患（肺高血圧や肺塞栓など）、右室心筋梗塞では右心不全が単独で起こる。 ●浮腫、体重増加、頸動脈怒張、食欲不振、胸水・腹水、肝腫大、低心拍出量、意識障害、冷や汗、チアノーゼ、血圧低下、尿量減少
増悪因子	●内服アドヒアランスの低下、塩分・水分過多、疲労、感染症、血圧上昇、身体的・精神的ストレス、心筋虚血・不整脈など
日々の看護のポイント	●日々の状態観察、服薬管理（利尿剤・血管拡張薬、強心薬等）、体重管理（定期的な体重測定。1週間で1～2kg以上増加した場合は心不全増悪の可能性を示唆する）、水分摂取量の把握、食事療法、家族の介護負担への配慮 ●悪化時の対応について本人・家族と相談しておく
急性増悪時の対応	●自覚症状・身体所見と増悪因子の有無等アセスメント、医師への報告 ●診察を訪問診療で受けている場合：主治医への報告。臨時往診の依頼検討 ●診察を病院・クリニックなどで受けている場合：救急受診、救急搬送などの検討 ●慢性心不全の終末期の場合：自宅で緩和ケアを行いながら在宅看取りも選択肢となる（事前に十分な話し合いと意思決定のプロセスを）

慢性腎臓病（CKD）・慢性腎不全

特　徴	●腎機能が進行性に低下していく不可逆的な疾患。初期～中期は進行を遅らせることを主眼として食事療法や薬物療法などを行う。末期に至った場合は腎代替療法（透析、腹膜透析、腎移植）などへの移行。透析が困難な患者に対しては十分な話し合いのもと緩和ケアを検討する ●合併症として腎機能低下による貧血、高血圧、浮腫、心不全など多彩な症状が出現する
症　状	●末期になるまでほとんど症状はない。末期症状として、倦怠感、呼吸困難、痒み、食欲不振、嘔気、眠気、痛み、せん妄などさまざまな症状を呈する
治　療	●薬物療法（高血圧・高カルシウム血症、腎性貧血、疼痛、呼吸困難、咳嗽、倦怠感、嘔気・嘔吐などへの対応）と食事療法、服薬管理、腎代替療法の導入、緩和医療
日々の看護のポイント	●生活習慣の改善：体重管理、禁煙、運動と休養、in-outバランス（水分摂取量と尿量）、服薬管理（高血圧・高脂血症・高血糖などの管理）、飲酒、本人の暮らしや希望に沿いながら短期～中長期的な目標設定とロングターム・ケアが重要 ●食事療法（塩分・タンパク質・カリウム・リン制限）と本人の意向とのバランス ●家族の介護負担への配慮 ●透析：シャント音・スリル確認、感染兆候の確認 ●腹膜透析：清潔操作、カテーテルの閉塞、感染兆候など適切な腹膜透析手技支援 ●慢性腎不全の終末期の場合：透析治療などの差し控えや緩和ケアなどについての検討。在宅看取りも選択肢となり得る（事前に十分な話し合いと意思決定のプロセスを）
意思決定のプロセス	●日本透析医学会による「透析の開始と継続に関する意思決定プロセスについての提言」なども参考に

誤嚥性肺炎

特　徴	●食べ物や唾液が誤って気管に入ってしまう(誤嚥)ことによって生じる肺炎を誤嚥性肺炎という。高齢者に多く、低栄養やサルコペニア、口腔機能低下がベースにある。特に経管栄養中など、経口摂取をしていない人は唾液の不顕性誤嚥による肺炎が生じやすく注意が必要である
症　状	●発熱、喀痰、咳嗽、頻呼吸、頻脈、SpO_2低下、息苦しさ、肺雑音聴取 ●高齢者は非定型的な症状を呈することが多く、なんとなく元気がない、食欲低下、せん妄、ADL低下、失禁などの場合も注意が必要
日々の看護のポイント	●日々の状態観察 ●誤嚥予防対策：口腔ケア、食事摂取時・食後の姿勢、食形態の検討、歯科との連携(虫歯治療や義歯の調整など)
対　応	●主治医へ上記所見について報告・指示受け、在宅療養を継続する場合には、在宅酸素療法や補液、抗菌薬の投与、吸引(排痰援助)を在宅で行うこともある(連日投与の場合は特別訪問看護指示書作成を検討してもらう) ●ADLの変化に応じた介護サービスの調整

帯状疱疹

特　徴	●水痘・帯状疱疹ウイルス(VZV)の初感染では水痘(みずぼうそう)になるが、このときおもに皮膚に出た発疹から神経を伝わって所属の後根神経節内にウイルスが潜伏するといわれている。後根神経節内に潜伏感染していたウイルスが何らかの誘因で、再活性化して発症する。加齢・ストレス・疲労などによる免疫力低下によって生じる
症　状	●片側の神経分布領域に一致したピリピリとした痛み、知覚異常や痒みが出現し、その後、帯状の発疹、浮腫性の紅斑→小水疱→膿疱→破綻→痂蓋→治癒の経過を辿る ●好発部位：知覚神経のある体の何処でも発症。特に12対ある胸髄神経節の領域である体幹や三叉神経領域の第1枝で出現することが多い
予防と治療	●帯状疱疹ワクチン接種の検討(50歳以上)、抗ウイルス薬の早期投与 ●局所は、初期では非ステロイド性抗炎症薬、水疱期以降では細菌二次感染を防ぐために化膿疾患外用薬、潰瘍形成したものでは潰瘍治療薬を貼布する。急性的な疼痛に対してはアセトアミノフェンやアミトリプチリン(保険適用外)などで対応する
日々の看護のポイント	●皮膚状態の観察、早期発見・早期対応
対　応	●症状や発疹の部位について医師に報告・対応 ●診察を訪問診療で受けている場合：主治医への報告。臨時往診・在宅での治療ケースが多い ●診察を病院・クリニックなどで受けている場合：受診を促す ●内服介助や外用薬の塗布など介助が必要な場合には訪問頻度を検討する。重症の場合には入院検討となる ●経過がわかるように写真を撮り、記録に残す

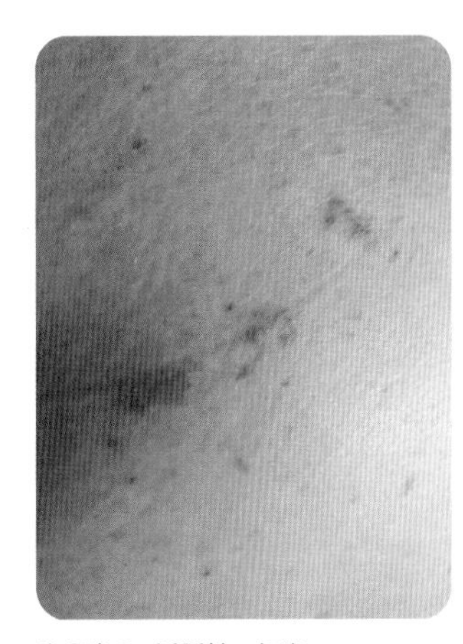

発見当日。浮腫性の紅斑

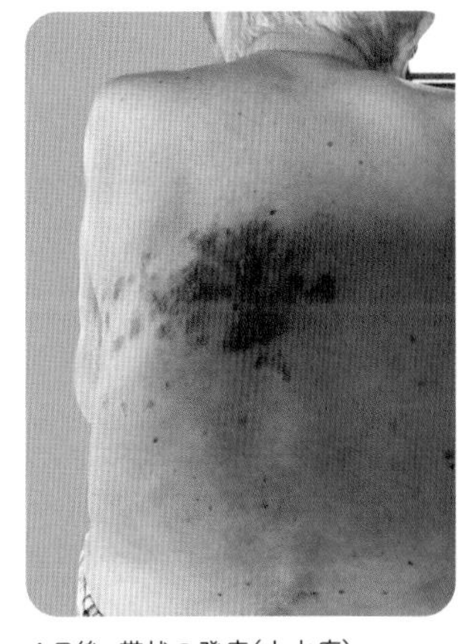

4日後、帯状の発疹(小水疱)

蜂窩織炎

特　徴	●皮膚および皮下組織の細菌感染症。創部や皮膚疾患から細菌が侵入することによって生じる。抗菌薬投与により治療するが、皮膚切開など外科的処置が必要になることもある
症　状	●局所の疼痛、熱感、紅斑、浮腫、発熱、頭痛など全身症状を伴う人もいる。下肢に生じることが多い
日々の看護のポイント	●浮腫や乾燥により皮膚が脆弱な人は皮膚の観察やスキンケア（保湿）を行う。微細な傷から細菌が侵入し感染したり、熱傷、水虫などから感染したりする場合もあるため、適切な処置を行い、患部を清潔に保ち、保湿を行う ●感染に伴う持病の悪化にも注意が必要 ●早期発見・早期対応を行うこと、治癒後の再発予防も重要
対　応	●症状や発疹の部位について医師に報告・対応 ●診察を訪問診療で受けている場合：主治医への報告。臨時往診・在宅での治療のケースが多い ●診察を病院・クリニックなどで受けている場合：受診を促す ●内服介助や外用薬の塗布など介助が必要な場合には訪問頻度を検討する ●経過がわかるように写真を撮り、記録に残す

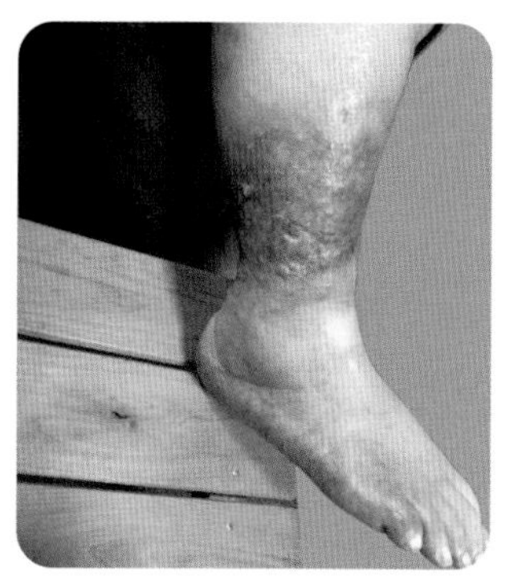

患部全体が赤くなり、熱感がある

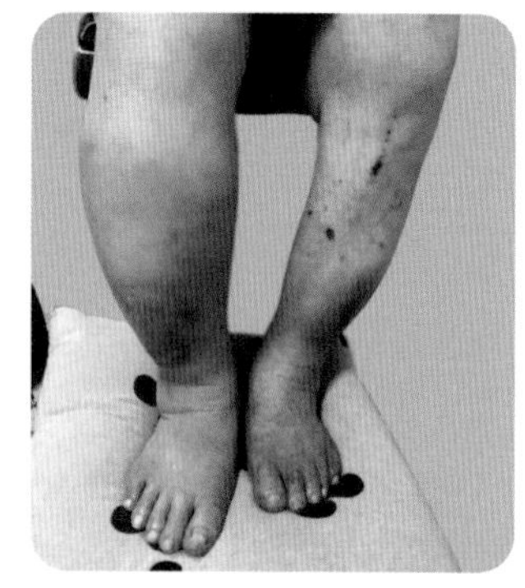

右足に現れた蜂窩織炎

脱水症・熱中症

特　徴	●脱水症：体液が失われ必要な水分と電解質が不足している状態 ●熱中症：高温多湿な環境に長時間いることで体温調整機能がうまく働かなくなり、体内に熱がこもった状態
症　状	●脱水症：口渇、口唇・舌の乾燥、立ちくらみ、微熱、倦怠感、食欲不振、頭痛、嘔気、尿量の減少・濃縮、脱力、意識障害、血圧低下、頻脈 ●ツルゴール（皮膚のハリ）反応で脱水の確認……手の甲の皮膚（高齢者の場合は前胸部の皮膚）をつまみ上げて放し、皮膚が元の状態に戻るのに2秒以上かかる場合は脱水を疑う。 ●熱中症：軽度の場合は、脱水の症状や筋肉痛、こむら返り、中等度の場合は、体温の上昇、頭痛、倦怠感、脱力感、重度の場合は、高体温、けいれんや呼びかけに応じない意識障害、昏睡などが生じる
日々の看護のポイント	●脱水症・熱中症予防と早期発見に努める ●体温調整のための環境整備（エアコンによる室温・湿度の管理、扇風機の併用、遮光（カーテン）など） ●野外でのリハビリの際は、日傘・帽子の着用 ●衣服の選択（通気性がよく、吸湿性・速乾性のあるもの） ●水分摂取量・排泄量の把握・水分摂取を促す
対　応	●状態観察、重症度の判断、主治医への報告・指示を仰ぐ ●水分摂取、経口補水液の摂取 ●医師の指示により在宅にて点滴を行うこともある （点滴指示書による指示が必要、連日投与の場合には特別訪問看護指示書も検討）

転倒

特　徴	●膝折れや物につまずいての転倒など、在宅で転倒が生じることはある。転倒予防対策を講じながら、転倒時の適切な対応も重要
日々の看護のポイント	●転倒予防対策：療養環境の調整、福祉用具の検討、リハビリテーションなど ●本人・家族への転倒時の対応についての確認 ●事業所ごとの対応マニュアルを作成
対　応	●転倒時の状況・受傷部位の確認（どのように転んだか、どこを打ったか） ●意識障害、循環障害、呼吸障害がある場合には早急に主治医に報告・指示受け、もしくは救急搬送の検討 ●バイタルサイン、受傷部位の観察、臨床兆候観察 【頭部を打ったとき】急性硬膜下血腫、外傷性くも膜下出血、脳挫傷等を示唆する所見がないかを確認する。観察項目／受傷部の血腫、頭痛、嘔吐、瞳孔不同、片麻痺、言語障害、視野障害、意識障害、高血圧など 【胸部を打ったとき】肋骨骨折、血胸、気胸、心損傷等を示唆する所見がないかを確認する。観察項目／呼吸困難、SpO_2低下、チアノーゼ、呼吸音左右差、胸痛、頻脈、頻呼吸など 【尻もちをついたとき】大腿骨頸部骨折、脊椎圧迫骨折、恥骨骨折・坐骨骨折等を示唆する所見がないかを確認する。観察項目／受傷部の血腫、受傷部の疼痛（負荷や体動に伴う強い痛み）、圧痛、腫脹、関節可動域制限等 【手や肘、肩を打ったとき】橈骨遠位端骨折、上腕骨近位部骨折等を示唆する所見がないかを確認する。観察項目／受傷部の疼痛（負荷や体動に伴う強い痛み）、圧痛、腫脹、関節可動域制限など ●管理者・主治医に報告、指示受け、受診（救急搬送の検討）もしくは経過観察 ●経過観察の場合には、急激に悪化する場合もあるため悪化時にはすぐに連絡をもらうように説明する。次回訪問日を検討する

窒息

特　徴	●異物などにより気道が閉塞してしまうこと
症　状	●咳き込み、喘鳴 ●重篤な場合：呼吸困難、チアノーゼ、チョークサイン（手で喉をつかむ仕草）、意識消失
日々の看護のポイント	●小児：ピーナツや飴などは3歳頃まで避ける。ビー玉やボタンなどの誤飲に注意 ●食事形態の検討、一口量の大きさの工夫 ●ゆっくりよく噛んで食べるように伝える ●事業所内で窒息時の対応について研修などを行う
対　応	●腹部突き上げ法（ハイムリック法） ●背部叩打法 ●主治医への報告または救急搬送

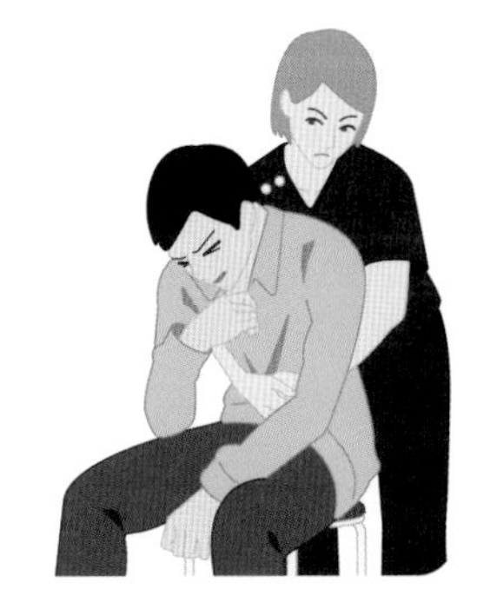

腹部突き上げ法（ハイムリック法）
本人の背部に回り、片手のこぶしを本人のみぞおちの下端に当て、もう一方の手でこれを覆い両手で強く横隔膜を上方に突き上げる。通常立位で行うが、座位でも、仰向けでもできる。

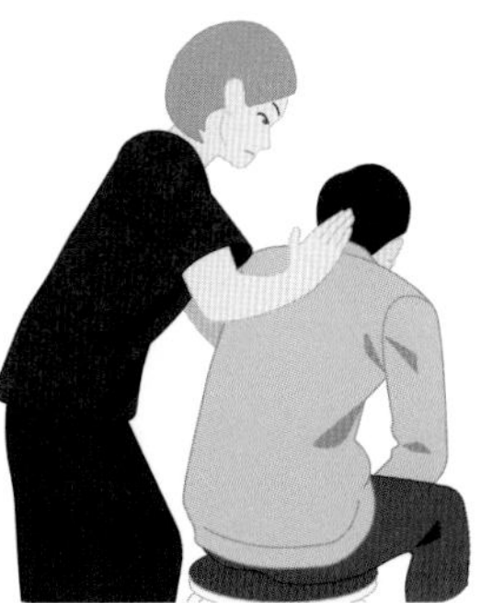

背部叩打法
本人の後ろから手のひらの基部で、左右の肩甲骨の中間あたりを力強く、何度も叩く。

B 活動・参加

「活動」は、あらゆる生活行為のことです。ADLだけでなく家事行為、職業上の行為、余暇活動に必要な行為、趣味、社会生活上必要な行為が含まれます。

「参加」は、家庭や社会に関与し、そこで役割を果たすことです。家庭内での役割や働くこと、職場での役割、趣味の会への参加、スポーツへの参加、地域組織内での役割、文化的・政治的・宗教的な集まりへの参加など、広い範囲のものが含まれます。

「活動」を将来の「参加」に向けて向上させていくことが、生活機能を高め、ひいては障害があっても統合された全体として、調和のとれた生き方を続けるための道となります。具体的には活動を、「している活動」（実行状況）と、「できる活動」（能力）の二つに明確に分け、それぞれを向上させる取り組みをすることで、参加へとつなげていきます。

活動は、生活機能向上のため、ひいてはその人の生き生きとした暮らしのためにとても重要なファクターです。参加とともにアセスメントを行います。

アセスメント 「活動」と「参加」をアセスメントする

「している活動」と「できる活動」に分け、それぞれに対して適切に働きかけ、本人が希望する「参加」へ向けて向上させていきましょう。

活動

している活動	できる活動
本人が実際にしている活動。ひとつの活動があれば叶う参加と、叶わない参加がある。本人が望む参加を実現するためには、現在「している活動」が続けられるように支援していく。	本人の努力や工夫、家族（介護者）などの協力があることでできる活動（能力）。これを「している活動」へと向上させることで、参加へと近づく。本人が参加したいことを目標にすることが、向上のための力となる。

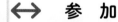

【活動と参加の、相互関係の例】
たとえばAさんの場合。
在宅酸素療法を行うようになってから、家の中では歩けるけれど、10分歩く距離にある公民館までは行けず、囲碁の会に参加できなくなってしまった。

携帯用酸素ボンベの使用方法を本人に指導すると、公民館まで歩いていけるようになり、囲碁の会に参加できるようになった。

C 環境因子

「環境因子」には大きく分けて、物的環境、人的環境、制度的環境があります。どれも、生活機能に与えている影響がプラスのときは「促進因子」、マイナスのときは「阻害因子」と呼びます。

たとえば、トイレに座ったあとの立ち上がりが難しくなってきた人にとって、手すりのないトイレは阻害因子となります。福祉用具専門相談員やケアマネジャーと相談をして、手すりをつけることで促進因子へと変えることができます。

環境因子には目に見えないものもあるため、気づかないうちに本人に影響を与えている阻害因子もあれば、促進因子となっている友人やペット、お気に入りのものなどもあります。本人の生活の希望を叶えるためにも、対話をしながら本人の環境因子を知り、阻害因子が減り、促進因子が増えたり、維持されたりするような支援をしましょう。

環境因子は、背景因子のひとつとして生活機能に大きな影響を与えるものです。本人の力をエンパワーメントできるような環境調整について考えます。

アセスメント 環境因子の３つの種類

本人にとっての環境因子を知り、アセスメントします。心身機能・身体構造が変われば、プラスの影響を与えている促進因子がマイナスの影響を与える阻害因子に変わることもあります。繰り返しのアセスメントが必要です。

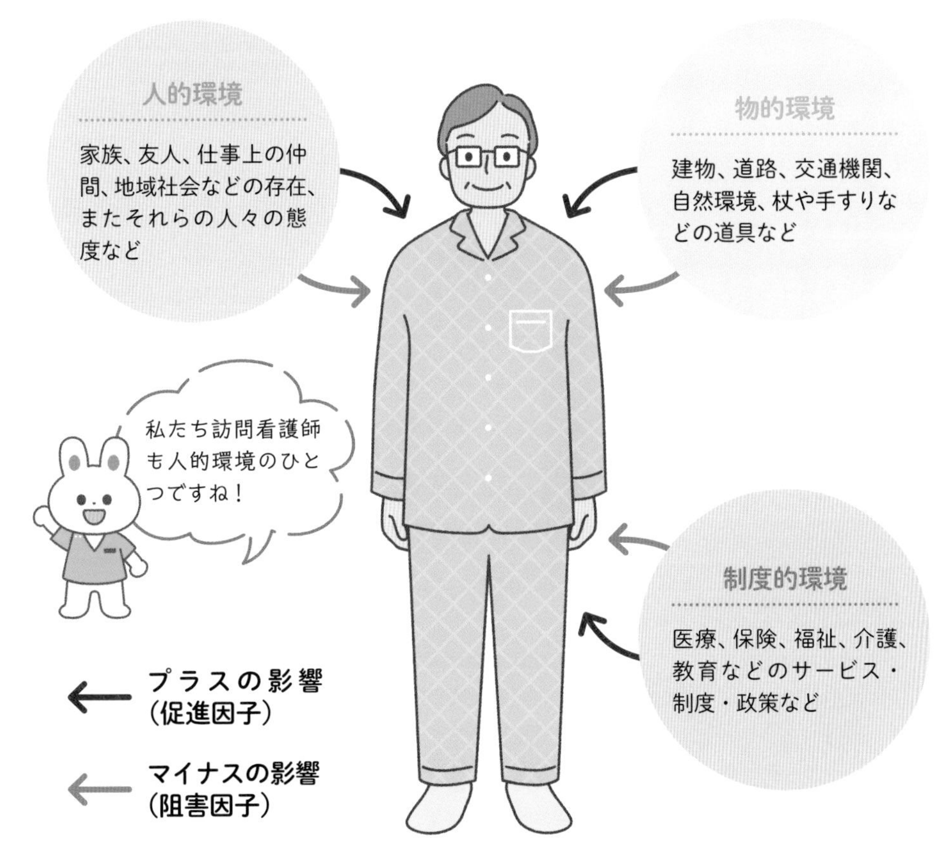

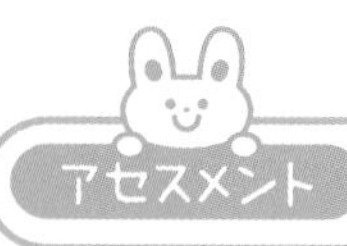

アセスメント 家族の介護負担に関するアセスメントも行う

本人にとって、家族も環境因子のひとつです。特に同居している家族が主介護者である場合、本人に与える影響はとても大きくなります。家族から見れば、本人が自身の環境因子となるわけですから、家族の状況、特に介護負担に関してアセスメントを行い、家族の生活機能も高めるような支援を行っていく必要があります。これは、在宅での看護にとってとても重要な視点です。以下の7つの項目について情報を集め、アセスメントを行い、家族の希望も同時に考えながら支援していきましょう。

本人との関係性

本人と家族の関係性は、それぞれです。本人の年齢は0歳児から高齢者まで、介護を行っているのが妻であったり、息子であったり、母親であったり……。それだけに、お互いの今までの関わりや、現在の思いも異なります。会話を通して把握していきます。

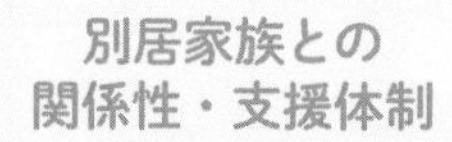

別居家族との関係性・支援体制

別居している家族との関係性と、本人の介護に対する支援を行ってくれているのか、できる余裕があるのかなどを把握します。

地域の人や友人などとの関係性・支援体制

家族や本人のまわりにいる地域の人や友人などとの関係性や、介護に対する支援（力になってくれている人がいるか、応援してくれている人がいるか）について把握します。

同居家族

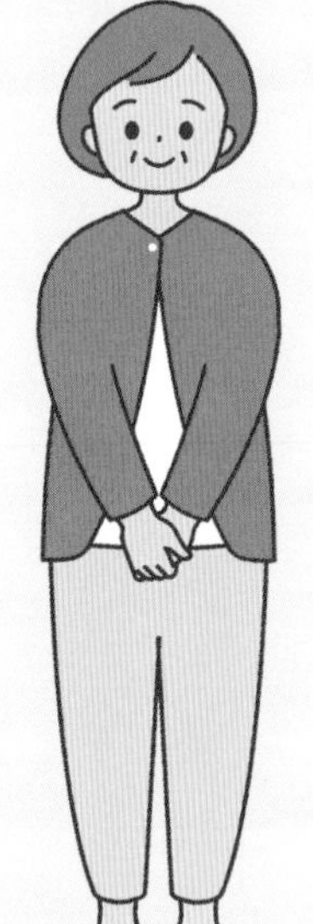

身体的負担

家族（介護者）の健康状態や体力を把握します。本人への介護が優先されることにより、自分の食事、睡眠、排泄、入浴などの時間が思うように取れないということがあります。やせてきてしまったり、トイレを我慢することにより膀胱炎になったり、睡眠不足からイライラしたりすることもあるでしょう。また、繰り返しの作業で腱鞘炎や腰痛になる人もいます。健康問題が生じていないか、確認をします。

社会的負担

介護を集中して負担することになっていないか、仕事の継続が難しくなっていないか、友人との交流や趣味の継続が難しくなっていないかなどを把握します。孤独を感じていたり、孤立が生まれていたりしないかにも関心を寄せて見ていきます。

精神的負担（受け止め方を含める）

介護についてどのように受け止めているかを確認します。生きがいのように感じている人もいれば、社会的な義務を果たすという思いが強く大きな負担を感じている人もいます。また、いつまで続くかわからない介護に対して不安を抱いたり、医療機器の不調が起こらないか心配で緊張感が続いたりしている人もいます。本人や別居家族との関係性から、精神的に追い込まれる、疲れてしまうということもあるでしょう。会話を通して介護者の心の声を聴きます。

経済的負担

介護・医療費の支出は健康状態によっても変わってきます。介護のために離職、休職などをすることで収入が減ってしまったという人もいます。経済的な負担感を確認し、保険など使える制度をできる限り使い、経済状態に合う看護計画を立てていきます。

家族も健康に安心して過ごせるように配慮していきましょう。

D 個人因子

人はそれぞれ、自分の価値観や好み、歴史などから、守りたいこと、大事にしてきたこと、なじみのことなどがあります。そのことを把握し、大切にしながら支援を考えていくのが訪問看護では重要となります。そこで情報を収集したいのが、「個人因子」です。

「個人因子」は、本人固有の特徴のことです。年齢、性別、価値観などがあり、生活機能に対して内的な影響を与えるもの（背景因子）です。個人や個性を尊重する観点からも、大変重要なものになります。

たとえば、どうしてもベッドで過ごすのが嫌で、いつものソファで過ごしたいという人に対して、どうしたらソファでも療養できるかを一緒に考え、実現のために工夫していくことが本人の自己決定を、個人因子を尊重することになり、ひいては生活機能を高めることにつながります。

本人のためのケアを考えるときに、欠かせないのが個人因子です。家の中には、その人の歴史が詰まっています。対話を通して対象理解を深めていきましょう。

アセスメント 多岐にわたる個人因子

本人や家族との会話の中から、個人因子の情報を集めていきましょう。集めたいのはおもに以下の情報です。

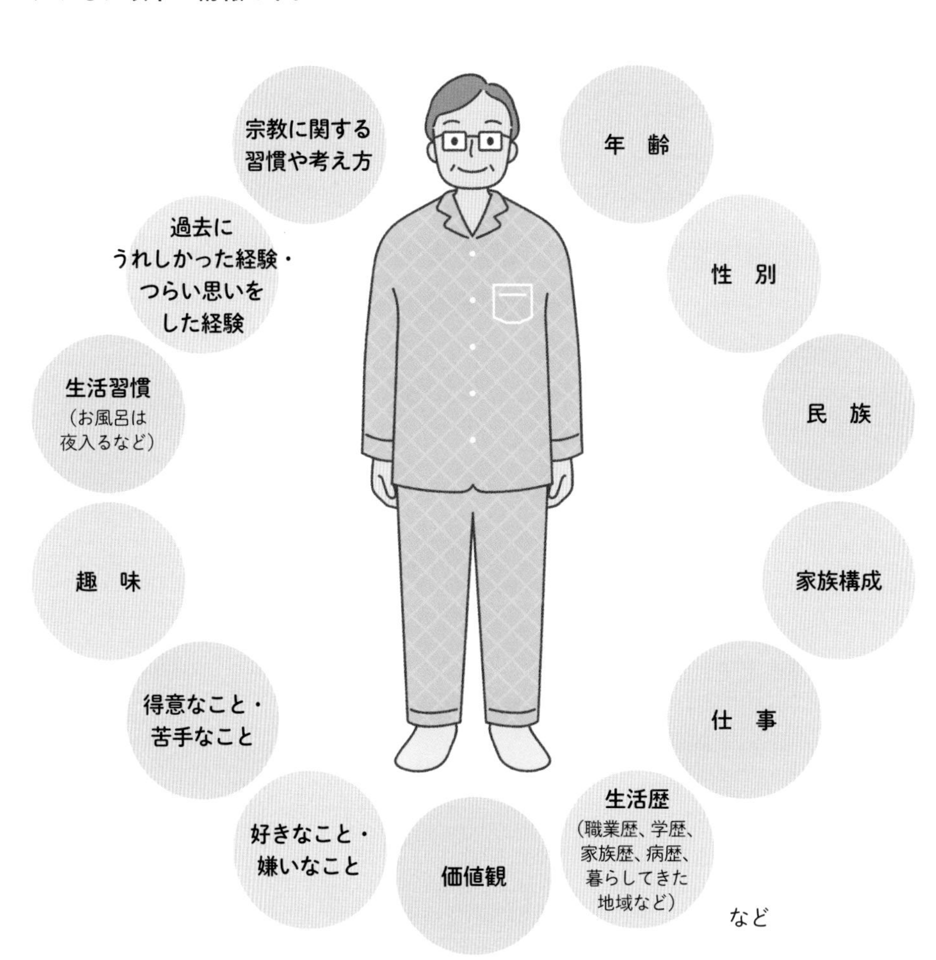

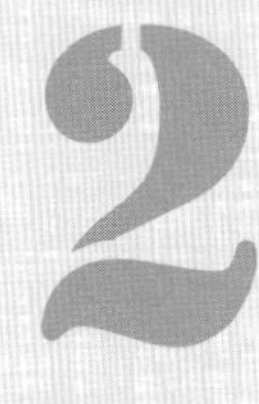

本人の希望・生き方を主に情報を整理する

あらゆる情報（Ｐ47の図の中にある情報）を集めたあと、以下のように情報を整理し、アセスメントを行います。

①病態について整理します。現在の疾患を原因として現れている症状や障害を把握します。同時に、それらが生活機能や背景因子に与えている影響について考えます。

②①の情報をもとに、必要な医療処置やケアを明らかにします。

③療養環境や活動・参加の状況から、日々の生活の中で本人が困っていること、願っていることを明らかにします。

④家族（介護者）の負担感について、明らかにします。

⑤本人の療養に対しての希望、暮らしに対しての希望を明らかにします。

アセスメントを行う際にもっとも大切にしたいことは⑤です。望みを叶えるための看護計画を立てていきます（Ｐ46参照）。

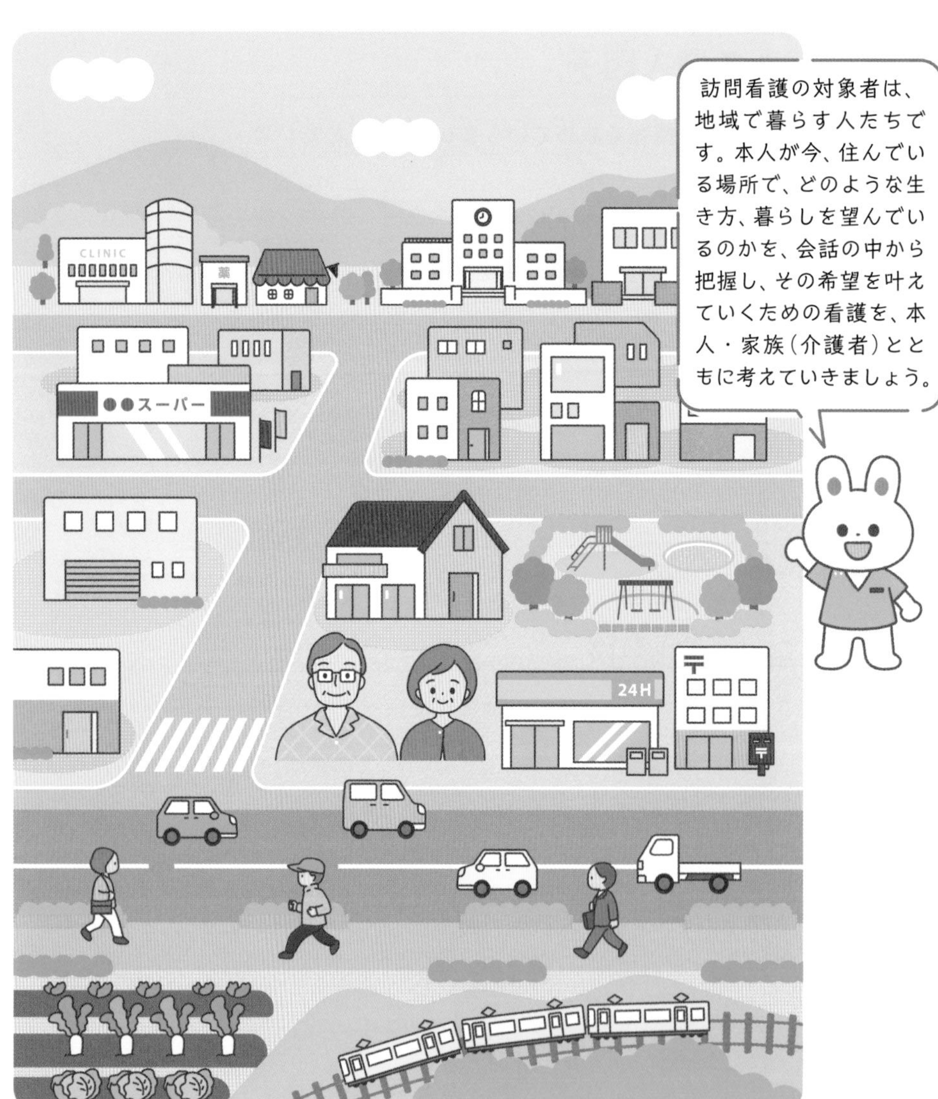
訪問看護の対象者は、地域で暮らす人たちです。本人が今、住んでいる場所で、どのような生き方、暮らしを望んでいるのかを、会話の中から把握し、その希望を叶えていくための看護を、本人・家族（介護者）とともに考えていきましょう。
CLINIC
薬
●●スーパー
24H

＼ 監修者に聞く！ ／

訪問看護師を目指そうと思ったきっかけは？

二つ理由があり、ひとつは、救命救急センターで働いている中で、救急車で運ばれる前から健康や生活をサポートしたり、意思決定支援ができる存在があればきっと救急車の不用意な搬送や、もしかすると家族が後悔してしまうような侵襲的な医療行為などの場面が減らせるのではないかと感じました。それができるのは在宅ケアに従事する看護師だろうと。またもうひとつは、入院中の人がうまく希望通りに家に帰れないことでベッドが空かずにICUなどを空けられない⇨救急車受け入れが難しくなる「ベッドの玉突き事故」があるのではと考え、「家に帰りたい〜」と話す目の前の患者さんのための受け皿としての在宅医療に興味を持ったことです。

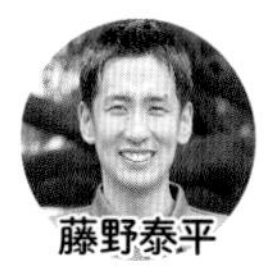

救命救急に5年携わりました。しかし、急性期病院はとても忙しく、個別性のあるケアを提供するのが難しいと感じる日々でした。また、私が強く興味を持っていたのが「患者さんは退院後に本当に幸せになれたのだろうか？」ということでした。あるとき、どうしても在宅での生活が気になり、休日にボランティアとして訪問看護に同行しました。そこには、疾患のある方が在宅酸素を使いながら、タバコを吸って自由に暮らす姿がありました。タバコを吸ってもいいということではなく、幸せのために「自分らしく」生活するとはどういうことかを考えさせられました。その経験から、疾患がありながらも幸せに暮らすサポートをしたいと思い、在宅の世界に飛び込み、2014年にデザインケアを創業しました。

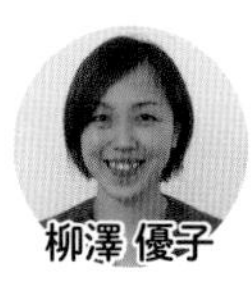

急性期病院でがん看護や緩和ケアに携わっていましたが、病棟異動をきっかけに高齢者医療の課題を目の当たりにしました。入院によりADLや認知機能が低下し、医療依存度・介護依存度が上がって家に帰れない患者さんたち。「私は何のために看護師になったんだっけ？」と自問自答する中で訪問看護に活路を見出しました。「目の前の人に最期までしあわせに生きてほしい」その願いを大切にしながら、自立支援や暮らしの中でのACP、入退院支援、暮らしの場での最期など、訪問看護師が日々の関わりを通してできることをやっていきたいと思いました。また、女性の多い看護業界で、働く看護師もしあわせに、自分らしく働き続けられる環境をつくりたいと思いLife&Comを創業しました。

質問への回答になっていないと思いますが、私は、特に今まで訪問看護師を目指したことがなく、今も訪問看護師のみをしているという自覚がありません。それどころか看護師だけをしているという自覚もありません。誰しも、看護師であるのとあわせて、さまざまな特性(就いている仕事のみならず、趣味、家庭内での役割なども含めて)を持っているかと思います。それらの要素すべてがその人を形成していると思うので、自分が持っているものはすべて投入して、なんらか人や社会の役に立つことに携われたらよいと考えて働いています。

監修者に聞く！

訪問看護師になったころに、不安だったことは？

何もかも知らないことばかりだったため、神奈川県藤沢市にある有限会社ナースケア取締役、訪問ボランティアナースの会キャンナス代表の菅原由美さんを頼り、修行させていただきました。とてもていねいにたくさんのことを教えてくださり感謝がいっぱいです。みなさんも訪問看護を始めるにあたって不安もあると思いますが、経験が２年でも３年でも10年でも（あるいは新卒でも！）いつでもよいと思います。教育や体制が整った事業所はたくさんありますし、どこもウェルカムで、働く私たちもみなさんと同じく成長してきているので安心してもらえたらと思います。

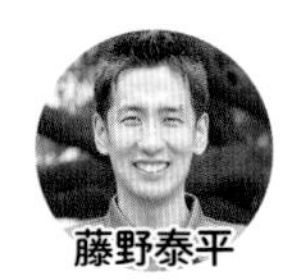

救命センターでの経験しかなかったため、がん末期や、ＣＶポート等、経験がないことも多くありました。ただ、自分で学ぶこともそうですが、急性期病院ほど時間の流れが速くないため、持ち帰り、チームで話し合い、解決していくことも多くの場面でできました。一人で抱え込みすぎないことも大切でした。
また、自宅に行くことは不安でしたが、看護の専門性のひとつに生活を見るということがあり、それを自分も大切にしていましたので、生活の場に入ることは、はじめは不安もありましたが、その人のことを思い、支えようとする気持ちから、やりがいに変わってきました。

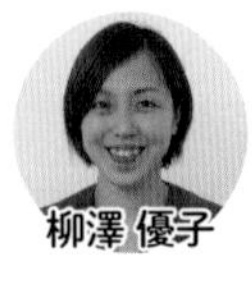

私は病院看護の経験しかなかったので、地域包括ケアシステムのことや訪問看護の実践、制度の理解など最初はわからないことばかりでした。経営のことも、経理や労務、人事採用やレセプト、事務作業など、最初は全部自分でやっていたので、トライアンドエラーの毎日でした。また、看護実践では、小児やALSの方など経験したことのない領域や初めて出会う疾患も多く、暮らしの場での看護は、多様な生き方や価値観に触れる中で自分の倫理観に揺らぎを感じることもありました。ただ、「人を看る」という看護の根っこは同じだと考えていたので、わからないことはその都度勉強しながら、利用者さん・ご家族との関わりを通して多くのことを学び、成長させていただいたように思います。「課題と成長がある」と捉えて、楽しみながら謙虚に学び続ける姿勢が大切だと感じています。

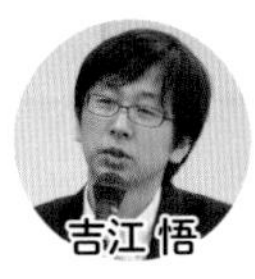

私が訪問看護を始めたころは、手順等を系統的に習ったことはなく、病院で働いていたときに身につけたやり方を基本にしていました。それで大きな支障があったという記憶はありません。ご本人やご自宅の状況に合わせた細かい配慮は必要になるので、今でも試行錯誤を重ねていますが、根本的にやり方が違うというものではないと感じています。新しいことを始めるときは、どんなことでも不安がありますが、まずは飛び込んで始めてみて、動きながら考えて随時よい形に変えていく、というスタンスで仕事に臨むことをお勧めします。

Part

3

訪問看護のための コミュニケーション

本人や家族（介護者）との自然なコミュニケーションの中で、
それぞれの思いや望んでいる暮らしについて知ることが
訪問看護を実践するうえでとても大切なことになります。
信頼関係を構築し、「また来てほしい」と思ってもらえる関係性を
築けるようなコミュニケーションの方法を紹介します。

本人や家族だけでなく、ステーション（事業所）のスタッフ同士や、連携していく多職種とのコミュニケーションも大切にしたいですね。

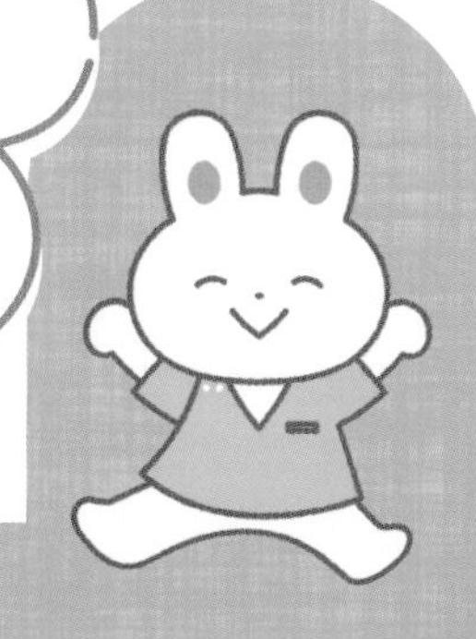

監修／柳澤優子

1 他人の家に上がるという意識をもつ

訪問看護は、暮らしの場で看護を提供します。それは「他人の家に上がる」ということです。

看護師は、看護を提供する前に、「おうちに上がらせてもらう」「おじゃまする」という自覚をもつことが重要です。家には、その人の習慣や歴史が詰まっています。そこに上がらせてもらうことで、その人の暮らしや生き方、価値観を知ることができます。

よく「他人の家に土足で上がるような」という表現をしますが、これは実際に土足で上がるのではなく、礼儀をわきまえない、失礼な、マナーに反する、非常識な、という意味です。このようなことがないように、十分注意をします。

本人と家族を支援していく訪問看護においては、信頼関係を構築していくことが前提です。「また来てほしい」「来てもらえて助かる」「頼りになる」と思ってもらえるような関係性づくりから、訪問看護は始まります。

チェックポイント 訪問前に身だしなみチェック！

マナーとして気をつけたい身だしなみについて確認しましょう。

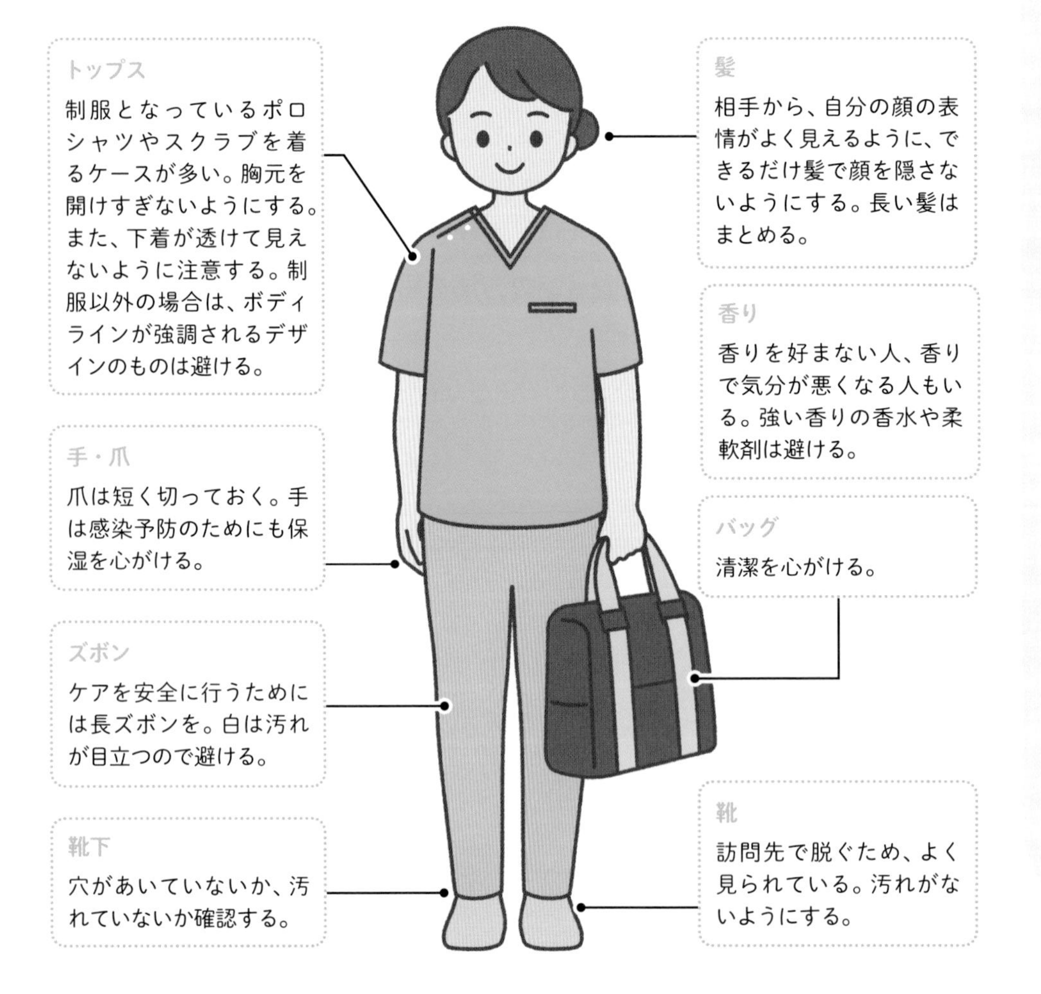

トップス
制服となっているポロシャツやスクラブを着るケースが多い。胸元を開けすぎないようにする。また、下着が透けて見えないように注意する。制服以外の場合は、ボディラインが強調されるデザインのものは避ける。
手・爪
爪は短く切っておく。手は感染予防のためにも保湿を心がける。
ズボン
ケアを安全に行うためには長ズボンを。白は汚れが目立つので避ける。
靴下
穴があいていないか、汚れていないか確認する。
髪
相手から、自分の顔の表情がよく見えるように、できるだけ髪で顔を隠さないようにする。長い髪はまとめる。
香り
香りを好まない人、香りで気分が悪くなる人もいる。強い香りの香水や柔軟剤は避ける。
バッグ
清潔を心がける。
靴
訪問先で脱ぐため、よく見られている。汚れがないようにする。

チェックポイント 大切にしたいマナー

信頼関係を構築していくためには、訪問先で以下のことに気をつけましょう。

あいさつはしっかりと

- 訪問時には、「こんにちは」「おじゃまします」などと必ずあいさつをします。
- 帰るときには、次回の訪問日を伝え、「それまでにもしも気になることがあったら、いつでもお電話ください」と伝えます。
- 本人とのコミュニケーションが難しいという自己判断をし、挨拶や会話を家族（介護者）にしかしないということは避けます。訪問看護を行うのは利用者である本人に対してです。まずは本人に挨拶や説明をすることが、本人の尊厳を守ることにつながります。
- 初回訪問時には本人と家族（介護者）に名刺を渡します。

汚さない

- 上着やレインコートは玄関に入る前に脱いで、玄関先に置かせてもらいます。ただし、上着を置く場所などその家のルールがある場合は、それに従います。
- 雨で濡れたレインコートや長靴、傘などで玄関が汚れてしまわないように、玄関に入る前によく水気を切って、ビニール袋に入れられるものは入れます。
- ケアのために使うもので部屋が汚れないように注意します。たとえば、床に足浴の道具などを置くときは、ビニールや新聞紙を敷き、その上に置くようにします。

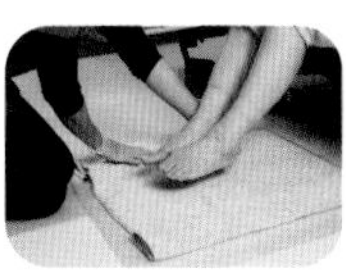

約束を守る

- 訪問の日時を守るようにします。時間が遅れるときは、連絡を入れます。
- 前回の訪問時に約束していたことがあれば、その約束事の経過や結果を報告します。
- 当日行うケアの内容が、前回予告していたことと異なる場合は、変更の理由を説明します。

プライバシーを守る

- 必要な部屋や場所以外は無断で立ち入らないようにします。
- ケアを行うときは、本人のプライバシーを守ることを大事にします。カーテンを閉めるなどして外からの視線を遮断します。また、たとえ家族であっても肌を見せたりすることに抵抗を覚える人は少なくありません。肌を露出するなどのときは、まずは本人に声がけをして、できるだけほかの人の視線を遮断するような配慮をします。

許可を得る

- 洗面所を使わせてもらうときは、必ず一言「お借りしてよろしいでしょうか」と許可を得ます。
- ケアのために洗面器やタオルを借りたいときも許可を得ます。借りたものを返すときには、お礼を伝えます。
- ティッシュペーパーなどの消耗品を使うときも、許可をもらい、使う量にも配慮しましょう。

家のルールに従う

- 来訪を伝える方法を、相談しておきます。たとえば、近所の人たちに来訪を知られたくないというケースもあるので、個別的な対応を行います。
- ゴミの捨て方、使ったタオルの置き場所、洗った経管栄養ボトルの乾かし方（場所）などは、その家のルールに従います。
- 移動したものは元に戻すのがマナーです。ただし、ものの置き場所へのこだわりや、客人に対してのマナーや考えなどから、本人または家族（介護者）が自分で元に戻したいという場合もあります。

本人・家族が不快な思いをしないように、マナーをしっかり守りましょう。

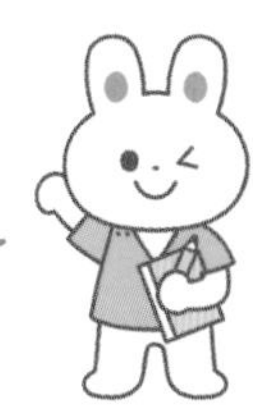

2 関心をもって聴く、観察する

信頼関係を構築していき、本人や家族（介護者）のことをよく知るためには、会話がとても重要になります。

看護師はつい情報収集のためにあれこれと質問してしまい、その結果、得た情報の重要度や優先度がわからず、本人と家族のニーズが見えにくくなることがあります。

本人と家族は、自分が話したいことから話すものです。そして「看護師に話したいこと」には重要な情報が詰まっています。それは困りごとや気がかり、大切にしている価値観であり、本人と家族のニーズが存在します。

何気ない日常会話も、相手に関心を寄せて、ていねいに誠実な態度で聴くことがとても大事です。そうした中で、誰にも言えないような苦悩や本音を語ってくださることもあります。このような「聴く力」は、本人と家族（介護者）にとって大きな信頼と安心につながる力となります。

テクニック 家の外と中をよく「観察する」ことも大事

家の外と中には、たくさんの情報があり、ひとつひとつに物語があります。本人や家族の様子をよく観察することで、ちょっとした変化に気づくことができます。また会話の糸口としても有効です。療養環境の把握やフィジカルアセスメントにおいても「観察する力」はとても重要です。ひとつひとつの物語に関心を寄せて関わりましょう。

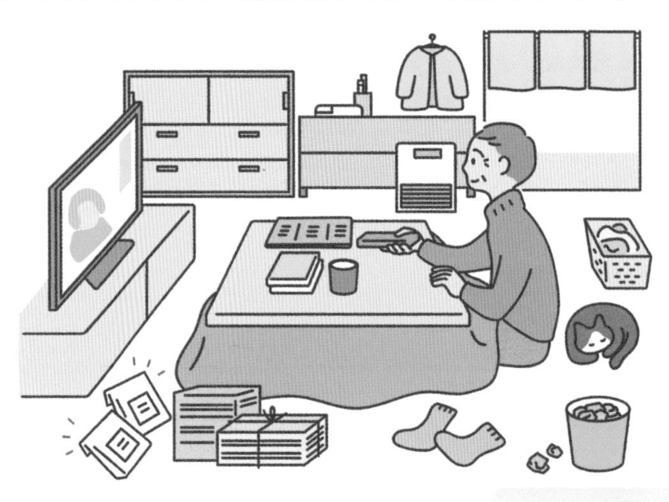

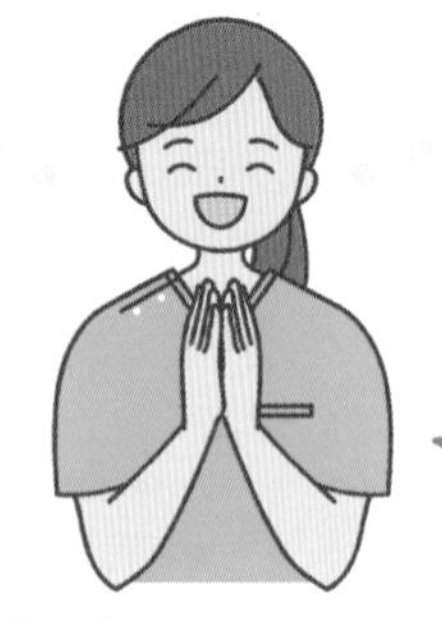

手の届くところに物を置いている理由はなんだろう
猫を飼ったきっかけはなんだろう……本人にとってどんな存在なのかな
手の届くところにいろんな物を置くようにされているんですね。
猫ちゃん、かわいいですね。いつから飼われているんですか？

どんな反応が返ってくるでしょう？

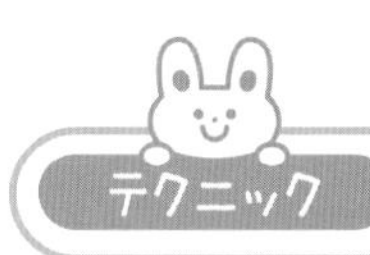

テクニック 聴くとき・話すときの心がまえとテクニック

相手に「この人になら話をしてもいい」と思ってもらえるように、聴き方、話し方を工夫しましょう。自分が話したことに対する相手の反応をよく見ることも大切です。

表情

- 本人や家族（介護者）にとって話しやすい、安心感がもてる表情を心がけましょう。特にマスクをしているときは、目の表情はとても大事になります。自分が話すとき、話を聴くときの表情も意識しましょう。

相手との距離感・位置

- 近づきすぎると不快感を覚えることがあります。離れすぎると声が聞こえづらいこともあります。相手との信頼関係を構築していく過程で、ちょうどいい距離を見つけていきましょう。座る位置も意識します。
- リラックスして会話をするためには、向かい合って話すよりも、斜め45度の位置や横に並んで話すようにしましょう。

ジェスチャー

- ジェスチャーは、ときには言葉よりも伝わることがあります。話しながらジェスチャーをすれば、表現は豊かになり、相手への伝わり方も変わってきます。相手との関係性を客観視しながら、取り入れてみましょう。

オープンエンドクエスチョンとクローズドクエスチョン

- 「はい・いいえ」で答えるような回答を限定する質問であるクローズドクエスチョンと、回答の範囲を制限しない質問であるオープンエンドクエスチョンを、使い分けましょう。
- 相手がつらそうなとき、痛みを感じているとき、呼吸が苦しそうなときなどはクローズドクエスチョンが向いています。
- これから相手のことを知っていきたいときや、気持ちを知りたいときなどはオープンエンドクエスチョンが向いています。

視線

- 視線は大事です。目は語りかけることができるコミュニケーションツールです。目を見て相手の話を熱心に聴いていたり、親しげに話しかけたりすると、その思いが視線から伝わっていきます。キョロキョロと視線が落ち着かないと、相手を不安にさせることもあります。
- ケアをしながら話をするときは視線を合わせるのが難しいこともありますが、大事なところでは視線を合わせて相手に伝えるようにし、理解ができているかを確認します。理解ができていないようなときは、相手が理解しやすい言い方に変えるなど工夫をしましょう。
- 会話をするときは、視線が上からになったり、真上からのぞき込むようになったりすると威圧感を与えることもあるので避けます。同じ視線の高さになるように心がけます。

声

- 訪問看護の対象者には高齢者や難聴の人も多いため、声が大きくなる傾向にありますが、本人と家族（介護者）が心地よいと感じられる声の大きさとトーンを心がけます（相手に合わせて変えます）。

触れること

- 痛み、悲しみ、不安、緊張を感じているときには、触れることがその人に安心感や安らぎを与えることがあります。ただし、触れられることを嫌う人もいますので、関係性を客観視しながら、慎重に行いましょう。

あらゆる方法でコミュニケーションを試みる

- 障害や症状によりコミュニケーションの取り方が難しいときも、コミュニケーションが取れない、自分では無理と思わず、できる方法を考え、挑戦してみましょう。文字盤や筆談、そのほかにもさまざまなコミュニケーションツールがあります。

3 その人が見ている景色をともに眺める

病気や障害や老いを抱えながら過ごしている人たちは、それぞれに固有の個別的な体験をしています。その人が「体験している世界」はどんな景色でしょうか。

認知症があるその人が見ている景色、末期がんのその人が見ている景色、筋萎縮性側索硬化症（ＡＬＳ）のその人が見ている景色、統合失調症のその人が見ている景色などは、ひとりひとり違います。看護師が同じ景色を見ることはできません。しかし、どのような景色を見ているのか、想像力を働かせてその人の目線になって病気や暮らしを眺めると、その人が抱える苦悩や困りごと、支えになる存在など、ケアの糸口が見えてくることがあります。

関心を寄せて関わることが大切です。すべてを理解することはできませんが、目の前にいるその人を理解しようとする姿勢や歩み寄ろうとする姿勢をもってコミュニケーションしていきましょう。

知っておきたい　同じ目線になり、耳を傾ける姿勢を大切に

その人の気持ちを知りたいと思って関わっていると、態度や言葉にもその思いは表れます。同じ目線になり、ケアをしているときでも、その人が話し始めたら、相槌を打ったり、聴いた言葉を繰り返したりして、受け止めていることを伝えるようにします。そして、その人が体験している世界を想像し、自分にできることを考えていきましょう。

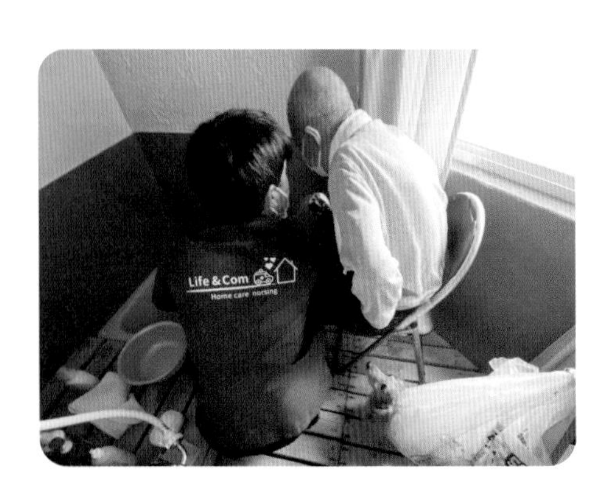

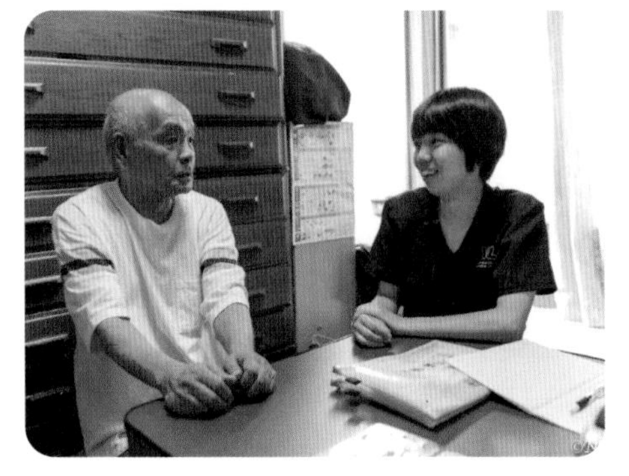

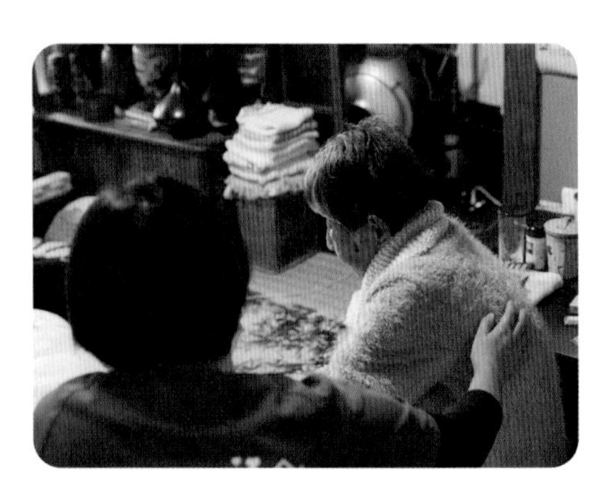

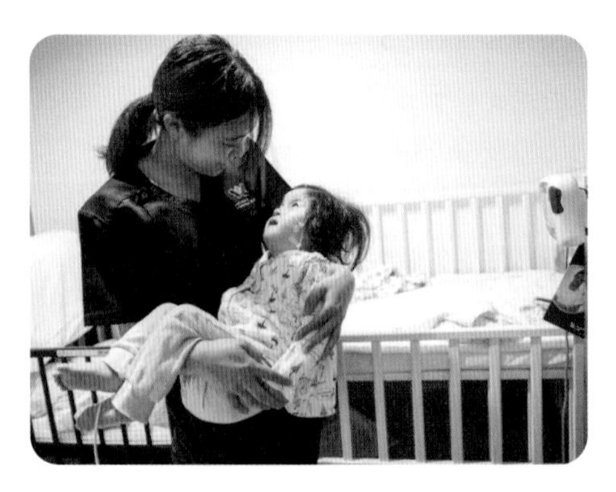

先輩訪問看護師に聞く！

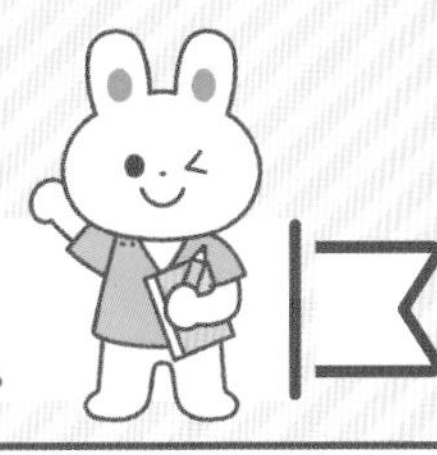

現場での悩みQ&A

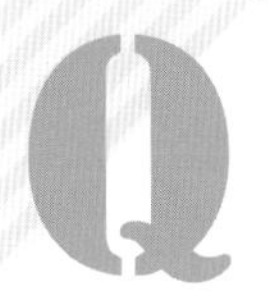

本人の意向による看護とはいえ、「本当にこれでいいのだろうか？」と悩むことがあります。

A ひとりで抱え込まず、事業所内のチームで話し合いましょう。

訪問看護を取り巻く環境もますます多様化し、訪問看護師はさまざまな倫理的課題に直面します。治療選択や療養場所の選択に関すること、その人の命やQOLに大きく関わるような選択に私たちは関わる機会があります。日々変化する、ゆれ動く状況の中で「その人にとっての最善とは何か？」という答えのない問いに向き合わなければなりません。

「これでよかったのだろうか？」「本当にこれでいいのだろうか？」と、関わる看護師にも不安や戸惑い、悩みがあり、責任とプレッシャーを感じることもあると思います。

ひとりで抱え込まず、事業所内のチームで話すこと、本人の希望と家族の思いを中心に、多職種連携を行っていくこと、ていねいにプロセスを紡ぐことがとても重要です。

看護師の倫理的な態度、倫理観が求められます。倫理的課題に直面したときに取るべき看護師の態度や倫理原則、倫理的課題へのアプローチについて、日本看護協会の「倫理綱領」*に立ち返り、倫理について学び続けていきましょう。

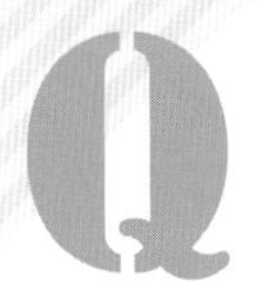

本人と家族の意向が違うときはどうしたらいいのでしょうか？

A 本人の思い、家族の思い、看護師の考えなど主語を明確にしながら、ていねいに対話を積み重ねていきましょう。

本人と家族、また家族構成員ひとりひとりも意向や考え方が違うということはよくあります。看護師はそれぞれの思いを聴くなかで板挟みの状態になることもあるかもしれません。

本人と家族の関係性もさまざまです。また、それぞれがもっている情報や見ている景色が違うことも多々あります。

私たちは、家族には長い歴史があることを前提に関わることが重要です。本人の思い、家族の思い、それぞれの声に耳を傾けていきましょう。「目指す方向性」を明確にしながら、本人の思い、家族の思い、看護師の考えなど主語を明確にしながら、思いを代弁する、情緒的な交流を図るなど、ていねいな関わりを心がけていきましょう。

＊https://www.nurse.or.jp/home/publication/pdf/rinri/code_of_ethics.pdf（最終閲覧日：2023.2.10）

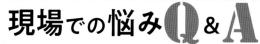

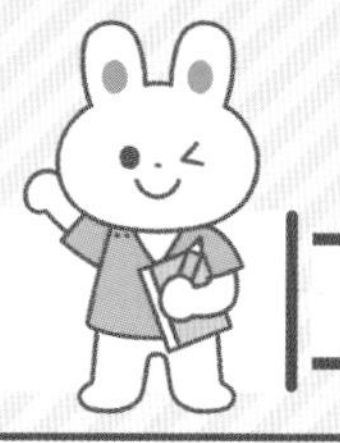

現場での悩みQ&A

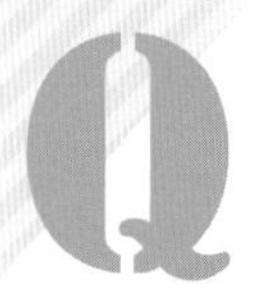

ハラスメントを受けたときは、どうしたらいいのでしょうか？

A 行為者から距離をとり、身を守ります。管理者に必ず報告を。

訪問看護はひとりでの訪問が基本であるため、暴力・ハラスメントを受けたときは、まずは自分の身を守ることが大事です。行為者から一定の距離を取ります。そして、愛想笑いやあいづちなしで、「やめてください」と毅然とした態度で伝えます。ケアを続けることができないと判断した場合、または判断に悩んだ場合は、その場を離れて事業所（管理者）に連絡します。ケアの中断が利用者にとって問題となる場合もありますので、管理者は対応を考えたうえで指示を出すことになります。その指示に従いつつ、安全を第一に行動するようにします。

暴力・ハラスメントを受けたとき、「自分のケアが未熟だから」「これくらいは普通」「利用者さんとの人間関係を壊したくない」という思いから我慢したり、ひとりで抱えてしまったりしてはいけません。必ず管理者に報告しましょう。暴力・ハラスメントは許されない行為です。利用者の尊厳を守ることを大切に訪問看護は行われますが、同じようにケアする看護師たちの尊厳も守られるべきです。*1

災害時のために利用者（本人）と一緒に備えておくことは？

A 本人の意向次第では市区町村などの支援者リストに登録しておく。

在宅で療養している人たちは、災害時要援護者（災害時に必要な情報を把握して安全な場所に避難するなどの行動をとるのに支援を要する人々）・要配慮者（高齢者、障害者、乳幼児等の防災施策において特に配慮を要する人）です。なかには避難行動要支援者（災害が発生した場合に自ら避難することが困難であって、避難に支援が必要な人）もいます。市区町村や町内会によっては、いざというときのために支援者リストを作成しているところもありますので、本人や家族の意向次第では、ケアマネジャーに相談をして登録しておくといいでしょう。ほかにも、ハザードマップを確認しておく、避難先や避難経路を確認しておく、避難時に持参するものをまとめておく、などがあります。在宅人工呼吸器などの医療機器を使用している場合は、停電時の電源の確保をどうするか、決めておきます。*2

＊1：『訪問看護・訪問介護事業所における　暴力・ハラスメント対策　マニュアル』 滋賀県健康医療福祉部医療福祉推進課　https://www.pref.shiga.lg.jp/file/attachment/5164163.pdf　（最終閲覧日：2023.2.10）　＊2：『災害時要援護者避難支援ハンドブック』和歌山県　https://www.pref.wakayama.lg.jp/prefg/011400/bousai/pamph/pamphlet_d/fil/handbook.pdf　（最終閲覧日：2023.2.10）

Part

4

訪問看護のための技術

訪問看護では、多岐にわたる看護技術と
個別性のあるケアが求められます。
物品や医療資材が揃っている病院とは違い、
家庭にあるもので工夫しながらケアを行います。
家族に手技の指導を行うこともあります。
このパートでは、訪問看護師が実践している
看護技術や在宅ならではの工夫を紹介します。

本人と家族(介護者)が安心して過ごせるように、思いや意向を確認しながら、ケアを行っていきましょう。

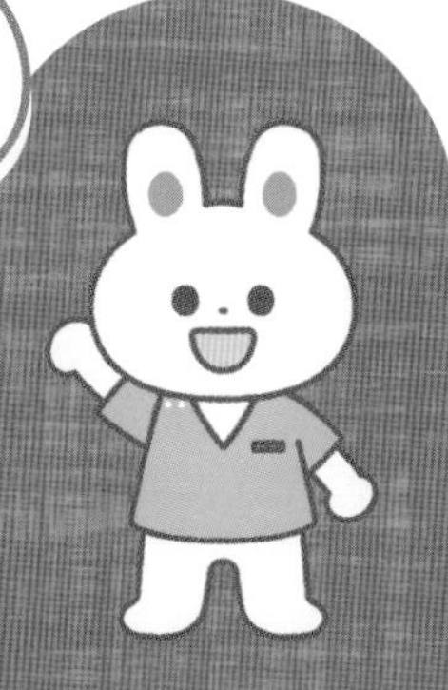

監修／藤野泰平

1 活動と休息を看る

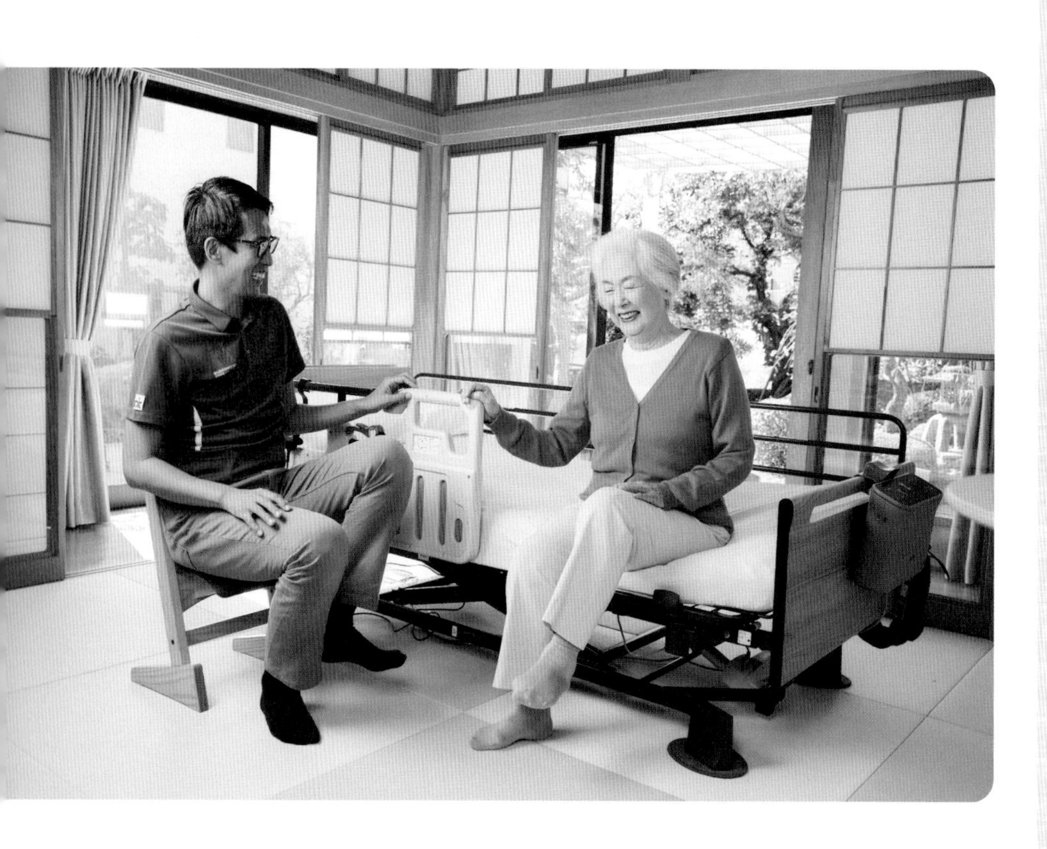

在宅での看護

本人が希望する生き生きとした暮らしのための活動を支援する。慣れ親しんだ生活環境や生活リズムは今の本人の一部であることを理解し、伴走する。

病院での看護

清潔で安全な環境を保ち、治療・回復のための管理が大切とされる。そのため、一時的にでも活動を制限することがある。

活動することと、休息することは、その人が生き生きとした暮らしを営んでいくために必要であり大切なことです。病院では治療が優先されるため、制限や管理をされることもあります。しかし在宅では、まずその人の暮らしの希望があり、それに沿って快適な活動と休息を得るためにどうしたらいいのか一緒に考え、支援していきます。

同時に、同居する家族（介護者）の希望や負担感についてもアセスメントしましょう。たとえば、本人が夜眠れないことで、家族も眠ることができずに疲弊してしまうということがあります。訪問看護では、家族を支える看護も欠かせません。

必要に応じて、ケアマネジャー、理学療法士、作業療法士、医師、福祉用具専門相談員などと情報を共有しながら、一緒に支援していく体制をつくります。それぞれが専門性を活かしながら、その人らしい暮らしへの支援を行っていきましょう。

アセスメントの4つのポイント

1

本人が望む暮らし方を知る

本人が、自宅でどのように暮らしていきたいかを聞きましょう。同時に、機能評価を行います。本人の希望を叶えるうえで、医学的にリスクがあることをアセスメントから導き、リスクをどうやって軽減するかも含めて本人に提案します。望みは変わっていくこともあるので、毎回の訪問での対話を大切にしていきましょう。

2

本人にとって快適な環境をつくる

「療養環境を整える」というのは、片づけることではありません。たとえ部屋が散らかっているように見えても、その人にとっては日々の暮らしを支えてきた馴染みのある環境です。医療者にとっての理想の環境ではなく、本人にとっての快適な環境をつくることを大切に考えていきましょう。

3

本人の能力を知り・活かす

たとえば、畳に敷いた布団に寝ている人の立ち上がりに不安をもったとしても、観察していると近くの椅子を上手に使って立ち上がっているということもあります。その人に対してベッドを提案することが、その人の能力を奪うことになる場合もあります。能力をきちんとアセスメントして、本人の能力を活かし自立できるように導くことが大事です。

いつもと違うところがないかを見る

活動と休息のバランスを見るために、いつもと違うところがないかを観察することが重要です。たとえば、いつもしている掃除ができていないとか、料理が好きな人なのに食事を作った形跡がないなど、いつもと違うところに気づいたときは、活動する機会が減っていないか、睡眠がしっかりとれているのか、ということに着目をしたアセスメントを行いましょう。

療養環境を整える

安心して暮らしていけるように、療養している場所の環境を整えます。本人の能力をしっかりと評価して、安全で快適な環境づくりを目指します。

過剰な負荷や転倒リスクを確認する

療養環境を整えることは、片づけではなく、本人にとって快適な環境をつくること、というアセスメントのポイントを忘れずに、生活のしにくさがないかを観察します。負荷が大きすぎると活動範囲が狭まってしまいます。たとえば心不全による入退院後であれば、階段昇降は負荷が大きすぎるかもしれません。医療機器が入った状態で退院した人は特に注意が必要です。生活のさまざまな場面で過剰な負荷がないかを確認します。

また、転倒リスクを見極めることも重要です。転倒の内的要因（薬、加齢、疾患などによる影響）、外的要因（環境など）のアセスメントを行います。そのうえで、負荷の軽減や転倒予防のために福祉用具を利用するなどして、安楽な環境を整える支援をしましょう。

アセスメント 負荷の程度や転倒リスクなどを確認する

おもに確認しておきたい動作と場所です。本人の能力を確認するときは、自信を失うようなことがないような配慮も必要です。

立ち上がり

- 立ち上がりの負荷が大きくないか。
- 布団やベッド、食卓の椅子などからの立ち上がりに苦労はないか。

など

歩　行

- 室内で歩行をする様子。
- ふらつきや関節の可動域。
- 痛みがないか。

など

トイレ

- 実際にトイレに座ってもらった場合、立ち上がりに苦労はないか。
- 段差がないか。
- 照明が暗すぎないか。
- 寒くないか。　など

寝　室

- 布団やベッドからの立ち上がりに苦労はないか。
- ベッドから落ちる心配はないか。
- ベッドやマットのタイプが本人の現状と合っているか（たとえば、寝返りが打てない場合は自動体位変換機能を備えたエアマットレスを提案するなど）。　など

浴　室

- 浴槽をまたいで入ることができるか。
- 滑ることはないか。
- 寒いことからヒートショックが起きないか。

など

キッチン

- シンクを使えるか（高さの調節が必要か）。
- 冷蔵庫の開け閉めができるか（力や認知能力など）。
- 滑ることはないか。など

階　段

- 昇降による負荷が大きくないか。
- 手すりはあるか。
- 滑ることはないか。など

庭やベランダ

- 段差が厳しくないか。
- 滑ることはないか。など

玄　関

- 段差が厳しくないか。
- 滑ることはないか。など

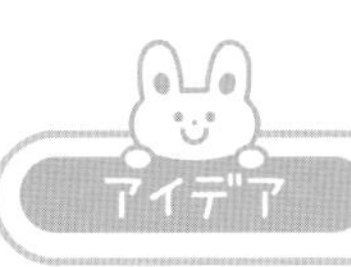

アイデア 安心・安全に活動するための工夫

アセスメントをした結果から、本人にとって活動しやすい環境のための工夫を提案しましょう。

住宅改修をする

福祉用具をレンタル(P80参照)するだけでなく、玄関に手すりをつけたいなど住宅を改修する希望が出てきたときは、ケアマネジャーに相談します。介護保険制度では、要介護認定を受けた人に対して、日常生活の自立を助けるために、住宅改修費(かかった費用の何割か)の支給が認められています。ただし、住宅改修の種類は限られますのでケアマネジャーを通して確認しましょう。
この制度を使うときに気をつけなくてはいけないのが、申請のタイミングです。改修工事を始める前に、保険者(市区町村)に申請をする必要があり、工事を始めてからでは制度が使えないことがあるので注意しましょう。また、給付については生涯にわたっていくらまで、という上限があります。ただし、転居をした場合や、要介護状態区分が何段階か上がった場合など例外もあります。
なお、持ち家か賃貸かによって、制度を利用する際の条件が変わってきます。

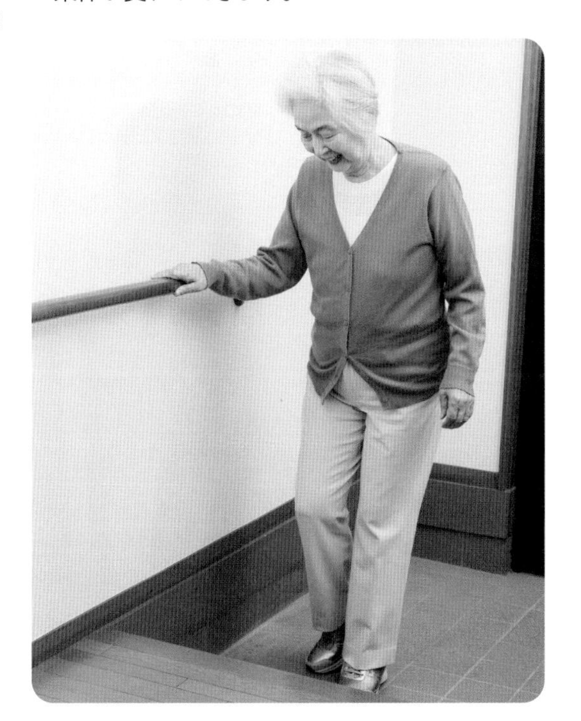

つまずきそうなもの・服を調整する

ラグやキッチンマットなどの敷物は滑りやすいため、外すほうがいいでしょう。ゴミ箱などにつまずくこともあるので、動く範囲の床にあるものは整理をします。また、ズボンの裾が長いと足が引っかかってしまうため、裾を短くしておくことも大事です。

手をつく場所は安定させる

たんすや椅子などに手をついて移動する人も多くいます。その場合は、本人がよくつかまるものは、体重をあずけても動かないように安定させる工夫をしましょう。

ベッドは両足裏がしっかりとつく高さにする

ベッドから立ち上がるときは、足の裏がしっかりと床についていることが大事です。ベッドの高さを調整しましょう。低すぎると立ち上がりにくくなるため、立ち上がり方を確認しながら膝が直角くらいになる高さにします。

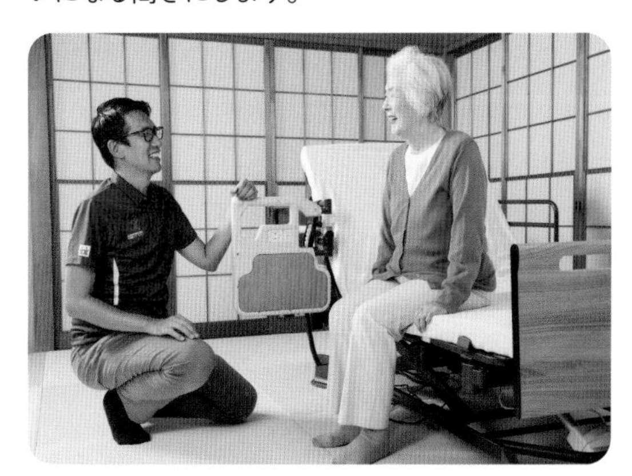

福祉用具を使う

福祉用具を導入する際には、理学療法士、作業療法士などと一緒に検討していくのが望ましいです。また、本人・家族（介護者）に、福祉用具を取り入れるメリットを伝えたうえで、導入するか検討をしてもらうようにします。
ケアマネジャーと福祉用具の事業所に相談をして、可能であればいくつかの種類を試してから選んでもらいましょう。介護保険を使ってのレンタルが可能ですが、なかには排泄や清潔に関わる用具のように購入となるものがあります（限度額はありますが補助金がつくものもあります）。

歩行器

両手で持ち上げて前に運ぶ固定型歩行器や、左右の持ち手を交互に動かして移動する交互型歩行器、車輪がついた歩行車などがあります。

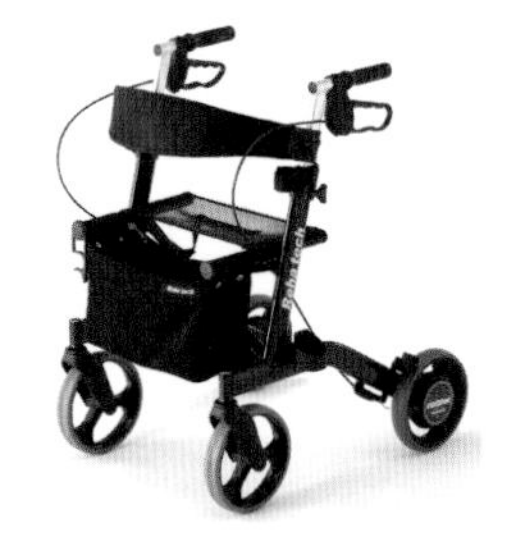

歩行車[e]

介護ベッド

自分で活動できる人は電動介護ベッド２モーター（背上＋高さ調整、または背上脚上連動＋高さ調整可能）を使うことが多く、寝ている時間が長い人は電動介護ベッド３モーター（背上＋脚上＋高さ調節可能）を使うことが多いです。ベッドにのせるマットレスには、床ずれ防止（体圧分散）マットレスである低反発ウレタン製マットレスやエアマットレス、自動体位変換機能付きマットレスなどがあります。

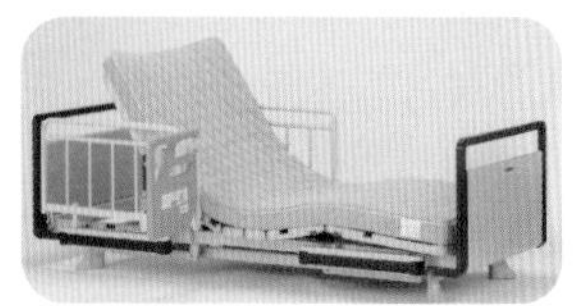

電動介護ベッド３モーター[a]

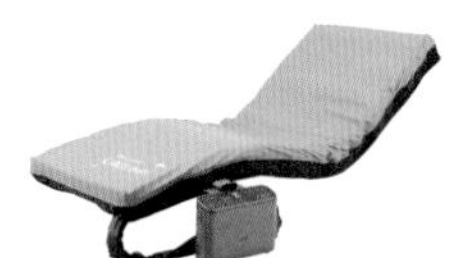

自動体位変換機能付きマットレス[b]

歩行補助杖

１本杖や支持面が広い４点杖・多点杖、握力や手首の力が弱い人向きのロフストランド杖（ロフストランドクラッチ）などがあります。

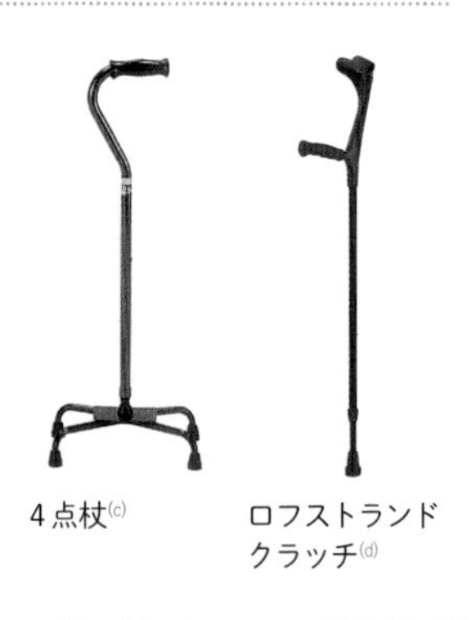

４点杖[c]　ロフストランドクラッチ[d]

手すり

工事を行わない据え置き型の手すりや、天井と床で突っ張らせて固定するタイプなどがあります（工事を伴う手すりはP79参照）。

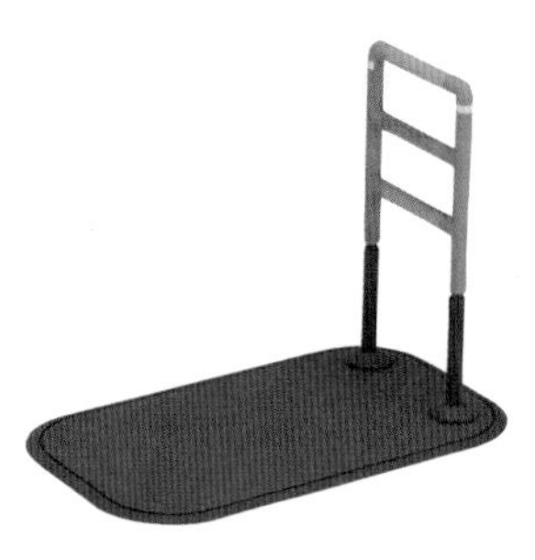

据え置き型の手すり[f]

ポータブルトイレ

家具調タイプや、折りたたみ機能付きのものなどさまざまあります。歩行が難しい人には肘掛けが跳ね上がるタイプが使いやすいでしょう。

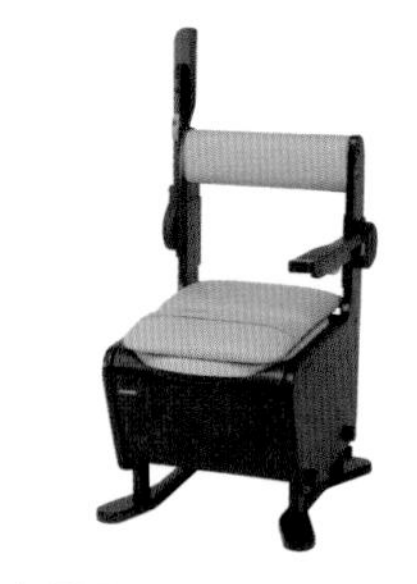

家具調トイレ（肘掛け跳ね上げタイプ）[g]

車椅子、介護用スロープ

車椅子はシートの高さ・幅・奥行き、アームサポートやバックサポートの高さをポイントに、身体に合ったものを選びましょう。
玄関など段差のあるところでの車椅子による走行には、介護用スロープがあると便利です。[h][i]

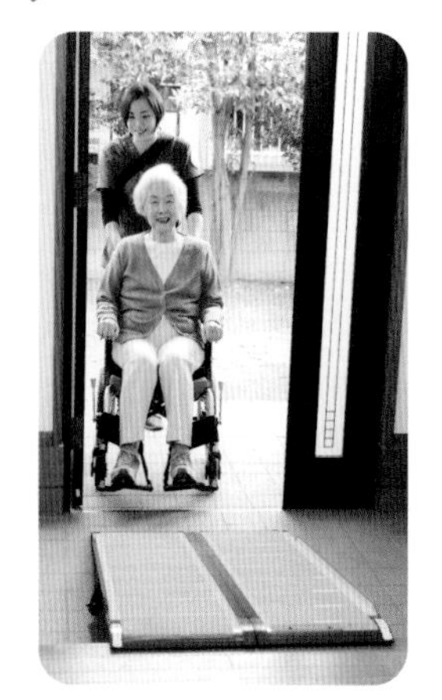

(a)マルチフィットベッド（フランスベッド）　(b)スモールチェンジ®ラグーナ®（ケープ）　(c)四脚バランスステッキ（フランスベッド）　(d)カラーロフストランドクラッチM25（フランスベッド）　(e)スマートウォーカー（フランスベッド）　(f)マルチフィットてすり01（フランスベッド）　(g)家具調トイレ座楽ひじ掛けはねあげ（パナソニックエイジフリー）　(h)ネクストコア・アジャストNEXT-61B（松永製作所）　(i)ケアスロープ（ケアメディックス）

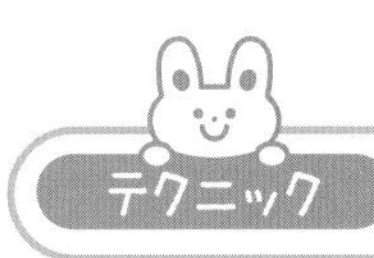

テクニック　ベッドから車椅子への移乗援助の方法

車椅子への移乗の方法、座ったときの姿勢の維持の方法について、家族（介護者）に伝えましょう。ここでは援助により立位保持ができる人の移乗援助の方法を紹介します。

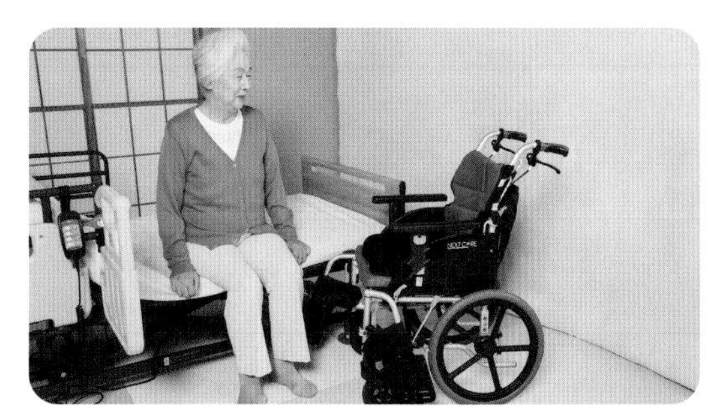

1 車椅子をベッドサイドに移動する

本人にはベッド上で端座位になってもらう。ベッドサイドに沿わせるように、車椅子を置く。

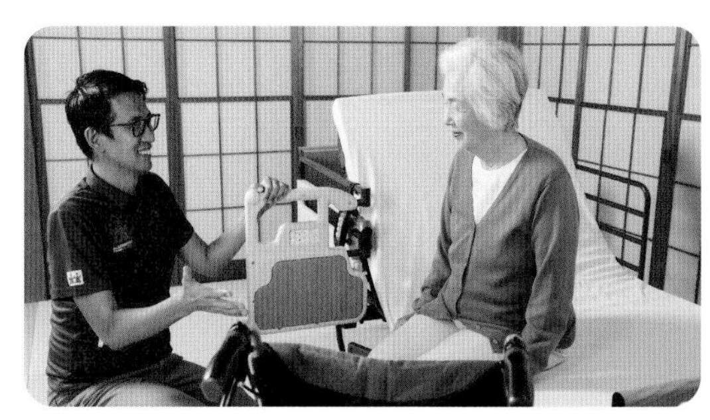

2 声かけをして移乗先を意識してもらう

移乗を始める前には、必ず、車椅子を手で示しながら、これからここに座ることを伝える。

3 臀部を浮かせる

右手を肩甲骨部に、左手を腸骨部にあてたら、「腰を上げます」と声かけをしながら、自分の重心を後ろ側の足に移して、本人の臀部を浮かせる。そのまま本人と一緒に方向転換をして、臀部を車椅子のほうに向ける。

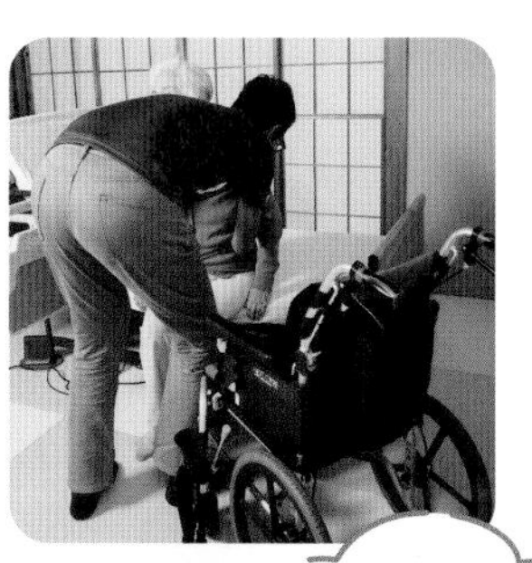

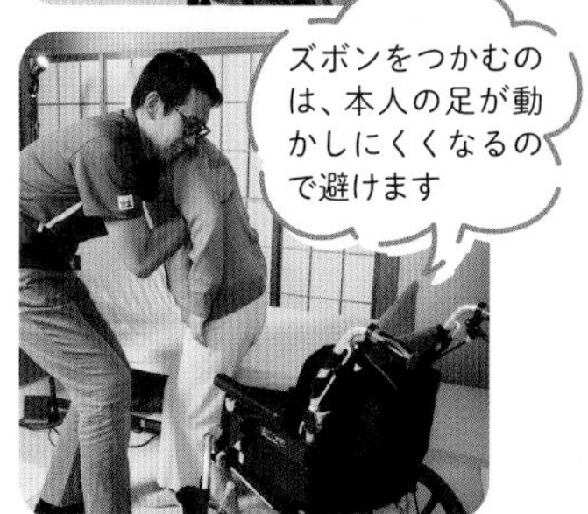

ズボンをつかむのは、本人の足が動かしにくくなるので避けます

4 座面に本人の足を触れさせる

本人の下肢が座面に軽く触れるようにしたら、上半身を車椅子の座面方向に倒していきながら（前足に重心移動させながら）、ゆっくりとシートに座ってもらう。

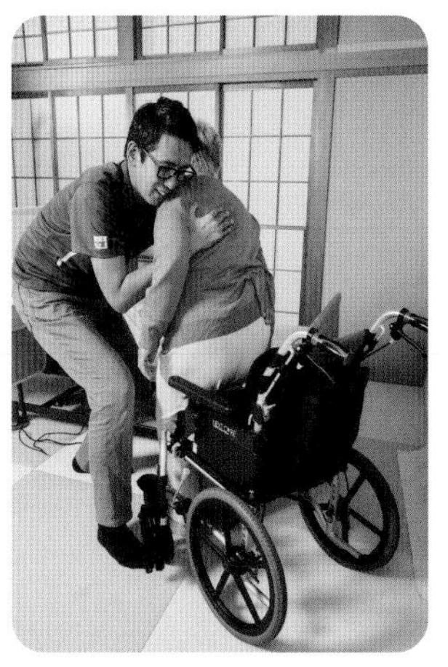

本人から車椅子は見えないので、座る前に軽く足が触れると安心感をもってもらえる。

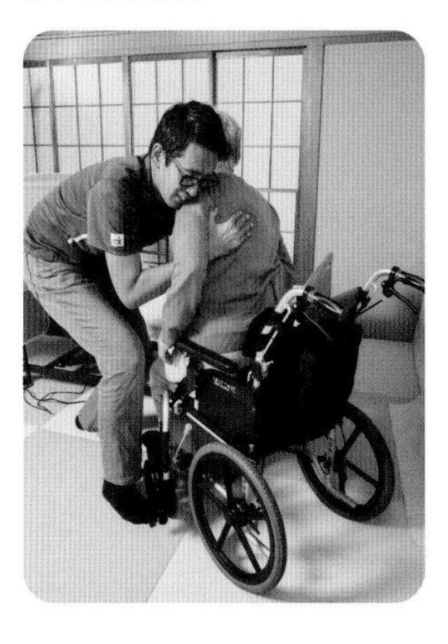

5 深く座ってもらう

浅く座ってしまった場合は、もう一度臀部を浮かして深く座ってもらう。左右に傾いていないか、顔が真っ直ぐ前を向いているか確認をしたら、フットサポートを下ろして、足をのせてもらう。

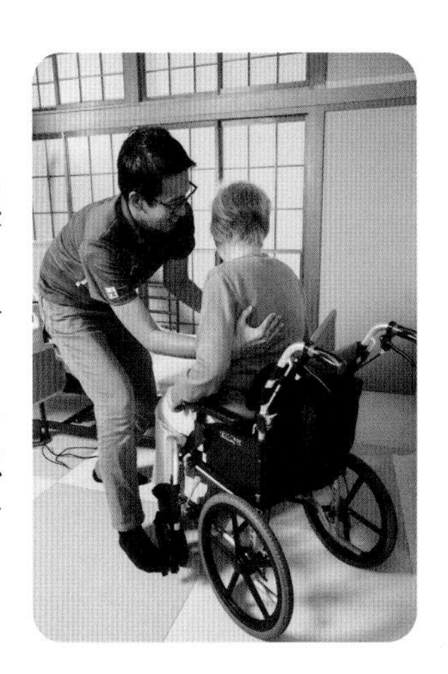

体位変換とポジショニングの支援

寝返りができない本人の体位変換は、家族（介護者）にとって実現可能なプランを提案します。ポジショニングの方法も伝えます。

マットレスの選択次第で体位変換の負担が軽くなることも

寝返りができない人に対して在宅では家族が体位変換を行うため、身体的状況とリスクの大きさ、家族による実現可能性と負担を加味して体位変換のプランを考えます。

褥瘡予防などの観点から2時間に1回の体位変換がよいとされていますが、それでは家族の負担が大きくなります。たとえば、夜間の体位変換は寝る前に行ったら次は起きてから実施するといった、できる範囲でのプランニングをします。また、粘弾性フォームマットレスや上敷二層式エアマットレスなどを使用する場合、体位変換の間隔は4時間を超えない範囲で行ってもよい*とされていますので、このようなマットレスや、自動体位変換機能を備えたエアマットレスの使用も提案してみます。

参考文献　日本褥瘡学会　http://www.jspu.org/jpn/patient/protect.html（最終閲覧日：2023.2.10）

テクニック　ポジショニングの方法

本人の家族（介護者）に、ポジショニングの方法を伝えましょう。

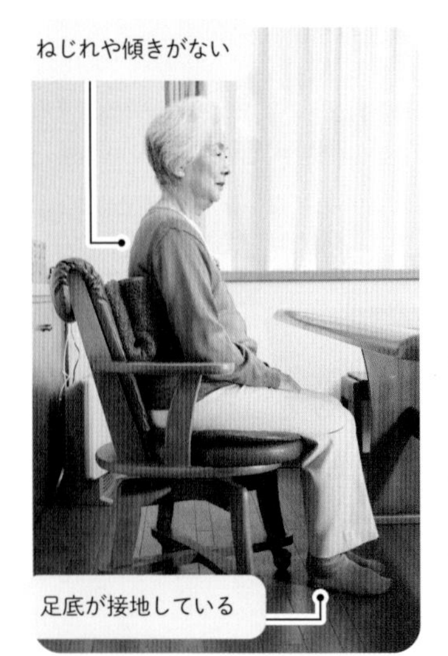
ねじれや傾きがない
足底が接地している

- 麻痺、拘縮、筋力低下などにより、本人自ら身体を支え、保持することができない場合は、身体の同じ部分に圧迫が集中して、血液の流れが妨げられることで、床ずれや拘縮、心臓や肺の機能低下などが起こる可能性が高くなります。筋緊張や褥瘡の増加、胸郭や腹膜内臓器への圧迫などを防ぎ、本人が身体的にも精神的にも安楽な体位を保持できるような援助方法がポジショニング（体位保持）です。
- ポジショニングをすることにより除圧ができ、呼吸が楽になります。また、体位を変えることにより身体に刺激が伝わり、自分の身体を認知する機会が生まれます。
- 家にあるクッションや毛布、枕などを使って安楽な体位を保持するようにします。
- 眠っているときだけではなくて、テレビを見ているときなども、同じ姿勢や体位になっていないか確認し、簡単にできるポジショニングを提案します。

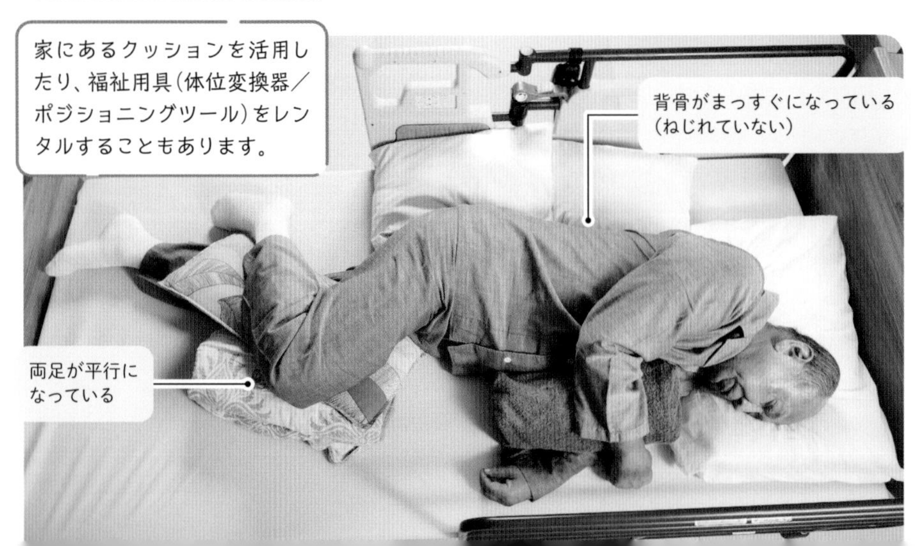
家にあるクッションを活用したり、福祉用具（体位変換器／ポジショニングツール）をレンタルすることもあります。
背骨がまっすぐになっている（ねじれていない）
両足が平行になっている

睡眠の支援

本人が心地よく眠れることを大切に支援していきましょう。その人なりの活動と休息のよいバランスが維持できるようにします。

家族にとっても睡眠が心地よいものとなるよう工夫を

睡眠習慣は人それぞれです。在宅では、その人の睡眠習慣や睡眠環境をよく知るようにし、その人にとって心地よい睡眠がとれるような支援を行っていきます。

「なかなか眠れない」「真夜中に起きてしまう」など、よく眠れないという悩みを本人や家族（介護者）から聞くことがあります。家族にとっても、本人が眠れずにいる時間に付き合うことが疲れとなり、睡眠不足になるなどマイナスの影響が出てくることがあります。そのようなときは、まずはよく眠れない原因を探ります。このページの下にあるおもな原因を参考にアセスメントして、原因を考えていきましょう。

さらに現状と薬剤（睡眠導入剤の種類や用量など）が合っているかどうかもアセスメントし、必要な場合は医師に相談します。

アセスメント 眠れないおもな原因

眠れないときは、以下の原因に当てはまることがあるか確認をしましょう。

1 身体的要因

- 「痛み」「痒み」「息苦しさ」「咳」「頻尿」など不快感がある
  [対策] 医師に相談をして、不快感を取り除くような治療やケアをしていく。
- 睡眠時無呼吸症候群（無呼吸異常が起こる）、レストレスレッグス症候群（むずむず脚症候群・四肢の異常運動が出現する）など睡眠障害につながる疾患がある
  [対策] これらの疾患に特徴的なことが起こっているかを確認し、当てはまる場合は医師に報告する。

2 心理的要因

- ショックを受けている（死別や告知があったなど）　●不安が強い　など

[対策] ていねいに話を聞いて、眠れないほどの心労は何が原因なのかを知り、できるケアを行っていく。

3 生活リズムの昼夜逆転

- 昼寝をしていることが多い　●夜中に何か作業をしている　など

[対策] 昼に寝て夜起きているというリズムに理由があるのかを聞いてみる。昼間の活動が少なく昼寝をしているようであれば、活動を見直すのも一案。たとえば、特別な理由がある場合もある。ある人は、魚屋を営んできたので早朝2時に起きるのが長年の習慣だからという話であった。その場合は、その習慣を見守ることが大事であるが、もしも今、よい睡眠がとれないということであれば、生活リズム以外の原因がないかも確認してみる。

4 環境要因

- 音、明かり、湿度、におい、揺れなどが気になる

[対策] まずは具体的に何が気になっているのかを確認する。たとえば、エアマットレスの音や呼吸器の音が気になって眠れないという人もいる。エアコンが稼働中に点灯する赤いランプが気になるという人もいる。環境を整備して、本人にとって心地よい環境に変えていく。

5 精神疾患の有無

- 精神疾患（不眠症、統合失調症、うつ病など）がある

[対策] 本人にとってより眠りやすい環境に整えることができないかを一緒に考える。また受診が継続されているのかを確認する。睡眠導入剤が飲めていないということもあるので、内服ができているのかも確認する。

リハビリテーションをする

本人の活動の自由や豊かさを支援するためにも、リハビリを続けることはとても大事です。訪問看護師も暮らしの中で一緒に行いましょう。

高頻度でリハビリができるよう理学療法士などと連携する

健康な高齢者も、10日間の安静期間が過ぎると下肢の筋肉量は6・3％減少、膝伸展筋力は15・6％低下するといわれています。* 筋肉量を維持するためには、離床（リハビリ、ポジショニング、シーティング）と栄養ケアが欠かせません。

退院後はもちろんのこと、廃用症候群の症状が起こっている人や、転倒のリスクがある人などに対しても、筋肉量を維持するためにリハビリが必要な場合があります。その際は、理学療法士などに相談をしてケアを取り入れることが大事です。ただし、どうしても訪問回数の制限が出てくるので、看護師も訪問のたびにリハビリを行うようにすると、高頻度で実施することができます。理学療法士などとも連携しましょう。

知っておきたい　一緒に行うことと、共有することを大切に

リハビリが本人のものではなく、看護師や専門職のものになってしまってはいけません。そのために、気をつけておきたいことはおもに以下の二つです。

一緒に行う

本人がリハビリをつらいだけと感じてしまうと、看護師の訪問自体もつらいものになってしまいます。そこで、リハビリをする前には「転ばないためにもリハビリをしましょう」などと、目的をきちんと伝えてから行うようにします。取り入れるリハビリにもよりますが、一緒に行うことで、一緒に運動している仲間という意識が出てきて、楽しくなるということもあります。

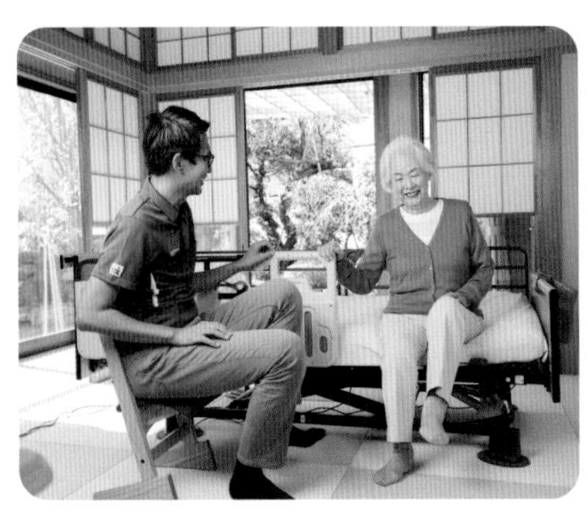

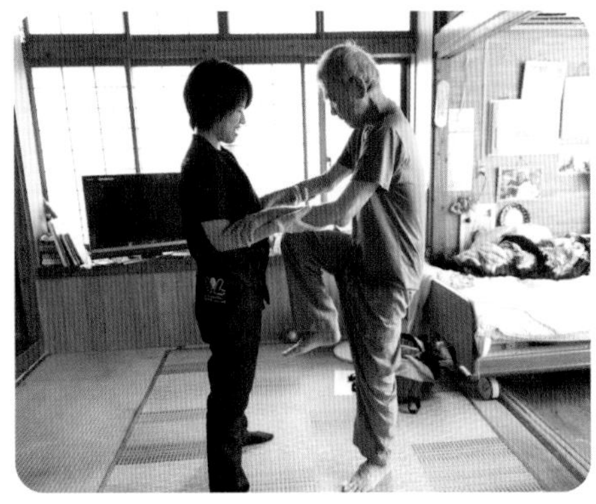

情報共有には写真や動画を使う

理学療法士や作業療法士と情報共有をするときは、本人の歩行シーンの動画や、立位や座位時の写真など視覚的な理解が進む資料があると大変役立ちます。

参考文献　＊DKHouston,et al:Dietary protein intake is associated with lean mass change in older,community-dwelling adults:theHealth,Aging,and Body Composition (Health ABC) study,Am J ClinNutr,87 (1),150-155,2008

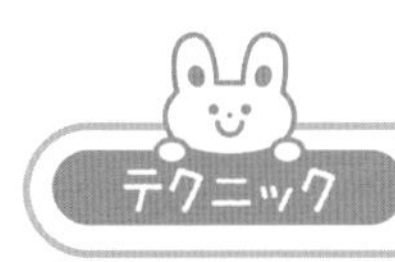

テクニック 看護師が行えるリハビリテーション

訪問看護[*1]と訪問リハビリの訓練内容でもっとも多いのは「姿勢保持」「歩行・移動」「移乗」です[*2]。それらに対して、看護師でもできるリハビリを取り入れましょう。一緒に散歩に行くこともリハビリのひとつです。

関節可動域（ROM）訓練

身体の各関節が、傷害などが起きないで生理的に運動することができる範囲（角度）のことを関節可動域といいます。柔軟であればあるほど大きく動かすことができ、逆に強固であるほど動きは小さくなります。老化や疾患、運動不足などが理由で関節の運動の可動域は小さくなることがあります。関節が拘縮してしまうと、生活面での支障も出てきます。そこで、関節の可動域を維持し、増大させることを目的に本人をサポートしながら運動を行いましょう。

代表的な関節の運動の可動域[*3]

膝の屈曲	0～125°	肘の屈曲	0～160°
足首の底屈	0～50°	手首の屈曲	0～90°
背屈	0～20°	伸展	0～70°

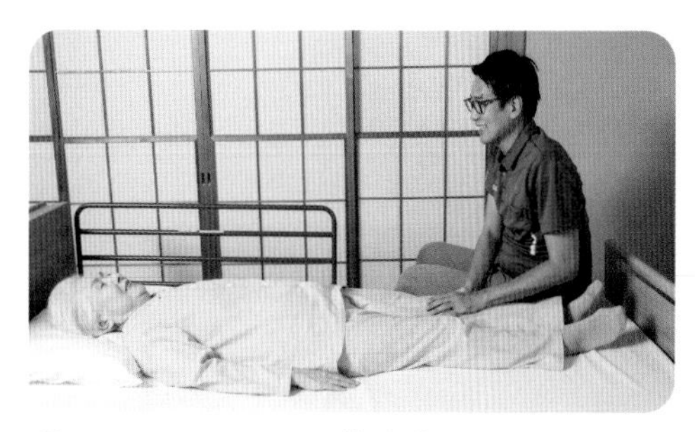

1 リハビリの目的を伝える
始める前に「今から膝の曲げ伸ばしをします。膝の動きをやわらかくするために行います」などと伝える。

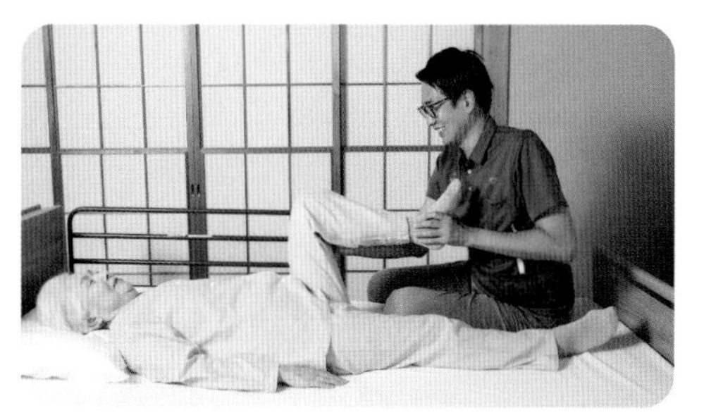

2 関節を動かす
関節を動かしていく。可動域をアセスメントしながら、ゆっくりと膝関節と股関節を動かしていく。

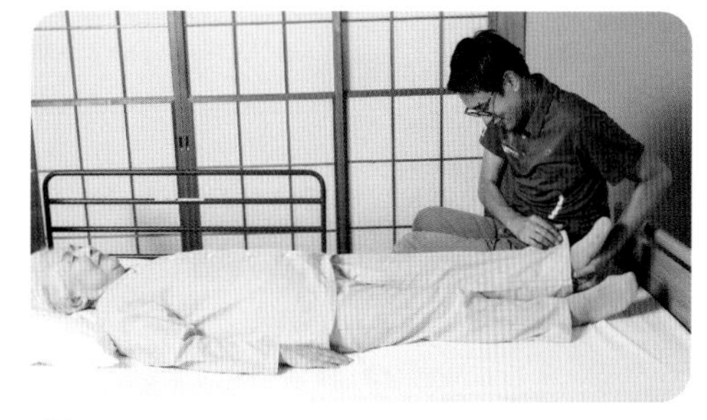

3 元に戻す
ゆっくりと関節を動かして、元に戻す。最後に「おしまいです」などと声をかける。

起居動作訓練

寝た状態から寝返りを打って起き上がり、立つまでの一連の動作のことを起居動作といいます。脳血管障害のある人や高齢者などにとっては、起居動作を行うことがとても効果的なリハビリになります。理学療法士に相談をして、看護師でも関われるリハビリの方法を教えてもらい実践しましょう。

発声練習

声を出す練習は、口の周りの筋肉の動きをよくし、嚥下機能を維持するためにも日々取り入れたいものです。早口言葉に一緒にチャレンジするなど、楽しめるものを見つけましょう。看護師の訪問がない日でも、本人と家族（介護者）が一緒に取り組めるものなら、継続することもできるでしょう。

＊1：理学療法士等が看護業務の一環であるリハビリテーションを提供している利用者に限る　参考文献　＊2：https://www.mhlw.go.jp/file/05-Shingikai-12601000-Seisakutoukatsukan-Sanjikanshitsu_Shakaihoshoutantou/0000170290.pdf　＊3：厚生労働省　e-ヘルスネット　https://www.e-healthnet.mhlw.go.jp/information/dictionary/exercise/ys-060.html（最終閲覧日：2023.2.10）

2 食生活を看る

在宅での看護

たとえ食事制限があったとしても、食が毎日の暮らしの中での楽しみとなるように伴走する。食材の調達から調理、配膳まで誰がどのように行うのかを確認し、支援する。

病院での看護

管理栄養士が栄養や食欲増進などを重視した献立の食事を配膳する。食の進みが悪いときは本人に様子を聞き、場合によっては管理栄養士や医師に相談をする。

在宅での看護では、入院により身体機能と認知機能を低下させるという入院関連機能障害を起こした高齢者に出会うことがよくあります。その場合、減少した筋肉量を増やすことが必要になり、離床（リハビリ）と栄養ケアが重視されます。

また、入院とは関係なく、疾患や環境変化によるストレス、老化などをきっかけに食が進まず低栄養になる人とも出会います。

食は、身体をつくるだけでなく、心にも大きな影響を与えます。家ではできるだけ本人が美味しく食べられる環境をつくる支援をします。口腔の状態の確認、摂食・嚥下の評価などと同時に、本人の「食べたい」を引き出すために必要なことをアセスメントしましょう。また、入院中は経管栄養法だった人の経口摂取再開の可能性があるかの見極めと、その後のコンディションづくりには、多職種がチームとなり取り組むことが大切です。

アセスメントの4つのポイント

1

本人の「食べたい」を引き出す

療養中の栄養管理は必要ですが、それだけでなく本人の食べたいという意欲を引き出すことが重要です。本人の食の好み（好きな食べ物や味付け、温度など）、誰とどこで食べたいか、いつ食べたいかなど、「食べたい」につながることを探してみましょう。

2

食べられない理由を考える

食べられない理由は、嚥下機能だけではありません。認知機能（食べ物が認知できるか、意欲はあるか）、姿勢、口腔内の状況、呼吸状態と総合的に考えます。

3

摂食・嚥下の評価は、必要時に多職種で行う

摂食・嚥下の評価については必要なときに、言語聴覚士、摂食・嚥下障害看護認定看護師、歯科医、医師など専門職と一緒に行います。医師が嚥下内視鏡（VE）検査、嚥下造影（VF）検査を行うこともあります。

4

経鼻経管栄養法や胃瘻使用前には、本人の意思をていねいに確認する

人工的水分・栄養補給法を取り入れる前には、「医療・介護・福祉従事者は、患者本人およびその家族や代理人とのコミュニケーションを通して、皆が共に納得できる合意形成とそれに基づく選択・決定を目指す」と、ガイドライン*に示してあります。意思決定支援をていねいに行いましょう。

＊社団法人 日本老年医学会『高齢者ケアの意思決定プロセスに関するガイドライン 人工的水分・栄養補給の導入を中心として』 平成24年6月27日 https://www.jpn-geriat-soc.or.jp/proposal/pdf/jgs_ahn_gl_2012.pdf（最終閲覧日：2023.2.10）

食べられるものを考える

その人の摂食・嚥下の状態を知り、リハビリテーションを行いながら、食べる楽しみを本人と一緒に考えていきましょう。

摂食・嚥下の評価を多職種で行っていく

「どうしたらもっと美味しくたくさん食べてもらうことができるのか」ということは、体重が減少していく人との出会いの中で思うことも多いです。経管栄養を使っている人にとってもその思いは同じです。

大切なのは、「食事は単なる栄養摂取ではない。食事は人生の楽しみである」点を忘れないことです。病院では食事制限されていたとしても、在宅では本人が食べたいという希望があれば、それがたとえジャンクフードだとしても食べることが生きる喜びや希望につながるのではないでしょうか。

摂食と嚥下の評価については、多職種での関わりが欠かせませんが、どのような方法があるのかを知っておくといいでしょう。

現状を把握しながら、諦めることなく、本人の食について考えていきましょう。

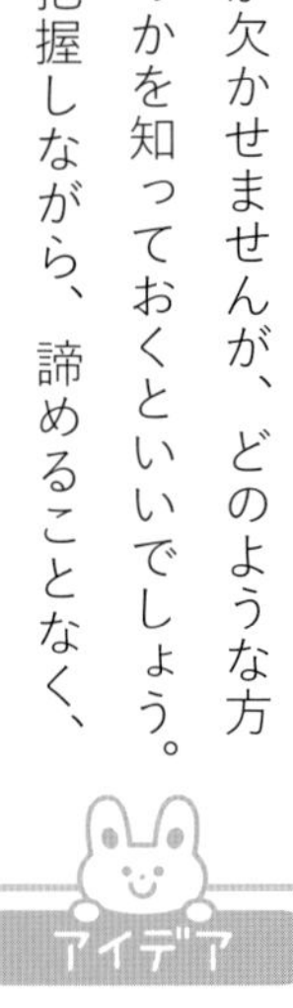

アイデア ゼリーを食べる体験型学習会

本人(利用者)の食支援のために「みんなのかかりつけ訪問看護ステーション瑞穂」で開かれた「ゼリーを食べる体験型学習会」についてお伝えします。

言語聴覚士もスタッフとして働いている「みんなのかかりつけ訪問看護ステーション瑞穂」では、看護師から言語聴覚士に、本人(利用者)の食について相談する機会がよくあります。今回、徐々に食事量が減り摂取量の確保が難しいケースや、嚥下状態が悪化し水分摂取量確保が難しいケースの相談があり、そうした状態の人が食べられるものを探そうと、食品の商品サンプルを取り寄せました。
商品サンプルの条件は以下です。

❶ 手軽に水分、エネルギーが補給でき、かつ嚥下に配慮したドリンクゼリー
❷ 飲みやすく、手軽につくれて、かつおいしいデザート

そして、体験勉強会を開き、商品サンプルの特徴や成分を確認したり、試食したり、意見交換をしたりしました。参加したのは、ステーションに所属する看護師、言語聴覚士、作業療法士です。「嚥下が困難なご利用者さまにもデザートを楽しんでほしいので、ワクワク・ドキドキできる商品をこれからも探します」と言語聴覚士の佐藤さん。所長の大久保さんは「味や食感、飲みやすさなどを実際に体験したことで、本人と家族により具体的に説明や提案ができると感じました」とのことです。

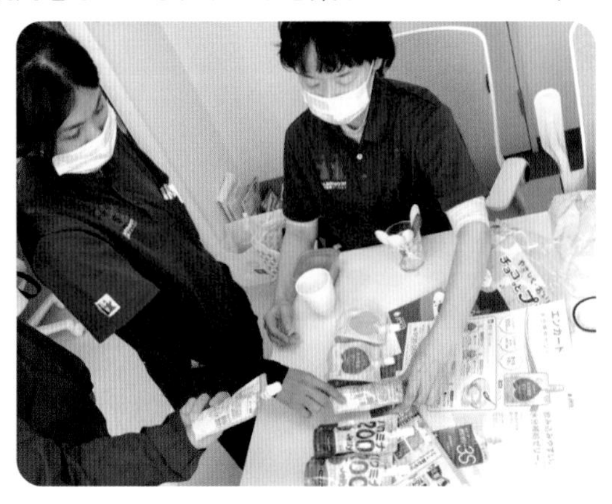

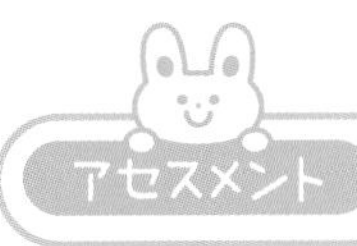

アセスメント おもな嚥下検査

在宅で行うことができる、おもな嚥下検査を紹介します。本人の摂食・嚥下の評価のために、医師など多職種と連携して行っていきましょう。

頸部聴診

目的

誤嚥、咽頭残留の有無を確認します。

方法と評価

少量の水を飲んでもらい、頸部音を聴診します。嚥下音と嚥下前後の呼吸音の変化を確認します。嚥下音が長い、短い、繰り返す場合は、舌による送り込みの障害、咽頭収縮の減弱、咽頭挙上障害、食道入口部の弛緩障害の可能性があります。泡立ち音やむせに伴う喀出音は、誤嚥の可能性があります。嚥下音の合間に呼吸音があるときは、呼吸・嚥下パターンの失調、誤嚥・咽頭侵入の可能性があります。嚥下後の呼気音が湿音、嗽音、液体の振動音の場合は、咽頭部の貯留、咽頭侵入、誤嚥の可能性があります。むせに伴う喀出音、喘鳴様呼吸音は誤嚥の可能性があります。

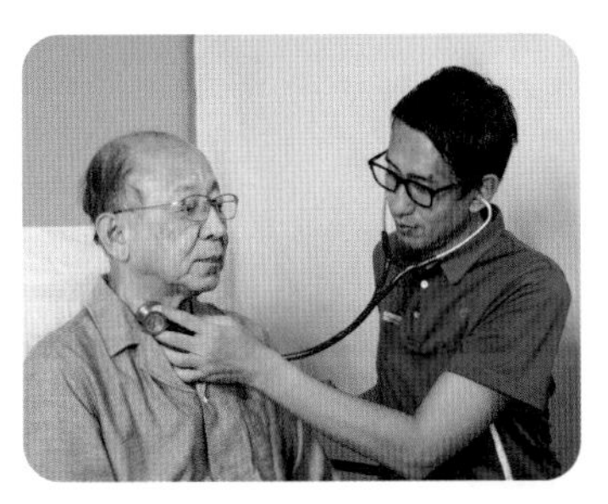

1 呼気音を聴診する

聴診器で喉頭の側面（左右）に聴診器を当て、呼気音を聴診する。このとき、可能であれば事前に咳払いや吸引を行い、気道をクリアにしておく。

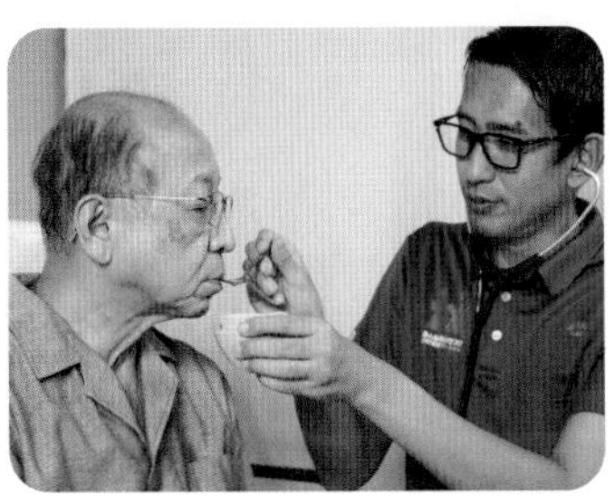

2 少量の水を飲んでもらう

ティースプーンの水を少し飲んでもらう。

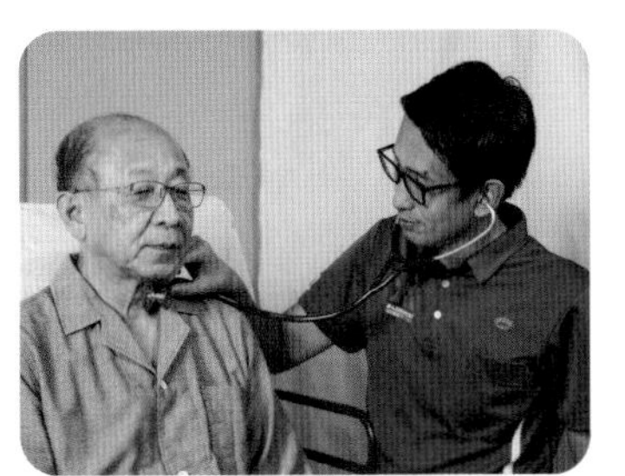

3 すぐに聴診する

嚥下音を聴診する。嚥下のあと息を吐いてもらい、呼気音を聴診し、水を飲む前の呼気音と比べる。嚥下後に重度の誤飲が疑われた場合は、すぐに検査を中断し、吸引措置を行う。

反射唾液嚥下テスト

目的

随意的な嚥下の繰り返し能力を確認します。

方法と評価

唾液を飲み込んでもらい、30秒間に何回飲み込めるかを計測します。飲み込めた回数が２回以下の場合は嚥下障害の可能性があります。

改訂水飲みテスト

目的

口への取り込みと送り込みができるかを確認すると同時に、誤嚥の有無を確認します。

方法と評価

３mℓほどの冷水を飲んでもらいます（嚥下動作を２回行います）。むせ込みの有無、嚥下動作に対する呼吸状態の変化、声の変化を確認します。問題ない場合は、このあとフードテストを行います。

フードテスト

目的

口への取り込みと送り込みができるかを確認すると同時に、誤嚥の有無を確認します。

方法と評価

ティースプーン１杯（３～４g）のプリンやゼリーなどの半固形物、またはお粥や液状の食べ物を食べてもらいます。むせ込みの有無、嚥下動作に対する呼吸状態の変化、声の変化を確認します。

参考文献　公益社団法人長寿科学振興財団　健康長寿ネット　https://www.tyojyu.or.jp/net/byouki/sesshokushougai/shindan.html　おくちでたべる.com　http://www.okuchidetaberu.com/colum/no6.html（最終閲覧日：2023.2.10）

口腔ケア

口腔ケアは心身の健康のために、とても重要なケアです。口の中を見せてもらうことは、その人の尊厳に関わることと心に留めて行いましょう。

呼吸の安定、誤嚥や感染を防ぐためにも口腔ケアの継続は欠かせない

いつまでも好きなものを食べ続けられるために、また会話、呼吸の安定、誤嚥を防ぐ、感染を予防するなどのために、在宅における口腔ケアを続けていくことはとても重要です。

基本は歯磨きです。虫歯や歯周病を予防していくことを大事にします。自分でできる能力がある人には、その能力を活かして自分で磨き続けられる環境を、家族（介護者）とともに整えるようにしましょう。

自分で歯磨きができない人には、家族（介護者）やホームヘルパーが歯磨きを行うことになります。看護師は、訪問時に口腔内に異常がなく清潔に保たれているか、口腔内に食物残渣がないかなどを確認し、歯磨きを含めた口腔ケアを行うときは口唇の動き、舌の動きも観察するようにします。

テクニック　口腔ケアの方法

在宅での口腔ケアで使う歯ブラシとスポンジブラシの選び方や使い方について、ポイントを紹介します。

お手伝いされる習慣への準備を

自分で磨きができていた人が、口に水をふくみ、頬を膨らませてブクブクとうがいができなくなってきたら、本人に「手伝ってもいいですか」と声をかけてみましょう。了解を得てから、歯磨きをさせてもらいます。同時に、今一度、取り入れられるリハビリテーションについて歯科医、歯科衛生士、言語聴覚士などと一緒に考えていきましょう。

ヘッドが太めの歯ブラシがおすすめ

新しく歯ブラシを用意する場合は、ヘッドが太めのタイプを選びましょう。ブラシの中に汚れを取り込みやすいためです。予算的に可能であれば、もう1本、タフトブラシ（毛束がひとつのヘッドが小さな歯ブラシ）を用意し、仕上げに歯間や歯並びが悪いところなど、磨き残しやすい部分を磨きます。

馴染みのある歯ブラシを利用

歯磨きを気持ちよく継続するためには、本人が選んで今まで使ってきた馴染みのある歯ブラシを使わせてもらいましょう。サイズやブラシの硬さなどが本人の心地よさに合っているからです。
本人が使ってきたタイプとは違う歯ブラシを使うときは、人によって痛みや違和感を覚えることがあります。それをきっかけに「もうしなくていいです」と、歯磨きが嫌になってしまうケースもあります。そこで、歯磨きを始める前に、「痛みや嫌な感じがあったら言ってください」などと声をかけるだけでなく、歯を磨きながら本人の様子をよく確認します。痛みなどがあれば、原因が何かをよく観察し、歯ブラシの違いであれば、次回は違うタイプのものをいくつか用意してみるのもいいでしょう。

スポンジブラシだけでは口腔ケアはできない

スポンジブラシは、基本的に、口腔内に残っている食べ物や痰などの分泌物を取り除くために使います。そのため、まずは、口腔内を観察して、必要であればスポンジブラシで食べ物や分泌物を取り除き、そのあと歯ブラシで歯を磨きます。
人工呼吸器を使用している人や経鼻経管栄養法、胃瘻、中心静脈栄養法を行っている人の口腔ケアには、上記のようなスポンジブラシと歯ブラシを使ったケアが欠かせません。口唇や口腔内が乾燥しているときは、ケアの最初に口腔湿潤剤を塗り、口腔粘膜を保護します。

指導：松井新吾（松井歯科医院院長、松井ライフプロデュース代表）

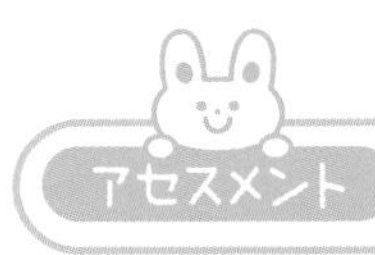

アセスメント ドライマウスに気をつける

唾液の分泌量が減ることにより、口の中が乾いた状態になることを「ドライマウス」と言います。唾液腺を刺激することで予防しましょう。

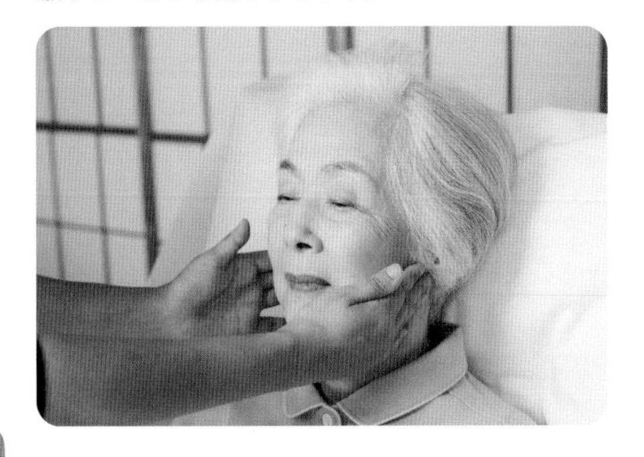

耳下腺、顎下腺、舌下腺を刺激する

ドライマウスになると、会話がうまくできなくなったり、食べ物を飲み込みにくくなったりします。人によっては痛みを感じたり、不快感があって気持ちが落ち込んだりする人もいます。ドライマウスはつばをつくる組織である唾液腺の働きの低下により起こるため、唾液腺を刺激するマッサージを行いましょう。唾液腺には、大唾液腺（耳下腺、顎下腺、舌下腺の３つからなる）と小唾液腺（口腔粘膜や喉の粘膜の一部にある）があります。マッサージを行うのは大唾液腺です。

唾液腺マッサージの方法

1. 頬を手のひらで包み込み、くるくると回す（口の動きをスムーズにする運動）。
2. 耳下腺の部分を、手のひらと指の腹で、ゆっくり円を描くようにしてマッサージする。
3. 顎下腺の部分を、押しやすい指で軽く押す。
4. 舌下腺の部分を、押しやすい指で軽く押す。

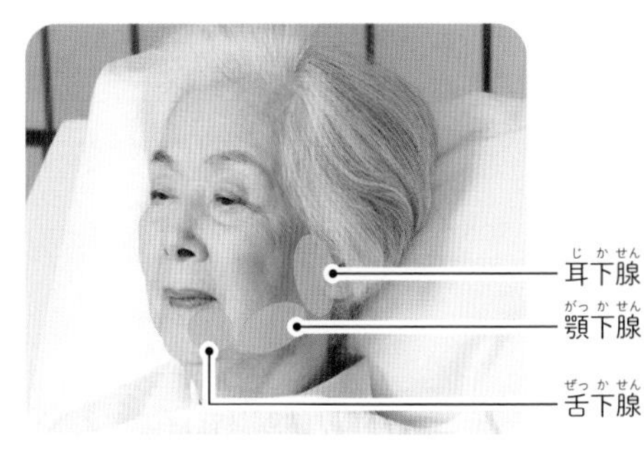

参考文献：『気持ちが楽になる 認知症の家族との暮らし方』繁田雅弘監修（池田書店）P84-89
指導：松井新吾（松井歯科医院院長、松井ライフプロデュース代表）

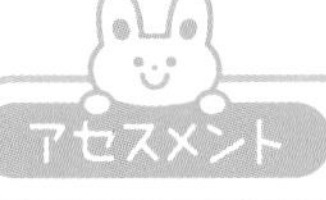

アセスメント 誤嚥予防のための嚥下体操

言語聴覚士が訪問リハビリの際に行っている誤嚥予防のための嚥下体操を紹介します。看護師が訪問の際にも本人と一緒に行うことができる体操です。

高い声と低い声を交互に出す

喉仏の動きをよくする体操です。飲み込むときに喉仏がスムーズに上下に動くことが大事です。しかし、喉仏の筋肉が弱くなっている人がいます。そこで、喉仏を引き上げる筋力訓練、喉仏を引き下げるストレッチ運動を行います。高い声と低い声を交互に出すだけです。声が出せない人でも声を出そうとする動きができれば大丈夫です。手順は以下です。[a]

1. 高い声を２～３秒出す（喉仏が上がる）。長くできる人は10秒くらいまで出す。
2. ５秒休んでから、次に低い声を２～３秒出す（喉仏が下がる）。１と２を10回繰り返す（体調と体力次第で３～10回）。

口笛を吹く

呼吸が必要になるので呼吸のトレーニングになります。また、声門の調整訓練、口の中や唇の形を整えることになるため口周りの調整の練習にもなります。最後まで息を吐き切ると腹横筋が鍛えられ、体幹のトレーニングにもなります。[b]

1. 口笛を、ヒュッ、ヒュッ、ヒュ～と吹く。最後の「ヒュ～」は、息が切れるまで吹き続ける。これを10回繰り返す（体調と体力次第で３～10回）。

指導：高野淳（言語聴覚士。みんなのかかりつけ訪問看護ステーション名古屋）
(a)https://www.youtube.com/watch?v=dBs0b42DREM&t=32s　(b)https://www.youtube.com/watch?v=G0w9eZDnggQ

経管・経静脈栄養法のケア

経口摂取が難しくなると、経管栄養法または経静脈栄養法が選択肢となります。どのようなアセスメントを経て選択されていくのかを知っておきましょう。

栄養方法を選んでいく、その過程で寄り添っていく

経口摂取のみで必要な栄養量が摂取できていない場合や、嚥下機能の低下により経口摂取が難しい場合など、口以外からの栄養摂取が必要になったときに選択されるのが、経管栄養法と経静脈栄養法です。「腸が機能している場合は腸を使う」という大原則から、消化管からの吸収が可能な場合は経管栄養法が、不可能な場合は経静脈栄養法が選択されます。

このような栄養法を選択肢として医師から提示されたあと、選択するのは本人です。命をつないでいくための医療の目線と、本人が考える生き方の目線は同じであるとは限りません。「食べたい」「生きたい」「今の仕事を貫きたい」……そうした本人の希望や思いを聞きながら、本人が納得する選択をしていく過程に寄り添っていきましょう。

知っておきたい 栄養療法の種類

経口摂取以外のおもな栄養療法について、説明します。

経鼻経管栄養法(NG法)

鼻腔から胃や腸まで通したチューブから栄養剤を注入する方法。チューブの定期的な交換が必要。自宅で交換も可能だが、きちんと胃に入っているかの確認が必要。

経皮経食道胃管挿入(PTEG)

首もとから食道、胃腸まで通したチューブから栄養剤を注入する方法。在宅で使用している人は少ない。

胃瘻(PEG)

胃瘻を通して栄養剤を注入する方法。汎発性腹膜炎、腸閉塞、難治性嘔吐、麻痺性イレウス、難治性下痢症、活動性の消化管出血などの場合は適応外。

空腸瘻(PEJ)

腹腔外から経皮的に空腸内に栄養チューブを挿入し腹壁に固定、ここから栄養剤を注入する方法。ＴＰＮ、ＰＰＮに比べて、高カロリー、高濃度の輸液を行うことができる。

末梢静脈栄養法(PPN)

腕などの末梢静脈に留置したカテーテルを経由して、輸液を注入する方法。末梢から投与できるエネルギー量は、1000kcal程度が上限になることが多い。

中心静脈栄養法(TPN)

中心静脈に留置したカテーテルを経由して、高カロリー輸液を注入する方法。

知っておきたい 栄養療法の選択

現在の本人にとって必要な栄養を摂取していくためにもっとも適切な栄養療法を、あらゆる情報を集めながら医師が評価し、決定していくときの、基準となるのが以下です。

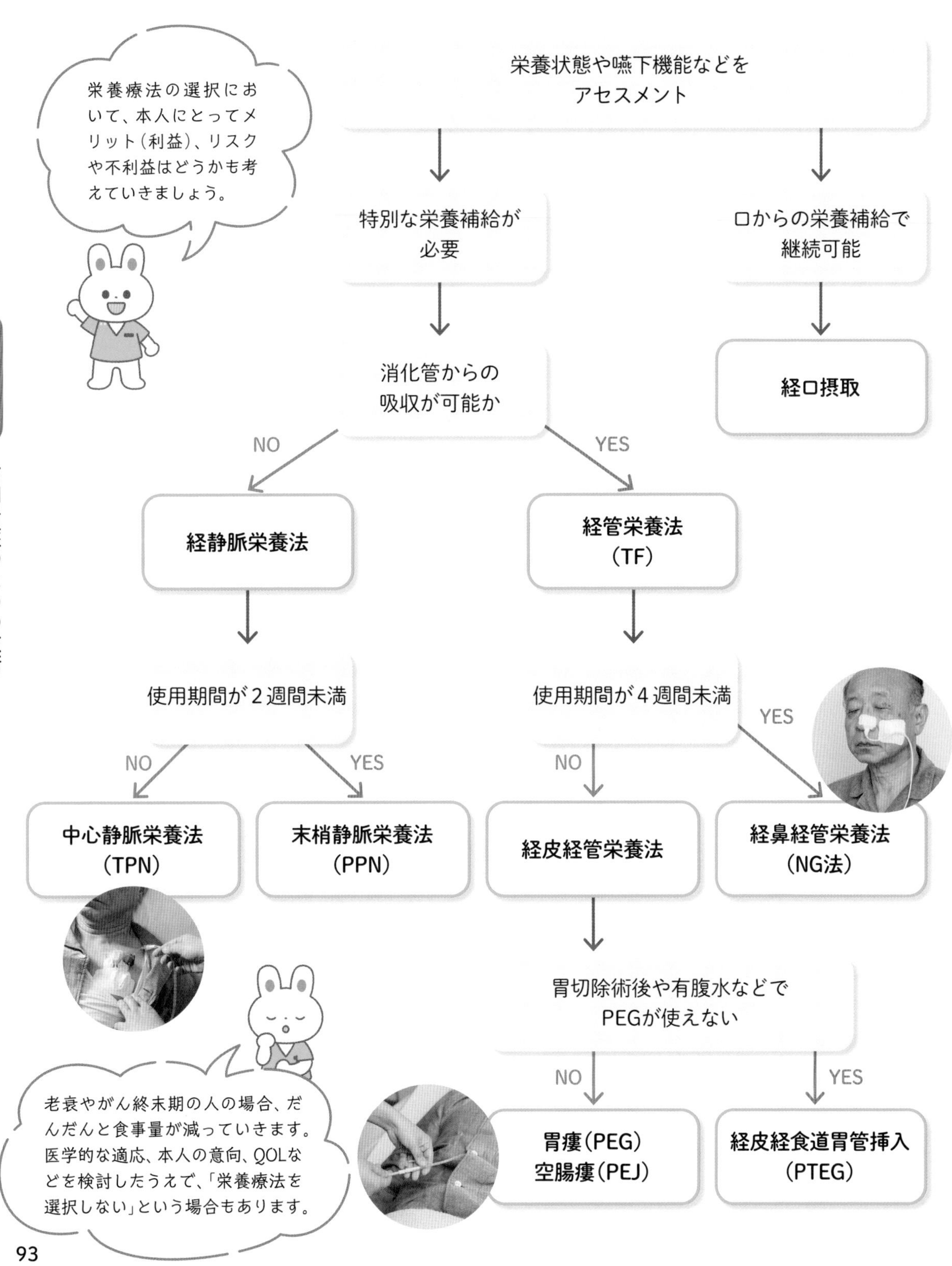

胃瘻のケア

胃瘻造設することへの本人と家族の思いを受け止めながら、トラブルがないように管理していく方法を伝えていきましょう。

皮膚への圧迫によるトラブルには注意を

経皮内視鏡的胃瘻造設術（PEG）で造られたものが胃瘻で、ここに取り付けられた器具を通して栄養剤を注入し、栄養状態の改善をはかります。

トラブルとしては、胃瘻カテーテルの皮膚への圧迫による不良肉芽がよく見られます。ほかにも、胃壁への圧迫により胃潰瘍が起こることもありますので、胃瘻カテーテルを1日1回は回転させ、周りの皮膚の状態を確認することが大事になります。

在宅では本人の胃瘻のケアを家族（介護者）が行うため、栄養剤の注入方法など、必要なことを随時伝えます。胃瘻管理に不安も負担も大きく感じているかもしれません。いつでも相談してください、ということを必ず伝えて、次の訪問までの間も安心して過ごしていただくようにしましょう。

アセスメント　本人と家族（介護者）の状況や思い

胃瘻が造られ、使っている人と家族（介護者）は、どのような思いで暮らしているのか、暮らしの中に不便はないか、胃瘻のケアについての不安や困難はないか、など、見えない部分のアセスメントをていねいに行っていきましょう。

胃瘻造設への不安

胃瘻を造設する前に、本人そして家族の望みをていねいに聞き取り、意思決定支援を行いましょう。決めるのは医療者ではなく、当事者です。

胃瘻造設後のケアへの不安

胃瘻をどのように管理していけばいいのか、わからないととても不安になります。資料などによる視覚的効果を使って説明していきます。また、造設されたあとは、実際にケアを行いながら、その方法や注意点を伝えていきます（P95〜99参照）。

サポートについても、希望次第では訪問診療医、ホームヘルパーなど多職種が関わることができることを伝えましょう。

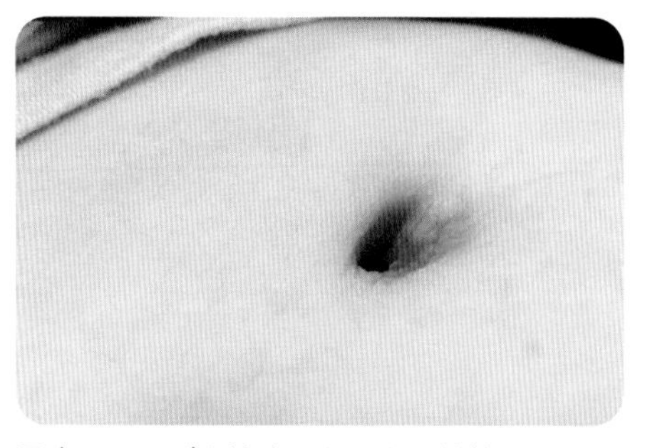

胃瘻チューブを抜去したときの状態

経口摂取が再開できるかという希望

胃瘻を造設後も、また口から食べることができるようになるのかという不安や希望を、なかなか口にすることができない人もいます。実際に経口摂取が再開できる可能性を医師も含めた多職種でアセスメントしながら、本人の思いもていねいに聞いて、寄り添うようにしましょう。

知っておきたい 胃瘻カテーテルの種類

胃瘻カテーテルには、胃内固定板と体外固定板がついていて、この組み合わせから4つの種類があります。胃内固定板は、胃瘻カテーテルがお腹の外に抜けてしまうことを防ぐもので、バルーン型とバンパー型があります。体外固定板は、バルーンやバンパーが腸のほうに運ばれてしまうことを防ぐもので、ボタン型とチューブ型があります。

バルーン・ボタン型

バルーン内の蒸留水を抜くことで、取り替え(挿入・抜去)ができるため、訪問診療医による交換も可能(ただし、胃瘻造設後1年くらいは、通院による交換が望ましい)。目立たず、自己抜去の可能性が低い。ボタンの開閉に手間取ることがある。1か月で交換。

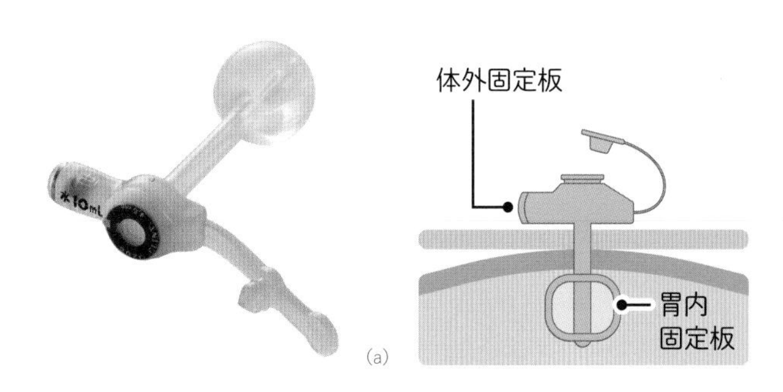

(a)

バルーン・チューブ型

バルーン内の蒸留水を抜くことで、取り替え(挿入・抜去)ができるため、訪問診療医による交換も可能(ただし、胃瘻造設後1年くらいは、通院による交換が望ましい)。栄養投与時の栄養チューブとの接続がしやすい。チューブが気になり自己抜去につながることがある。チューブ内の汚染に注意が必要。1か月で交換。

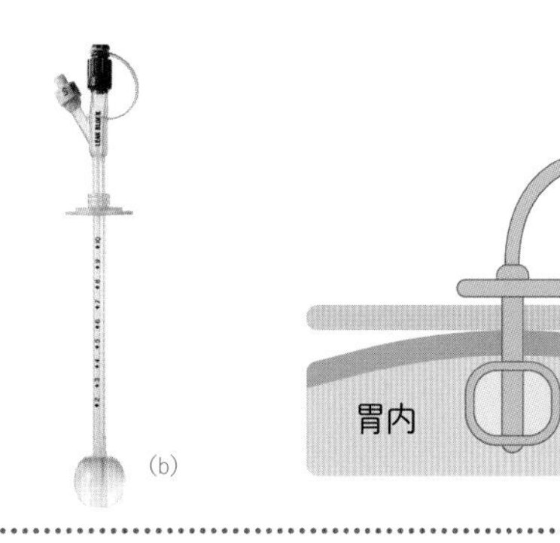

(b)

バンパー・ボタン型

カテーテルが抜けにくいため、交換までの期間が4か月と長い。目立たず、自己抜去の可能性が低い。ボタンの開閉に手間取ることがある。交換時に痛みや圧迫感を感じることが多い。

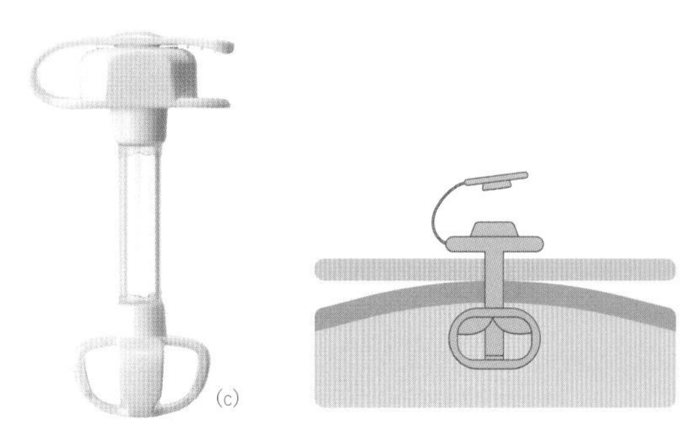
(c)

バンパー・チューブ型

カテーテルが抜けにくいため、交換までの期間が4か月と長い。栄養投与時の栄養チューブとの接続がしやすい。チューブが気になり自己抜去につながることがある。チューブ内の汚染に注意が必要。交換時に痛みや圧迫感を感じることが多い。

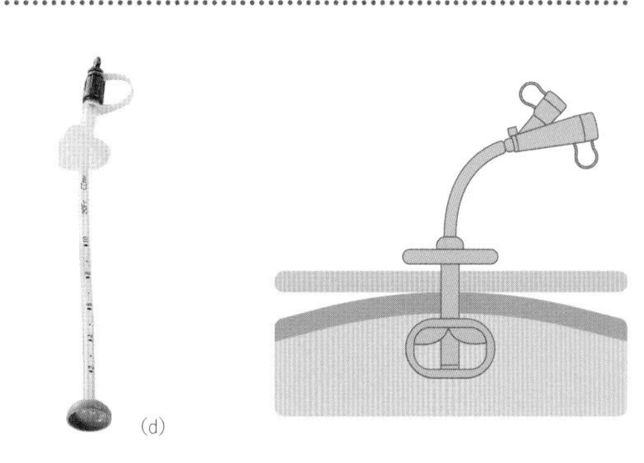
(d)

(a)クリニー バルーンボタン　(b)クリニー リークブロックカテーテル　(c)フェイシルボタン　(d)クリニー 交換用バンパーカテーテル（クリエートメディック）

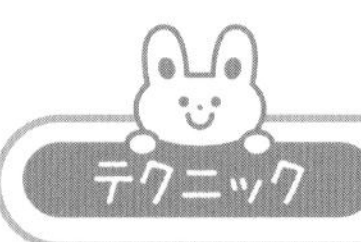

テクニック 栄養剤注入の方法

胃瘻から栄養剤を入れる手順を紹介します。

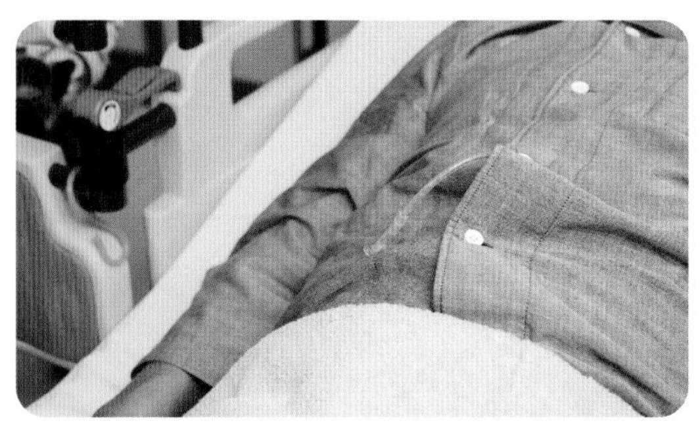

1 ボタン型は接続チューブを取り付ける

上半身を30度または90度に起こす。ボタン型胃瘻カテーテルの場合は、接続チューブを取り付ける。

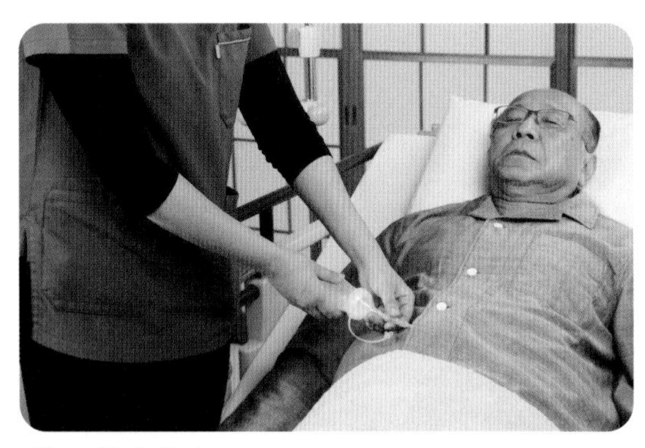

2 薬を入れる

懸濁ボトルに薬と温湯を入れて溶かし、胃瘻カテーテルまたは接続チューブにつなげて薬を注入する。そのあと、カテーテルチップシリンジに入れた白湯を注入する（チューブ内に薬が残らないようにするため）。

簡易懸濁法

錠剤やカプセルを、約55℃の温湯に５～10分程度つけて溶かす方法。薬を完全に溶かすのではなく、水に混ざり合う程度に溶かす（固体粒子を液体中に分散させる）。ただし、粒が残っているとチューブを詰まらせる原因となるため、特に漢方薬など溶けにくく、混ざりにくい薬は少し時間をかけて溶かすようにする。懸濁ボトルを使用する場合は、ボトルに薬を入れたあと、温湯を入れ、蓋を閉めてからボトルを振り、５～10分放置しておく。

用意するもの

- 接続チューブ（胃瘻カテーテルがボタン型の場合のみ）
- 栄養剤
- 経管栄養ボトル
- 栄養セット（チューブなど）
- カテーテルチップシリンジ
- 白湯
- 薬
- 温湯
- 懸濁ボトル
- 使い捨て手袋

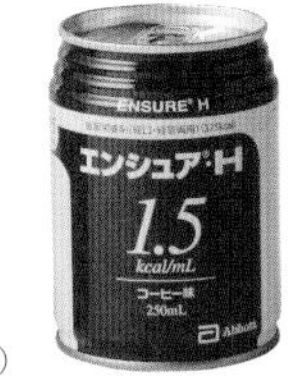

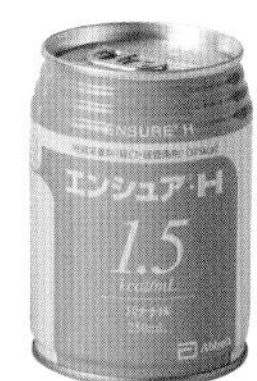

(a)

経腸栄養剤には大きく分けて、消化・吸収機能障害なしの人向けの半消化態製品と、消化・吸収機能障害がある人向けの消化態製品や成分栄養製品があります。消化・吸収機能障害がない人には、タンパク質を含む医薬品ではエンシュア®・H、ラコール® NF配合経腸用液などを使用し、消化・吸収機能障害がある人には、ペプチドや、アミノ酸を含む消化態栄養製品や成分栄養製品を使用します。ほかに各種病態に適した栄養製品があり、肝疾患の人にはアミノレバン® EN、腎不全の人にはリーナレン® などがあります。

Point 胃食道逆流が減少するなどの理由から半固形の経腸栄養剤を使うときは、加圧バッグで容器に圧力を加えながら注入します。

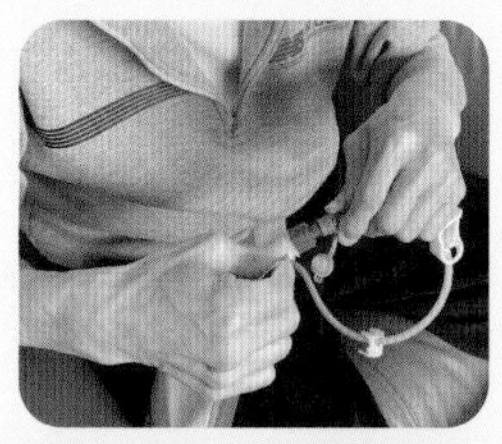

1 接続チューブに半固形の経腸栄養剤とつなげる。

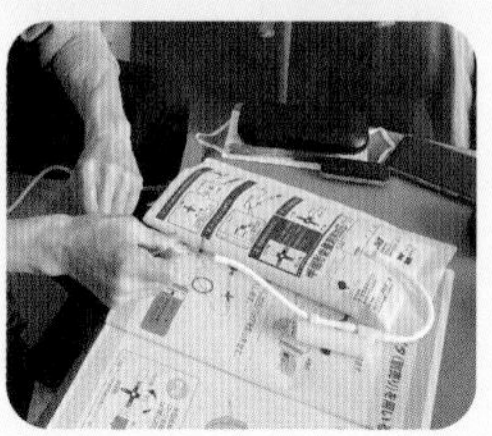

2 経腸栄養剤を加圧バッグに入れ、手動ポンプで押す。加圧バッグを膨らみ、経腸栄養剤が注入される。

(a) エンシュア®・H

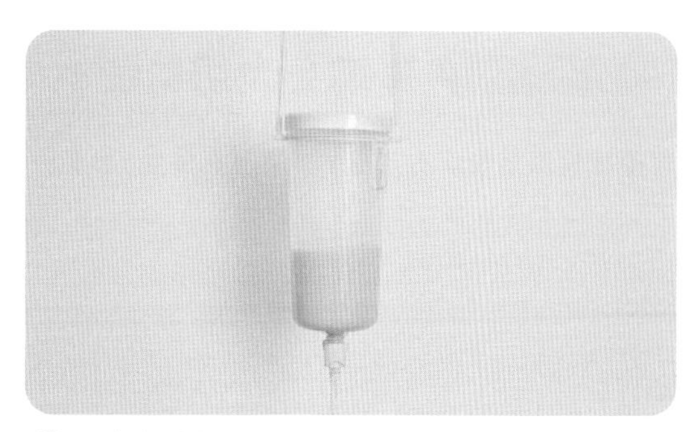

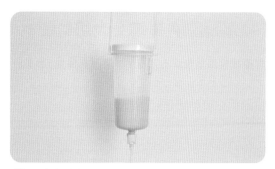

3 栄養剤を入れる

クレンメが閉じていることを確認してから、経管栄養ボトルに栄養剤を入れる。

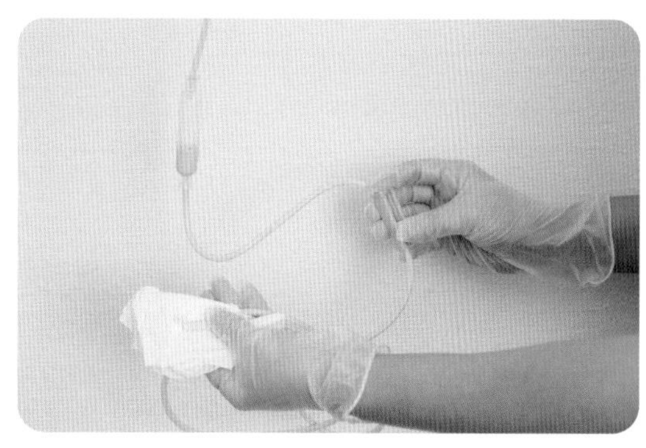

4 チューブに栄養剤を満たす

栄養セットのチューブの先端まで栄養剤を満たす。このとき、チューブの先から落ちる栄養剤はティッシュペーパーなどで受け止める。

注入中はできるだけゆったりと過ごしてもらい、姿勢が崩れてきたら直す手伝いをする。途中で気分が悪くなっていないか確認をする。

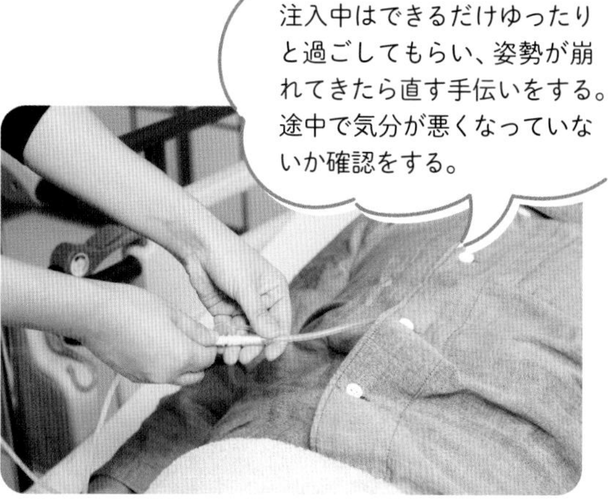

5 栄養セットのチューブとカテーテルをつなげる

クレンメを閉じ、栄養セットのチューブと胃瘻カテーテル（または接続チューブ）をつなげる。クレンメを開けて、栄養剤の注入を始める。

カテーテルチップシリンジで注入する方法もある。

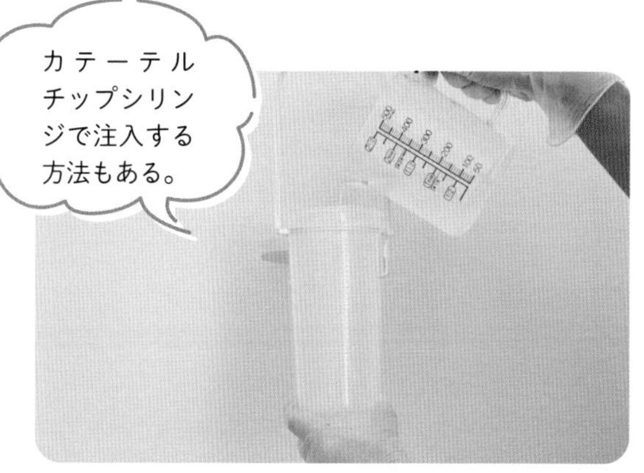

6 白湯を注入する

栄養剤の注入が終わったら、一度クレンメを閉めてから、経管栄養ボトルに白湯を入れる。クレンメを開けて注入を行う。白湯の注入が終わったら、胃瘻カテーテルから栄養セットのチューブを外す。ボタン型胃瘻カテーテルの場合は接続チューブも外す。

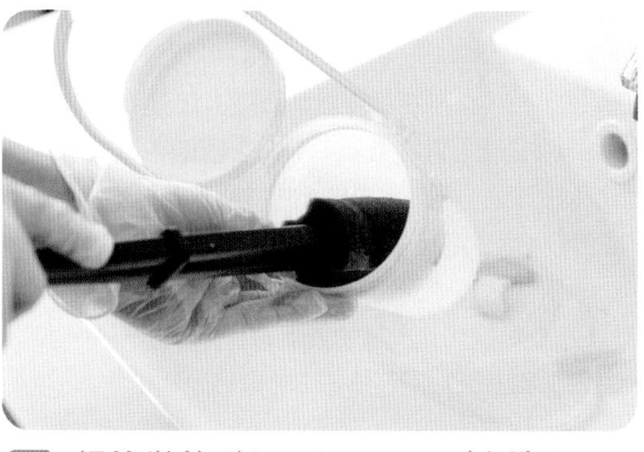

7 経管栄養ボトルとチューブを洗う

台所用洗剤（中性洗剤）を使って、経管栄養ボトルとチューブを洗う。クレンメを開けて、チューブの中までよく洗い流す。フックやハンガーを使って吊してよく乾燥させる。

Point S字フックなどを使って、洗浄後の経管栄養ボトルとチューブをしっかり乾燥させます。

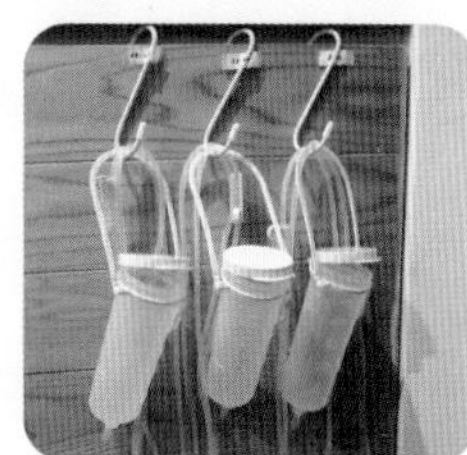

注入時間ごとに経管栄養ボトルとチューブを分けて保管している例。

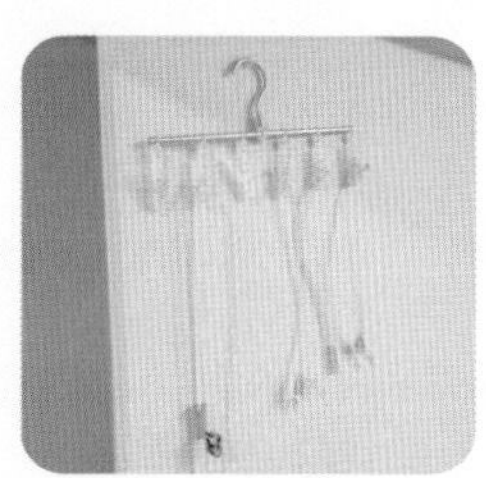

ハンガーに接続チューブや栄養セットのチューブを吊るして保管している例。

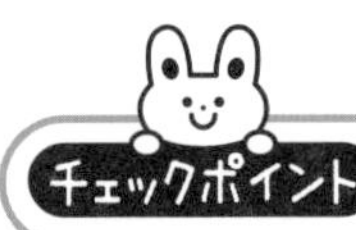

チェックポイント 胃瘻を大切に使っていくためのコツ

胃瘻は胃につながる穴です。清潔を保ち、カテーテルによる刺激に注意を払い、また栄養を胃に優しく届けていくことを大事にしていきましょう。ここでは家族（介護者）にも伝えておきたい、胃瘻のケアと栄養注入のコツを紹介します。

医師の指示に従って投与する

投与する栄養剤は、本人の状態に合わせて医師が１日の熱量、栄養素などを考え指示しますので、それに従います。

開封した栄養剤の保存は冷蔵庫で24時間まで

衛生面から、栄養剤は開封後、冷蔵庫内で保存し、24時間以内に使い切ります。

投与速度は体調を見ながら調整する

投与速度については、医師と相談し、指示に従います。通常は３～４時間投与（80～100mℓ/時）から始めます。慣れてきたら、本人の状態をみて（胃食道逆流の有無、下痢の有無、腹部膨満症状などを確認）、安定している場合は速度を変え、１時間投与（300～500mℓ/時）に移っていくこともあります。

経管栄養ボトルは２セット以上を準備

経管栄養ボトルや栄養セットは自然乾燥させるので２セットあると便利。

胃瘻カテーテルは１日１回、回転させる

胃内固定板であるバルーンやバンパーが胃壁や腹壁を圧迫していたり、胃壁に埋没していたりすると、胃瘻カテーテルを回転させたときに、スムーズに回らなくなります。そのまま放っておくと、腹壁と胃壁に血流障害が発生して、接触性皮膚炎や肉芽形成、ひどい場合は壊死を起こす危険性があるため、気づいたときはすぐに看護師に連絡をするよう伝えます。トラブルを早期に発見するために、胃瘻カテーテルを１日１回は回転させて、スムーズに回転することを確かめます。

栄養ボトル
栄養剤
カテーテル
胃
瘻孔

バルーン型の固定水の交換時期は、製品のタイプに合わせる

バルーンの中の固定水は徐々に減っていきます。そのため、バルーン水の交換が必要となりますが、製品のなかには30日間固定水の交換が不要なタイプもあります。そこで、製品のタイプに合わせて、バルーン水の交換の有無や時期を把握しておきましょう。バルーン水を交換する場合は、シリンジ（10mℓ）２本と滅菌精製水を用意します。まず、注入口にシリンジを接続して固定水を吸引します。続けて、滅菌精製水を入れておいたもう１本のシリンジを注入口に接続して、ゆっくりと注入します。滅菌精製水の量が多すぎるとバルーンが破裂することがあるため、事前に必要量を確認したうえで、行うことが大事です。

瘻孔部分の清潔を保つ

胃瘻造設時に造った孔のことを瘻孔といいます。入浴やシャワーをすることができる人は、瘻孔や胃瘻カテーテルを保護する必要はなく、体を洗うときに瘻孔のまわりもていねいに洗うよう伝えます。入浴やシャワーができない人は、清浄綿で拭くか、仰臥位でタオルでバリケードをし、石けんと微温湯で洗浄する方法を伝えます。

参考文献　NPO法人PDN　http://www.peg.or.jp　『在宅における胃ろう管理の手引き』長崎市訪問看護ステーション連絡協議会　https://nagasaki-nurse.or.jp/nursenet/reference/iroukanri.pdf　『経管栄養の手引き』 アボットジャパン合同会社　https://nutritionmatters.jp/common/pdf/tools/Guidance.pdf　一般社団法人日本流動食協会　https://www.ryudoshoku.org/howto/use3　兵庫県https://web.pref.hyogo.lg.jp/kf10/documents/r3text_4.pdf（最終閲覧日：2023.2.10）

発生しやすいトラブルと対処法

胃瘻を使っているときに起こりがちなトラブルとその対処法を紹介します。

胃瘻カテーテル自己抜去

胃瘻カテーテルが抜けてしまった場合には、すぐに看護師に連絡をするよう伝えておきます。抜去後、1時間以内に閉塞してしまう可能性があるため、医師との事前打ち合わせとともに、本人・家族（介護者）の対応力によっては、瘻孔の閉塞を防ぐための応急処置（吸引チューブを代わりに挿入しておくなど）を指導しておくこともあります。

下痢、便秘

よく起こるのが下痢。対処法としては、注入速度を遅くする、1回の注入量を減らして回数を増やす、栄養剤を常温にする（冷えているものは避ける）、消化態栄養剤に変える、浸透圧の低い栄養剤に変える、可溶性食物繊維が多い栄養剤に変えるなどがよく行われます。ただし、細菌汚染による場合もあるため医師への相談が基本です。
便秘に対しては、腸の運動が不活発になることにより起こるため、水分補給、食物繊維が多い栄養剤に変える、運動が可能な場合は運動回数を増やすなどの対処法があります。

栄養剤が漏れる

瘻孔から栄養剤が漏れてくるときは、瘻孔の広がり、胃への圧迫、胃の働きの低下、投与速度が速い、胃瘻カテーテルの逆流防止弁や接続口の不具合などが考えられます。医師への相談が必要です。栄養状態や原疾患を含めた全身状態を評価したり、圧迫が原因の場合は胃瘻カテーテルのサイズを変えたりすることもあります。

瘻孔まわりの皮膚トラブル

瘻孔まわりの皮膚に赤みなどの異常を感じたとき、本人から痛みなどの訴えがあったときは、早めに医師に相談をします。不良肉芽、瘻孔部の感染や瘻孔の拡大といったトラブルに注意が必要です。

腹部膨満症状、嘔吐、栄養剤の逆流

お腹が張って苦しい、吐き気がする・吐いてしまった、栄養剤の逆流が起こる、ということがあります。その場合は、投与するときの姿勢が悪い、栄養剤の投与速度が速い、消化吸収能力が低下している、栄養剤が合わず吸収障害を起こしているなどが考えられます。また、胃瘻カテーテルのバルーンが十二指腸まで移動して閉塞が起こっている可能性もあります（ボールバルブ症候群）。医師に相談をします。

体重を定期的に測定できれば、適切な栄養量であるかどうかのアセスメントに役立ちます。
また、栄養投与の準備や投与中そばにいることが、家族の負担になっていないか話を聞くことも、継続していくうえで重要です。

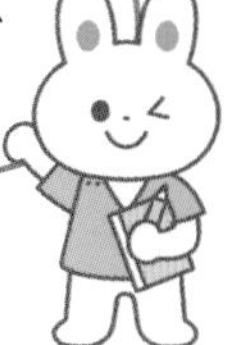

経鼻経管栄養法のケア

経鼻経管栄養法を行っていくことについて、本人や家族がどのような思いでいるのか、つらいことはないかなどを話の中から受け止め、ケアに反映していきます。

この栄養法と付き合っていくことへの思いを考える

鼻腔から胃に通したチューブから、栄養剤を注入し、栄養状態の改善を図るのが「経鼻経管栄養法（ＮＧ法）」です。消化器の機能は問題ないが、経口での摂取が難しい場合に選択されます。一時的に行う人もいれば、長い期間行っていく人もいますし、胃瘻からの栄養摂取に変わっていく人もいます。そのため、どうして今、この栄養法が必要なのかということを本人と家族（介護者）がしっかりと理解したうえで行っていくことが大事です。また、日々のケアは家族（介護者）が行っていくため、その方法もていねいに説明します。

本人が少しでも快適に栄養補給ができるように、経鼻栄養チューブの固定用テープの貼り方や栄養剤の種類など、工夫できるところは本人と一緒に考えていきましょう。

アセスメント 本人と家族（介護者）の状況や思い

鼻にチューブを入れる日々が続くことに対しての本人と家族（介護者）の思いや負担感を感じ取りながら、ケアを続けていきましょう。

経鼻経管栄養法をスタートさせることへの不安

胃瘻と同様に、経鼻経管栄養法が始まる前に、その仕組みをていねいに説明し、本人そして家族の望みをていねいに聞き取り、意思決定支援を行いましょう。決めるのは医療者ではなく、当事者です。

経鼻経管栄養法のケアを行っていく不安

栄養剤を入れたり、注入中の様子を見ていたりするのは家族（介護者）の役目になります。どのようにしたらよいかわからないと本人と家族（介護者）は不安になりますので、資料などによる視覚的効果を使って説明します。また、経鼻経管栄養法が始まったら、実際にケアを行いながら、その方法や注意点を伝えていきます（P101〜104参照）。
サポートについても、希望次第では訪問診療医、ホームヘルパーなど多職種が関わることができることも伝えましょう。

経鼻経管栄養法を受ける不安

鼻からチューブを挿入している、その姿を想像するだけで拒否反応を示す人もいます。チューブを取り替えるときのことや、挿入しているときの咽頭の違和感を考えると不安だという人もいます。
美味しいものが口から食べられないという悲しみもあるなか、このような羞恥心や不安を抱えている本人に対して、どのようにしたら支援していけるか、できることは何かを考えていきましょう。

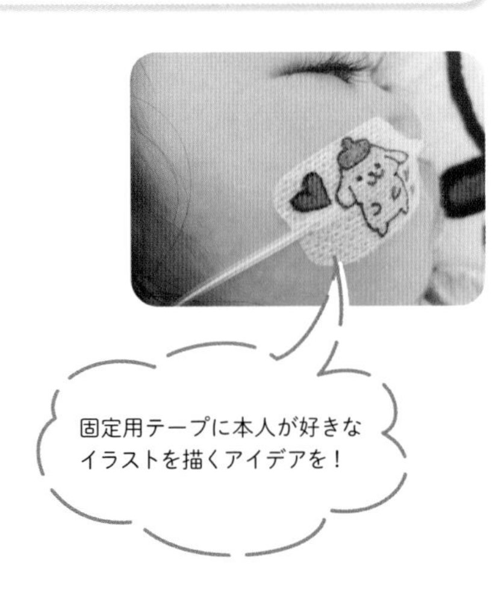

固定用テープに本人が好きなイラストを描くアイデアを！

チェックポイント 栄養剤注入を心地よく行うためのコツ

鼻から入れているチューブへの違和感を最小限に止め、栄養を胃に優しく届けていくことを大事にしていきましょう。ここでは家族（介護者）にも伝えていきたい、経鼻栄養チューブ（以下チューブ）に関わるケアと栄養剤注入のコツを紹介します。

1日1回、固定テープを貼り替える

潰瘍を予防するために、チューブを固定しているテープは1日1回、場所を変えて貼り替えます。

1日1回、鼻の粘膜のケアをする

鼻の粘膜を保護するために、鼻腔内の手入れを少なくとも1日1回は行います。まず、ぬるま湯で濡らした綿棒で、鼻腔内を拭きます。次に、綿棒にワセリンや軟膏を取り、鼻腔内に塗ります。

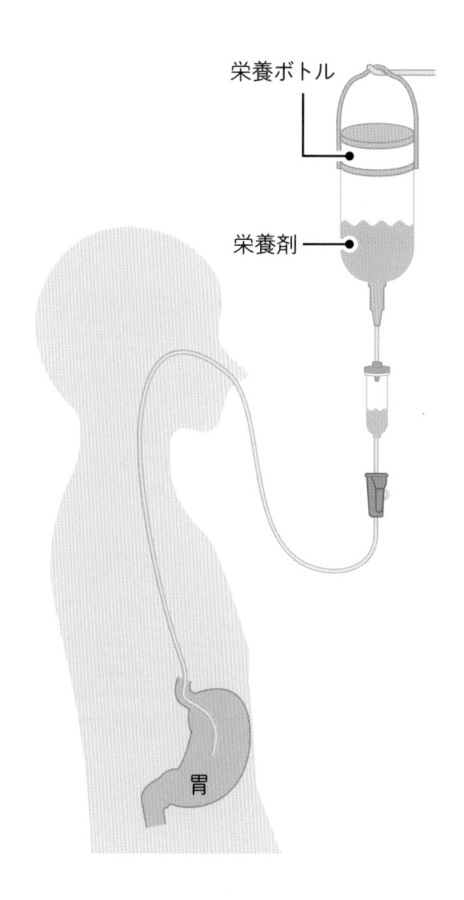

チューブは約1～2週間で交換

約1～2週間ごとにチューブ交換を行います。看護師が行いますが、小児の場合は家族が行うことがほとんどです。もしもチューブの潰れ、チューブ内の汚れなどが気になるときは、早めに交換をします。

入浴は可能

いつでも入浴は可能ですが、チューブを抜いたタイミングでの入浴がおすすめです。

チューブが当たる部分の皮膚の状態を確認する

鼻腔には、チューブの皮膚への圧迫による不良肉芽が見られることがあります。また、頬などもチューブや固定用のテープによる影響で赤くなることがあります。訪問時に必ず確認するようにします。また、家族（介護者）やホームヘルパーには、気づいたら看護師に報告してほしいと伝えます。

チューブが抜けたらすぐに連絡を

もしもチューブが抜けてしまった場合は、すぐに看護師に連絡をしてもらいます。なお、指導を受けている家族（介護者）であれば、チューブを再度入れることも可能です。

チューブの詰まり

チューブに栄養剤が詰まってしまった場合は、白湯20～30mℓを吸い上げたシリンジをチューブとつなぎ、白湯を勢いよく流し入れます（パルシングフラッシュ／P109参照）。それでも詰まりが改善しない場合は、チューブを取り替えます。

下痢、便秘 →P99を参照
腹部膨満症状、嘔吐、栄養剤の逆流 →P99を参照

テクニック 栄養剤注入の方法（大人の場合）

大人の場合、経鼻栄養チューブの交換は医師が行うことが多いため、ここでは固定用テープの交換方法と栄養剤の注入方法を紹介します。

用意するもの

- 経鼻栄養チューブ
- 固定用テープ
- マジック
- 栄養剤
- 経管栄養ボトル
- 栄養セット（チューブなど）
- 白湯
- 使い捨て手袋

カットしてためておくと便利！

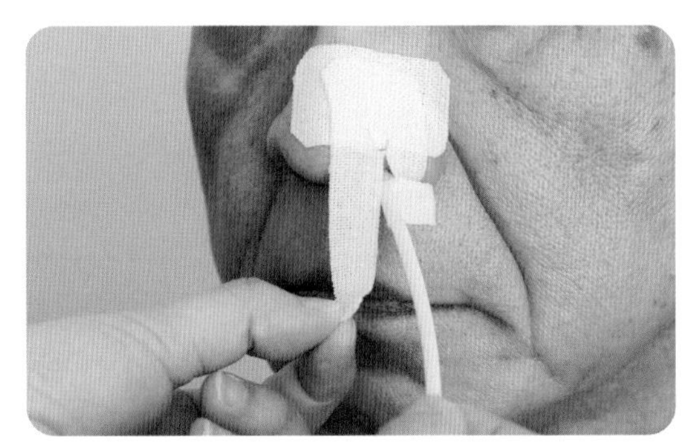

1 経鼻栄養チューブにテープを巻く

固定用テープを剥がして新しい固定用テープを貼っていく。まず、経鼻栄養チューブを入れた鼻腔側の鼻尖部分に下地となるテープを貼る。その上に、中央に4.5cmの切れ込みを入れたテープを貼り、片方のテープを経鼻栄養チューブに螺旋状に巻く。

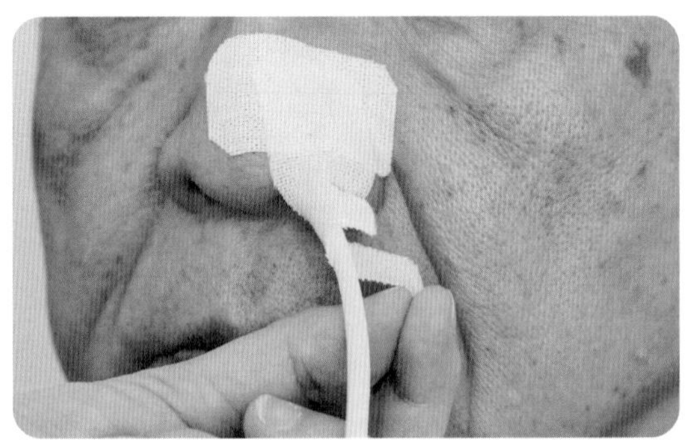

2 もう一方のテープも螺旋状に巻く

残りのテープも経鼻栄養チューブに螺旋状に巻いていく。巻き終わったら、巻いたテープと経鼻栄養チューブを指で圧着させる。

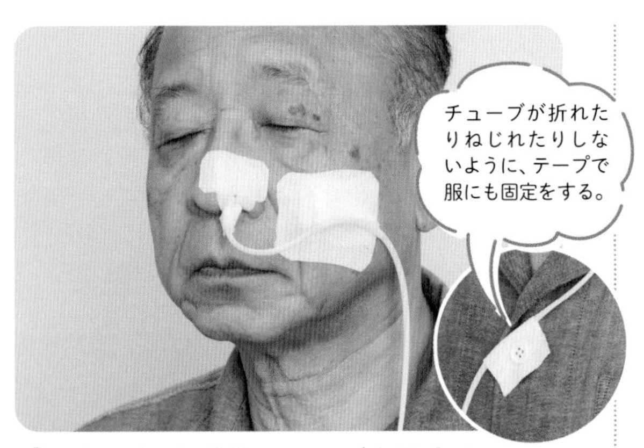

チューブが折れたりねじれたりしないように、テープで服にも固定をする。

3 頬で経鼻栄養チューブを固定する

頬に土台のテープを貼り、その上に経鼻栄養チューブをのせ、上からテープを経鼻栄養チューブの形に沿って貼り、固定する。

4 栄養剤を注入する

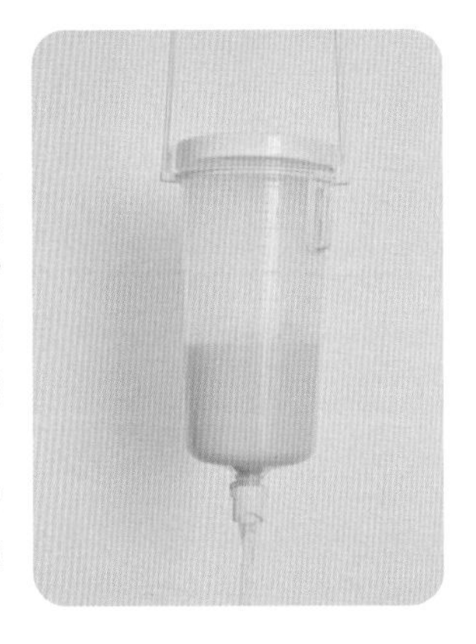

経管栄養ボトルに栄養剤を入れ、栄養セットのチューブの先端まで栄養剤を満たす。経鼻栄養チューブと栄養セットのチューブをつなげたら、栄養剤の注入を始める。

5 白湯を注入する

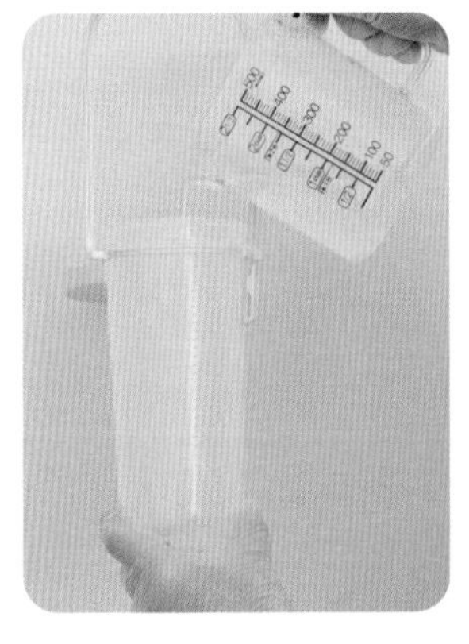

栄養剤の注入が終わったら、一度クレンメを閉めてから、経管栄養ボトルに白湯を入れて、注入する。終わったら、経鼻栄養チューブから栄養セットのチューブを外して、経鼻栄養チューブは洋服に固定しておく。経管栄養ボトルと栄養セットは台所用洗剤（中性洗剤）で洗い、フックなどにかけて自然乾燥させる（P97参照）。

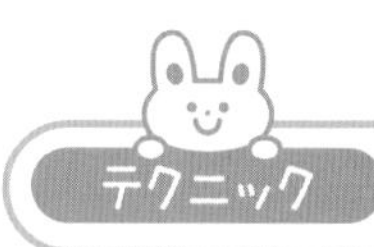

テクニック

栄養剤注入の方法(乳幼児の場合)

乳幼児の、経管栄養チューブの挿入方法と、ミルクや栄養剤の注入方法を紹介します。

用意するもの

- 経鼻栄養チューブ
- 固定用テープ
- マジック
- ミルクや栄養剤
- 経管栄養ボトル
- 栄養セット(チューブなど)
- シリンジ
- pHチェッカー
- 聴診器
- 使い捨て手袋

★滑りをよくするため、経鼻栄養チューブを挿入する前に、ワセリンなどの潤滑油を塗っておくこともあります。

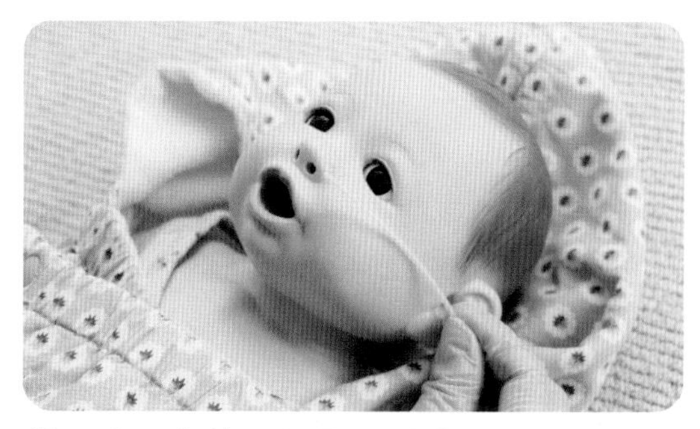

1 鼻の先端から耳まで測る

経鼻栄養チューブを挿入する長さを決める。まず、本人の鼻の先端に経鼻栄養チューブの先をあて、耳までの長さを測る。

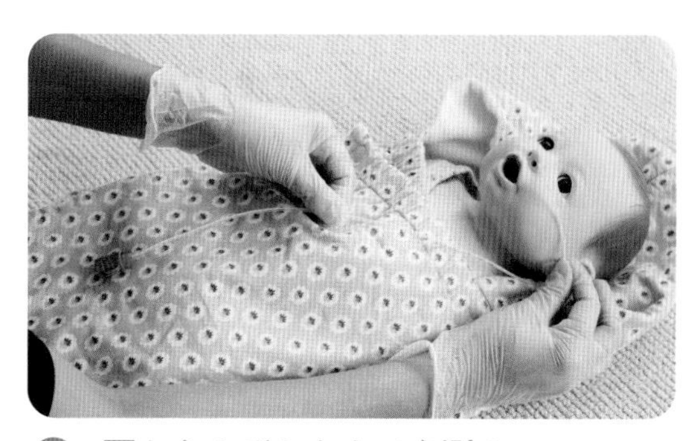

2 耳からみぞおちまでを測る

次に、耳からみぞおち(肋骨の一番下のくぼみ)までを測る。1と2(鼻から耳、耳からみぞおち)を足した長さが、挿入する長さになる。

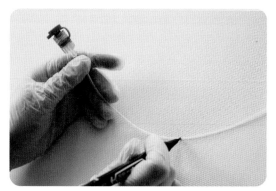

3 マジックで印をつける

長さが決まったら、マジックで印をつけておく。

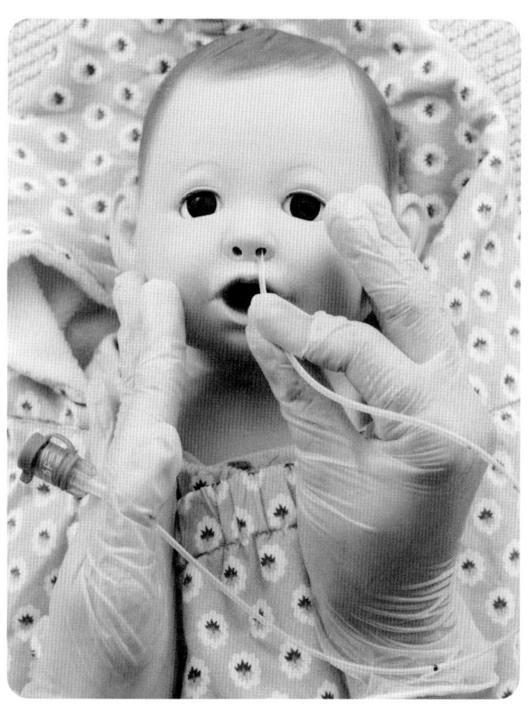

4 経鼻栄養チューブをゆっくり挿入する

本人を仰向けにして、片手で頭や顔を支えて動かないようにする。経鼻栄養チューブの先端から5cmほどのところを持ち、印をつけたところまで挿入していく(唾をゴックンと飲み込んでもらって、そのタイミングでチューブを入れていく)。

モデル:コーケンベビーLM-026G(高研)

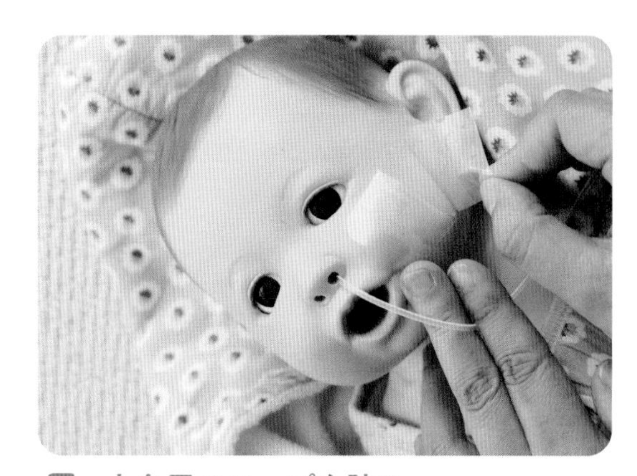

5 土台用のテープを貼る

皮膚を保護するために、土台用のテープを頬に貼る。貼る位置は、毎回少しだけ変えて、テープによる刺激を最小限にする。

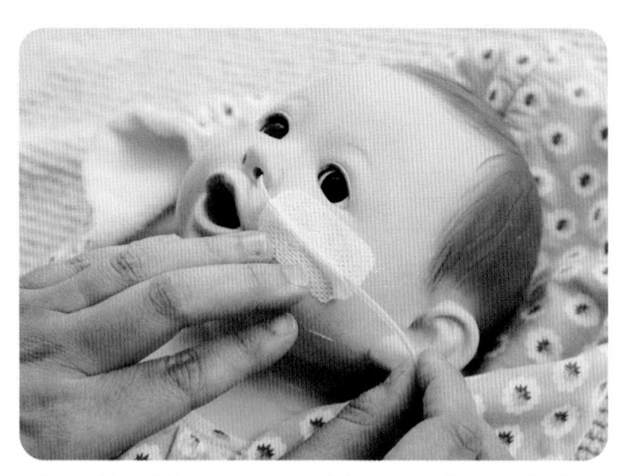

6 経鼻栄養チューブをテープで固定する

経鼻栄養チューブがたるまないように注意しながら、固定用テープで、経鼻栄養チューブを挟むようにしながら固定する。

Point

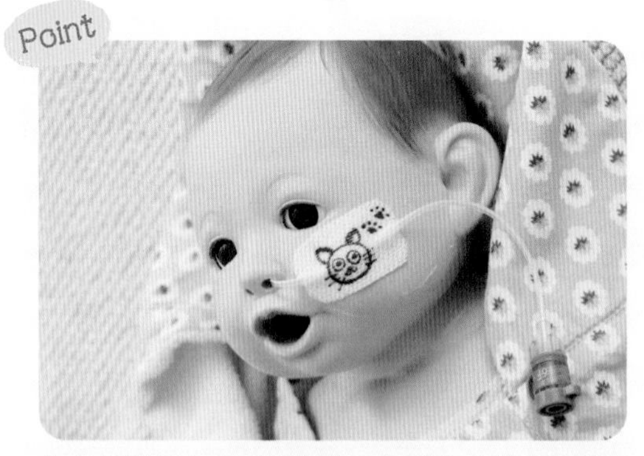

本人が好きなキャラクターなどを一番上に貼る固定テープに描いて、本人に見てもらったあと貼ると、喜んでもらえることがあります。

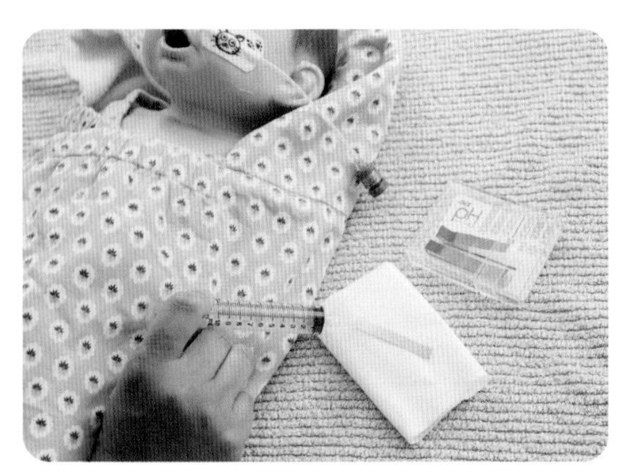

7 胃の内容物を吸引する

経鼻栄養チューブに経口用注射器を接続して、胃の内容物を吸引する。胃壁を傷つけないように無理なくゆっくりと引く。pHチェッカーを使い酸性（pH5.5以下）であることを確認。さらに、経口用注射器に５mℓほどの空気を入れて、経鼻栄養チューブに接続し、空気を入れ、聴診器で胃の音（ボコボコという音がするか）を確認する。

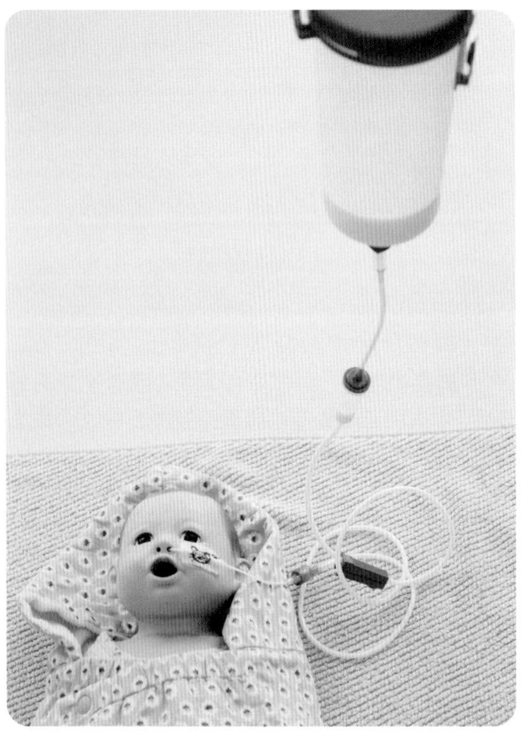

8 栄養剤を注入する

経管栄養ボトルに栄養剤を入れ、栄養セットのチューブに経鼻栄養チューブをつなげてから、栄養剤の注入を行う。終わったあとは、経管栄養ボトルと栄養セットのチューブをよく洗い自然乾燥させる（P97参照）。

参考文献　「経管栄養開始時のチューブ先端・胃内残量評価の必要性」清水孝宏 、松山美智子、豊見山直樹、地方独立行政法人 那覇市立病院 看護部1) 脳神経外科2、日本静脈経腸栄養学会雑誌 30(2):679-683:2015　https://www.jstage.jst.go.jp/article/jspen/30/2/30_679/_pdf/-char/ja（最終閲覧日：2023.2.10）

在宅中心静脈栄養法のケア

輸液のある日々の中でも、本人の生活や活動に合わせて自由度を保てるような方法を考えましょう。

CVポートや輸液の管理を家族（介護者）とともに行う

中心静脈に留置したカテーテルを経由して高カロリー輸液を注入し、栄養状態の改善を図るのが「中心静脈栄養法（TPN）」です。経口での栄養摂取が難しい場合の選択肢となります。

輸液のためのカテーテルには、体外式カテーテルと皮下埋め込み式カテーテル（CVポート）があります。行動制限が少なく、管理しやすい点から、CVポートを利用している人のほうが多く見られます。

輸液は、24時間持続的に行う場合と、間欠的に行う（一定の時間をおいて、行ったり中断したりする）場合があります。これは、本人が必要とする栄養などから医師が判断します。在宅の場合、輸液の管理、カテーテルの接続、穿刺などを看護師などと一緒に家族（介護者）も行うことになります。

アセスメント　本人と家族（介護者）の状況や思い

中心静脈栄養法を行いながら在宅で過ごすことを本人が決めていく過程から、その後の本人や家族それぞれの思いにも寄り添いながらケアしていきましょう。

中心静脈栄養法をスタートさせることへの不安

導入前は、点滴や針は医療行為のイメージが強く、難しそうという抵抗感や不安が強い人も多くいます。そこで、中心静脈栄養法について、その仕組みをていねいに説明し、本人そして家族の望みをていねいに聞き取り、意思決定支援を行いましょう。決めるのは医療者ではなく、当事者です。

中心静脈栄養法を受ける不安

体内にカテーテルを埋め込むので、感染のリスクや、生活の変化について不安を感じるでしょう。不安に思っていることをお聞きし、それに対しててていねいに答えていきます。たとえば、カテーテルやポートの管理方法、入浴ができること、活動次第ですが輸液を行っている間でも歩くことができることなどを伝えます。

中心静脈栄養法のケアを行っていく不安

輸液の交換や抜針などを家族（介護者）にしてもらえると、生活のリズムを保つことができたり、経済的にも少し楽になったりします。無理のない範囲で、家族（介護者）がどのくらいケアをすることができるのか、相談をします。特に、トラブルの対応についてはていねいに説明をします。初めてトラブルに出会ったときはパニックになりやすいので、すぐに電話をしてもらい、一緒に対応していくことで自信をつけてもらいます。

サポートについても、希望次第では訪問診療医、ホームヘルパーなど多職種が関わることができることも伝えましょう。

知っておきたい カテーテルの種類

中心静脈の中に留置するカテーテルには２種類あり、それぞれに特徴があります。在宅の場合は、CVポートがよく使われます。

皮下埋め込み式カテーテル（CVポート）

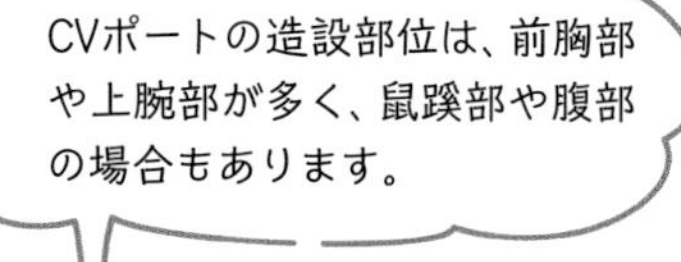

CVポートの造設部位は、前胸部や上腕部が多く、鼠蹊部や腹部の場合もあります。

- 血管挿入部から皮下にカテーテルを這わせ、ポート（円盤状のタンク。リザーバーとも呼ばれる）ごと皮下に埋め込んだもの。
- 専用の穿刺針（ヒューバー針）をポートに穿刺することで、ポートとつながっているカテーテルを経由して静脈へ輸液する。
- カテーテルの露出がないため、感染のリスクが低い。
- ポートが皮膚に覆われているため、穿刺針（ヒューバー針）が外れている状態での入浴が可能（特別にカバーする必要はなし）。
- ヒューバー針を刺すときに一時的な痛みが多少ある。
- CVポートはおもに以下の２種類あり、ロックの方法が変わる。
  - ① オープンエンドカテーテル：血液が逆流する可能性も否定はできないため、基本的にはヘパリン加生理食塩水か生理食塩水でのロックが必要となることが多い。
  - ② グローションカテーテル：端には逆流防止弁が付いており、理論的には逆流しない構造。ロック不要。

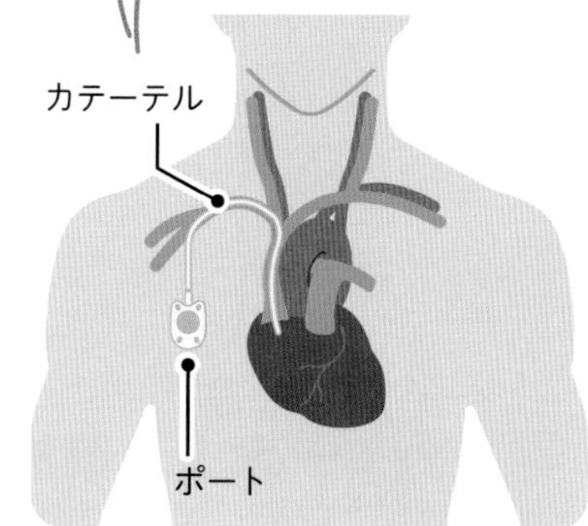

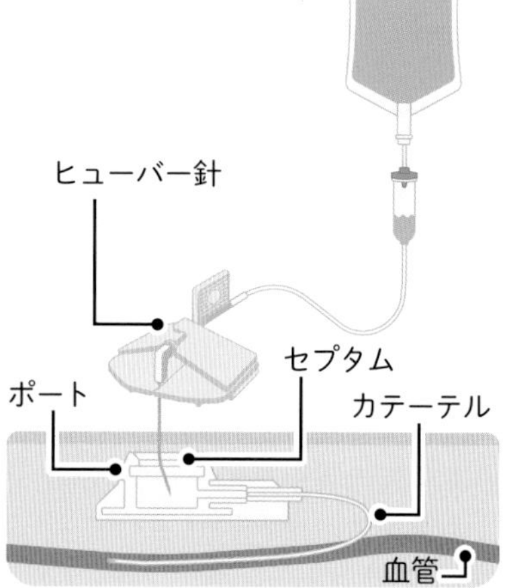

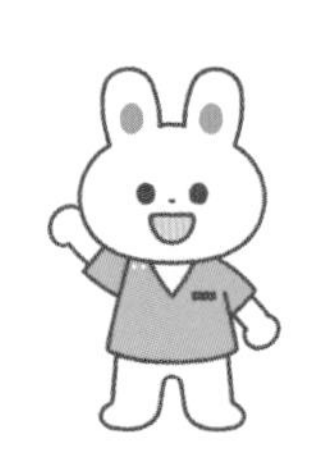

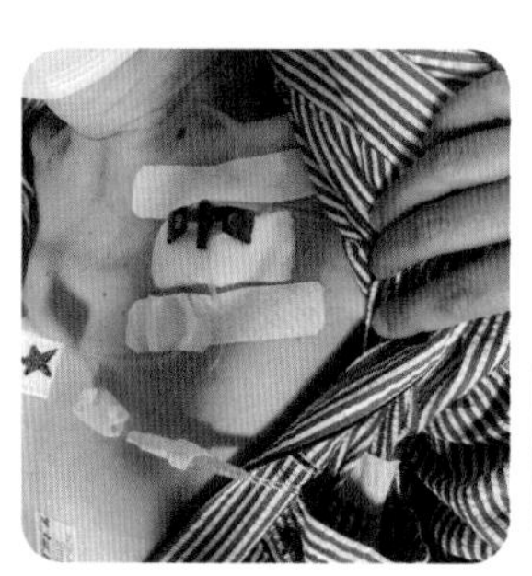

体外式カテーテル

- 皮下に抜去防止カフ付きのカテーテルを通し、血管挿入部から皮膚挿入部まで約10cmの皮下トンネルをつくったもの。
- 挿入後２～３週間で、カフが周囲の組織と一体化するため、カテーテルの自然抜去や皮膚刺入部からの細菌感染を予防することができる。
- カテーテル挿入部の皮膚を清潔に保つために消毒が必要。
- 入浴の際は、カテーテル挿入部に防水効果のある保護フィルムを貼ってカバーする。

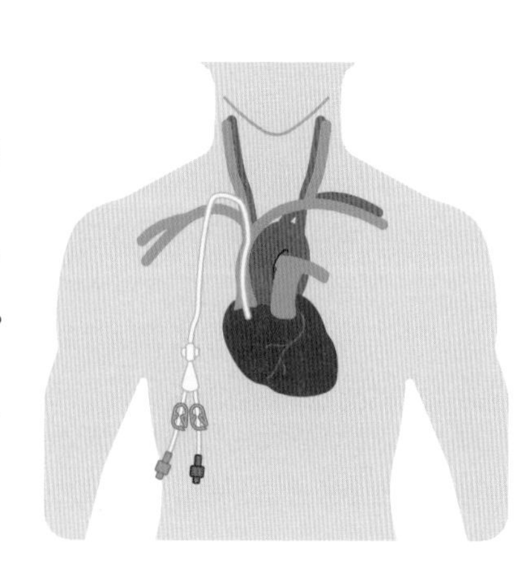

チェックポイント 安全に心地よく栄養法を行っていくコツ

感染に気をつけながら、中心静脈栄養法のケアと栄養注入を行っていくためのコツを紹介します。家族（介護者）にも伝えていきましょう。

輸液は冷暗所で保管

輸液は冷暗所で保管します。冷蔵庫で保管する場合は、使用する1～2時間前に冷蔵庫から出しておきます。冬場、寒いところに置いておく場合も、1～2時間前には暖かい部屋に置いておきます。輸液が冷たいまま注入すると体が冷えてしまいます。

輸液ルートの交換は週1～2回。ヒューバー針の交換は週1回（持続注入法）

輸液を24時間持続的に行う（持続注入法）場合、輸液ルート（輸液セット）とフィルム型ドレッシングの交換は週1～2回、ヒューバー針の交換は週1回です。曜日を決めて定期的に行うようにしましょう。なお、間欠的に行う（間欠注入法）場合、輸液ルート（輸液セット）は毎日交換します。

コネクター
びん針
ストッパー
フィルター
点滴筒
混注口
Y字管
クレンメ
輸液ポンプ

入浴はヒューバー針を抜いている時間に

ヒューバー針を取り替えるときや、輸液が終わったときなど、ヒューバー針を抜くことができるタイミングで入浴や、ほかにも本人がしたいことをしてもらうようにします。

CVポート周辺の皮膚を清潔に保つ

感染を防ぐために、CVポート周辺は定期的に洗浄や消毒を行います。赤くなっている、腫れている、痛みがあるなどのときは看護師に連絡をしてもらいます。

外出も可能

輸液ポンプを使うと、自動的に一定量を確実に投与することができます。こまめに流量調節や滴下確認をする必要がないことから、輸液や輸液ポンプなど必要なものを架台にセットし、リュックに入れて背負い、移動したり、外出したりすることも可能です。

気泡が混入したら！

チューブ内に気泡が見られたら、チューブを指で弾いて、滴下筒まで気泡を移動させます。接続の緩みが原因で気泡が入る場合もあるため、接続部分も確認します。輸液が急に温まったり冷えたりすることでも気泡はできやすくなるため、冷えた輸液はゆっくりと暖かい室温に戻していくことも大事です。

ヒューバー針が抜けた！

ヒューバー針が抜けていることに気づいたらすぐに看護師に連絡をしてもらいます。

参考文献　『在宅中心静脈栄養法（HPN）の手引き』英裕雄監修（大塚製薬工業）　https://www.otsukakj.jp/healthcare/home_nutrition/hpn.pdf（最終閲覧日：2023.2.10）

テクニック 輸液、輸液ルート、ヒューバー針の交換方法

CVポートを利用している人の場合。輸液を取り替えると同時に、輸液ルート（輸液セット）とヒューバー針を交換するときの手順を紹介します。

用意するもの

- 輸液（輸液バッグ）
- 輸液セット
- ヒューバー針
- 固定用テープ
- 輸液ポンプ
- アルコール綿
- 輸液ポンプ専用充電器と電池
- 使い捨て手袋

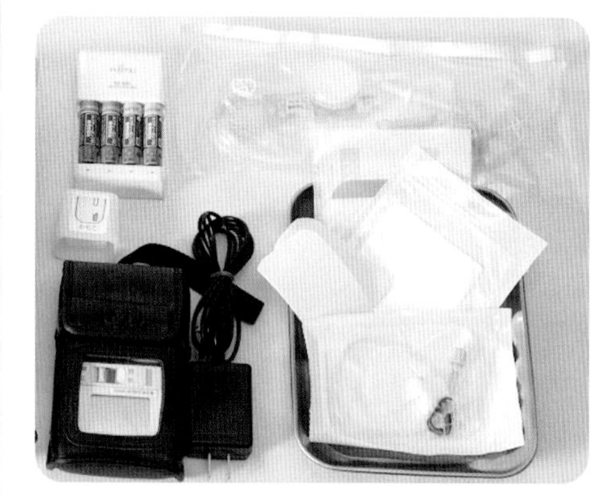

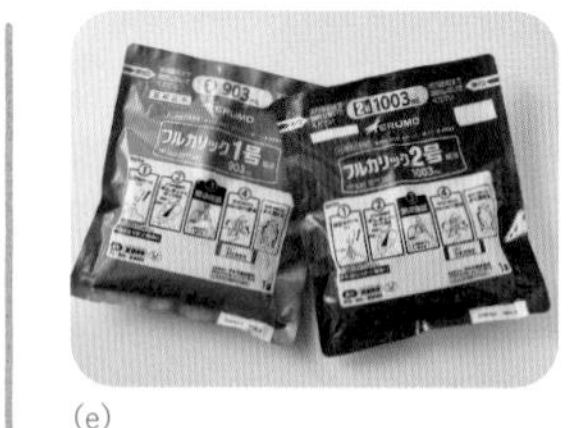

(e)

中心静脈栄養で使用する輸液は、糖質・アミノ酸をバランスよく配合したうえでビタミンや微量元素を加えたもの。高カロリー輸液とも呼ばれている。配合されている栄養素の種類や濃度により、さまざまな種類がある。

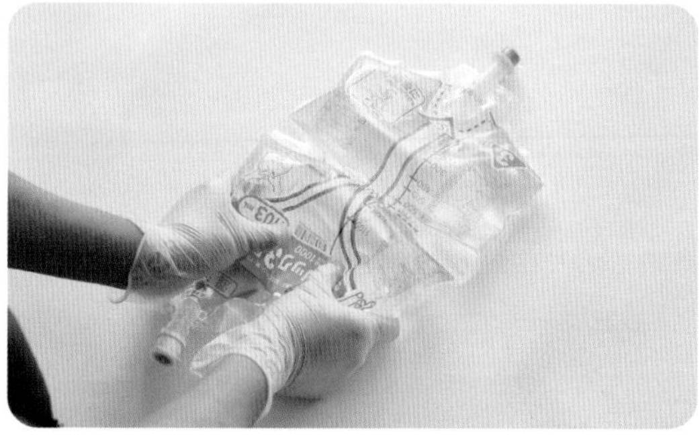

1 輸液を開通する

多室式タイプの輸液バッグを机の上に置き、説明書にある指示通りに必要な箇所を押して隔壁などを開通させ、薬剤をしっかりと混合する。力がいるときは、床に置いて両手に体重をかけるとよい。(a)

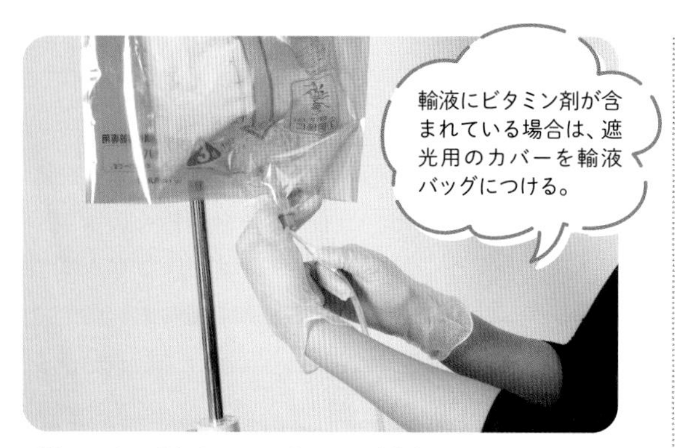

輸液にビタミン剤が含まれている場合は、遮光用のカバーを輸液バッグにつける。

2 びん針をまっすぐに刺す

ヒューバー針の先はカバーに入れた状態のまま（針先を触らないようにする）、ヒューバー針のコネクターと輸液セットのチューブをつなぐ。クレンメを閉め、チューブ内に輸液が流れないようにする。輸液バッグの排出口についているシールをはがしてゴム栓部をアルコール綿でしっかりと消毒する。輸液セットのびん針を刺す。(b)

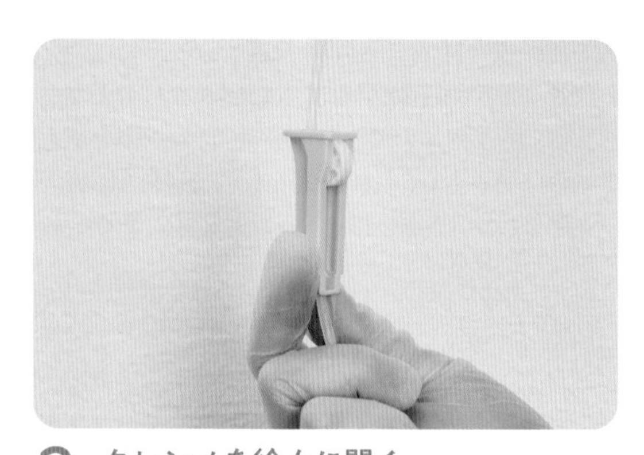

3 クレンメを徐々に開く

点滴筒をゆっくりと指で押し潰して放す（ポンピング）を数回行い、点滴筒の中央の線まで輸液をためる。クレンメを徐々に開き、輸液セットのチューブ内に輸液を流す。このとき、フィルターは輸液出口を上にして支えておき、コネクターの下にはティッシュペーパーなどを敷いておく。空気が残らないように、輸液をチューブの先端まで流し込み、ヒューバー針から輸液が出てきたらクレンメを閉じる。

(a)フルカリック３号輸液（テルモ） (b)テルフュージョンポンプ用チューブセット（フィルター付）（テルモ） (c)携帯型HPNポンプ カフティーポンプS（エア・ウォーター） (d)生食注シリンジ「テルモ」10ml（テルモ） (e)フルカリック１号輸液・２号輸液（テルモ）

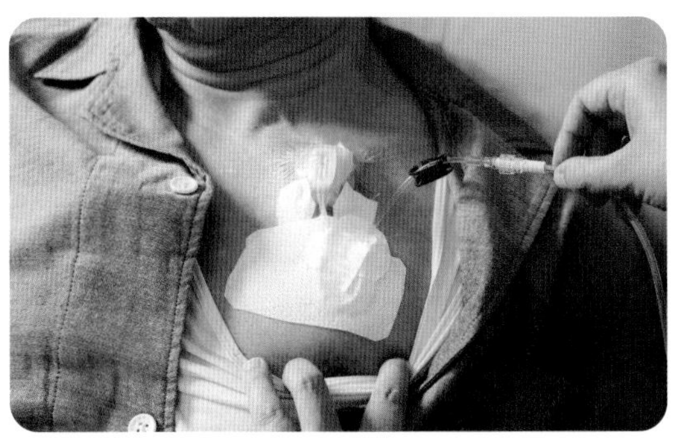

6 ヒューバー針を固定する

穿刺部分が見えるように透明のフィルムでヒューバー針を固定する。ヒューバー針に近い部分のチューブが動いたり潰れたりしないように、テープで固定する。

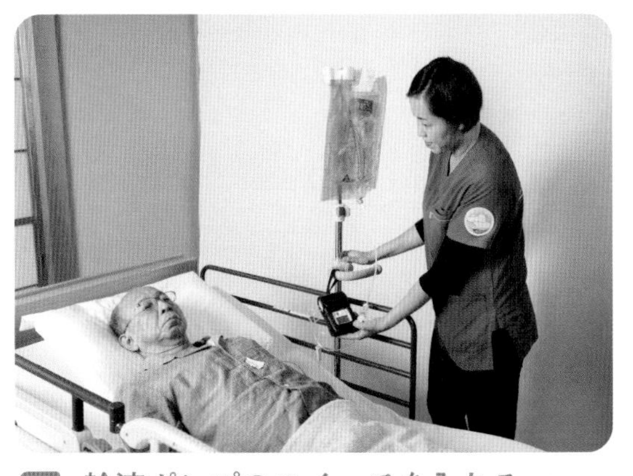

7 輸液ポンプのスイッチを入れる

ストッパーを開けて、クレンメを全開にする。医師に指示された流量をセットし、輸液ポンプを開始する。輸液の投与が終わったら、パルシングフラッシュを行う。

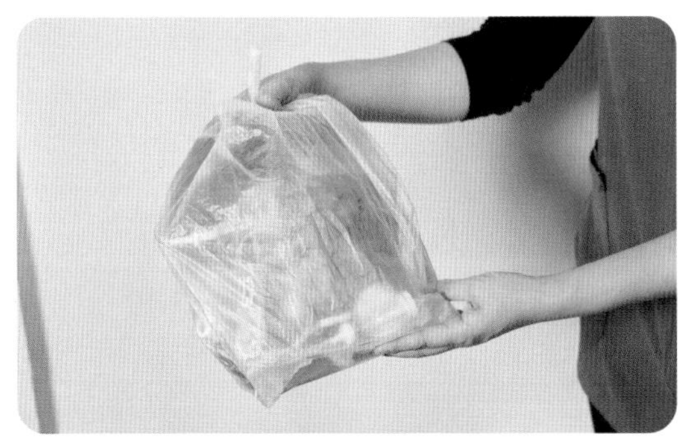

8 使い終わった針は医療機関に戻す

輸液終了後は、市区町村で定められた医療廃棄物処理の方法で破棄する。ヒューバー針はビンなどで保管して医療機関に返却する。

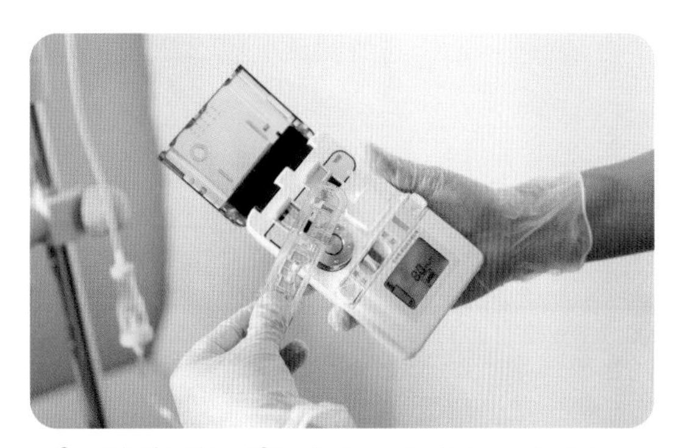

4 輸液ポンプにカセットをセットする

輸液セットのカセットを輸液ポンプに装着し、輸液ポンプのフタを閉める。(c)

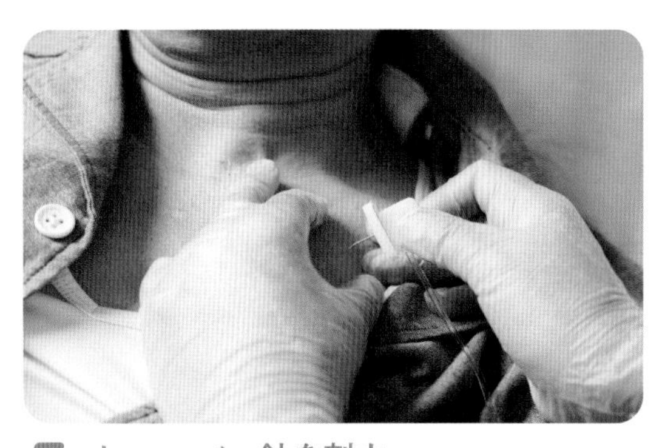

5 ヒューバー針を刺す

ポート部分をアルコール綿で消毒する。一方の手の親指と人差し指でポート上部の皮膚を薄く伸ばしながら、ポートを固定する。もう一方の手でヒューバー針の翼状部をもち、ポートの中心(セプタム)に針を垂直に刺す。ポートの底部に当たるまで刺し込む。逆血確認後、10〜20mℓの生理食塩水でパルシングフラッシュを行う。

パルシングフラッシュ

間欠的に圧をかけながら生理食塩水を注入する方法。ポート内やカテーテル内で、生理食塩水の乱流を起こすことで洗浄力が高まる。ポートカテーテルシステムには耐圧限度があり、容量の小さなシリンジを用いた際には耐圧限度を超えた圧力が加わる危険性が高いため、10mℓ容量以上のシリンジを用いてフラッシュを行うことが望ましいと言われている*。

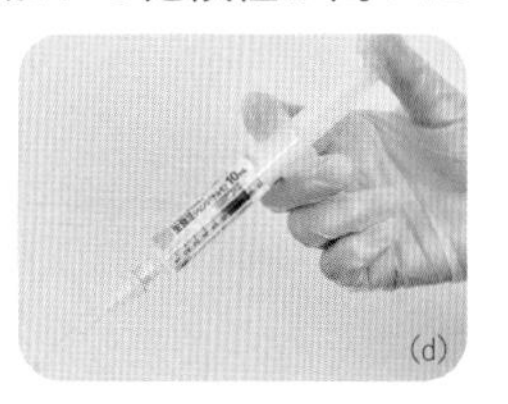
(d)

Part 4 訪問看護のための技術

参考文献 『中心静脈ポート留置術と管理に関するガイドライン』日本 IVR 学会 https://www.jsir.or.jp/wp-content/uploads/2020/01/CVP20200107.pdf (最終閲覧日:2023.2.10)

3 排泄を看る

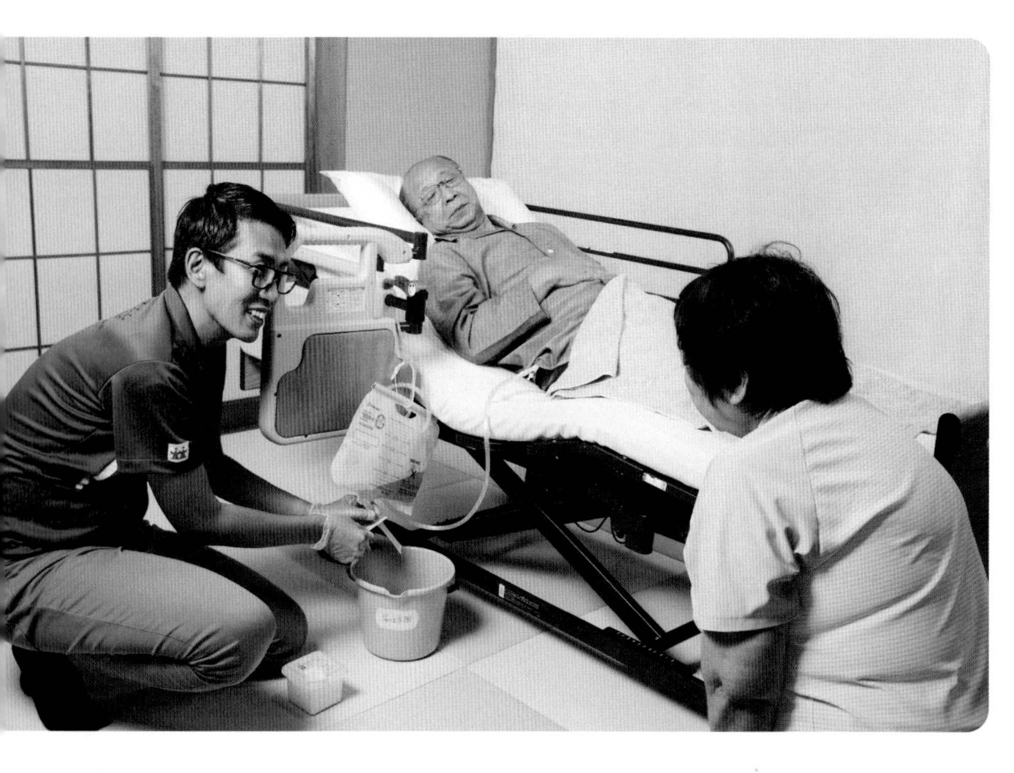

在宅での看護

本人が気持ちよく排尿、排便できることを支援する。そのための環境を整える。排便日誌をつけてもらい、訪問時にアセスメントを行う。

病院での看護

看護師が日々の排泄状況を観察し、管理を行う。歩行にサポートが必要な場合は、トイレまで看護師が付き添う。治療・回復のためにベッド上での安静を保つ必要がある場合は、膀胱留置カテーテルを使用したり、オムツを使用したりすることがある。

「緊張するとトイレに行きたくなる」「外に出ると排泄ができなくなる」というような現象が起きるほど、排泄はデリケートです。そのため、排泄を数字だけ、家族（介護者）の困りごとだけで判断しては、本人の排泄ではなくなってしまいます。自律神経との結びつきの深い排泄です。本人が気持ちよくできることを目指しましょう。

また、排泄は人の尊厳に関わることです。ていねいに気持ちを聞き取り、その人の視点に立ってケアを行います。

尿失禁、排尿困難、頻尿、下痢、便秘、便失禁などの排泄障害については、多くが予防や治療ができる可能性があります。薬だけでなく、生活環境やリズムなどを変えるだけでも変わってくることがあります。本人の声を聞き、観察をして医師につなげ、できるケアを行っていきましょう。治療が難しい場合は、それでも快適に過ごしていける方法を考え、ケアしていきます。

アセスメントの4つのポイント

1
気持ちよく出すためには「排泄は本人のもの」と思うこと

排泄を本人がコントロールできることが、人の尊厳を守ることにもつながります。具体的には、「漏れずにある程度貯めていることができ、一般的に認められた方法で気持ちよく排泄できる状態」や「たとえ『漏れ』という障害があったとしても、支障なく日常生活を送ることができる状態。あるいは漏れが問題にならない状態」です。ここを大切にします。

2
「排泄の困りごと」ではなく「本人が困っていること」に立ち向かう

たとえば「夜中にトイレに何回も起きる」「ゴミ箱に排尿してしまった」など、家族（介護者）から聞く排泄の困りごとにはいろいろありますが、それは本人にとっても困りごとなのでしょうか。排泄の困りごとは、本人を抜きにして語らず、まずは本人にとっての困っていることを、環境やタイミングを考えながら聞きましょう。

3
「恥ずかしい」への配慮を忘れない

排泄はとてもデリケートなことで、人の尊厳に関わります。それだけに、自分の思いを口にすることがなかなかできず、つらい思いをしていることがあるかもしれません。排泄のケアを行うときは、本人が「恥ずかしい」「助けてもらって申し訳ない」などという思いを抱くことに気づき、理解し、そのことに最大の配慮をしながらケアを行うようにします。

4
自力での排尿支援は尿路感染症の大きな予防になる

可能な限り、離床し、自力での排泄を支援していくことが、尿路感染症のリスクを大きく下げることになります。排尿障害がある場合は原因を探り、治療やリハビリ、排尿しやすい環境づくりなどを行っていきます。排尿を自力でできることは、本人のQOLを高め、本人が自信を取り戻すきっかけにもなります。

便秘のケア

イライラの原因は便秘かもしれません。本人の困りごとをよく聞き、生活環境などを確認し、快適な排便を目指します。

聞き取り、生活環境確認などから便秘対策を

療養している人にとって便秘は起こりやすい症状です。便秘は不快です。その不快の原因が便秘であることに気づかず、機嫌が悪い、イライラする、眠れないなど、いつもと違うことが起こったりします。特に小児や認知症がある人などはその不快さをうまく伝えることができないので、観察し、家族（介護者）から様子を聞き、早めに便秘での苦しみに気づくようにします。

便秘が気になるときは、可能であれば排便日誌をつけてもらい、本人から排便についての困りごとを聞きます。排便障害は具体的に表現しにくいこともあるので明確に質問するほうがよいです。ほかに以下の情報からもアセスメントをして、医師やほかの職種の人たちへも報告します。必要な場合は浣腸や摘便を行うことがあります。

アセスメント　排泄の状態や体調などを確認する

便秘の原因を探り、解消していくために以下を確認します。

生活環境の確認

食事と水分、睡眠と活動の状況を確認します。また、トイレまでの排泄動作ができるのかどうかといった運動機能を見極めます。

聴診と触診による確認

腸蠕動音、腹部の硬さ（ガスの有無や、左下腹部に便の感触がないかなど）、腹部の冷感、圧痛の有無を確認します。＊

便と尿の状態（BBS、尿の量・頻度・色等）の確認

排便頻度、便の色、性状、量、尿量、尿の性状、尿臭の有無を確認します。

＊P53～54参照

▶ブリストル便形状スケール（BBS）

タイプ		
1		硬くてコロコロのうさぎの糞状の（排便困難な）便
2		ソーセージ状で硬い便
3		表面にひび割れのあるソーセージ状の便
4		表面がなめらかでやわらかなソーセージ状の便（またはヘビのようなとぐろを巻く便）
5		はっきりとしたシワのあるやわらかな半固形状の便
6		境界がほぐれた不定形の小片や泥状の便
7	水様	水様で固形物を含まない液体状の便

資料：厚生労働省e-ヘルスネットhttps://www.e-healthnet.mhlw.go.jp/information/food/e-02-010.html　（最終閲覧日：2023.2.10）

テクニック 非薬物療法を試してみる

便が出づらいときはまずは排便時の姿勢を工夫したり、お腹のマッサージを行ったりすることを提案します。

トイレでは前傾姿勢になる

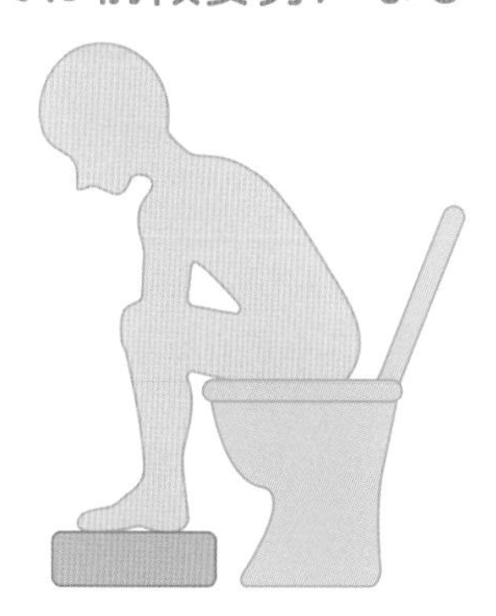

トイレに真っ直ぐ座っている姿勢では、直腸から肛門への便の通り道が狭くなっています。そこで、座った状態で上半身を傾け、台の上に足をのせて膝を少し上げた姿勢をとることで、直腸から肛門までの道が広くなり、便が出やすくなります。これを本人と家族(介護者)に伝え、試してもらいます。

お腹のマッサージをする

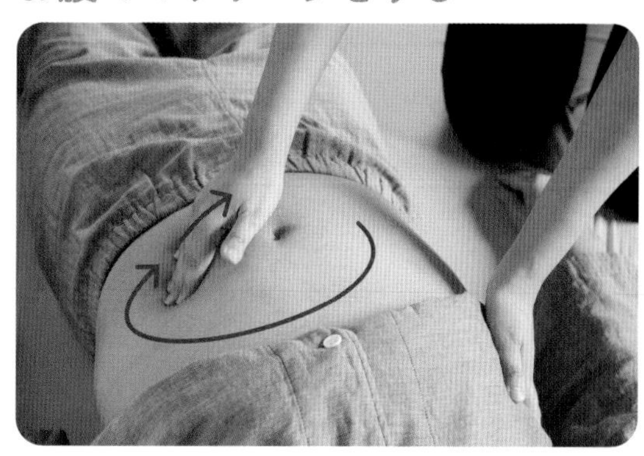

便の通り道に合わせて手を動かしてマッサージをします。仰臥位になってもらい、おへその下から時計回りにゆっくりとさすっていきます。このとき、少しだけ押さえるような力加減で行うのがポイントです。本人や家族(介護者)にもやり方を伝えて、取り入れてもらいます。

知っておきたい 便秘治療のためによく処方される薬

便秘の原因によって処方される薬は異なります。医師から処方されるおもな下剤は以下です。

内服薬

浸透圧性下剤
腸内で水分の吸収を抑制することから、便の水分量を増やして、やわらかくする。
- 酸化マグネシウム(マグミット®)
- ポリエチレングリコール(モビコール®)等

膨張性下剤
消化管内で消化吸収されず、水によって容積を増大させ、便形状と便量の改善により排便を助ける。
- カルメロースナトリウム(カルメロースナトリウム原末「マルイシ」)

刺激性下剤
大腸の蠕動運動を亢進させて、腸の内容物の移動を促進させる。
- センノシド(プルゼニド錠、センノシド錠)
- ピコスルファートナトリウム水和物(ピコスルファートナトリウム内用液0.75%「日医工」)等

上皮機能変容薬
小腸や腸粘膜上皮に作用し、腸管内への水分分泌を増やして排便を促す。
- ルビプロストン(アミティーザ®)等
- リナクロチド(リンゼス®)等

胆汁酸トランスポーター阻害薬
胆汁酸の再吸収に関わるトランスポーターを阻害することで、大腸に流入する胆汁酸の量を増加させ、水分分泌と大腸運動促進の作用により、自然な排便を促す。
- エロビキシバット(グーフィス® 等)

消化管運動賦活薬
神経筋接合部のアセチルコリン濃度を増加させ、消化管運動を改善する。
- モナプリドクエン酸塩(ガスモチン)等

漢方薬
- 大建中湯等

坐　剤

腸に刺激を与えることで排便させる。
- 炭酸水素ナトリウム坐剤等

浣　腸

腸を刺激したり、便と腸のすべりをよくしたりすることで排便させる。
- グリセリン浣腸等

本人に合った薬剤を調整するために、薬剤使用状況と排便の状況を本人・家族(介護者)と協力して観察し、医師に報告することも重要!

参考文献　「《上部消化管領域》:消化管運動賦活薬:急性症状に対して」牟田和正、伊原栄吉、岩佐　勉、荻野治栄、小川佳宏、内科 Volume 121, Issue 2, 245 - 248 (2018)、南江堂　http://www.pieronline.jp/content/article/0022-1961/121020/245(最終閲覧日:2023.2.10)

テクニック 摘便

摘便は本人を緊張させ、不安にもさせる行為です。「これからお尻に手を入れますね」などと今から何をするのか、何をしているのかを伝えながら、できるだけ短時間で終わらせるようにします。

用意するもの

- オムツ
- シャワーボトル
- ワセリンまたはオリブ油
- おしり拭き用ペーパー
- ゴミ袋
- 使い捨て手袋

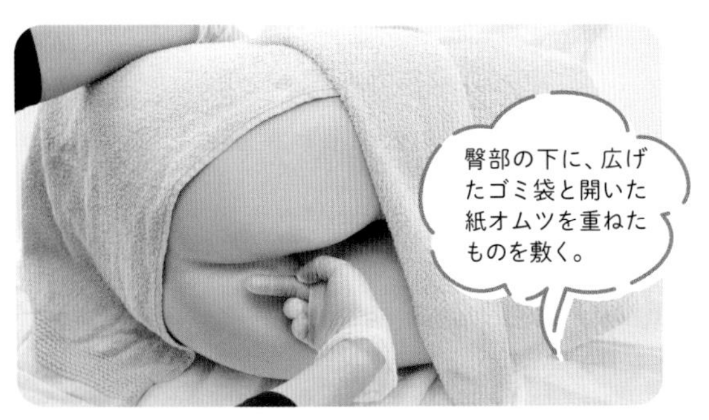

臀部の下に、広げたゴミ袋と開いた紙オムツを重ねたものを敷く。

1 肛門を背側に押し、便を引き出す

左側臥位で、膝を軽く曲げた姿勢になってもらう。マッサージをして肛門括約筋をリラックスさせる。痛みを伴う場合は無理に行わない。深呼吸をしてもらう。人差し指にワセリンを塗り、指の腹で肛門を背側に押しながら、便を押さえて引き出す。大きな塊は崩しながら少しずつかき出す。

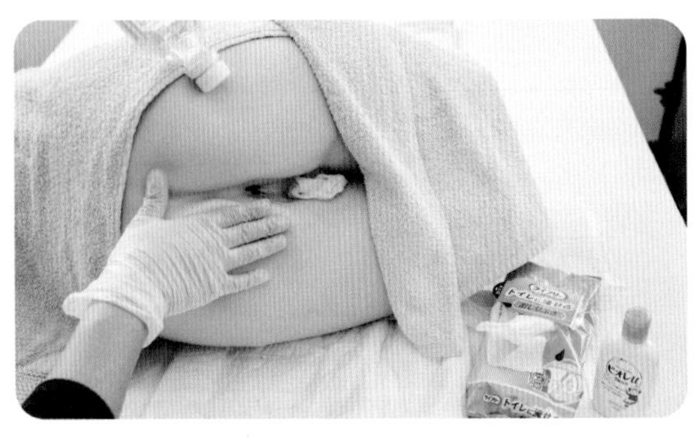

2 シャワーボトルのお湯で流す

摘便が終わったら、シャワーボトルのお湯を肛門付近にかけて洗い流す。敷いておいたオムツとビニール袋をゆっくりと体の下から引き出し、まとめてゴミ袋に入れる。

テクニック 浣腸の方法（大人）

ベッド上で行います。家にあるゴミ袋とオムツを利用します。なお介護職は、市販のグリセリン濃度50%の40g以下（成人の場合）使用による、挿入部6cm以内の浣腸であれば行うことができます。*

用意するもの

- 浣腸液
- オムツ
- キッチンペーパー
- 浣腸液のボトルを温める容器
- ワセリンまたはオリブ油
- ゴミ袋
- 使い捨て手袋

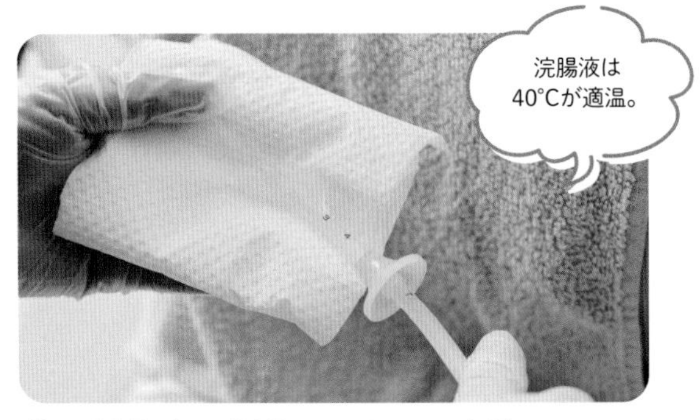

浣腸液は40°Cが適温。

1 挿入する部分にワセリンを塗る

約50°Cのお湯に、浣腸液をボトルごと入れて温める（目安は3～3分30秒）。ストッパーを、6～10cmの位置にスライドさせ、先端からストッパーまでの部分にワセリンまたはオリブ油を塗り、挿入しやすくする。

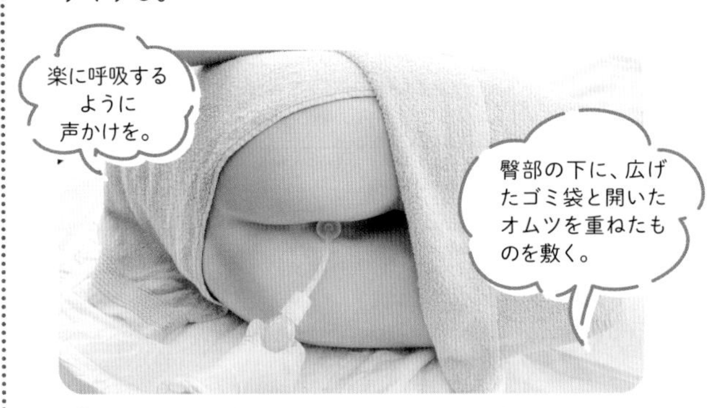

楽に呼吸するように声かけを。
臀部の下に、広げたゴミ袋と開いたオムツを重ねたものを敷く。

2 左側臥位になってもらい、浣腸する

S字結腸および直腸の走行に沿って浣腸液を注入することができるため、左側臥位になってもらう。肛門内に浣腸液のボトルの先をストッパーの位置まで挿入し、浣腸液をゆっくりと直腸内に注入する。腹痛や気分不快の有無の確認をする。

モデル：摘便・浣腸モデル LM-068（高研）　＊市販のディスポーザブルグリセリン浣腸器を使用すること。使用量は、6歳から12歳未満の小児の場合は20g程度以下、1歳から6歳未満の幼児の場合は10g程度以下。

テクニック 浣腸の方法(乳幼児の場合)

できるだけ不快にならないように、浣腸液は温めます。また、注入はゆっくりとですが、事前に浣腸液が出ることも確かめ、全体的に手早く行うようにします。

用意するもの

- 浣腸液
- オムツ
- 浣腸液のボトルを温める容器
- ワセリンまたはオリブ油
- おしり拭き用ペーパー
- 使い捨て手袋
- ゴミ袋

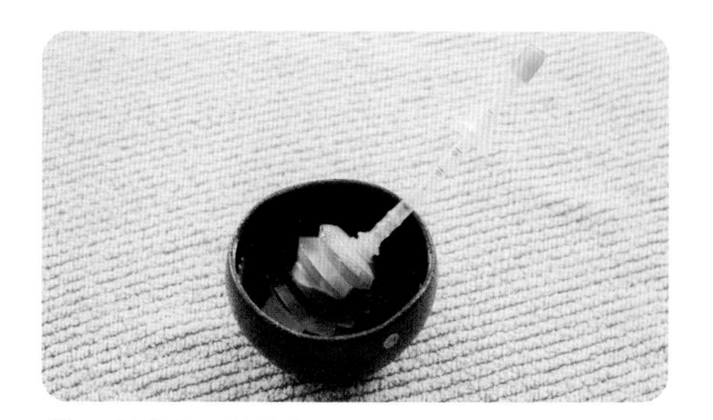

1 浣腸液を温める

約50℃のお湯に、浣腸液をボトルごと入れて温める(目安は2分30秒)。ストッパーを、乳児の場合は3～4cm、小児の場合は3～6cmの位置にスライドさせる。

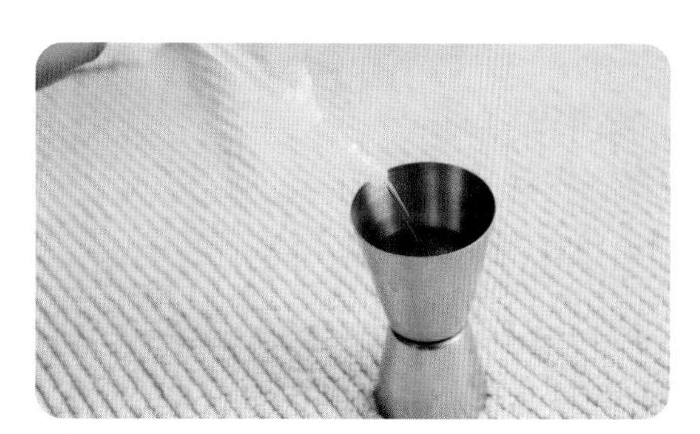

2 浣腸液の量を調整する

新生児の場合は5～10mℓ投与指示のこともあるため、計量器で測り、余分は破棄する。

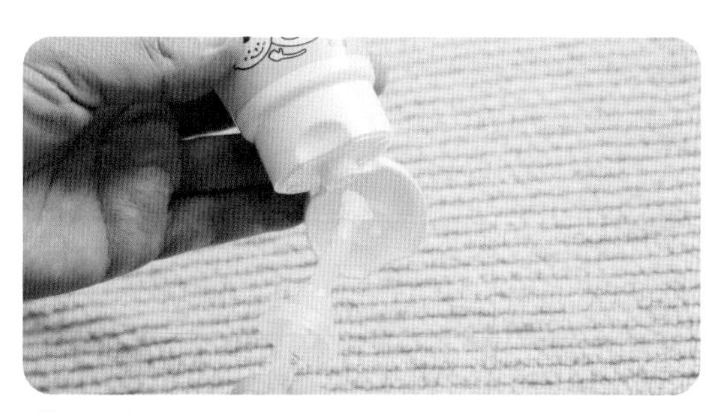

3 挿入部にワセリンを塗る

先端からストッパーまでの部分にワセリンまたはオリブ油を塗り*、挿入しやすくする。

*キッチンペーパーにワセリンまたはオリブ油を取り、塗る方法もある。

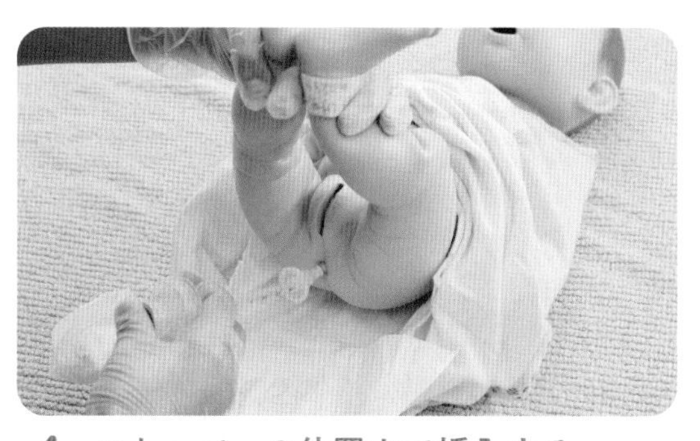

4 ストッパーの位置まで挿入する

1歳未満は、オムツを替えるときのように両足を上げた状態、1歳以上は横向きの状態にして、肛門内に、浣腸液のボトルの先をストッパーの位置まで挿入し、浣腸液をゆっくりと直腸内に注入する。

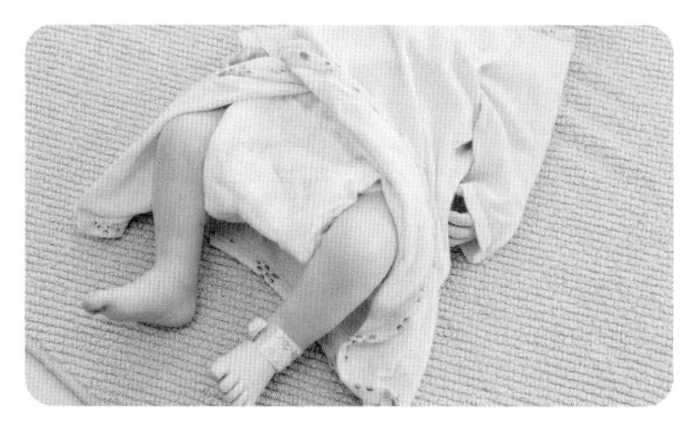

5 オムツをつけて、排便を待つ

オムツをつけて、オムツの中に排便するのを待つ。排便後は、おしり拭き用ペーパーでおしりを拭き、オムツを替える。

モデル:コーケンベビーLM-026G(高研)

ストーマのケア

ストーマを造設したことによる体だけでなく生活や心の変化について、よくアセスメントをして、支えるケアをしましょう。

皮膚トラブルを早期発見しケアする

手術によって腹壁に造られた排泄口が「ストーマ」です。ストーマには消化管ストーマ（人工肛門）と尿路ストーマ（ウロストミー、人工膀胱）があります。

最近では入院期間が短くなり、患者さんへのストーマケアについての説明や装具の選定が不十分なままの退院となるケースも少なくありません。退院後にストーマ外来（おもに皮膚・排泄ケア認定看護師が担当する）を受診して、自分に合う装具を選定し直したり、具体的なケアの説明を受けたりすることが一般的になってきました。

ストーマを使用している患者さんの悩みはいろいろありますが、その中でも注目すべきは皮膚トラブルです。ストーマ装具の管理や不良により起こることがほとんどで、早期にケアをすることが重要になります。

知っておきたい 尿路ストーマの種類

膀胱を摘出したあと腎臓で生成された尿を体外に排出するためのものが尿路ストーマです。以下の種類があります。どちらの場合も、尿は常に流れる状態となります。

回腸導管

小腸の一部を切断し、その一方の端を閉じて新しい尿の貯蔵庫を造り、2本の尿管と連結。その開放端を腹壁から引き出して造られるストーマ。排泄される尿には粘液が含まれている。

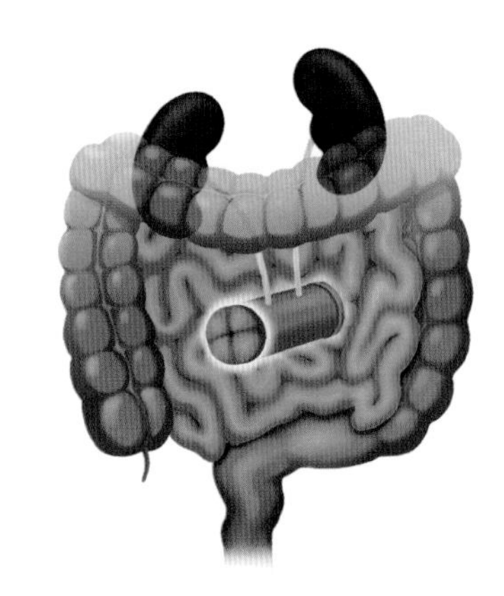

尿管皮膚瘻

尿管の片方か両方を腎臓から腹壁に付け替えて造るストーマ。尿管カテーテル(管)が挿入されている場合もある。比較的まれなストーマ。

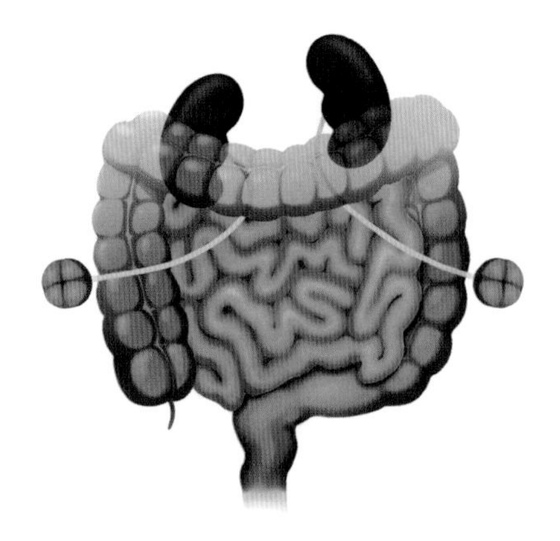

資料：コンバテック 「ストーマ手術」 https://www.convatec.com/ja-jp/ostomy-care/before-surgery/ostomy-types/ （最終閲覧日：2023.2.10）

消化管ストーマの種類

腸の疾患部分または除去された部分を迂回して、体の老廃物を便として体外に排出するためのものが消化管ストーマです。以下の種類があります。ストーマが造られる腸の部分によって、便の性状が異なります。

回腸ストーマ(イレオストミー)

回腸に造られるストーマ。小腸の末端部(通常は腹部の右側)に造られる。排泄される便は液体状。

Point 回腸ストーマの人は脱水症状を起こしやすくなるため水分補給に特別な注意が必要。また、排泄物には回腸にある消化酵素と酸が含まれるため、皮膚に触れるとトラブルを起こしやすくなる点にも注意を。

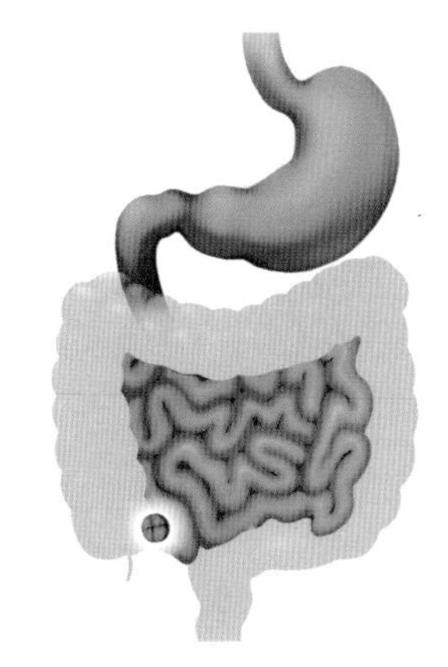

人工肛門の形としては単孔式(口側の腸管の端を挙上する)と双孔式(ループ状に腸管を挙上させて切開して固定する)の2種類があります。一時的人工肛門は双孔式の場合が多数*。

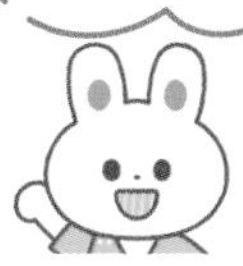

結腸ストーマ(コロストミー)

結腸に造られるストーマ。ストーマの位置は、結腸の損傷部分により決まるため、以下の種類がある。

上行結腸ストーマ

上行結腸(垂直方向、腹部右側)に造られる。排泄物は水様から半水様。

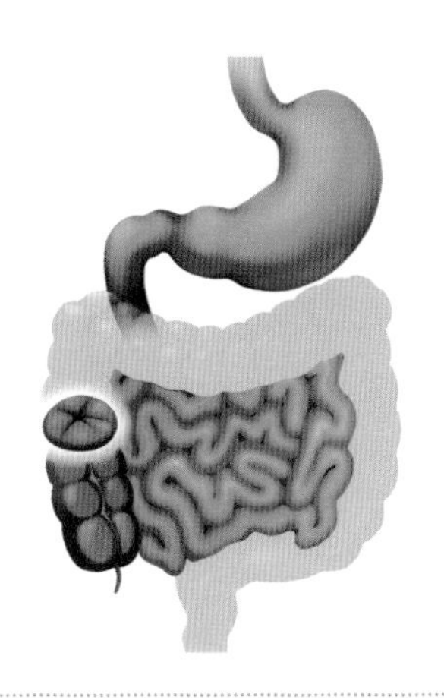

横行結腸ストーマ

横行結腸(水平方向、腹部上部)に造られる。排泄物は水様から半固形。

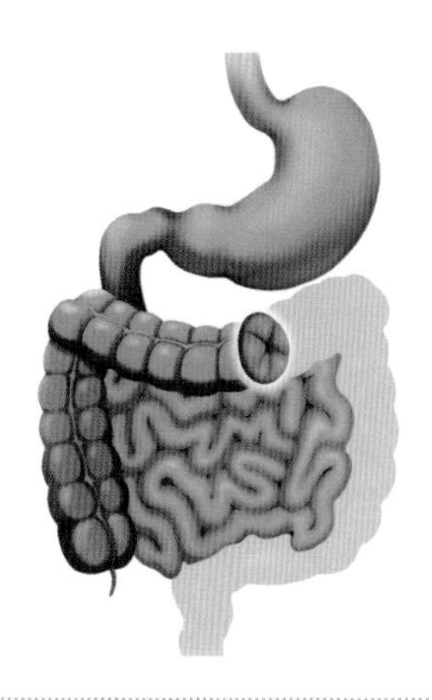

下行結腸ストーマ

下行結腸(垂直方向、腹部左側)に造られる。排泄物は半固形から固形。

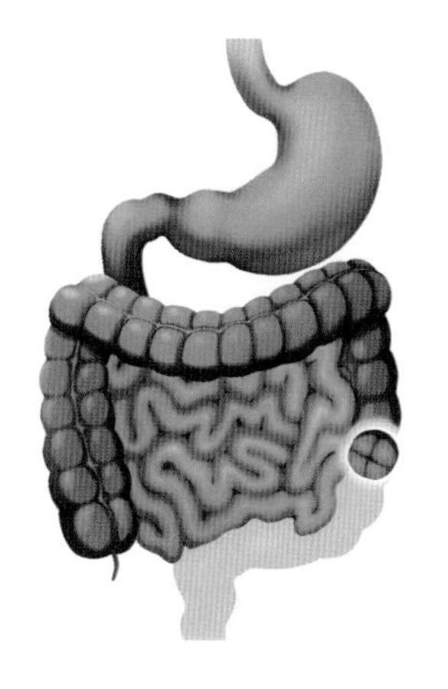

S状結腸ストーマ

腹部左側の大腸の左下部分、直腸のすぐ手前に造られる。排泄物は固形。

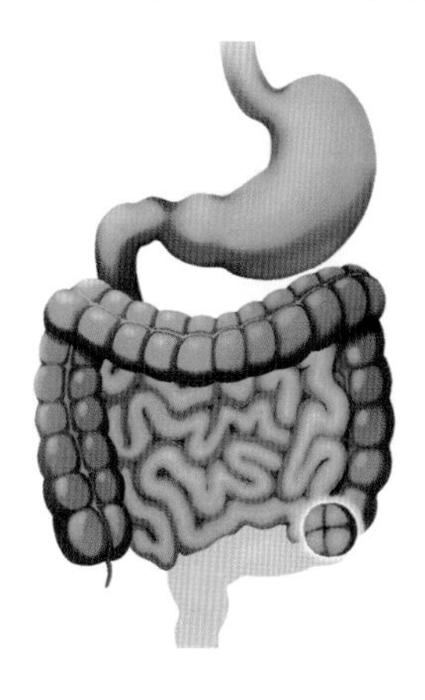

*資料:国立がん研究センター中央病院 https://www.ncc.go.jp/jp/ncch/clinic/colorectal_surgery/180/index.html (最終閲覧日:2023.2.10)

知っておきたい ストーマの形や高さなどの特徴

造られたストーマの形や高さは人によって異なり、変化していきますので、観察が必要です。

ストーマは粘膜であるため赤い色をしています。常に粘液や腸液が分泌されているため乾くことはありません。また、神経終末がないため、触れても痛みは感じません。ただし、毛細血管が豊富なため、触るとわずかに出血することがあります。
形や高さ、大きさなどの形状は、人によって異なりますし、体形の変化などによっても変わっていきます。そのため、その時のストーマの形状に合わせた装具選びが、皮膚トラブルなどを防ぐためにも大変重要となります。

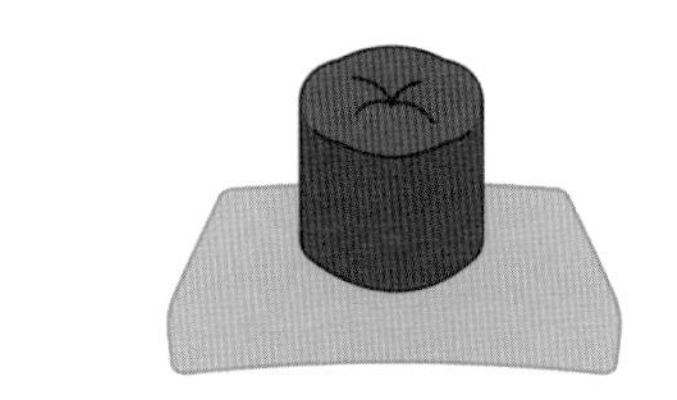

高いストーマ

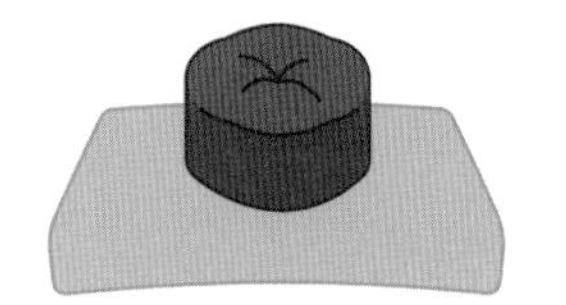

低いストーマ

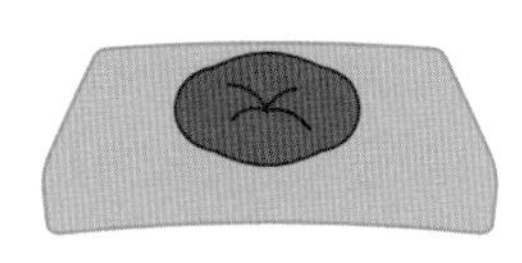

くぼんでいるストーマ

知っておきたい ストーマ装具について

ストーマ装具は、排泄物を溜める「ストーマ袋（パウチ）」と、ストーマ袋を肌に貼り付けるための「面板」の二つから構成されています。ワンピース（単品系）とツーピース（二品系）の２種類があり、それぞれ、交換頻度が異なる短期交換タイプ（～４日）、中期交換タイプ（～５日）、長期交換タイプ（～７日）があります。また、排出口についても、排出口がないタイプ、巻き上げ式、クリップ式、ワイヤー式、キャップ式があります。

ワンピース（単品系）

面板とストーマ袋が一体になっているタイプ。そのまま皮膚に貼り付けるだけなので扱いやすい。面板はやわらかいので皮膚に馴染みやすい。

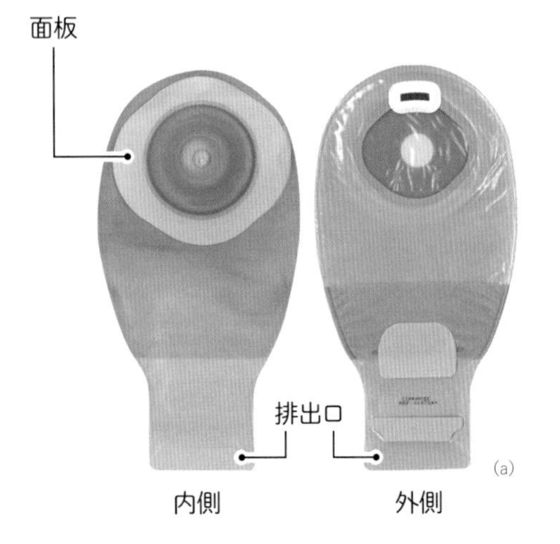

ツーピース（二品系）

面板とストーマ袋が別になっていて、この二つを組み合わせて使うタイプ。面板を肌につけたまま、ストーマ袋だけを交換することができる。また、ストーマ袋を取り外して直接ストーマの観察も可能。比較的高価。フランジ（面板とストーマ袋を接合するためのプラスチック部）による硬さがある。

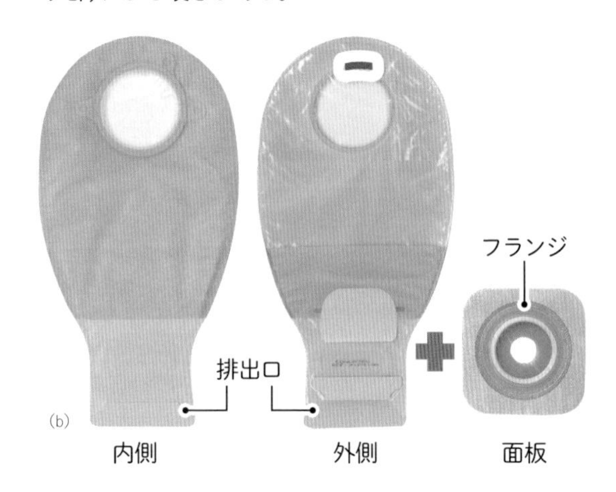

(a)エスティーム™ インビジクローズ® ドレインパウチ CVX　(b)ナチュラ™ プラス インビジクローズ®ドレインパウチ、バリケア® ナチュラ™ ソフトフランジ（コンバテック ジャパン）、協力 ソリュウション

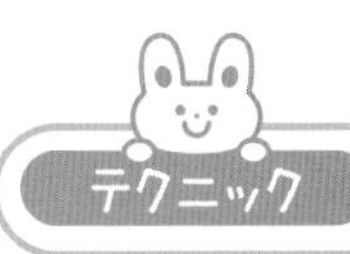

ストーマ装具の交換

基本のプロセスを紹介します。自分で装具交換をするときは入浴時の最後に行います。装具を外したときは必ずストーマ周囲の皮膚の状態と、皮膚に接着していた部分の面板の状態を確認します。トラブルがある場合は、P120を参照してください。

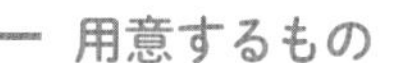

用意するもの

- ストーマ装具
- 剥離剤
- 石けん
（泡石けんが使いやすい）
- お湯を入れたボトル
- タオル
- 尿とりパッド
- ビニール袋（ゴミ袋）
- ティッシュペーパー
- 使い捨て手袋

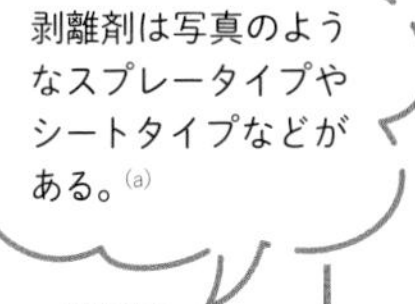

剥離剤は写真のようなスプレータイプやシートタイプなどがある。(a)

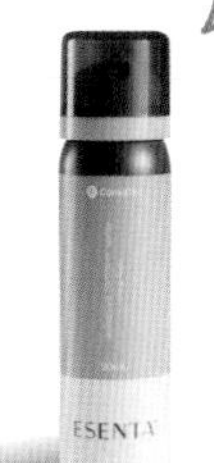

ESENTA

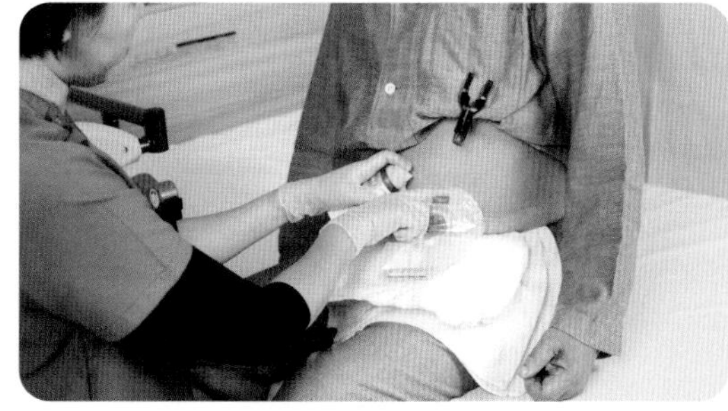

1 皮膚から面板を剥がす

ストーマ袋の下にタオルと尿とりパッド（またはビニール袋等）を敷く。剥離剤を使い、ゆっくりと面板を剥がしていく。

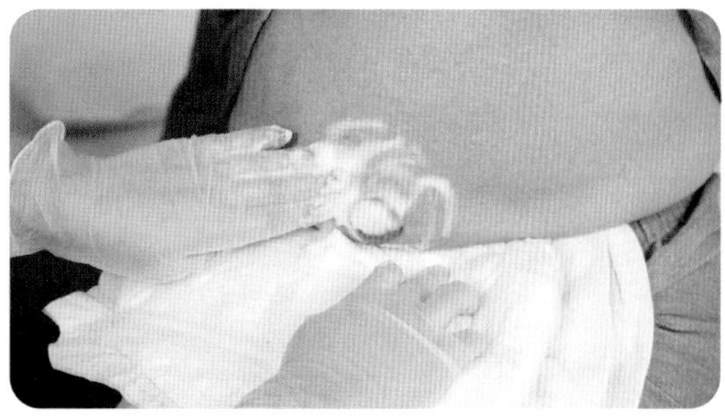

2 ストーマやその周辺を洗う

排泄物がついているときは、ティッシュペーパーで拭き取る。石けんをよく泡立ててから優しく洗う。ストーマから離れた皮膚から洗っていく。
（尿路ストーマの場合は、ストーマに近い皮膚から洗っていき、最後にストーマから離れた皮膚を洗う）

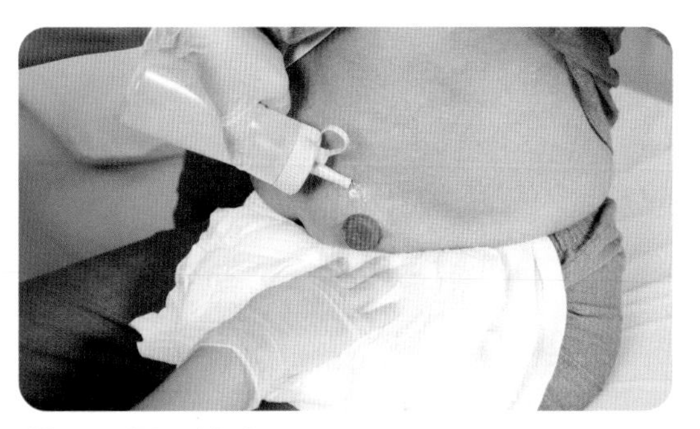

3 お湯で流す

ボトルに入れたお湯を使って、石けんや汚れを洗い流す。

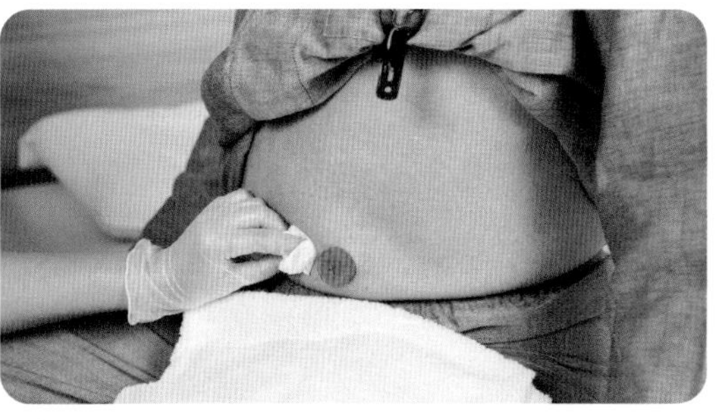

4 水分をよく拭き取る

ティッシュペーパーで押さえ拭きしながら水分をよく拭き取る。

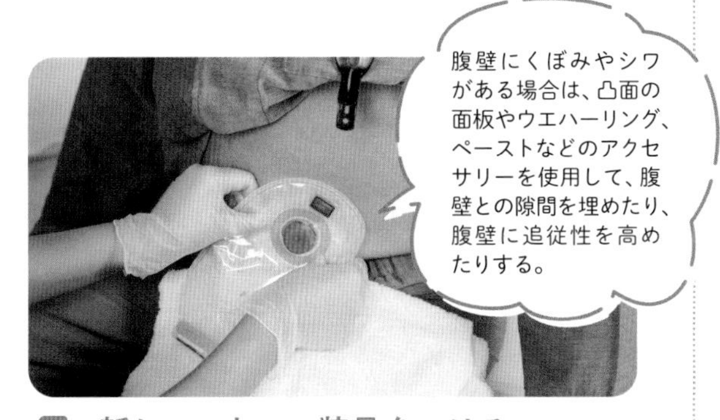

腹壁にくぼみやシワがある場合は、凸面の面板やウエハーリング、ペーストなどのアクセサリーを使用して、腹壁との隙間を埋めたり、腹壁に追従性を高めたりする。

5 新しいストーマ装具をつける

面板についている皮膚保護剤部分の剥離紙を剥がしてから、お腹の皮膚やたるみを伸ばしながら面板を皮膚に貼り付ける。5分程度面板部分を上から押さえて温める。

 (a)エセンタ™ 粘着剥離剤（コンバテック ジャパン）、協力 ソリュウション

チェックポイント 生じやすい悩み

ストーマ造設に伴い、悩みが出てきます。デリケートな悩みであり、ADLにも影響を及ぼすことがほとんどであることから、訪問時には本人の困りごとがないかを確認します。おもに以下の悩みがよく聞かれます。

漏れたり、装具が取れたりしないか心配

装具を貼るときに、皮膚のシワやたるみをしっかりと伸ばして貼らないと、漏れたり、少し面板が剥がれたりしてしまうことがあります。
また、人によって肌の状態や腹壁の凹凸などは異なりますが、体形が変わることで変化もしていきます。そのため、腹壁と面板が合わないことが、排泄物が漏れたり、装具が取れたりする大きな原因になることがよくあります。
漏れる原因をアセスメントして、腹壁やシワの状態、便の性状などを観察し、アクセサリーや装具の検討を行います。またストーマ造設後しばらくは面板を自分でカットして使うタイプ（フリーカットまたはカスタムカット）を使用しますが、ストーマサイズが落ち着いてきたら決まったサイズに面板がカットされているタイプ（プレカット）に移行することもあります。気になるときは、ストーマ外来や皮膚・排泄ケア認定看護師に相談することをおすすめします。

カスタムカットの面板のカット方法

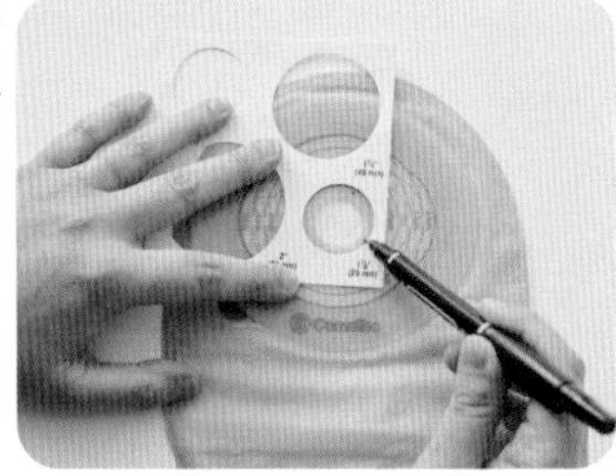

1 ストーマメジャー（またはノギスなど）を使ってストーマの大きさを測る。ストーマメジャーの穴を面板の開口部に当て、油性ペンなどで印をつける。

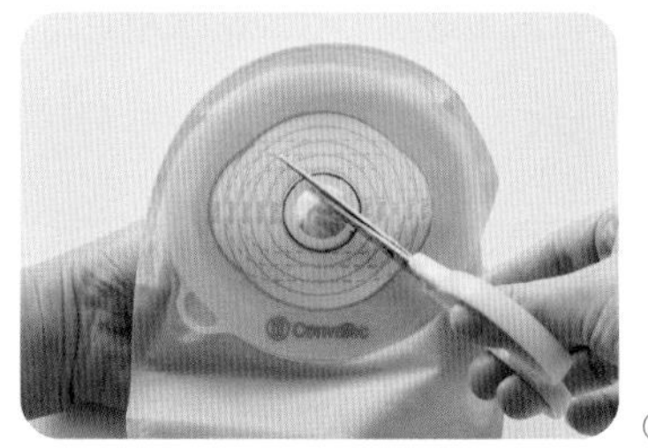

(a)

2 印に沿ってハサミで切り取る。切ったあとの切断面を指で軽くなでて、なじませる（切断面でストーマを傷つけないようにするため）。

においが気になる

においやガスが気になるという人は多いですが、実際には袋を開けない限りはそれほど臭うことはありません。もしもにおいが気になる場合は、においが漏れる原因を探します。たとえば、面板とストーマ袋の間や排出口に排泄物が滞留することで、においが漏れてくることがあります。ストーマに合った装具になっているかの再確認をし、密着性を高める皮膚保護剤を使うのもいいでしょう。排泄物を排出したあとは排泄口をトイレットペーパーまたはおしり拭きなどのウエットティッシュでよく拭くことも大事です。また、消臭フィルター付きの装具の選択や、消臭潤滑剤を使用する方法もあります。
外出の前には、排泄物のにおいが強くなる食品（ねぎ、にら、豆類、玉ねぎ、にんにく、ビール、卵、チーズ、えび・かに類、魚類など）を避けるのも一案です。

皮膚が赤くなって痒い、痛い

もっとも気をつけなくてはいけないのが、ストーマ合併症です。そのため、ストーマ周辺皮膚の障害については、早めに発見してケアを行うことが大事です。
ストーマ装具を交換するたびに、皮膚と面板の状態を確認します。面板が溶解していたり、便や尿がついていたりする場合は、装具交換の間隔が長すぎたり、装具の装着や選び方の問題などが原因として考えられます。ストーマ装具の選び方で悩んだときは、病院のストーマ外来を受診してもらうなど、対策を考えます。ストーマ周辺の皮膚が赤くなっていたり、痒みがあるときは、どの部分にどのような皮膚障害が起こっているのかを、具体的に確認します。なお、ストーマ周囲皮膚障害の重症度を評価するスケールに、ABCD-Stoma® *があり、これをスタッフで共有できる指標として利用する方法もあります。

(a)エスティーム™ インビジクローズ® ドレインパウチ（コンバテック ジャパン）、協力 ソリュウション
＊一般社団法人日本創傷・オストミー・失禁管理学会　https://jwocm.org/topics/stoma-care/o-004/（最終閲覧日：2023.2.10）

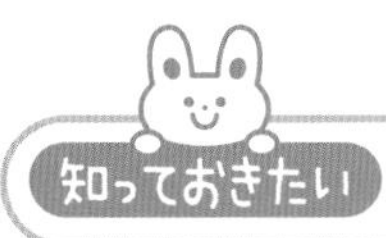

知っておきたい ストーマ合併症の種類

ストーマ造設後の合併症には、大きく分けると外科的合併症（手術手技に関連するものと、個々の依存疾患に起因するもの）と管理的合併症（ストーマ管理の方法により回避可能なもの）があります[*1]。

外科的合併症

早期合併症

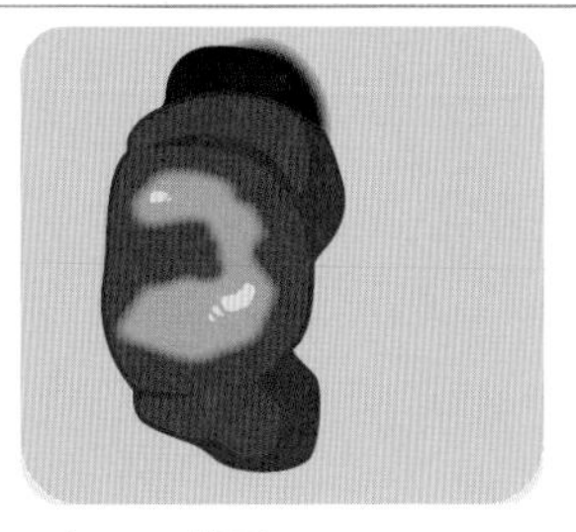

ストーマの壊死

- 壊死
- 粘膜皮膚離開
- 狭窄
- 陥没
- ストーマ旁蜂窩織炎
- ストーマ旁皮下膿瘍

晩期合併症

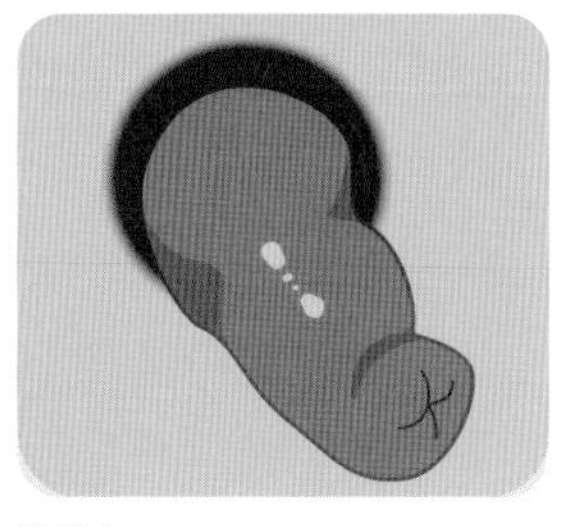

腸脱出

- 縫合糸肉芽腫
- 腸脱出
- ストーマ旁ヘルニア
- 瘻孔
- ストーマ出血
- 粘膜皮膚移植
- 粘膜過形成
- ストーマ静脈瘤
- ストーマ部がん

管理的合併症

皮膚障害

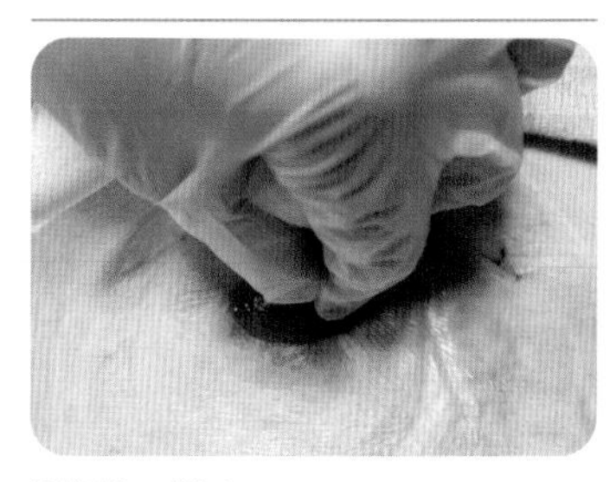

近接部のびらん

（原因として）
- 排泄物
- 装具
- 粘液
- 皮膚保護剤
- 不適切なケア

上の写真は、ストーマサイズと面板のストーマ孔が合っていなかったために生じたびらんです。パウダーを塗布して、ストーマの基部に合わせて面板のストーマ孔をカットしたことで改善しました。このように原因のアセスメントを行い、対応していきましょう。

知っておきたい ストーマ周辺皮膚部位の名称と皮膚障害のおもな原因

ストーマ周囲を３つの部位に分けて観察することで、障害が起きている原因を予測することができます[*2]。

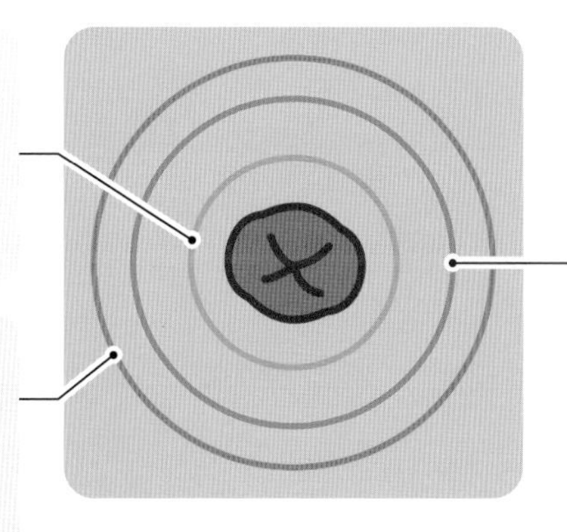

近接部（Adjacent）
ストーマからストーマ装具の皮膚保護剤までの範囲
［皮膚障害のおもな原因］
排泄物の付着、練状保護剤の刺激

皮膚保護剤部（Barrier）
ストーマ装具の皮膚保護剤が触れていた範囲
［皮膚障害のおもな原因］
皮膚保護剤の成分、皮膚保護剤周縁の物理的刺激、皮膚保護剤貼付による閉鎖環境や剥離・貼付による刺激、凸面はめ込み具の圧迫

皮膚保護剤外部（Circumscribing）
医療用テープ、ベルト、ストーマ袋などのアクセサリーが皮膚に触れていた範囲
［皮膚障害のおもな原因］
医療用テープ、ベルト、ストーマ袋などアクセサリーの接触、医療用テープの組成、閉鎖環境、剥離刺激

参考文献　＊1：「消化管ストーマにおける合併症の文献的検討」赤木由人、衣笠哲史、白水和雄、海田真治子、高木孝実、平川道子（日本ストーマ・排泄会誌 Vol.28, No.2, Jun.2012）https://www.jstage.jst.go.jp/article/jsscr/28/2/28_5/_pdf/-char/ja（最終閲覧日：2023.2.10）　＊2：『オストメイトのためのABCD-Stoma® 健やかなストーマ周囲皮膚を保つための観察ポイント』日本創傷・オストミー・失禁管理学会 https://jwocm.org/wp-content/themes/jwocm/assets/img/public/ostomy/Q_abcdstoma_ostomate.pdf（最終閲覧日：2023.2.10）

膀胱留置カテーテルのケア

留置されている目的が何かを確認し、できるだけ離脱できる可能性を見つけていったり、感染に気をつけていったりします。

感染症に気をつけながら、離脱の可能性も確認していく

在宅で膀胱留置カテーテルを使っている人にとっては、病院での毎日とは違い、家族（介護者）に尿の管理をしてもらうことや、人から見えるところに蓄尿バッグがあることなどから、「恥ずかしい」とか、「申し訳ない」とか思う人もいます。移動するときは蓄尿バッグにカバーをつけるといった配慮や、早い段階での離脱の可能性をアセスメントするなど、本人の自己効力感やQOLを下げないことを大切にしたケアをしていきましょう。

膀胱留置カテーテル使用時にもっとも心配されるのは、尿路感染症です。陰部を清潔に保つことや、尿の観察を家族（介護者）にもお願いすることで、予防していきます。家族が困らないように、ケアの方法は実際に一緒に行いながら伝えていきます。

知っておきたい 膀胱留置カテーテルと蓄尿バッグ

膀胱留置カテーテルの素材は、シリコンと非シリコンに分けられます。シリコンは撥水性が高く、異物の付着が少ないため、非シリコンに比べて閉塞がしにくいのが特徴です。実際には、ラテックス（以前よく使われていた素材）でもシリコンでもない、下の写真のようなカテーテル（この素材は熱可塑性エラストマー）がもっともよく使われています。このタイプを使って詰まりやすい場合は、より高価なシリコンを使うことが多いようです。
４週間に１回の交換が多く、閉塞しやすい場合には、2週間に1回の交換としたり、シリコンカテーテルを用いたりすることがあります。

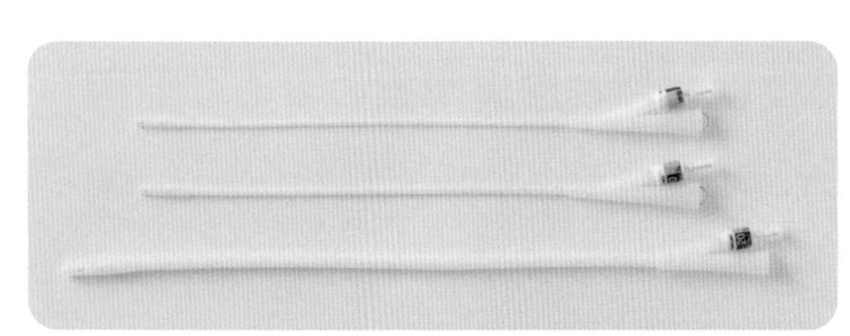

膀胱留置カテーテル
子供用から大人用のサイズまで揃っている膀胱留置カテーテル。(a)

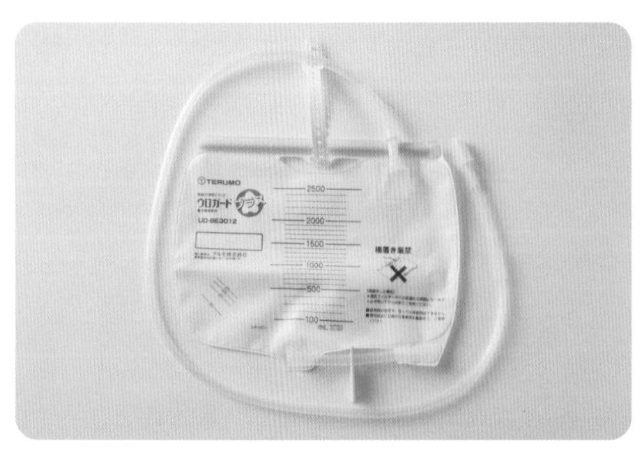

蓄尿バッグ
バッグには目盛りがついているので、尿量を測ることができる。(b)

(a) サフィード®ELバルーンカテーテル　(b) ウロガード®プラス（テルモ）

チェックポイント よく起こるトラブルと対策

感染など起こりやすいトラブルについては、早期発見の方法と対策について覚えておきましょう。本人と家族(介護者)に伝えておくことも大事です。

尿路感染症

発熱、頻尿、排尿時痛、尿臭、血尿などがあるときは、尿路感染症を疑います。認知機能の低下のある高齢者の場合は、痛みなどを訴えることが難しい人が多いため、食事量、睡眠時間、夜間頻尿などが「いつもと違う」と感じるときは、注意が必要です。予防のためには、水分補給をして尿の流れが滞らないようにするのと、陰部の清潔を心がけます(1日1回は洗浄します)。発症時は速やかに医師に報告します。

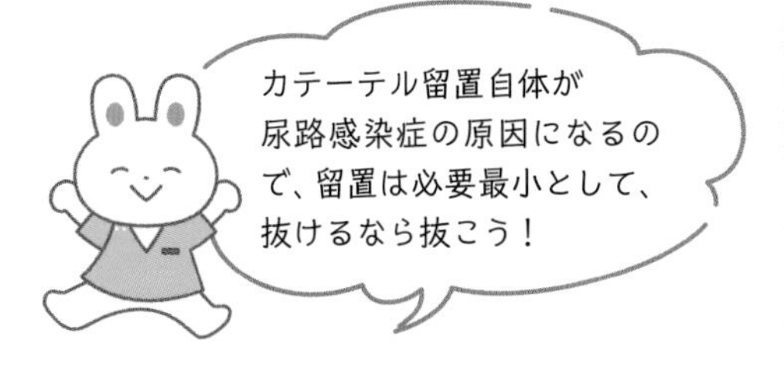

カテーテル留置自体が
尿路感染症の原因になるので、留置は必要最小として、
抜けるなら抜こう!

膀胱留置カテーテルの閉塞

カテーテルの中に血塊や炎症性産物、結石などが詰まり、閉塞を起こすことがあります。結石や血塊がある場合は医師に報告をします。閉塞に気づいたら、事前に医師と合意している範囲で、①カテーテルチップシリンジで軽く引く、②生理食塩水を用いて膀胱洗浄を行う、③新しい膀胱留置カテーテルに交換する、等の対応を行って開通に努めます。

膀胱洗浄を行うときは、排液の色や、異物、出血の有無、生理食塩水の注入時の抵抗等の観察を行うことが大切。使用する生理食塩水の量は医師の指示に合わせて行います。

膀胱留置カテーテル周囲からの尿漏れ

尿漏れに気づいたら、まずは、膀胱留置カテーテルが圧迫されていたり、ねじれたりして、膀胱留置カテーテルが外からの力により詰まっていないか確認します。また、膀胱留置カテーテルの中の尿が流れずに詰まっていることもありますので(以下「膀胱留置カテーテルの閉塞」参照)、ていねいに確認します。次に、尿漏れがどのようなときに起こるのかを確認します。体動時や排便時などに起こる場合は、腹圧が高まることが原因かもしれません。常に尿漏れをしている場合は、長期間の留置により膀胱括約筋が収縮するなどが原因かもしれません。バルーン内の蒸留水を増やしたり、膀胱留置カテーテルのサイズをアップしたりして対応することもありますので、医師に報告をします。

紫色蓄尿バッグ症候群(PUBS)

膀胱留置カテーテルを使用中に、尿が溜まっている蓄尿バッグが紫色になる病態を紫色蓄尿バッグ症候群といいます。
これは、尿中にあるインジカンという物質が、尿中にあるさまざまな細菌により分解され、インジゴ(青色色素)とインジルビン(赤色色素)が生成されることによって起こります。この二つの物質は本来、水には溶けず、プラスチックやポリマーに溶け込む性質があります。そのため、プラスチック製の蓄尿バッグに色がつきます。
もともとは、便秘で増殖した腸内細菌により糞便中のトリプトファンが分解され、インドールになり、体内でインジカンとなり起こるため、紫色蓄尿バッグ症候群には、尿路感染、便秘が関係していると言われています。日頃から便秘のコントロールや定期的な膀胱留置カテーテルの交換などによる衛生管理をしっかりすることが必要となります。

自己抜去

せん妄や認知症の症状による自己抜去を防ぐことも重要です。膀胱留置カテーテルのテープ固定や蓄尿バッグの位置などを検討しましょう。

参考文献 WEB脳神経外科 https://www.web-neurosurgery.com/?p=105#(最終閲覧日:2023.2.10)

チェックポイント 安心して膀胱留置カテーテルを使うコツ

本人がしたい活動をできるだけ妨げずに、また感染リスクを減らしながら、膀胱留置カテーテルを使った生活を送るためのヒントを紹介します。

蓄尿バッグの位置は常に膀胱よりも下に

蓄尿バッグ内の尿の逆流を防ぐために、常に蓄尿バッグの位置が膀胱よりも下になるようにします。布団で寝ている人は、高低差を少しでも保てるように、布団の下にマットなどを敷き、蓄尿バッグは布団の外に置くといいでしょう。

膀胱留置カテーテルと蓄尿バッグは1か月以内に取り替える

膀胱留置カテーテルの至適交換時期については個人差があります。長期留置例においては、1か月を越えないようにするか、製品の添付文書の記載通りに定期交換するのが一般的です。膀胱留置カテーテル閉塞を繰り返す場合は、1週間に1～2回の交換が必要な場合もあります。蓄尿バッグの交換は、膀胱留置カテーテルを交換するときに一緒に行うことが多いです*。

尿は最低でも12時間ごとに破棄と記録を

尿破棄は12時間が目安ですが、1日１回という人もいたり、尿量が多いときは早めに破棄することもあったりするため、個別性があります。破棄する前に必ず、蓄尿バッグに記してあるメモリを使って尿量を確認し、ノートに記します。ほかにも、尿の色、出血の有無、結石や浮遊物の有無、尿漏れの有無を確認し、記録します。

その後、感染リスクを抑えるために、手を清潔にしたあと（または使い捨て手袋をつけて）、蓄尿バッグの排液口から尿破棄用のバケツまたはペットボトルに尿を出し、トイレで破棄します。排液口は清潔なアルコール入りのウエットティッシュなどで拭きます（排液口を不潔にすることで感染症のリスクは上がります）。

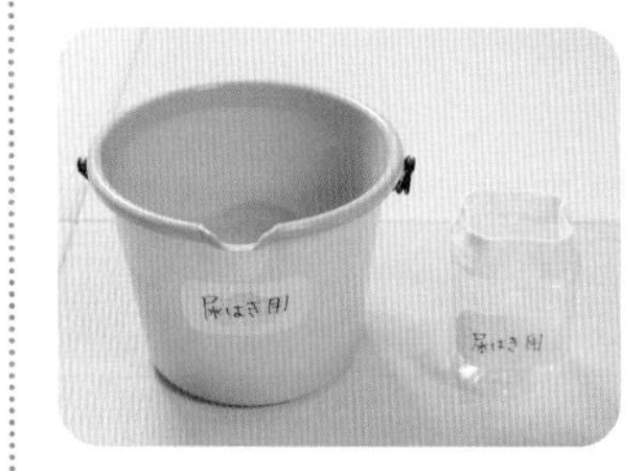

尿を捨てるための容器は、バケツまたはペットボトルの上部をカットしたもの（カットした部分にはガムテープなどを貼っておく）が便利 。

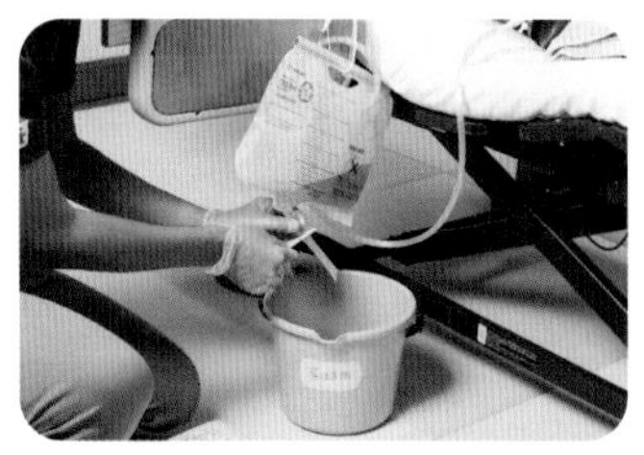

本人や家族は、清潔不潔の理解が難しい場合もある。尿を破棄する出入口をなるべく触らないように、できるだけ清潔に保つことを伝えることも重要。

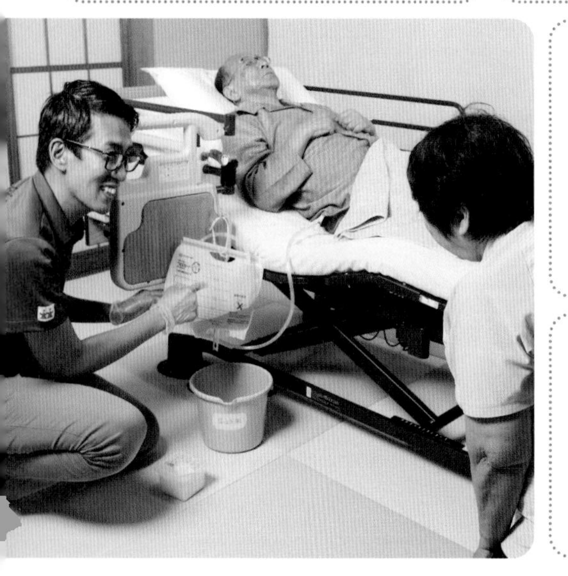

尿の破棄と記録は誰が担当するのかを決めておく

日々の尿の破棄と記録は、家族が担当することが多いですが、一人暮らしであったり、老老介護で負担感が大きかったりする場合は、ほかに担当できる人を考えます。ホームヘルパーにお願いしたり、訪問看護師が毎日入る場合は看護師が担当したりすることもあります。

意識して水分を摂取してもらう

尿路感染症を予防するためにも、大人の場合、１日の尿量が1000～1500㎖以上を目標にします。水分制限がない限り、できるだけ水分摂取をしていきます。可能であれば、ノートに水分摂取量も記載しておきます。

参考文献　＊『尿路管理を含む泌尿器科領域における感染制御ガイドライン』日本泌尿器科学会　尿路感染を含む泌尿器科領域における感染制御ガイドライン製作委員会編集（メディカルレビュー社）https://www.urol.or.jp/lib/files/other/guideline/42_infection_control_guidelines.pdf　（最終閲覧日：2023.2.10）

一時的に蓄尿バッグを使わない方法も

移動するときも、蓄尿バッグは膀胱よりも下になるようにします。家の中なら蓄尿バッグに紐をつけ、その紐を肩にかけたり、蓄尿バッグをバッグに入れたりします。外出時は、レッグバッグなどを利用すると、外から見られることもなく便利です。また、蓄尿バッグにつながっている膀胱留置カテーテルを外してDIBキャップを付けることで、蓄尿バッグは使わずに過ごす方法もあります。

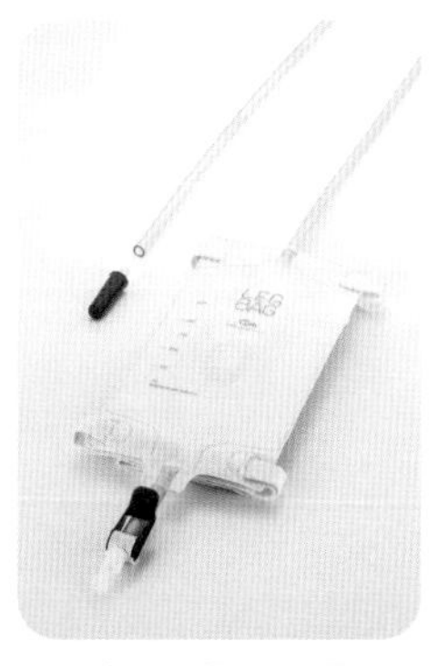

レッグバッグは下肢内側に固定する。[a]

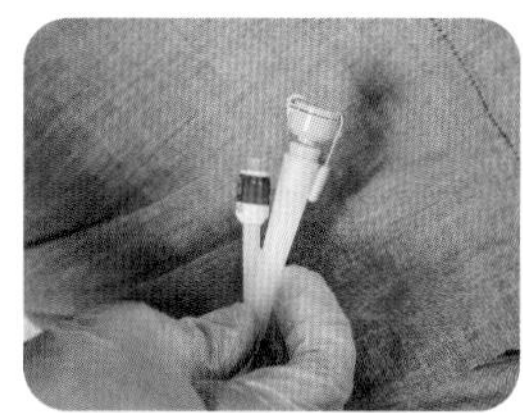

膀胱留置カテーテルの排尿部に装着したDIBキャップ。

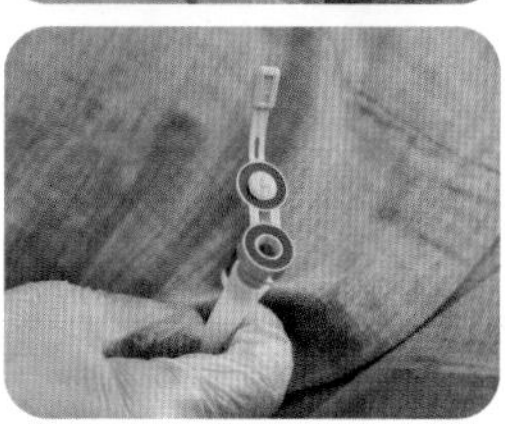

DIBキャップは磁石で開け閉め可能。必要時にキャップを開けてトイレで排泄する。

入浴やシャワーも可能

膀胱留置カテーテルを入れたまま、入浴やシャワーは可能です。このとき、以下のことに気をつけます。

① 蓄尿バッグ内の尿をすべて破棄する。
② 入浴中も、蓄尿バッグは膀胱より低い位置に保つ(S字フックなどを使う)。

チューブを固定する位置は変える

チューブを固定する位置は、男性は下腹部と大腿最上部にします。大腿に下向きに固定をすると、陰のうを圧迫して血流障害を起こすことがあるため注意します。女性は、大腿内側に固定します。固定用のテープによるかぶれを防ぐために、チューブを固定する場所(テープを貼る場所)は毎回変えるようにします。

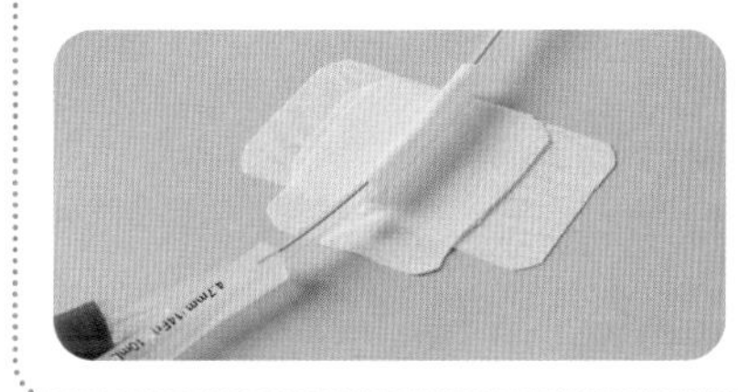

土台のテープを貼り、その上にチューブをのせ、上からテープをチューブの形に沿って貼り、固定する。
接続部が皮膚に当たったり、体の下敷きになったりすることがあるため、ハンカチや小さなタオルを巻いて保護することもある。

お腹が張るときはミルキングを

膀胱内に尿が残っているとお腹が張ってきたり、違和感を覚えたりします。その場合は、ミルキングを行います。まず、蓄尿バッグに近い部分のチューブを片手の指で、チューブをつぶすように握ります。次に、つぶした部分のすぐ下(蓄尿バッグ寄り)を反対の手の指でつまみ、そのまま蓄尿バッグの方向へゆっくりと数センチ滑らせます。そして、最初にチューブをつぶした指を離すと、チューブ内が陰圧となり、膀胱内の尿が流れ出てきます。

1日1回陰部洗浄をする

感染症を防ぐために、石けんを使った陰部洗浄を1日1回行います。

体位変換機能付きのベッドマット使用を

ベッドでの体位変換が必要な人に対して、チューブが抜けてしまうかもしれないという恐怖心から体位変換の頻度が減り、褥瘡ができたり、拘縮が悪化したりすることがあります。その場合は、ベッドマットを体位変換機能付きに変えることで、人による体位変換を最小限にする、または体位変換をしなくてもよくなることもあります。

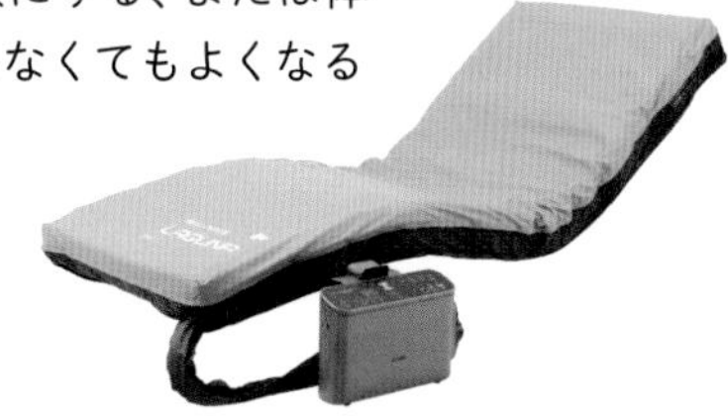

15分ごとにマットが自動的に動いて、体位変換を可能にするマット。[b]

(a)クリニーレッグバッグ(クリエートメディック)　(b)スモールチェンジ®ラグーナ®(ケープ)

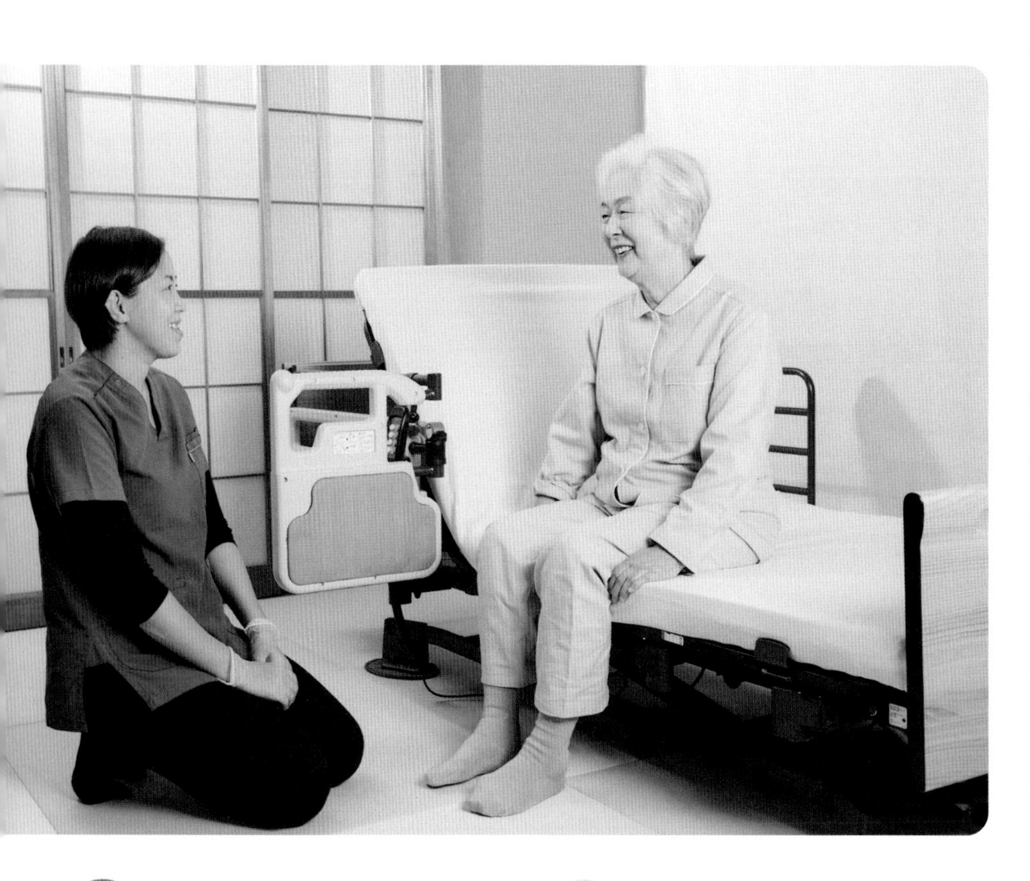

4 清潔を看る

在宅での看護

本人にとって快適で安心な清潔ケア（入浴、シャワー、清拭など）を行うための支援をする。家族（介護者）の負担を考慮し、使える制度やサービスの案内をする。

病院での看護

症状や状態に合わせて清拭やシャワーなどを取り入れ、清潔を保つことができるように、日々看護師が援助する。

清潔にするための入浴やシャワーなどは、今まで本人が行ってきた習慣があり、療養生活になったとしても、自身の快適さとつながっています。寝る前に入浴していた人が昼の入浴に違和感を覚えたり、湯船での入浴が楽しみの人がシャワー浴しかできないことを悲しく思ったりすることに思いを寄せ、その人にとっての清潔ケアを一緒に考えていきます。

ただし、このときに大切なのが、清潔ケアを援助する家族（介護者）の負担感です。本人のために援助をしたいと思っていても、家族（介護者）の体力や生活状況などから大きな負担になってしまっては、ケアを継続することが難しくなってしまいます。

入浴方法や福祉用具の活用、訪問入浴介護等、本人の思いと家族の状況に合わせた活用を検討します。双方が納得をしたうえで、継続できる清潔ケアの方法を一緒に考え、サポートしていきましょう。

アセスメントの4つのポイント

1
本人の習慣を大切にする

まずは本人の習慣を聞き取り、それを大切にし、考慮したうえで、これからの清潔ケアについて、本人、家族(介護者)と相談をし、決めていきます。私たちは毎日お風呂に入る人も多いと思います。療養者(本人)も同じです。介護保険の範囲でどうやるかという発想ではなく、本人の豊かな人生につながるためには、どういう習慣を大切にするかを考えていきます。

2
皮膚の状態を観察する

清潔ケアをしている間に、皮膚の状態観察も行います。高齢者の皮膚は傷つきやすく、特に糖尿病等がある場合はなおさらです。また、乾燥やあせもにも注意が必要です。特にオムツを使っている人は、オムツかぶれがないかも確認しましょう。電気毛布やカイロを使用していたら低温やけどがないかも確認しましょう。

3
人と会いたくなるなど気持ちが変化するきっかけになることも

清潔ケアは、感染を予防し、皮膚状態を観察する機会にもなります。しかし、それだけでなく、リラックスできる時間をつくることや、きれいになったことから人と会う、外出するという気持ちになる(社会性向上)ことへとつながる行為であることも意識します。

4
家族(介護者)が継続できるスタイルを

療養中の人の清潔ケアは多くの場合、家族(介護者)の援助が必要となります。本人の希望、そして家族(介護者)の希望や状況などをアセスメントして、家族(介護者)が継続しやすく本人にも理解が得られる方法を提案しましょう。

入浴・シャワー・沐浴

入浴、シャワー、沐浴では、安全に気持ちよく楽しめることを大事にします。立ち上がり、歩きなど移動へのサポート、部屋の温度などに気を配ります。

その都度、声かけをしながら安心して楽しめる時間に

浴室での入浴やシャワーは、本人の体力を使うため、効率を考えながら、安全、快適に行うための支援をします。

まずは、環境を整えます。手すり、シャワーチェア、滑り止めのマットなどが必要な場合は、福祉用具を用意します。ヒートショックを予防するために、寒い日は脱衣所を温めておくことも大事です。

洗うときは、できるだけ本人が自らの力でできるような支援を行います。たとえば、認知機能が低下している人が洗い方で悩んでしまったら、「次は背中です」などと声をかけると自ら背中にタオルをかけて洗い始めることができた、というケースもあります。できることは奪わずに、自信と楽しさへつなげる工夫も考えます。

また、訪問入浴介護の利用も可能です。

知っておきたい 福祉用具を利用する

ベッドから浴室までの往復、浴室での入浴を、安心して自分らしく行うために、本人の現状に合わせた福祉用具を利用しましょう。なかには衛生用品であるため、レンタルではなく購入となるものもあります。詳しくは福祉用具専門相談員に確認します。

シャワーチェア（介護用風呂椅子）

背もたれの有無、肘掛けの有無、座面の回転の可否などにより、さまざまな種類がある。基本的には衛生用品のため購入となる。

滑り止めマット

浴槽の中に敷くマット。浴槽の中で足が滑って転んだり、お尻がずれたりすることを防ぐために使う。

バスグリップ（浴槽用手すり）

浴槽に出入りすることをサポートする手すり。浴槽の縁に挟み込んで設置する。

浴槽台

浴槽の出入りや、浴槽の中での立ち座りをサポートする台。

バスボード

浴槽へ出入りするときに座るためのボード。浴槽の縁にまたがせて設置する。

石けんの使いすぎや、皮膚の擦りすぎが皮膚異常の原因になっていることがよくあります。入浴や洗体自体が皮膚の乾燥を助長するという点も忘れずに！

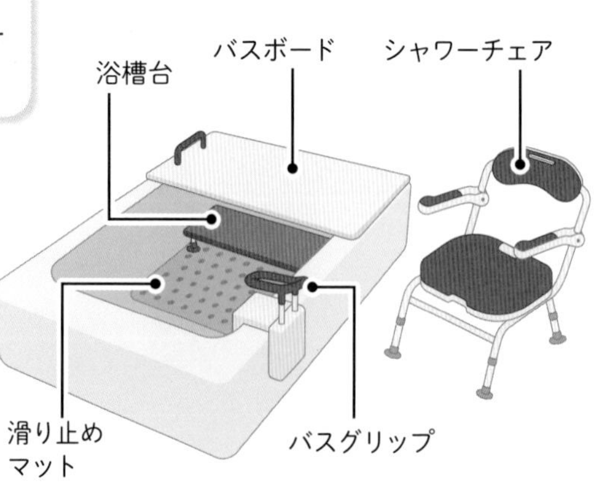

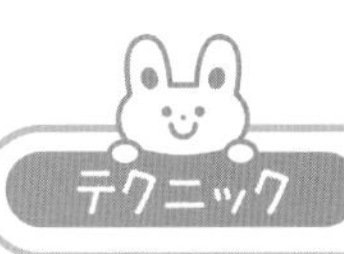

テクニック 沐浴の方法（乳児）

新生児・乳児の沐浴の方法を紹介します。ベビーバスを用意し、お風呂またはシンクなどに設置し、お湯をためて入浴させます。

用意するもの

- ベビーバス
- 湯温計
- ガーゼ
- ベビーソープ
- 保湿用乳液
- 使い捨て手袋
- 洗面器
- 沐浴布
- タオル
- 綿棒
- 着替えとオムツ

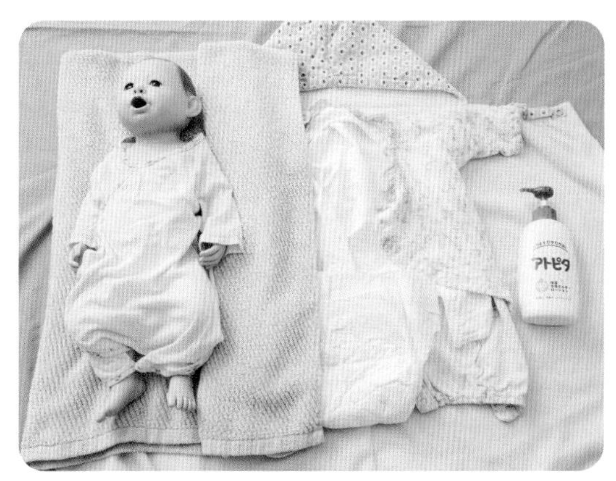

1 沐浴後の用意をしておく

沐浴後、湯冷めしないように、お風呂上がりに身につけるものを、着る順番に広げて用意しておく。

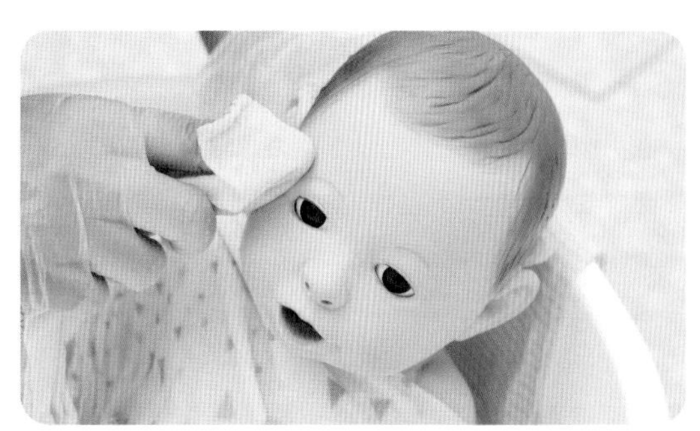

2 沐浴布をかけたまま洗い始める

38℃くらいのお湯（湯温計で計る）をバスタブに溜めたら、赤ちゃんの服を脱がせ、体に沐浴布をかけたまま、足からゆっくりとお湯に入れる。お湯で絞ったガーゼにベビーソープを少し取り、顔を洗う。次に、髪の毛をベビーソープで洗う。

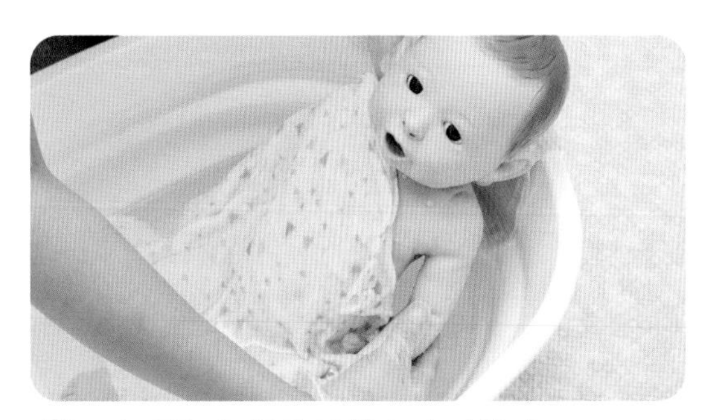

3 くびれた部分は特によく洗う

ベビーソープを手に取り、首→胸→手・腕→お腹→足の順に洗う。首、脇の下、肘の内側など、くびれた部分は汚れが溜まりやすいのでよく洗う。

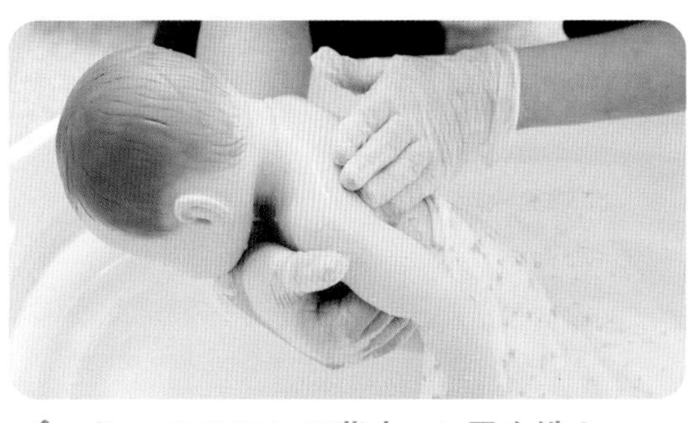

4 うつぶせにして背中、お尻を洗う

赤ちゃんをうつぶせにする。胸を手のひらで支え、腕を親指と人差し指で挟むと安定する。背中とお尻を洗い、再度仰向けにして、陰部を洗ったあと、お湯につけて、洗面器できれいなお湯を足もとから胸までかけたら、バスタブから上げる。

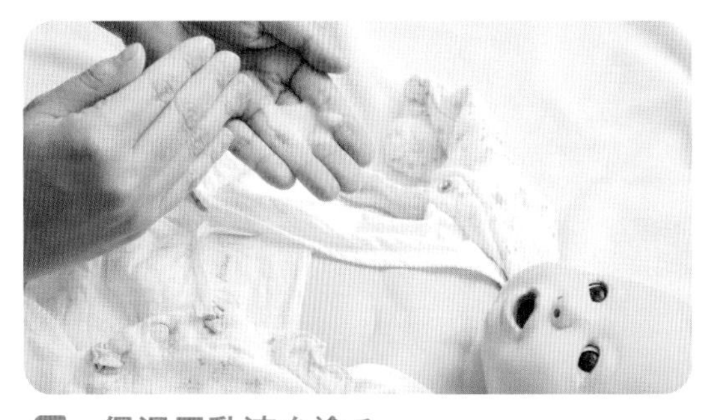

5 保湿用乳液を塗る

タオルで全身を包み込むように拭いたあと、着替えに腕を通す。綿棒で耳や鼻をきれいにしたあと、保湿用乳液を全身に塗り、服を着せる。

モデル：コーケンベビーLM-026G（高研）

足浴とフットケア

足のトラブルはADLが低下する原因にもなります。清潔に保つための足浴は、体を温めるだけでなく足の状態確認やリラクゼーションの機会にもなります。

足の観察もしながら足を温める、ケアする

入浴ができないときや、リラクゼーションのために行うのが、足浴と手浴です。手や足を清潔にすると同時に、温熱効果により血液の循環を促し、体を温めます。

ベッド上で行うときは、シーツが濡れないようにビニールシートなどを敷き、タオルを敷いた上にお湯を入れた洗面器やバケツを置いて、手や足をお湯に浸します。拘縮があって洗面器に手足をつけにくいときは、厚手のビニール袋にお湯を入れて、そこに手足を入れてもらいます。ホットタオルで手足を包んで温める方法もあります。

療養中は足の爪が食い込んで痛いなど、足のトラブルを抱えている人も少なくありません。観察をして、必要なときは医師に報告します。

チェックポイント フットケアを行う

フットケアは、爪切りだけではなく、足の状態を観察することや、足の清潔保持と保湿をすることをいいます。ここでは足浴とともに行いたいケアについてご紹介します。

よく観察する

足をよく観察して、巻き爪や陥入爪などの爪トラブルや、胼胝（タコ）や鶏眼（ウオノメ）などの皮膚トラブルなどがないかを確認します。糖尿病であったり、麻痺があったりすると、足の傷などに気づきにくく、重症化する可能性があるため重要です。気になることは医師に報告します。

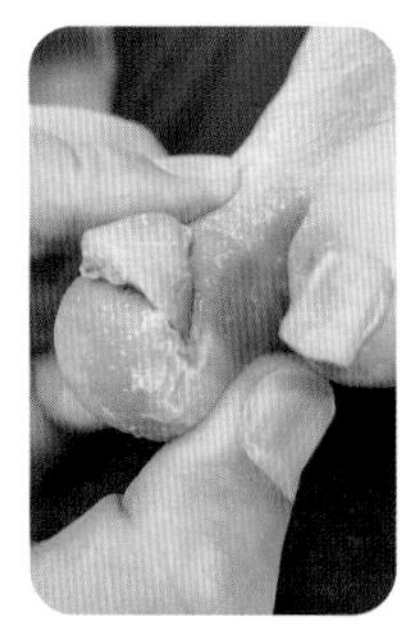

歩けない、歩こうとしない理由が、実は爪のトラブルだったというケースはよく経験します。高齢者、特に認知症の人ははっきりと症状を訴えられない方も多いので、足は必ず観察したほうがよいですね。（佐々木淳）

マッサージやケアをする

保湿用の乳液やクリームを塗りますが、このとき、指を一本一本握って軽く回したり、足首を回したり、ふくらはぎを下から上へ軽くさするなど、足の血流や動きをよくするためのマッサージを取り入れます。

次に爪を切ります。ニッパーや爪切りを使って、指の先端の長さに合わせて爪を切ります。形はスクエアにして、爪が指に食い込みにくくします。爪の角をやすりで少し削ると、靴下に引っかかりにくくなります。

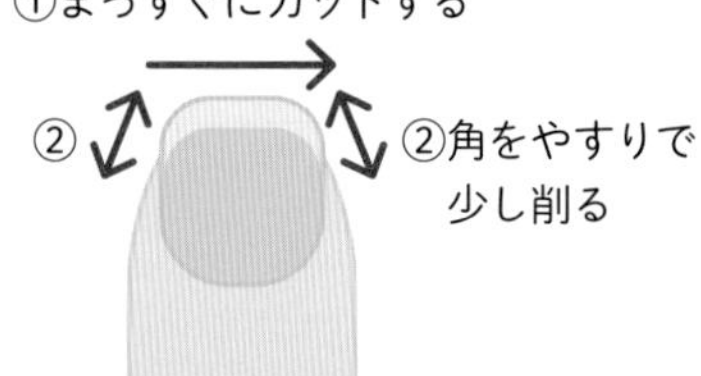
①まっすぐにカットする
②
②角をやすりで少し削る

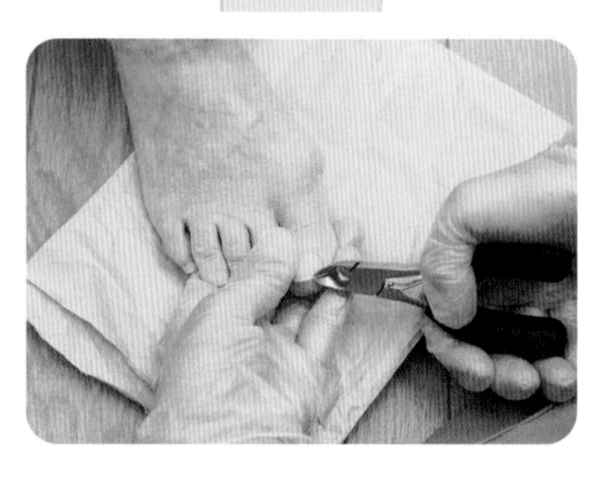

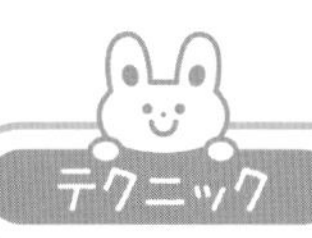

テクニック たらいを使った足浴の方法

洗面器やたらいを使った足浴の方法を紹介します。足浴後の爪がやわらかくなっているタイミングで、爪も切ります。ゆっくりと傾聴することができる時間となり、コミュニケーションの機会にもなります。

用意するもの

- ビニールシートまたは大きめのゴミ袋
- バスタオル
- たらい
- お湯
- 石けん
- シャワーボトル（P134参照）
- 保湿用乳液またはクリーム
- 使い捨て手袋

（お湯の中に入浴剤やアロマテラピーの精油を加えると、リラクゼーション効果が高まります）

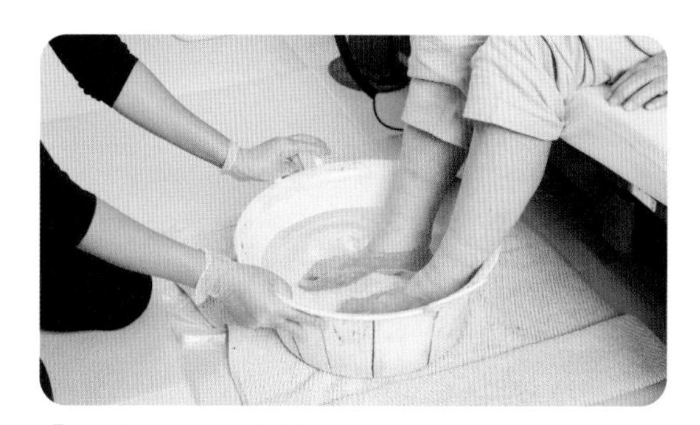

1 お湯に足を浸す

床にビニールシート（またはゴミ袋）とタオルを敷き、その上にたらいをのせ、40～43℃くらいのお湯を、くるぶしが浸るくらいまで入れる。お湯の中に足をゆっくりと入れて、浸す。

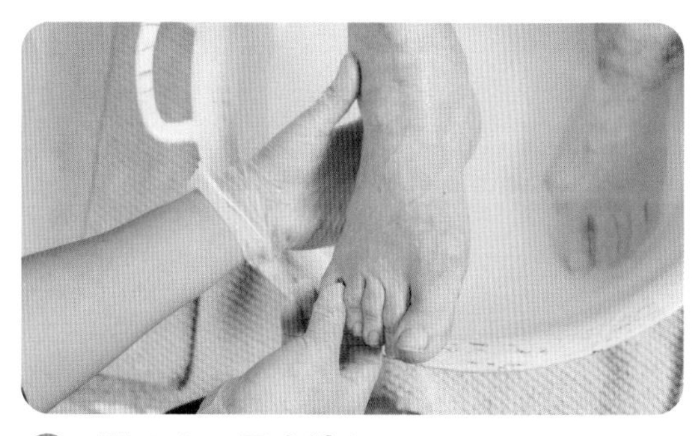

2 石けんで足を洗う

石けんをよく泡立ててから、足先からふくらはぎまで洗う。特に、指の間や爪の間は汚れが溜まりやすいのでていねいに洗う。

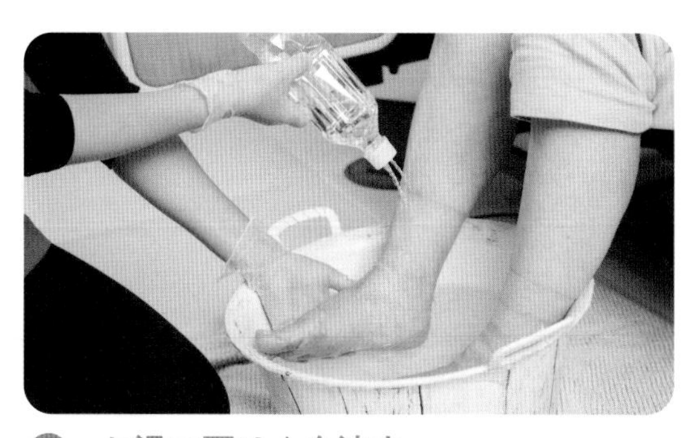

3 お湯で石けんを流す

たらいのお湯で石けんを流したあと、仕上げに、シャワーボトルを使ってお湯をかける。

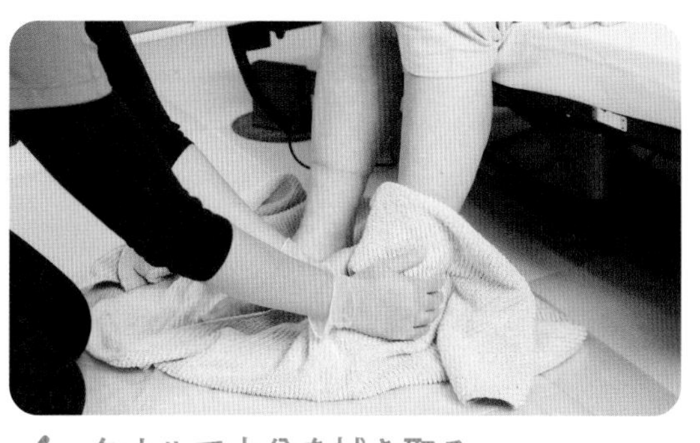

4 タオルで水分を拭き取る

たらいを外して、下に敷いておいたタオルで足を拭く。スキンテア（P138参照）を予防するためにも、優しく水分を拭き取る。指と指の間の水分も忘れずに。

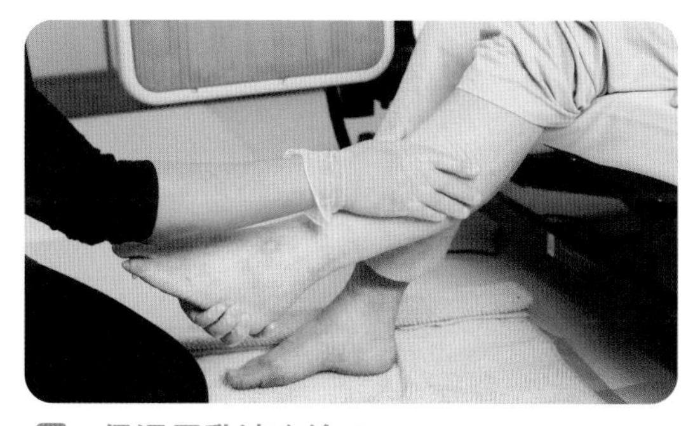

5 保湿用乳液を塗る

保湿用乳液を手に取り、足を軽くさすりながら塗っていく。指全体と指の間にも忘れずに塗る。

手浴とハンドセラピー

手軽にできる手浴は、入浴できないときだけでなく、リラックスしてもらいたいときにも。手浴後のハンドセラピーも組み合わせて取り入れましょう。

手を温めるだけで全身に温かさが広がる

手浴も、足浴同様に入浴ができないときや、リラクゼーションを求めて行うことができます。方法は足浴と同じです。ベッドでは濡れないような準備と配慮が必要です。

触れることが癒しにつながるといわれています。背中をさすってもらう、手を握ってもらうということから安心した経験はありませんか？ 手浴は、手と手が触れ合うよい機会です。保湿クリームを手に取り、手のひら全体を使って、手の甲、手のひら、腕などを優しくさすりましょう。香りが好きな人なら、保湿クリームの代わりにアロマテラピーの精油を使用したマッサージオイルを使うのもいいでしょう。

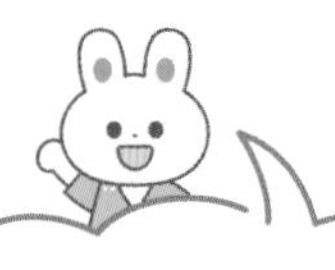

オイルを使用すると手が滑りやすくなります。転倒につながらないように、使用後の歩行時には注意します。

テクニック ホットタオルを使った温罨法の方法

手軽に温熱効果を得ることができるのが、ホットタオルを使った温湿布です。

用意するもの
- フェイスタオル
- 水またはお湯
- 電子レンジ
- 保湿用乳液またはクリーム

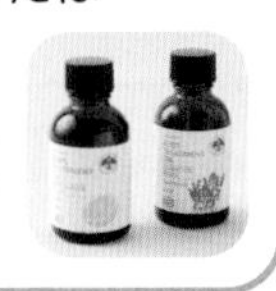

マッサージオイルも最後の仕上げの保湿に使える。

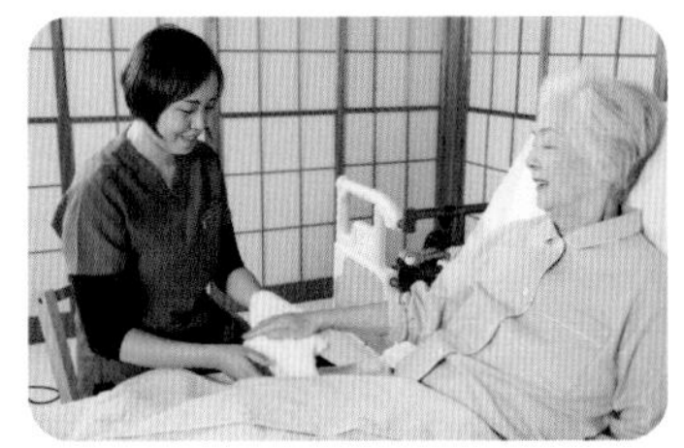

1 ホットタオルに手をのせる

水で濡らしたフェイスタオルをポリ袋（電子レンジ対応）に入れ、電子レンジで1～2分温める（P133参照）。ただし、洗面器のお湯で絞ったタオルが好みという人もいるので、どちらにするか事前に確認する。タオルが熱すぎないか確認してから手をのせる。

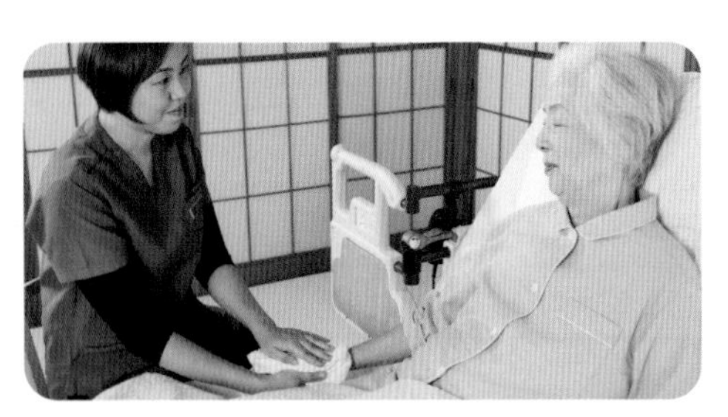

2 ホットタオルで手を包む

タオルで手を包む。そのまま2～3分おいておく。少し時間をかけて（10分ほど）湿布するときは、もう1枚ホットタオルを重ね、タオルで包んだ手をポリ袋に入れて、上から乾いたタオルをのせておく。

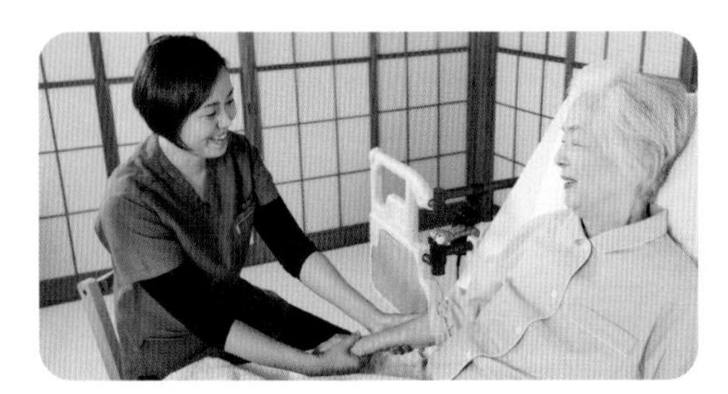

3 保湿クリームを塗る

最後に保湿クリームを、指先から肘の手前まで塗る。このとき、手のひら全体を使って、手の甲、手のひら、腕などを優しくさすると、マッサージ効果も期待できる。

清拭

病院のベッドで行う清拭と手技は同じです。室温とプライバシーには十分に配慮し、お互いが楽な体勢で行うようにします。

本人の希望と家族への配慮を大切に

入浴できない、または本人が入浴したくないときの清潔ケアとして行えるのが、清拭です。

プライバシーに配慮し、室温を少し高めにしておきます。本人には、できれば排泄を済ませ、ベッド上で臥床か座位になってもらうか、椅子に座ってもらいます。皮膚の状態をよく観察し、拭き方、力の入れ方を調整しながら体を拭いていきます。最後に、保湿クリームを塗ります。なお、ベッド上で行う際には、服を脱がすと同時にバスタオルを掛けて、プライバシーの保護と保温に努めます。

全身清拭にするか、部分清拭にするかは、本人の体調、体力、希望から判断します。家族（介護者）が行うときは、介護負担に配慮します。

知っておきたい 清拭の順番

最初に顔を拭き、手と腕、胸と腹、背中、腰、臀部、足と脚を拭きます。陰部は可能な限り、本人に拭いてもらいます。

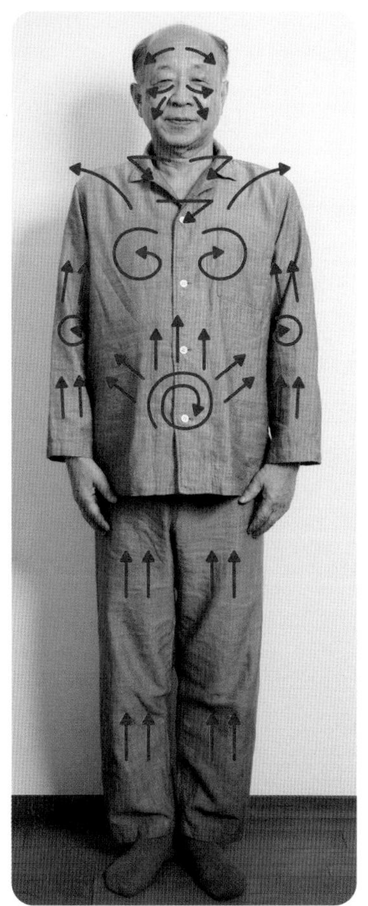

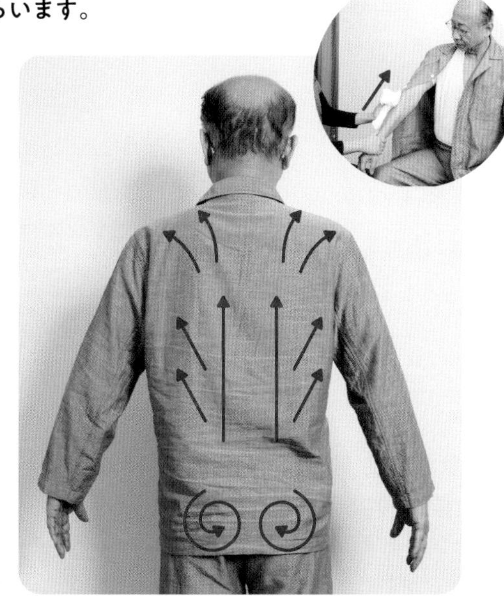

ホットタオルのつくり方

水で濡らしたフェイスタオルをポリ袋（電子レンジ対応）に入れ、電子レンジ（500~600W）で1～2分温める。ほかにも、洗面器のお湯で絞ってつくる方法もある。好みがあるので、本人にどちらにするか事前に確認するといい。

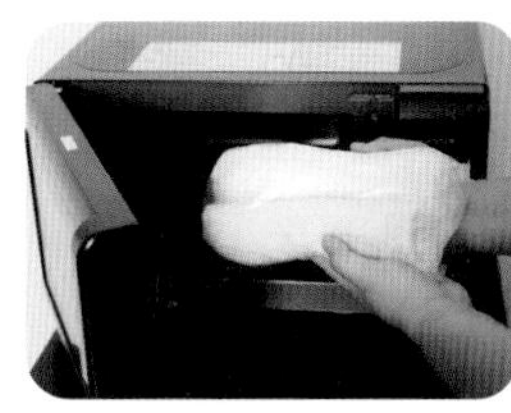

陰部洗浄

感染予防のために、入浴できない人にとって大切なのが陰部洗浄です。プライバシーを守りながら、温かい環境でていねいに、手短に行うようにします。

不安にさせないように声かけをしながら行う

入浴できないときは、清拭とともに陰部洗浄を行います。特に、膀胱留置カテーテルを導入している人は1日1回行い、感染症を予防します。

寒くないように部屋の温度を確認し、窓やカーテンがしまっているかなどプライバシーへの配慮も忘れないようにします。

洗浄する部分以外はタオルをかけておきます。また、本人のADLや体の状態に合わせて安楽な体位で行うことも大事にしましょう。

始めることを伝える声かけからスタートして、「寒くないですか」「あと少しで終わりますよ」などと声かけをしながら、長くならないように、効率よく進めます。洗浄中は皮膚状態を観察し、皮膚トラブルの早期発見にも努めます。

テクニック　陰部洗浄の方法

陰部洗浄の手順と用意するものを紹介します。なお、実際の現場では、本人や家族の希望から、ペットがいる家ではテープ式オムツの代わりにペットシーツを利用したり、赤ちゃん用のおしり拭きを使用したりすることもあります。

1. 腰から下の部分に大きめのビニールシートを広げ、その上に使い捨てタイプの吸収シートやオムツを敷く（着けていたオムツが汚れていない場合は、それを使用する場合もある）。
2. ティッシュペーパーやおしり拭きを恥骨部に置き、陰部にお湯をかける。
3. 石けんを泡立て、男性は亀頭部、陰茎、陰のうの裏側を洗う。女性は小陰唇から会陰部を洗う。
4. 側臥位にして、臀部を洗う（女性の場合は、小陰唇→会陰部→肛門の順に、前から後ろへ向けて洗う）。シャワーボトルでお湯をかけて、石けんを洗い流す。
5. 最後に、ティッシュペーパーやおしり拭きなどで押さえ拭きする。そのあと、皮膚の様子次第では、尿や便などによる皮膚トラブル予防のために軟膏を塗布する。

用意するもの

- ビニールシート または ゴミ袋
- ティッシュペーパー または おしり拭き
- お湯
- 石けん
- シャワーボトル
- 使い捨てタイプの吸収シート または オムツ
- 使い捨て手袋

シャワーボトルのつくり方
ペットボトルの蓋に、錐などを使って穴を開ける。

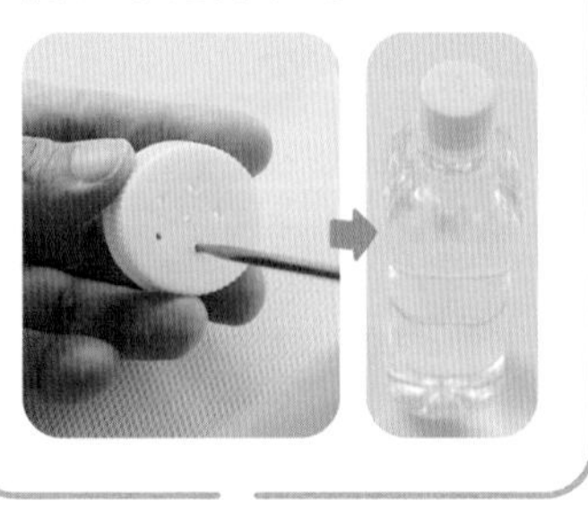

洗髪

寝たきりなどで、入浴やシャワー浴などができない場合には、訪問入浴介護以外にも、訪問看護師がベッド上で洗髪を行う方法もあります。

本人の状況に合わせた洗髪方法の選択を

入浴やシャワー浴ができない場合の洗髪は、車椅子に移乗して洗面所で行う方法や、ベッド上で行う方法があります。

ベッド上で行う場合には、シーツが濡れないようにゴミ袋、バスタオル、オムツを敷きます。寝衣の首回りにもタオルを巻いて、寝衣を濡らさないように留意しながら行います。洗髪が頭皮・頭髪の清潔を保つだけでなく、本人にとって気持ちよく、爽快感が得られるように行っていきましょう。

家族が行う際には介護負担に配慮して、市販のドライシャンプーを提案することもあります。

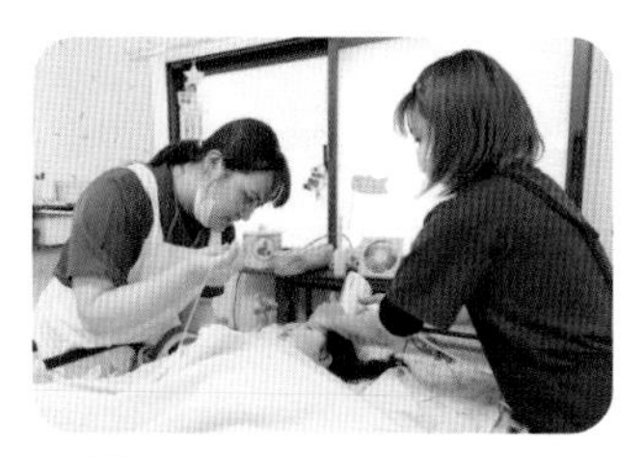

洗髪後のドライヤー。このあと吸引することを伝えている様子。

テクニック ベッド上での洗髪方法

ベッドやシーツを濡らさないようにしっかりとカバーしながら、頭と頭皮をさっぱりと洗い流しましょう。その方法を紹介します。

用意するもの

- ビニールシートまたはゴミ袋
- フェイスタオルとバスタオル
- お湯
- シャンプー・コンディショナー
- シャワーボトル
- オムツ
- ドライヤー
- 使い捨て手袋

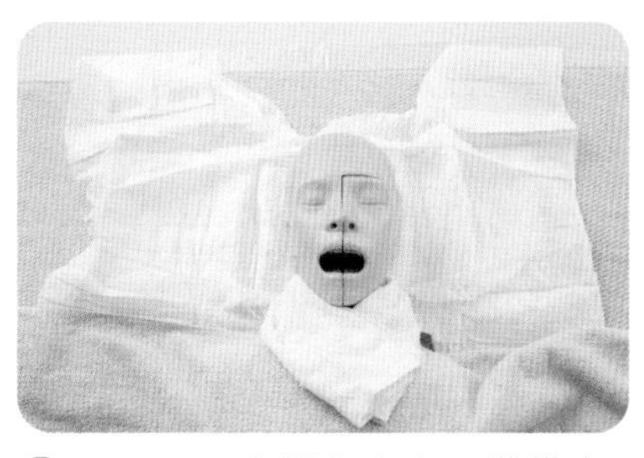

1 シーツを濡らさない準備を

頭の下に、ビニールシートまたはゴミ袋、バスタオル、オムツを敷く。襟元にタオルを巻いておき、服が濡れないようにする。

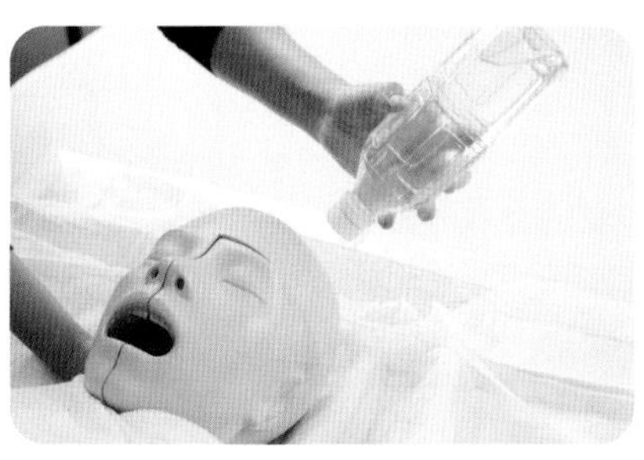

2 頭皮の状態を確認しながら洗う

シャワーボトルのお湯を使って髪の毛を濡らす。シャンプーを手に取り、頭皮と髪をよく洗う。その際、頭皮の観察も行う。お湯が適温か、痒いところがないか、指の力の強さはどうかなどを確認する。シャンプーを洗い流したあと、コンディショナーを塗布し、お湯で流す。終わったらオムツを外し、敷いておいたタオルでよく乾かす。最後にドライヤーで乾かし、髪をとかす。

コーケン気管カニューレ管理モデル LM-106（高研）

5 皮膚と創傷を看る

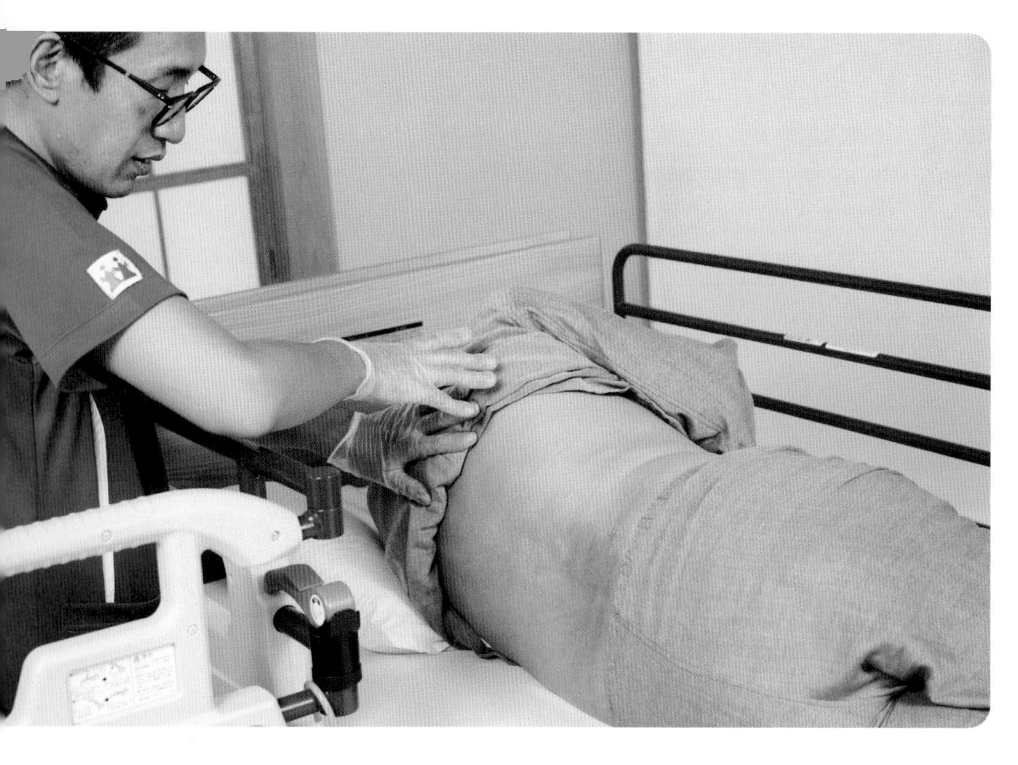

在宅での看護

在宅では、ドレッシング材等が自費での購入になることも多く、本人や家族の経済状態によって使用できるものが変わってくることがあります。材料が不十分だとできないという発想ではなく、今あるもので、どうすれば本人の状態がよりよくなるのか、知恵を絞っていく必要があります。

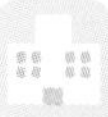

病院での看護

病院では、医師がそばにいるために、タイムリーに薬剤変更を検討することがしやすいです。またドレッシング材も、自己負担をあまり意識せずに、状態に対して最善のものを選べることが多いです。

療養中は全身状態の影響もあり、本人や家族（介護者）が気づかないうちに皮膚トラブルが起こることがあります。進んでしまうとスキンテア（皮膚裂傷）や褥瘡といった、痛みやつらさを伴う疾患になっていきます。QOLや意欲が低下し、ケアをする家族（介護者）の心身の負担も増えます。

皮膚トラブルを予防することは、本人が自分の力を活かして暮らし続けていくためにとても重要なテーマのひとつです。まずは肌の状態をよく観察し、服用薬など内的な要素からも肌トラブルのリスクを評価します。そしてリスクが高い人に対しては、ずれや擦（こす）れがないように注意して保清、保湿を行います。同時に栄養と水分がしっかり摂れるよう支援します。

スキンテアや褥瘡が生じた場合は、多職種で関わったり社会資源を生かしたりすることで家族（介護者）の負担を軽減するということも大事な視点です。

アセスメントの4つのポイント

1
乾燥やオムツかぶれが起きやすく、予防的アプローチが重要

治療の影響や老化などにより、療養中の人は皮膚が乾燥しやすい傾向にあります。また、オムツをしている人はかぶれるなどの皮膚トラブルが起きやすい状況にあります。清潔を保ち、保湿をしっかり行うことが大事です。

2
高齢者はスキンテアのリスクを回避する

特に療養中は全身の状態から皮膚が弱くなっている高齢者が多く、スキンテア(皮膚裂傷)が起きやすくなります。皮膚が脆弱化していないかの確認や、保清、保湿、保護に注意します。

3
褥瘡は多職種で取り組む

褥瘡のケアは、家族(介護者)にとって大きな負担となります。医師、看護師(皮膚・排泄ケア認定看護師など)、ホームヘルパー、理学療法士、福祉用具専門相談員などがチームとなり、取り組むことで、よりよいケアと支援ができるようにします。

4
低栄養状態に注意する

皮膚を乾燥させ、脆弱化していく大きな要因のひとつに低栄養があります。高エネルギー・高タンパク質のサプリメントの使用も視野に入れながら、栄養について確認していきます。

スキンテアのケア

弱っている皮膚に起こりやすいスキンテア。評価してケアし、再発予防をしっかり行います。

皮膚の脆弱化に気づかず起こることが多い損傷

スキンテアとは、摩擦・ずれによって、皮膚が裂けて生じる真皮深層までの損傷（部分層損傷）のことをいいます。おもに高齢者に発症し、皮膚が脆弱化する疾病の罹患などの全身状態が関わっています。「固定テープをゆっくりと剥がしたが皮膚が裂けてしまった」「転んだ際に皮膚が裂けた」というときの皮膚裂傷がスキンテアです。

スキンテアは気がつかないうちに起こっていることがよくあります。皮膚が弱くなっている人は、皮膚の状態を整え、摩擦・ずれの発生を防ぐことで、スキンテアを予防します。スキンテアが起こったときは、STARスキンテア分類システム（P139）を使用して評価し、ケアにつなげ、再発を予防します。

アセスメント 予防するための７つのポイント

スキンテアを予防するためには以下の７つを行いましょう。

手足を保護する

長袖、長ズボン、アームカバー、レッグカバーなどを使用します。

周囲の環境を整える

ベッドの柵など、ぶつかりやすい場所にカバーをつけておきます。

体は優しく洗う

弱酸性の洗浄剤をよく泡立てて、こすらずに優しく洗います。熱いお風呂も避けます。

保湿剤を塗る

低刺激性のローションタイプの保湿剤を１日２回以上塗ります。

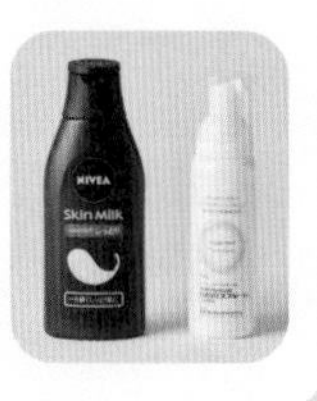

食事と水分をしっかり摂る

十分な栄養と水分を摂るようにします。

体を引っ張らないようにする

体位変換や移動のときは、専用の補助具やビニールシートなどを使うことで、強い摩擦を避けます。

手足は下から支えるように持つ

手足を持ち上げるときは、下からそっと支えるようにします。

皮膚にテープを貼る際、剥がす際にも注意！　皮膚の剥離刺激が少ないテープの選択やテープの貼る位置にも注意します。剥がすときは、皮膚に沿って優しく剥がす、剥離剤を使用し剥がすようにします。

参考文献　『ベストプラクティス　スキン-テア（皮膚裂傷）の予防と管理』一般社団法人 日本創傷・オストミー・失禁管理学会（照林社）

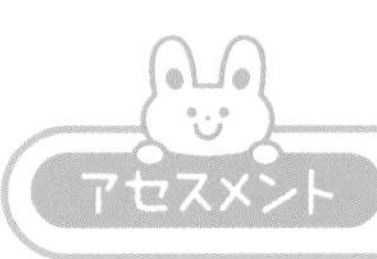

日本語版STARスキンテア分類システム

スキンテアを評価し、ケアするための指標が「STARスキンテア分類システム」です。多職種で情報を共有するときに役立ちます。

STARスキンテア分類システムガイドライン

1. 出血のコントロールおよび創洗浄を行う。
2. (可能であれば)皮膚または皮弁を元の位置に戻す。
3. 組織欠損の程度および皮膚または皮弁の色はSTAR分類システムを用いて評価する。
4. 周囲皮膚の脆弱性、腫脹、変色または打撲傷について状況を評価する。
5. 個人、創傷、および治療環境について評価する。
6. 皮膚または皮弁の色が蒼白、薄黒い、または黒ずんでいる場合は、24から48時間以内または最初のドレッシング交換時に再評価する。

カテゴリー1a
創縁を(過度に伸展させることなく)正常な解剖学的位置に戻すことができ、皮膚または皮弁の色が蒼白でない、薄黒くない、または黒ずんでいないスキンテア。

カテゴリー1b
創縁を(過度に伸展させることなく)正常な解剖学的位置に戻すことができ、皮膚または皮弁の色が蒼白、薄黒い、または黒ずんでいるスキンテア。

カテゴリー2a
創縁を正常な解剖学的位置に戻すことができず、皮膚または皮弁の色が蒼白でない、薄黒くない、または黒ずんでいないスキンテア。

カテゴリー2b
創縁を正常な解剖学的位置に戻すことができず、皮膚または皮弁の色が蒼白、薄黒い、または黒ずんでいるスキンテア。

カテゴリー3
皮弁が完全に欠損しているスキンテア。

スキンテアのケアの方法

スキンテアが発生した場合は、以下の手順でケアを行います。

1. 止血する。
2. 微温湯できれいに洗い流す(血腫がある場合は、血腫を洗浄除去する)。
3. ピンセットや濡らした綿棒などで皮弁を元の位置に戻す。皮膚欠損がある場合には、白色ワセリンなどで湿潤環境を保つ。
4. 非固着性の創傷被覆剤で保護する。
5. 創傷部の疼痛を確認する。
   - 臨時対応後、医師に報告する。
   - 感染兆候に注意する。

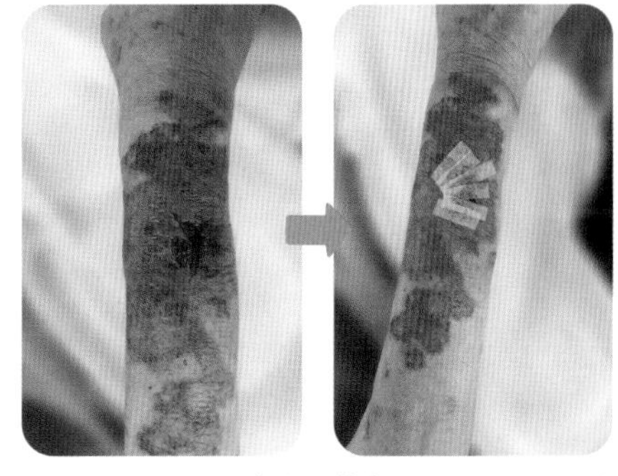
腕のスキンテアの発生時　基本の手順通りにケアを行った

褥瘡のケア

褥瘡は、本人の痛みによるつらさはもちろんのこと、家族（介護者）にとっても見ているのはつらく、負担感も増すため、心のケアを含めた支援が必要です。

リスクと褥瘡の現状をスケールを使って評価する

本人や家族（介護者）だけで、褥瘡の初期段階での発見や対策を行っていくことは、経験者でなければ難しいことです。褥瘡発生のリスクを評価して、対策を立て、本人や家族（介護者）とともにケアしていくことは、訪問看護師の大きな役割になります。

褥瘡リスクをアセスメントするスケール（P141）や、DESIGN-R®2020（P142）で褥瘡を評価していきます。これは多職種と共通言語で情報共有していくために必要なこと。具体的なケアのプランにつながります。

また、家族（介護者）の中には褥瘡ができたことで責任や悲しみを強く感じている人もいます。家族の思いはさまざまですが、観察や会話から負担感や疲労感を感じとり、支援していきましょう。

アセスメント 褥瘡ケアのポイント

予防と早期発見が大事！

褥瘡の予防と治療のポイントを紹介します。

リスクを評価する

褥瘡リスクをアセスメントするスケールを使って評価し、リスクが高いポイントから予防的に介入する。褥瘡の好発部位に注意する。

測定と記録をする

褥瘡の発生を疑う部分については、洗浄を行ったあと、測定し、写真等で記録する。測定結果や写真は多職種で共有し、連携してチームアプローチを行う。

褥瘡を評価する

DESIGN-R®2020で評価したのち、重症度が高いポイント（評価したときに英語の大文字のステージに値する部分）から介入計画を立案する。

体圧分散マットレスを活用

体位変換については30度側臥位を実施。夜間は家族負担から実施できないことがあってもやむを得ない。体圧分散エアマットレス体位変換機能付きのものを活用する。

低栄養状態に注意

褥瘡発生の危険因子のひとつに、低栄養状態がある。栄養状態をアセスメントし、必要な場合は高エネルギー・高タンパク質のサプリメントによる補給も考える。

ドレッシング剤を活用

褥瘡の予防と治療に、ドレッシング材（創傷被覆・保護材）の活用は欠かせない。種類ごとの特徴があり、症状に合わせた選択をしていく。

社会資源の活用

衛生材料が自費になる場合もあるため、経済面も含めて総合的に検討する必要がある。社会資源活用も考慮する。多職種で取り組む。

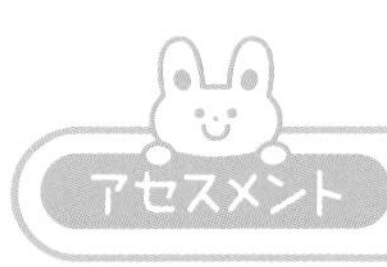

アセスメント 褥瘡の発症リスク判定のための「ブレーデンスケール」

ブレーデンスケールは有名なリスクアセスメント・スケールのひとつです。看護師が観察できる褥瘡発生要因の中から６つの項目を抽出し、点数化したものです（表内の１が１点、２が２点となる）。評価をしたのち点数を合計し、点数が低いほど褥瘡発生リスクが高いと判断します。国内では、看護力が大きな病院では14点、看護力が小さな施設（特別養護老人ホームなど）や在宅などでは17点以下を、褥瘡発症の危険点の目安としています*。

患者氏名：　　　　評価者氏名：　　　　評価年月日：

項目	1	2	3	4	
知覚の認知 圧迫による不快感に対して適切に反応できる能力	**1.全く知覚なし** 痛みに対する反応（うめく、避ける、掴むなど）なし。この反応は、意識レベルの低下や鎮静による、あるいは体のおおよそ全体にわたり痛覚の障害がある。	**2.重度の障害あり** 痛みのみに反応する。不快感を伝える時には、うめくことや身の置き場なく動くことしかできない。あるいは、知覚障害があり、体の1/2以上にわたり痛みや不快感の感じ方が完全ではない。	**3.軽度の障害あり** 呼びかけに反応する。しかし、不快感や体位交換のニードを伝えることが、いつもできるとは限らない。あるいは、いくぶん知覚障害があり、四肢の1、2本において痛みや不快感の感じ方が完全ではない部位がある。	**4.障害なし** 呼びかけに反応する。知覚欠損はなく、痛みや不快感を訴えることができる。	
湿潤 皮膚が湿潤にさらされる程度	**1.常に湿っている** 皮膚は汗や尿などのために、ほとんどいつも湿っている。患者を移動したり、体位変換するごとに湿気が認められる。	**2.たいてい湿っている** 皮膚はいつもではないが、しばしば湿っている。各勤務時間中に少なくとも１回は寝衣寝具を交換しなければならない。	**3.時々湿っている** 皮膚は時々湿っている。定期的な交換以外に、１日１回程度、寝衣寝具を追加して交換する必要がある。	**4.めったに湿っていない** 皮膚は通常乾燥している。定期的に寝衣寝具を交換すればよい。	
活動 行動の範囲	**1.臥床** 寝たきりの状態である。	**2.座位可能** ほとんど、またはまったく歩けない。自力で体重を支えられなかったり、椅子や車椅子に座るときは介助が必要であったりする。	**3.時々歩行可能** 介助の有無にかかわらず、日中時々歩くが、非常に短い距離に限られる。各勤務時間中にほとんどの時間を床上で過ごす。	**4.歩行可能** 起きている時間は少なくとも1日２回は部屋の外を歩く。そして少なくとも2時間に1回は室内を歩く。	
可動性 体位を変えたり整えたりできる能力	**1.全く体動なし** 介助なしでは、体幹または四肢を少しも動かさない。	**2.非常に限られる** 時々体幹または四肢を少し動かす。しかし、しばしば自力で動かしたり、または有効な（圧迫を除去するような）体動はしない。	**3.やや限られる** 少しの動きではあるが、しばしば自力で体幹または四肢を動かす。	**4.自由に体動する** 介助なしで頻回にかつ適切な（体位を変えるような）体動をする。	
栄養状態 普段の食事摂取状況	**1.不良** 決して全量摂取しない。めったに出された食事の1/3以上を食べない。タンパク質・乳製品は1日2皿（カップ分）以下の摂取である。水分摂取が不足している。消化態栄養剤（半消化態、経腸栄養剤）の補充はない。あるいは、絶食であったり、透明な流動食（お茶、ジュースなど）なら摂取したりする。または、末梢点滴を５日間以上続けている。	**2.やや不良** めったに全量摂取しない。普段は出された食事の約1/2しか食べない。タンパク質・乳製品は1日3皿（カップ）分の摂取である。時々消化態栄養剤（半消化態、経腸栄養剤）を摂取することもある。あるいは、流動食や経管栄養を受けているが、その量は１日必要摂取量以下である。	**3.良好** たいていは１日３回以上食事をし、１食につき半分以上は食べる。タンパク質・乳製品を１日４皿（カップ）分摂取する。時々食事を拒否することもあるが、勧めれば通常補食する。あるいは、栄養的におおよそ整った経管栄養や高カロリー輸液を受けている。	**4.非常に良好** 毎食おおよそ食べる。通常はタンパク質・乳製品を１日４皿（カップ）分以上摂取する。時々間食（おやつ）を食べる。補食する必要はない。	
摩擦とずれ	**1.問題あり** 移動のためには、中等度から最大限の介助を要する。シーツでこすれず体を動かすことは不可能である。しばしば床上や椅子の上でずり落ち、全面介助で何度も元の位置に戻すことが必要となる。痙攣、拘縮、振戦は持続的に摩擦を引き起こす。	**2.潜在的に問題あり** 弱々しく動く。または、最小限の介助が必要である。移動時皮膚は、ある程度シーツや椅子、抑制帯、補助具などにこすれている可能性がある。たいがいの時間は、椅子や床上で比較的よい体位を保つことができる。	**3.問題なし** 自力で椅子や床上を動き、移動中十分に体を支える筋力を備えている。いつでも、椅子や床上でよい体位を保つことができる。		
				Total（点）	

©Braden and Bergstrom. 1988 訳：真田弘美（東京大学大学院医学系研究科）／大岡みち子（North West Community Hospital, IL U.S.A.）
参考文献　*『系統看護学講座　専門分野　基礎看護学［３］　基礎看護技術Ⅱ』任 和子著者代表（医学書院）

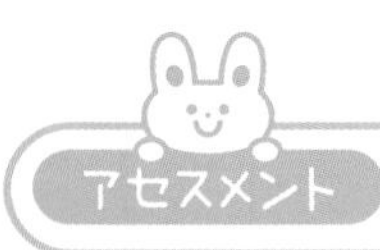

アセスメント 褥瘡評価のための「DESIGN-R®2020」

DESIGN-R®2020は、褥瘡の深さ、滲出液、大きさ、炎症／感染、肉芽組織、壊死組織、ポケットを判定して、経過評価を行うツールです。点数が大きいほど重症度が高くなります。各項目では、小文字より大文字のほうが重症度は高いことを示しています。評価結果は、表の上から順番に記していくが、DとEの間にはハイフン「-」をつけます。深さは合計点数には含めず、ポケットのPの後ろにコロン「：」をつけて、合計点数を記載します。（例）D3-E6s6I3CG6n0p0:21点*

DESIGN-R® 2020 褥瘡経過評価用

カルテ番号（　　　　　　） 患者氏名（　　　　　　）

					月日	／	／
Depth*1 深さ 創内の一番深い部分で評価し、改善に伴い創底が浅くなった場合、これと相応の深さとして評価する							
d	0	皮膚損傷・発赤なし	D	3	皮下組織までの損傷		
				4	皮下組織を超える損傷		
	1	持続する発赤		5	関節腔、体腔に至る損傷		
				DTI	深部損傷褥瘡（DTI）疑い*2		
	2	真皮までの損傷		U	壊死組織で覆われ深さの判定が不能		
Exudate 滲出液							
e	0	なし	E	6	多量：1日2回以上のドレッシング交換を要する		
	1	少量：毎日のドレッシング交換を要しない					
	3	中等量：1日1回のドレッシング交換を要する					
Size 大きさ 皮膚損傷範囲を測定：［長径（cm）×短径*3（cm）］*4							
s	0	皮膚損傷なし	S	15	100以上		
	3	4未満					
	6	4以上　16未満					
	8	16以上　36未満					
	9	36以上　64未満					
	12	64以上　100未満					
Inflammation/Infection 炎症／感染							
i	0	局所の炎症徴候なし	I	3C*5	臨界的定着疑い（創面にぬめりがあり、滲出液が多い。肉芽があれば、浮腫性で脆弱など）		
				3*5	局所の明らかな感染徴候あり（炎症徴候、膿、悪臭など）		
	1	局所の炎症徴候あり（創周囲の発赤・腫脹・熱感・疼痛）		9	全身的影響あり（発熱など）		
Granulation 肉芽組織							
g	0	創が治癒した場合、創の浅い場合、深部損傷褥瘡（DTI）疑いの場合	G	4	良性肉芽が創面の10%以上50%未満を占める		
	1	良性肉芽が創面の90%以上を占める		5	良性肉芽が創面の10%未満を占める		
	3	良性肉芽が創面の50%以上90%未満を占める		6	良性肉芽が全く形成されていない		
Necrotic tissue 壊死組織 混在している場合は全体的に多い病態をもって評価する							
n	0	壊死組織なし	N	3	柔らかい壊死組織あり		
				6	硬く厚い密着した壊死組織あり		
Pocket ポケット 毎回同じ体位で、ポケット全周（潰瘍面も含め）［長径（cm）×短径*3（cm）］から潰瘍の大きさを差し引いたもの							
p	0	ポケットなし	P	6	4未満		
				9	4以上16未満		
				12	16以上36未満		
				24	36以上		
					合計*1		

部位［仙骨部、坐骨部、大転子部、踵骨部、その他（　　　　　　）］

＊1　深さ（Depth:d/D）の点数は合計に加えない
＊2　深部損傷褥瘡（DTI）疑いは、視診・触診、補助データ（発生経緯、血液検査、画像診断等）から判断する
＊3　“短径”とは“長径と直交する最大径”である
＊4　持続する発赤の場合も皮膚損傷に準じて評価する
＊5　「3C」あるいは「3」のいずれかを記載する。いずれの場合も点数は3点とする

参考文献　＊『褥瘡状態評価スケール　改定DESIGN-R®2020　コンセンサス・ドキュメント』一般社団法人 日本褥瘡学会編（照林社）

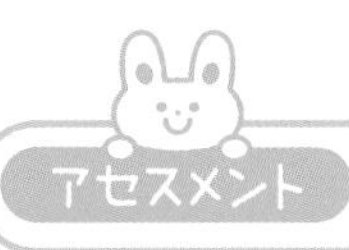

アセスメント NPUAP-EPUAPによる褥瘡の国際的定義

褥瘡の分類法の中でも名高いNPUAP-EPUAPによる褥瘡の国際的定義からその重症度(深達度)と、DESIGN-R®2020の深さ項目を並べてみました。どちらのスケールもよく使われるため、多職種で情報共有するときの共通語として覚えておきましょう。

NPUAP-EPUAPによる褥瘡の国際的定義	表皮 真皮 皮下組織 筋肉 骨	DESIGN-R® 2020 深さ
ステージⅠ　消退しない発赤 通常骨突出部に限局された領域に消退しない発赤を伴う損傷のない皮膚。色素の濃い皮膚には明白な消退は起こらないが、周囲の皮膚と色が異なることがある。周囲の組織と比較して疼痛を伴い、硬い、柔らかい、熱感や冷感があるなどの場合がある。		d1 持続する発赤
ステージⅡ　部分欠損 黄色壊死組織(スラフ)を伴わない、創底が薄赤色の浅い潰瘍として現れる真皮の部分層欠損。水疱蓋が破れていないもしくは開放／破裂した、血清で満たされた水疱を呈することもある。スラフまたは皮下出血*を伴わず、光沢や乾燥した浅い潰瘍を呈する。 *皮下出血は深部損傷褥瘡疑いを示す		d2 真皮までの損傷
ステージⅢ　全層皮膚欠損 全層組織欠損。皮下脂肪は視認できるが、骨、腱、筋肉は露出していない。組織欠損の深度が分からなくなるほどではないがスラフが付着していることがある。ポケットや瘻孔が存在することもある。		D3 皮下組織までの損傷
ステージⅣ　全層組織欠損 骨、腱、筋肉の露出を伴う全層組織欠損。スラフまたはエスカー(黒色壊死組織)が創底付着していることがある。ポケットや瘻孔を伴うことが多い。		D4 皮下組織を超える損傷 D5 関節腔、体腔に至る損傷 DTI 深部損傷褥瘡(DTI)疑い
判定不能：深さ不明 潰瘍底がスラフ(黄色、黄褐色、灰色、緑色または茶色)やエスカー(黄褐色、茶色または黒色)に覆われている全層組織欠損。		DU 壊死組織で覆われ深さの判定が不能

National Pressure Ulcer Advisory Panel, European Pressure Ulcer Advisory Panel and Pan Pacific Pressure Injury Alliance. Prevention and Treatment of Pressure Ulcers: Quick Reference Guide. Emily Haesler (Ed.). Cambridge Media: Perth, Western Australia; 2014.

参考文献 『褥瘡の予防と治療：クリックリファレンスガイド』EPUAP、NPUAP、PPPIA 著　真田弘美、宮地良樹監訳 (メンリッケヘルスケア)
褥瘡モデル LM-078 (高研)

知っておきたい 褥瘡の好発部位

骨突出部位に褥瘡ができることが多いと言われています。具体的な部位を紹介します。

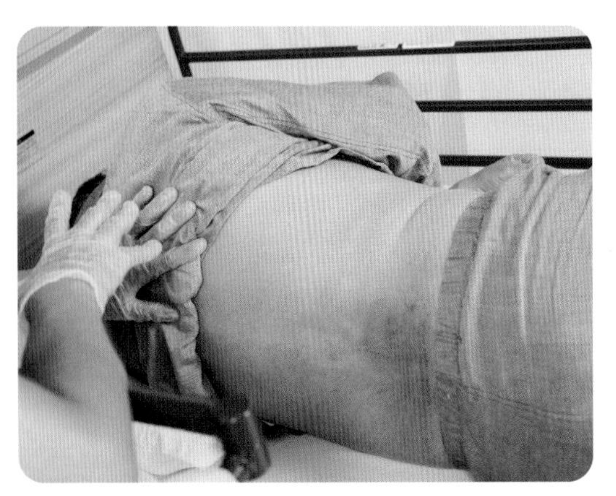

褥瘡は早めの発見と対応が大事です。痛みがなくても褥瘡ができ始めていることがあるので、座っている時間やベッドで横になっている時間が長くなってきたら、好発部位を中心に時々確認をするようにしましょう。

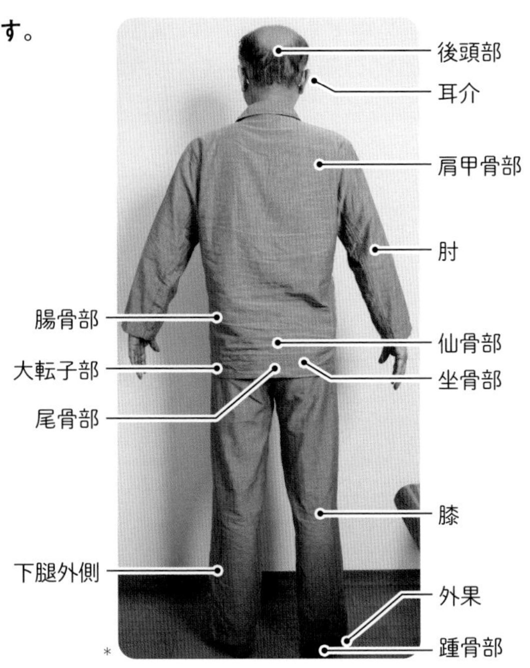

テクニック 褥瘡のケア（保存的治療）

褥瘡を発見したら、まずは褥瘡の病期とDESIGN-R®2020による褥瘡状態をアセスメントし、保存治療（外用薬、ドレッシング材）、物理的療法（エアマットの選択など）を行います。ここでは保存治療のプロセスを紹介します。

1 外用薬を塗る

褥瘡の状態によって処方される外用薬は変わってきます。たとえば、持続する発赤に使用するのは、酸化亜鉛、ジメチルイソプロピルアズレンなどの、創面保護効果の高い、油脂性基剤の外用薬がよく処方されます。

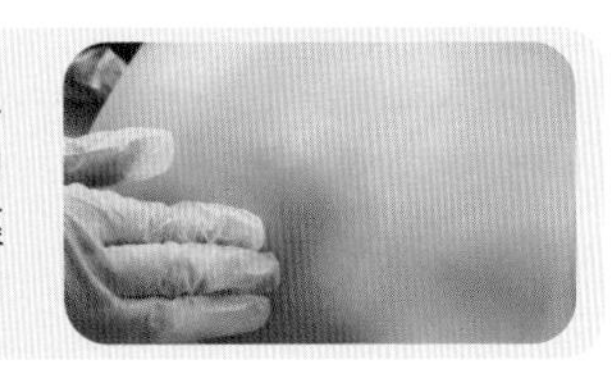

＋

2 ドレッシング材を貼る

ドレッシング材は、創傷の状態や滲出液の量に合わせて、医師が処方します。ポリウレタンフィルム、ハイドロコロイド、ハイドロジェル、ポリウレタンフォーム、親水性ファイバー、親水性メンブランなどがあります。たとえば、発赤がある場合は、創面保護と創の観察が重要であるため、貼付後も創が視認できるハイドロコロイドやポリウレタンフォームのシートタイプなどが使われます。

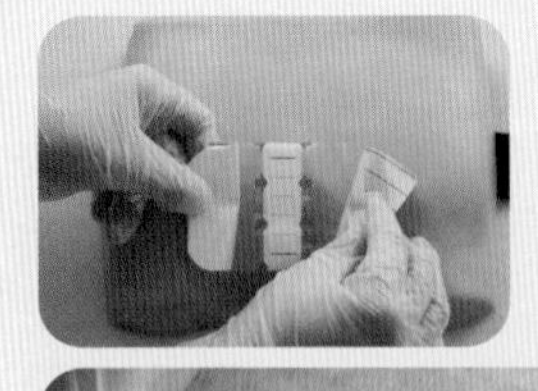

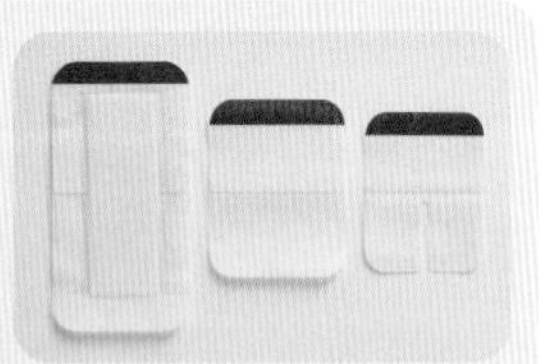

ドレッシング材は種類もサイズもいろいろある。(a)

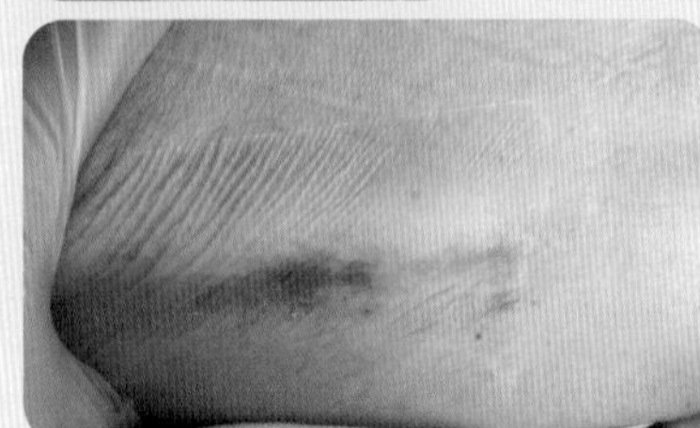

(a) ロコメイド　ドレッシング（テルモ）

参考文献　＊日総研　https://www.nissoken.com/tukyo/0088/2mihon.pdf（最終閲覧日：2023.2.10）

褥瘡によく使われる外用薬

創面の状態に合わせて医師が処方する外用薬の中でもよく使われるものを紹介します。

機　能	外用薬【一般名（製品名）】
滲出液の減少効果	カデキソマー・ヨウ素（カデックス軟膏0.9％）、精製白糖・ポビドンヨード（ユーパスタコーワ軟膏）、デキストラノマー（デブリサンペースト）、ヨウ素軟膏（ヨードコート軟膏0.9％）
感染抑制作用	カデキソマー・ヨウ素（カデックス軟膏0.9％）、精製白糖・ポビドンヨード（ユーパスタコーワ軟膏）、ヨウ素軟膏（ヨードコート軟膏0.9％）、ヨードホルム（タマガワヨードホルムガーゼ）、スルファジアジン銀（ゲーベンクリーム１％）
肉芽形成促進作用	トラフェルミン（フィブラストスプレー250）、トレチノイントコフェリル（オルセノン軟膏0.25％）、精製白糖・ポビドンヨード（ユーパスタコーワ軟膏）、アルプロスタジルアルファデクス（プロスタンディン軟膏0.003%）、ブクラデシンナトリウム（アクトシン軟膏３％）
創面の縮小作用	アルプロスタジルアルファデクス（プロスタンディン軟膏0.003%）、トラフェルミン（フィブラストスプレー250）、ブクラデシンナトリウム（アクトシン軟膏３％）、精製白糖・ポビドンヨード（ユーパスタコーワ軟膏）
壊死組織除去効果	カデキソマー・ヨウ素（カデックス軟膏0.9％）、スルファジアジン銀（ゲーベンクリーム１％）、デキストラノマー（デブリサンペースト）、ブロメライン（ブロメライン軟膏５万単位/g）、ヨードホルム（タマガワヨードホルムガーゼ）

褥瘡によく使われるドレッシング材（創傷被覆・保護材）

ドレッシング材は、創を覆う医療用材料です。創を覆うことで、外部からの刺激や細菌による汚染などを防ぎます。

機　能	種　類	おもな製品
創面保護	ポリウレタンフィルム	オプサイト®ウンド、３M™テガーダム™トランスペアレントドレッシング、パーミエイドS
創面閉鎖と湿潤環境	ハイドロコロイド	デュオアクティブ®ET、アブソキュア®-ウンド
乾燥した創の湿潤	ハイドロジェル	ビューゲル®、グラニュゲル®、イントラサイト ジェル システム
滲出液吸収性	ポリウレタンフォーム	ハイドロサイト®プラス
	アルギン酸／CMC	アスキナ ソーブ
	ポリウレタンフォーム／ソフトシリコン	メピレックス®ボーダー
	アルギン酸塩	カルトスタット®
	アルギン酸フォーム	クラビオ®FG
	キチン	ベスキチン®W-A
	ハイドロファイバー®	アクアセル®、アクアセル®Ag
	ハイドロポリマー	ティエール®
感染抑制作用	銀含有ドレッシング材	アクアセル®Ag
疼痛緩和	ハイドロコロイド	デュオアクティブ®
	ポリウレタンフォーム／ソフトシリコン	ハイドロサイト®AD ジェントル、メピレックス®ボーダー
	ハイドロファイバー®	バーシバ®XC®
	キチン	ベスキチン®W-A
	ハイドロジェル	グラニュゲル®

参考文献　一般社団法人 日本褥瘡学会　http://www.jspu.org/jpn/patient/cure.html?fbclid=IwAR3ejRVhO2JMwGJB_HAeEJKJ5u3n_xsntefruqyriXeu_OehQrWxJ6q6YBA（最終閲覧日：2023.2.10）、『褥瘡予防・管理ガイドライン 第５版』日本褥瘡学会編（照林社）

6 呼吸・循環を看る

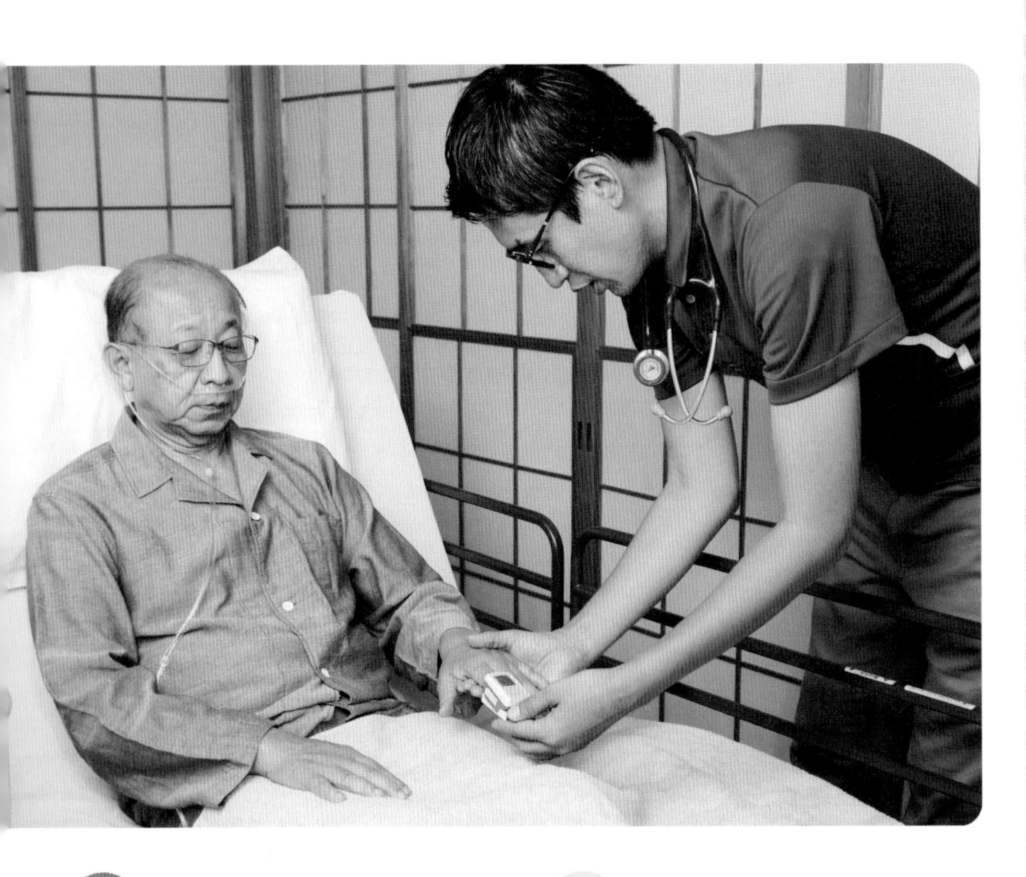

在宅での看護

本人と家族が安心して自宅で必要な療法を続けられるように、多職種で支援していく。訪問時にはいつもと違うところがないかをていねいに確認する。

病院での看護

必要な機器を使い、適切な療法を実施していく。排痰ケアと吸引は定期的に様子を見ながら行う。

生命を維持するために欠かせない活動である呼吸と循環。不調になることで、死を連想させる苦しさ、つらさを味わうことが起こってきます。そのような本人のつらさや不安を受け止めながら、治療を含めた暮らしの支援をしていきます。

呼吸器と循環器は連携して働いています。肺に送られてくる酸素は、血液とともに全身の細胞に運ばれます。身体に酸素を供給し、二酸化炭素を除去します。これが体循環です。呼吸機能が悪化し、酸素の取り込みが悪くなると、体循環を活性化させるために脈拍や血圧が上昇し、心臓に負担がかかってきます。

ここでは慢性呼吸不全の人の治療をどのように支援するかを中心に説明します。呼吸器と循環器に不調があっても、その人らしい生活を続けていくために、医師、看護師、介護職、機器会社の担当者などと連携しながら、支援を行っていきます。

アセスメントの4つのポイント

1 副雑音を確認する

呼吸器官の異常を早期に発見するために、聴診で呼吸音を確認します。副雑音がある場合は医師に報告します。
水泡音（コース・クラックル／P51参照）は、吸引や体位ドレナージをすることで解消することが多いです。副雑音の種類により対応は変わるため、副雑音を聞き分けて、対応を行います。

2 酸素飽和度と呼吸回数を確認する

パルスオキシメータで経皮的動脈血酸素飽和度（SpO_2）を測定します。酸素飽和度が90以下なら、呼吸不全を疑い、医師に連絡します。
呼吸回数も確認します。25回／分以上が頻呼吸ですが、22回／分以上は感染の可能性に注意が必要です（P49参照）。

3 呼吸不全、心不全の疑いがあるときは少し歩行してから数値を見る

息が苦しそうであったり、胸が痛いと訴えたり、いつもとは違っていて、呼吸不全や心不全の疑いがあるときは、まずは経皮的動脈血酸素飽和度と呼吸回数を確認します。そのあと、少しだけ部屋の中を歩いてもらい、もう一度、経皮的動脈血酸素飽和度と呼吸回数を確認します。変化の様子次第では、医師に連絡をします。

4 家族（介護者）の負担感をみる

たとえば、機器を使っている本人から目が離せず、家族（介護者）が疲れ切ってしまったということがあります。使える制度やサービスを使い、多職種でケアしていくことが重要です。そして、訪問時には家族（介護者）の心身の状態も必ず確認します。つらそうなときは、レスパイトケア（息抜きのためのケア）も考えます。

排痰・吸引のケア

痰などの分泌物を取り除いて、気道内をクリアにすることは、呼吸管理の基本です。

その人の今の状態にあった痰を取り除く方法を選ぶ

排痰ケアと吸引は、急性増悪を起こさないためにも、とても重要なケアです。日々ケアをする家族（介護者）に対して、適切に行えるように支援することが大事です。

排痰ケアは、体位ドレナージがもっとも使われていますが、叩打法、振動法、スクイージングなども試してみて、本人、家族（介護者）とともによりよい方法を探していきましょう。咳の代用となる排痰補助装置を使う方法もあります。

吸引は自力での痰の喀出が難しい、痰の量が多い人などに行われます。ホームヘルパーなど多職種との連携も欠かせません。

訪問時には、困っていることがないかをていねいに聞き、呼吸状態、副雑音の有無、吸引による口腔内・鼻腔内の傷はないかなども確認します。

テクニック　機械による咳介助（MI-E）の方法

排痰補助装置を使った咳介助の方法を紹介します。行うときは、痰などの分泌物をすぐに吸引できるように吸引器の準備をしておきます。

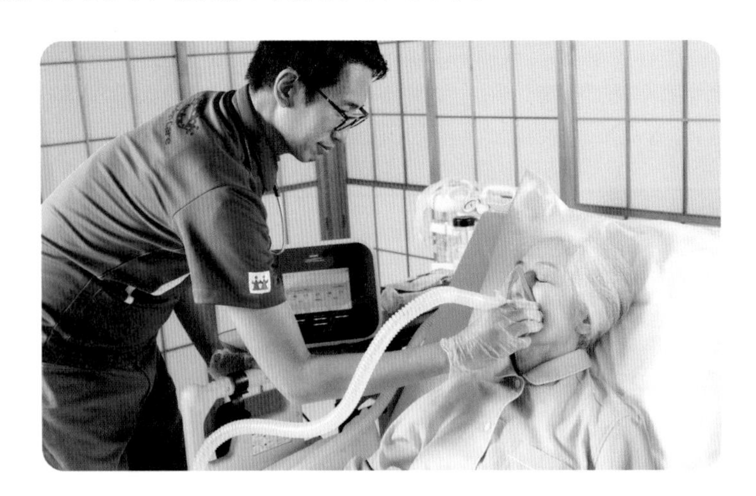

MI-Eの方法

以下のサイクルを繰り返し最大4～6回行います。

1. マスクを口に当て、1～3秒間陽圧をかけながら吸気努力をしてもらう。
2. 胸部が上がったのを確認したら、陰圧に切り替えると同時に咳努力をしてもらう。咳努力のタイミングが合わない場合は、声帯を開き、装置の陰圧に任せても効果がある。
3. 分泌物が喀出されたら、すぐに拭き取るか吸引する。通常、連続した4～5回の咳を1サイクルとする。そのあと、20～30秒の休息をとり、過換気を防ぐ。

注意点：嚢胞性肺気腫の病歴がある人、気胸または気縦隔症にかかりやすい人、最近何らかの気圧性外傷にかかった人には、使用前に慎重に考慮する必要がある。

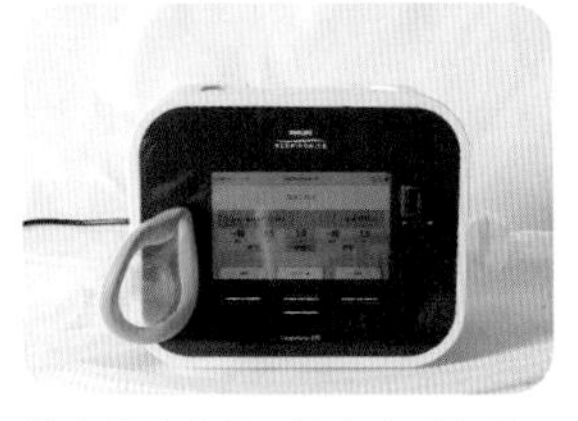

排痰補助装置：肺および気道にゆっくりと深く陽圧を与え、肺を大きく膨らませたあと、急速に陰圧（呼気）に切り替えることで、高い呼気流量を発生させるものです。咳と同様の作用を生み出します。気管切開の人にも使えます。[a]

(a) カフアシストE70（フィリップス・ジャパン）
参考文献　Minds ガイドラインライブラリー　https://minds.jcqhc.or.jp/n/cq/D0002724

テクニック 体位ドレナージとスクイージング

排痰のためによく行われているのが、体位ドレナージです。訪問のときにはスクイージングを加えて行うとより効果的です。

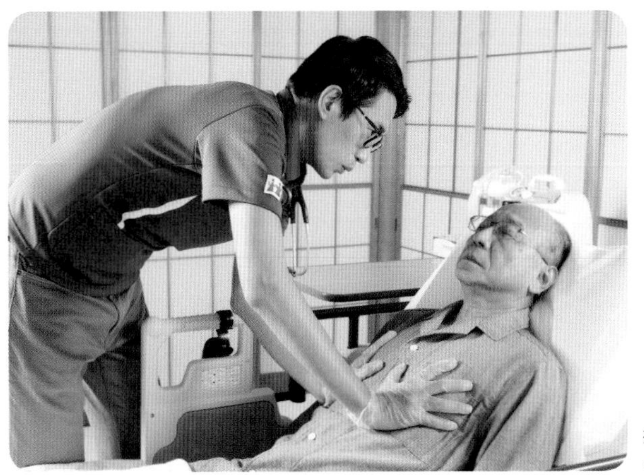

痰が貯留する部位が上葉の場合。第４肋骨より上の両全胸部を圧迫する。

体位ドレナージ

痰のある肺区域を気道よりも高くし、重力を利用して痰を気道(喉元)に寄せる方法で、痰を喀出しやすくします。喀出の際には、ハフィングを行うと、より排痰しやすくなります。痰が溜まっている部分の把握ができれば、一人でも、家族(介護者)でもできるのがよい点です。
現在は、頭低位を避けた修正排痰体位が使われています。

修正排痰体位

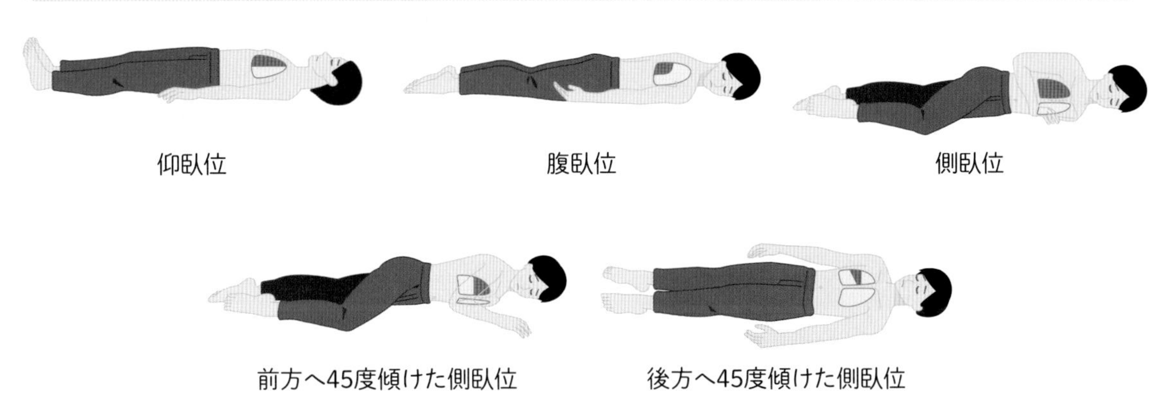

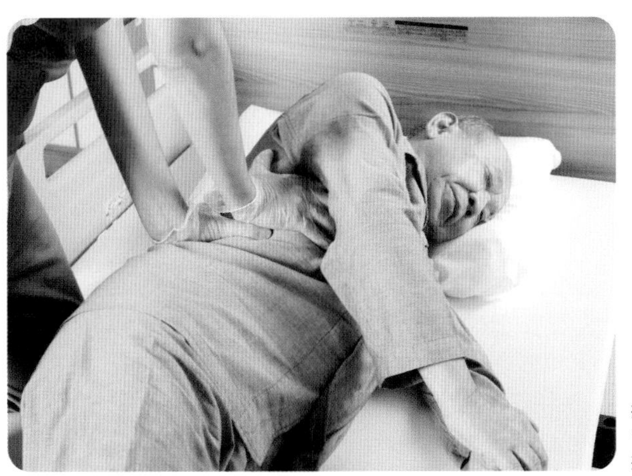

痰が貯留する部位が上葉および下葉の場合。貯留部位を上にし(側臥位になってもらい)、第４と第６肋骨の挟まれた部位と、肩甲骨の下角を圧迫する。

スクイージング

体位ドレナージの姿勢をとり、痰が貯留する部位の胸郭を手掌で圧迫することで、痰の移動を促進させる方法です。呼気のはじめに優しく圧迫を加え、呼気の終わりに圧を少し強くし、最大呼気位まで呼気を絞り出すように圧迫を加えます。このとき、呼気は妨げないようにします。

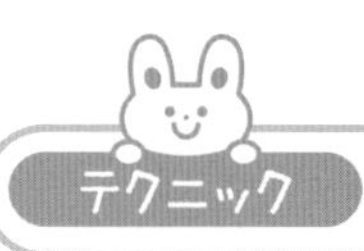

テクニック 吸引器による吸引の方法

吸引は苦痛を伴う処置であることを忘れずに、開始時に声をかける、吸気のタイミングでスタートする、10～15秒で終わらせることは守るようにします。感染を防ぐためにカテーテルを清潔に保つことも重要です。

用意するもの

- 小型吸引器
- 吸引カテーテル
- 消毒綿
- 水道水
- 保存容器
- 使い捨て手袋

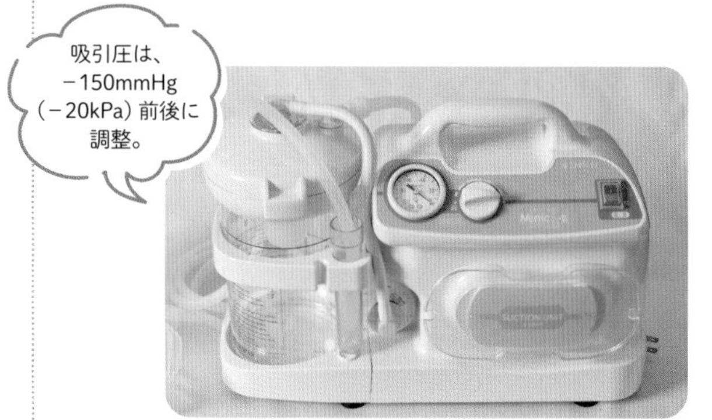

吸引圧は、−150mmHg（−20kPa）前後に調整。

1 小型吸引器のスイッチを入れる

小型吸引器の電源スイッチを入れる。吸引ホース口に吸引ホースを取り付けたら、指で吸引ホースを折り曲げて、強弱ツマミを回して、必要な圧力（医師が処方した圧力）に調整する。電源スイッチを切る。[a]

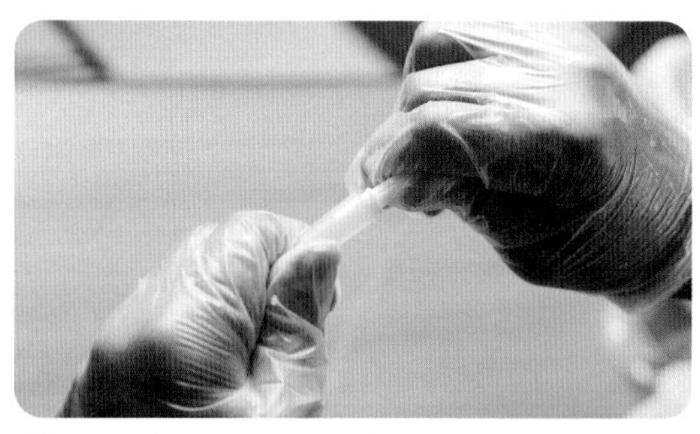

2 吸引ホースに吸引カテーテルをつなぐ

小型吸引器の吸引ホースに吸引カテーテルを押し込むようにしてつなぐ。

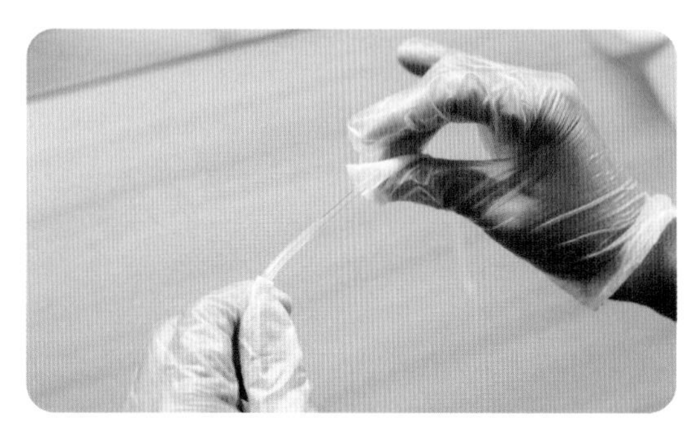

3 吸引カテーテルを消毒する

電源を入れ、利き手と反対の手で吸引カテーテルの根元部分を持ち、利き手で消毒綿を持ち、吸引カテーテルを拭いていく。

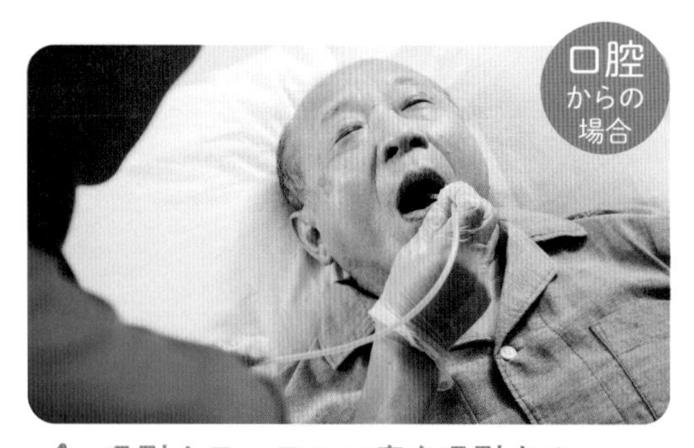

口腔からの場合

4 吸引カテーテルで痰を吸引する

本人に「痰を取ります」と声をかけてから、利き手で吸引カテーテルの中央部分あたりを、ペンを持つ要領で持ち、反対の手で持っている吸引カテーテルの根元部分は折り曲げたまま、口腔または鼻腔からカテーテルを入れる。挿入する長さは、口腔内は10～12cm、鼻腔内は15～20cmを目安にする。痰が溜まっているところまで到達したら、カテーテルを折り曲げていた手を緩めて吸引圧をかける。カテーテルの先をくるくると回しながら、痰を吸引していく。このとき、粘膜を傷つけないように注意する。10～15秒くらいで終わらせる。

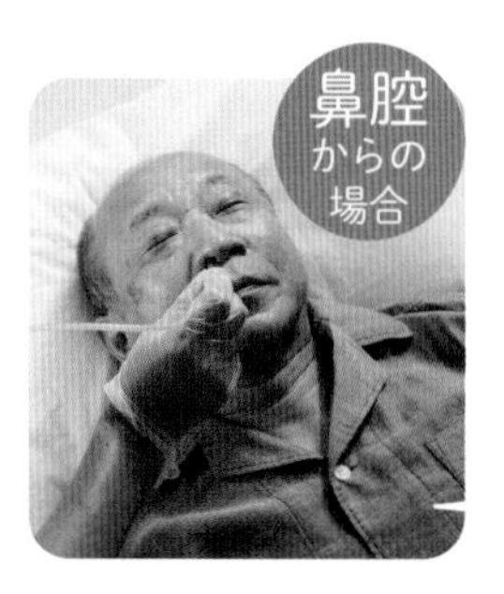

鼻腔からの場合

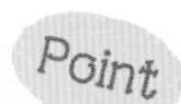

Point 呼気時にタイミングを合わせて挿入する

(a) 吸引器ミニック S-II（新鋭工業）

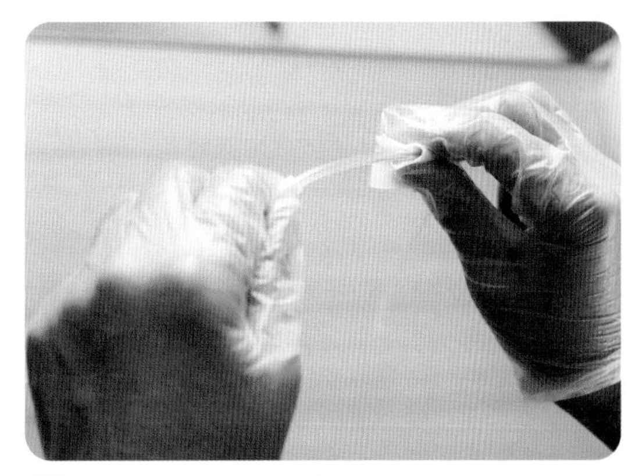

5 汚れを消毒綿で拭き取る

吸引カテーテルについた痰などの汚れを、消毒綿で拭き取る。

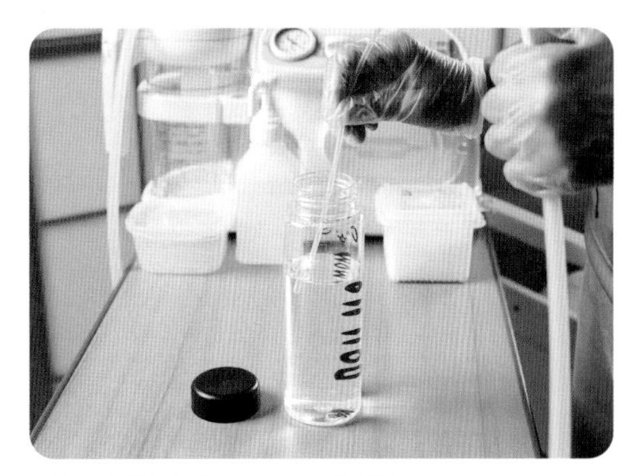

6 水道水を吸い上げて洗う

容器に入れた水道水に吸引カテーテルの先を入れて水を吸い、吸引カテーテルの内側を洗い流す。吸引カテーテル内に痰が残っていないことを確認したら、電源を切る。

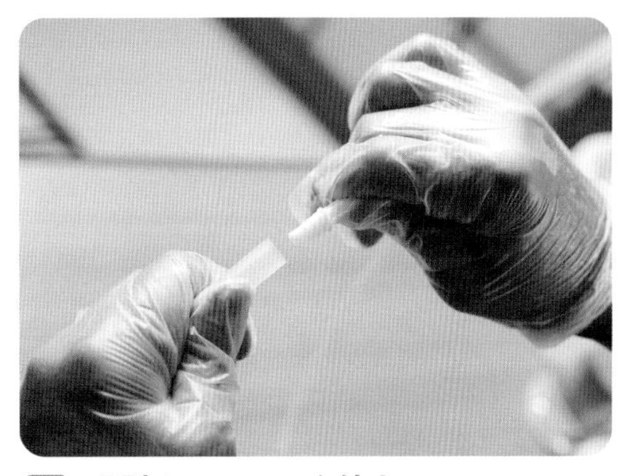

7 吸引カテーテルを外す

小型吸引器の吸引ホースから吸引カテーテルを外す。

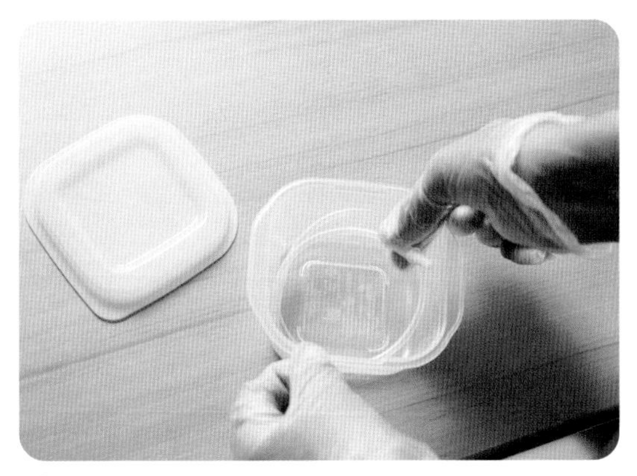

8 吸引カテーテルをしまう

吸引カテーテル内に水滴がないことを確認してから、保存容器にしまう。

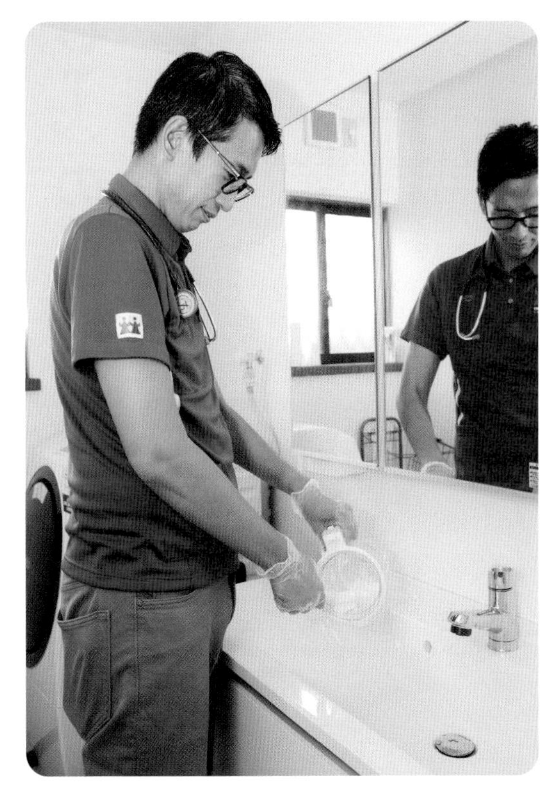

9 吸引ボトル、吸引ホースを洗う

小型吸引器の吸引ボトルと吸引ホースは、台所用洗剤を使って洗う。

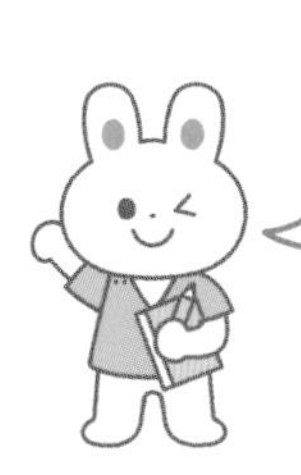

低酸素血症や不整脈など循環不全の兆候を認める場合は、100%酸素を供給して、すぐに医師を呼びます。

在宅酸素療法（HOT）のケア

酸素供給装置を使って酸素を補うことで、息苦しさが軽減されます。装置を安全に使い、活動の意欲を維持できるよう支援していきます。

息切れを改善して、心臓への負担を軽減する効果がある

酸素供給装置を使って、酸素を吸入しながら生活する療法が、在宅酸素療法です。酸素を体内に取り込めない慢性閉塞性肺疾患（COPD）、肺線維症、肺結核後遺症、肺がん、慢性心不全などの人が取り入れています。

息切れが改善するなどによりQOLがよくなり、また心臓をはじめとする諸臓器を低酸素状態から守ることができます。ただし、鼻カニューレをすること、酸素ボンベ携帯による行動制限、金銭的な負担などから、選択していく段階で本人が悩むこともあり、決断するまでの支援が大事になります。

酸素供給業者から医療機関へレンタルされた酸素供給装置と酸素ボンベを、本人に貸出します。保守業務は酸素供給業者が行います。

アセスメント 訪問時に行いたいこと

在宅酸素療法は、本人と家族（介護者）がおもに行うケアであるため、訪問時には不安なく行うことができているかなどを含め、以下の項目を確認するようにします。

本人に、いつもと違うところがないか

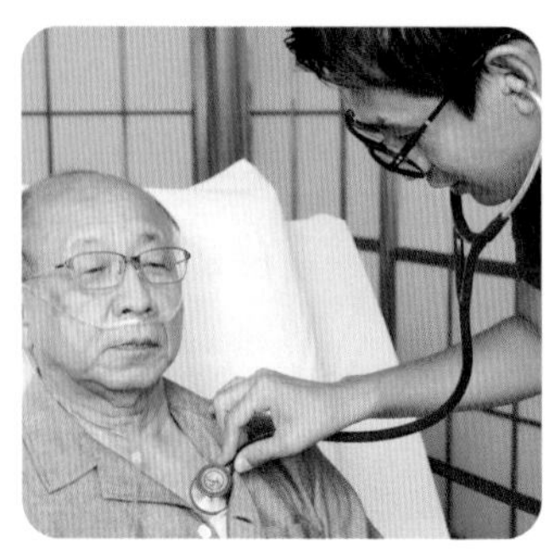

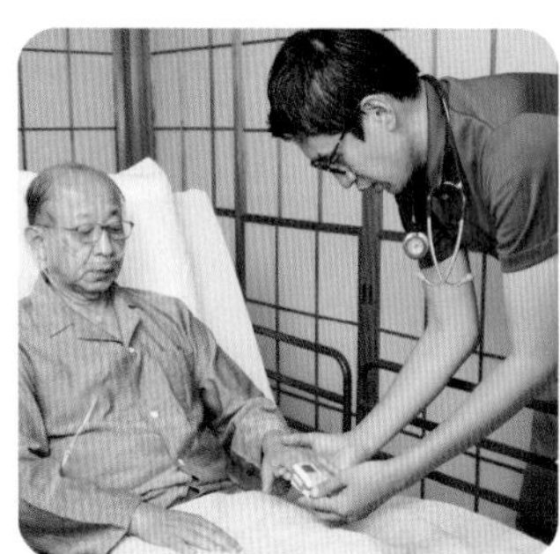

- 経皮的動脈血酸素飽和度（SpO_2）
- 呼吸音
- 呼吸困難感の有無
- 不安感や抑うつが増悪していないか

などを観察。

酸素供給装置の管理に問題はないか

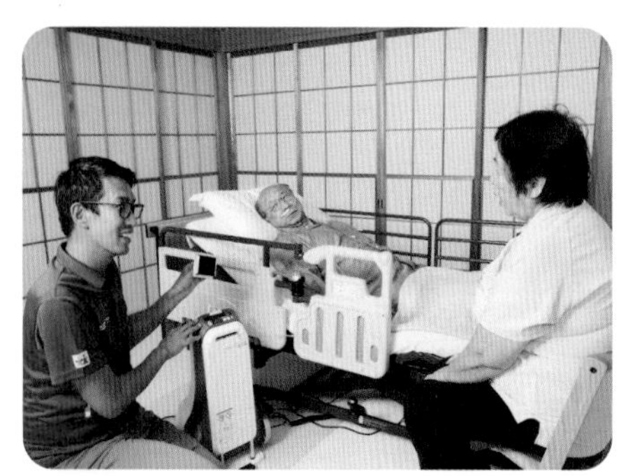

酸素濃縮装置の場合、フィルターの清潔が保たれているかも確認する。フィルターは1週間に一度、水またはぬるま湯で洗い、陰干しする。

- 酸素供給装置が正しく動いているか
- 医師の処方通りの流量のままであるか（設定は医師から説明を受けた本人、家族、看護師が行う）
- 鼻カニューレが正しく装着できているか。折れ曲がっていたり、穴や傷があったり、つなぎ目が緩んだりしていないか（鼻カニューレは1か月に1回交換）

などを確認。

知っておきたい 酸素供給装置の種類

在宅酸素療法に使われる酸素供給装置には、大きく分けて２種類あります。酸素濃縮装置と液体酸素装置です。どちらの場合も、携帯できるタイプもあります。また、外出時、停電時は、酸素ボンベを利用する方法もあります。

酸素濃縮装置

空気を取り込んで窒素を取り除き、酸素を濃縮して供給する機器。電力を使うため、停電時のために酸素ボンベの準備が必要。
携帯できるタイプもある。

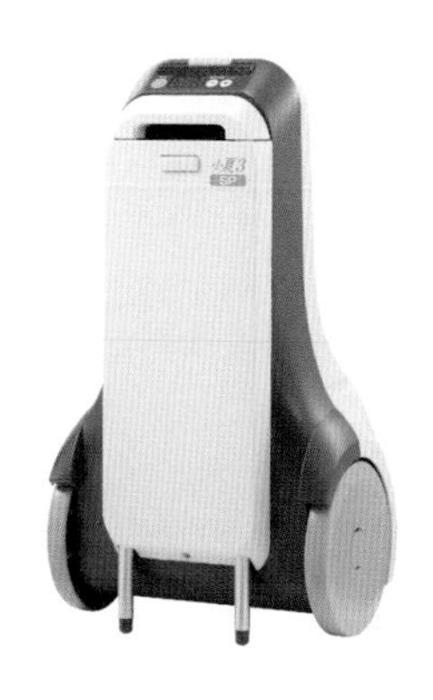

室内で使うタイプ。バッテリー内蔵。車輪とハンドルがついていて移動可能。(a)

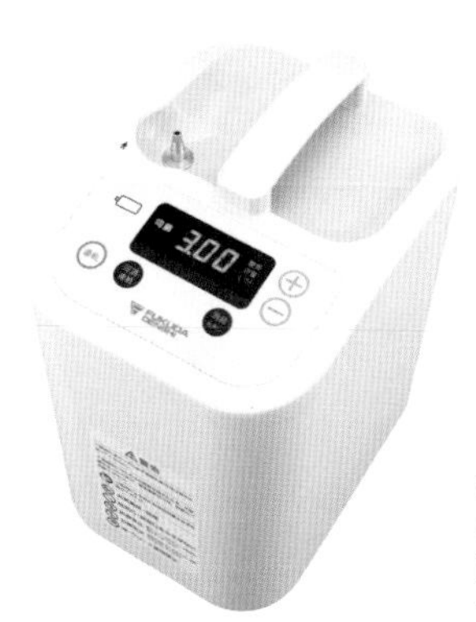

３タイプ（AC、DC、内部バッテリー）の電源のため、屋内外で使用できるタイプ。

液体酸素装置

液体酸素を少しずつ気化させることで気体の酸素を供給する機器。電力不要。
親器から子器に液体酸素を充填し、携帯することができる。

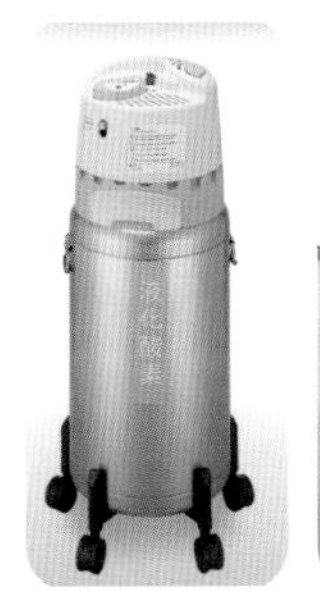

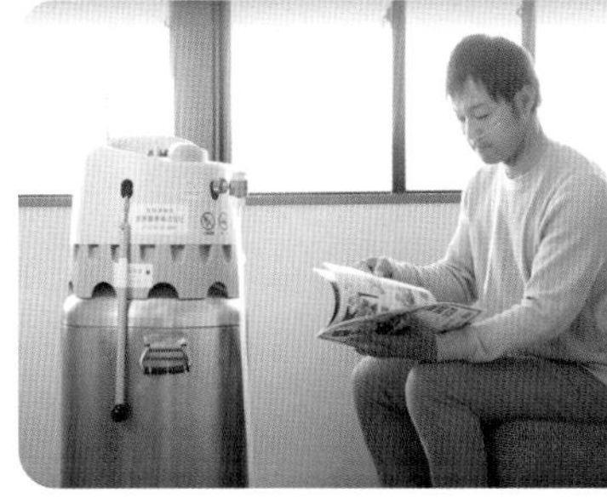

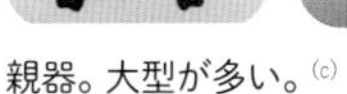

親器。大型が多い。(c)

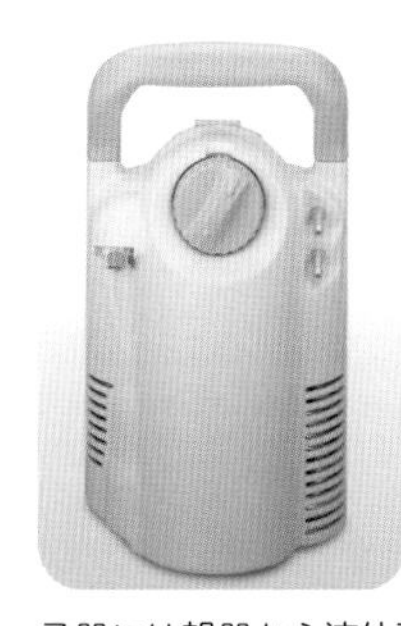

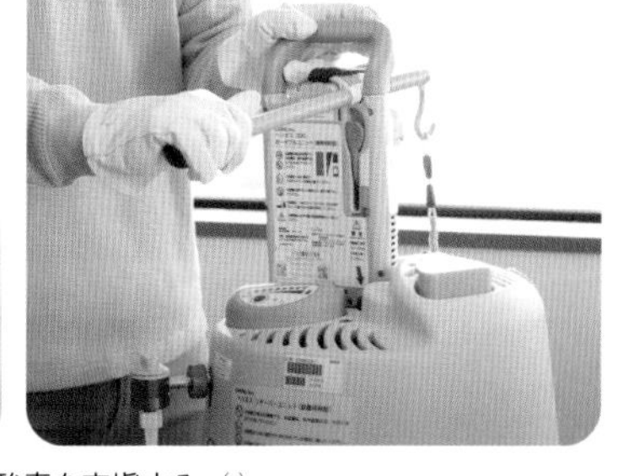

子器には親器から液体酸素を充填する。(c)

酸素ボンベ

酸素濃縮装置を使用している場合、外出時や電気が使用できないときのために用意しておきたいのが、酸素ボンベ。ボンベバッグに入れて携帯することができる。酸素節約装置も使用すると、吸気時にのみ酸素を供給するため、ボンベを長く使用することができる。

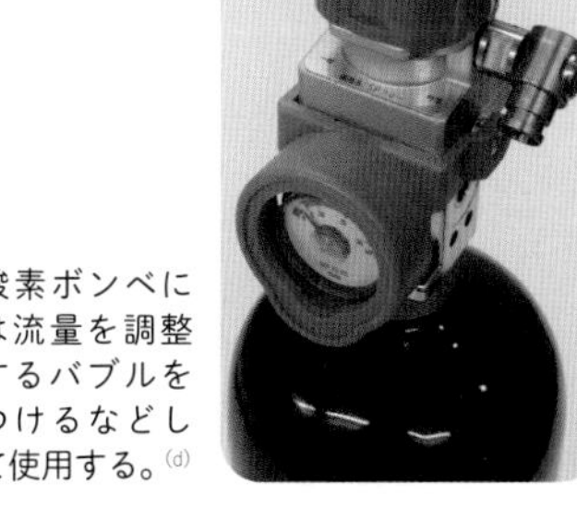

酸素ボンベには流量を調整するバブルをつけるなどして使用する。(d)

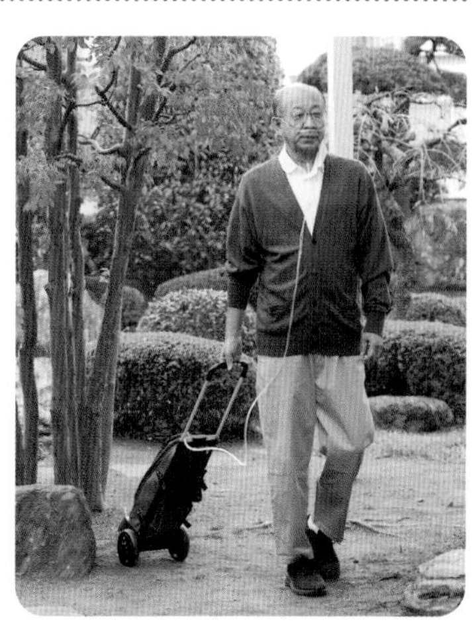

酸素ボンベをバッグに入れて、キャリーケースのように運ぶことで、外出が楽になる。(e)

(a)酸素濃縮装置 小夏3SP（エア・ウォーター） (b)エアウォークウィズAW-110（フクダ電子） (c)液体酸素システム ヘリオスH300 親器・子器（宮原酸素）
(d)流量調整器一体型バルブSPフロー（エア・ウォーター） (e)ボンベバッグ（エア・ウォーター）

チェックポイント 快適にHOTを続けていくための注意点

酸素供給装置を使うことに対しての、本人や家族（介護者）の不安を受け止めながら、安全に使うためのポイント、体調を管理していくために必要なことを伝えていきます。おもに伝えたい重要なことは以下です。

耳の裏の痛みに注意

長期間鼻カニューレが耳の裏に当たることにより、MDRPU（医療関連機器圧迫創傷）が発生しやすくなります。皮膚が赤くなっている、痛みを感じる場合は、耳に当たる部分にガーゼを巻く、テープを使って頬に固定する、専用のクッション・ドレッシングや専用のヘアバンドを使う、など工夫をしましょう。

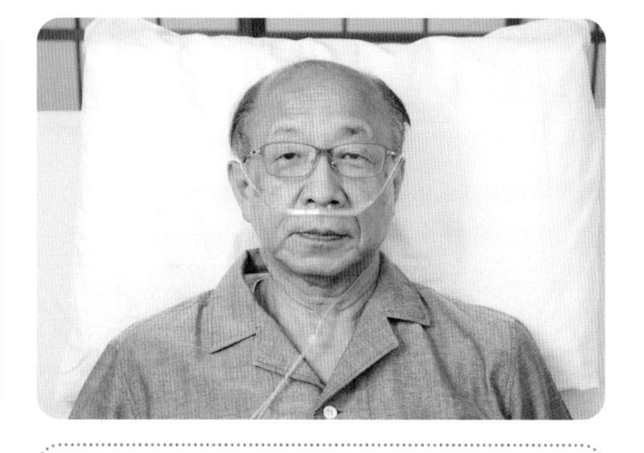

酸素流量を変更しない

酸素量の増量は、CO_2ナルコシース（呼吸の自動調節機構に異常が生じ、二酸化炭素が体内に貯留することで意識障害などの中枢神経障害が起こる病態）を起こすことがあるので、自己判断で酸素流量を変えないことが重要です。酸素供給装置には、意図しない設定変更を防ぐ「チャイルドロック機能」が搭載されている機種もあります。

火災に注意する

酸素使用中は火気に近づかないように注意します。火災の原因になります。酸素供給装置は、ストーブ、ガスレンジ、仏壇の線香やろうそくなどから2m以上離れたところに設置します。酸素吸入しながら、タバコを吸ったり、ドライヤーをかけたりするのも危険ですので避けます。酸素供給装置の近くに消火器を設置しておくと安心です。

チューブによる転倒に注意する

移動時に、鼻カニューレのチューブに足が引っかかり転倒しないように十分注意します。

入浴時は身体の負担を考慮して

酸素供給装置を脱衣所の水がかからないところに置き、チューブを長く伸ばして入浴します。前屈による息苦しさを緩和するためにシャンプーハットを使用することもあります。入浴は、酸素の必要量を増加させるため、お湯を少しぬるめにし、長湯は避けます。半身浴もいいでしょう。

悪化の兆候を見逃さない

慢性呼吸不全の悪化を示す症状は、おもに下記の通りです。症状があったときは、すぐに連絡をしてもらいます。

- 熱がある、だるさがある
- 息切れが強い
- じっとしていても動悸がする
- 咳が出る、痰の量も多い
- 尿量が低下し、手足がむくんでいる（心不全の兆候）
- 集中力がない
- 眠気が強い、頭が痛い、落ち着きがない

参考文献 『HOT入門』エア・ウォーターhttp://www.awmi.co.jp/images/upload/pdf/HOT入門.pdf（最終閲覧日：2023.2.10）

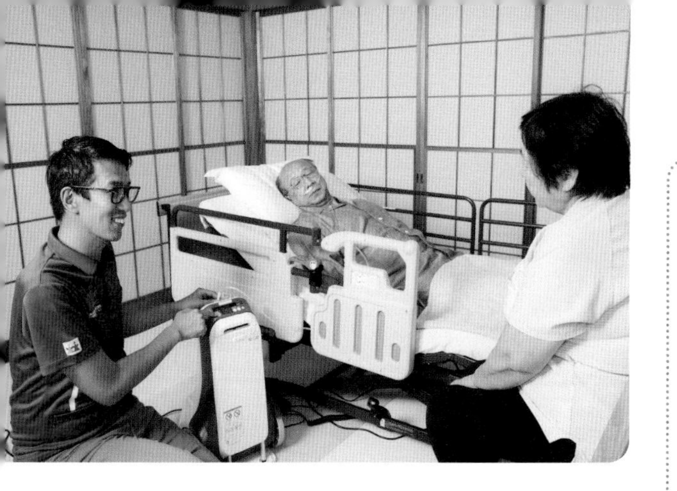

食事の1回量を減らし、回数を増やす

お腹がいっぱいになると、横隔膜が圧迫され、息が苦しくなります。1回の食事量を減らして、食事回数を増やすようにしましょう。また、ガスが発生しやすい食品(炭酸飲料、いも類、栗など)も、横隔膜を圧迫するため、できるだけ避けるか、摂取量を調整します。

災害時に備える

緊急用の酸素ボンベを用意しておきます。酸素濃縮装置を使用の場合は、外部補助電源も用意しておくとよいでしょう。どちらも使い方を本人、家族(介護者)に習得してもらいます。また、かかりつけ医、訪問看護ステーション、酸素供給業者の連絡先を目立つところに掲示しておきます。

旅行の際は医師の許可をもらう

本人の希望で旅行に行くことは、QOLを向上させ、生き生きとした暮らしを続けるためにも叶えられるように支援します。旅行の際には医師の許可が必要です。また、交通機関に酸素を持ち込むときには、診断書などが必要になる場合もありますので、事前の確認が必要です。携帯する酸素の準備と、もしも長期間の滞在となる場合は、宿泊先などに酸素を届けてもらえるよう、酸素供給業者に連絡をしておきます。

呼吸法を取り入れる

正しい呼吸法を取り入れることにより、体力の消耗を防ぎ、呼吸器の負担を減らしましょう。医師に相談のうえ、以下の呼吸法から取り入れられるものを、家族(介護者)と多職種は、本人と一緒に行うようにします。

口すぼめ呼吸

息を吐き出すときに口をすぼめて、細く息を吐きます。陽圧が生じるため、肺に溜まっている空気を出しやすくします。

腹式呼吸(横隔膜呼吸)

お腹を膨らませることを意識しながら鼻から息を吸い込み、ゆっくりと口から息を吐き出します(口すぼめ呼吸を行います)。息を吐くときに、お腹がぺったんこになるように意識します。呼吸の主要な筋肉である横隔膜を使うため、効率よく呼吸することができます。

活動を支援する

息が苦しくなるという不安から、活動性が低下しやすくなります。不安を受け止めながら、どうしたら活動がしやすくなるのかを考えるようにします。生活動線を見直したり、身体を動かす機会をつくったり、呼吸法を取り入れたりしながら、自信を取り戻してもらえるよう、家族(介護者)、多職種がチームとなって支援します。

たとえば、以下のような工夫をします。

- ズボンを穿くときは椅子に座って穿く。
- 洋服をかける位置は、低くする(手を上げる動作は、呼吸に関係する首や肩の筋肉を使うため、息苦しくなる)。
- 浴槽に座ったときにお腹が圧迫される場合は、浴槽に沈めて使う椅子を設置する。
- 食事のときは、椅子に座り、食卓に肘をついて食べる。

非侵襲的陽圧換気(NPPV)療法のケア

おもに睡眠時に使用して呼吸を補助する

鼻マスクやフェイスマスクを使用して上気道から機械的に陽圧換気をすることで、肺胞の膨らみを助け、呼吸を補助する方法が非侵襲的陽圧換気(NPPV)です。在宅では慢性呼吸不全、睡眠時無呼吸症候群、神経・筋疾患などの人が、おもに睡眠時に使用しています。

NPPVのために在宅で使う人工呼吸器は、NPPV専用のものと、NPPVモードを搭載したものと2種類あります。医師の処方により設定は機器業者が行います。アラームが鳴ったときの対処法を本人と家族(介護者)に伝えておくことが重要です。

訪問時は、経皮的動脈血酸素飽和度(SpO$_2$)、呼吸音、呼吸困難感の有無を調べて、いつもと違うところがないかを確認します。同時に機器管理の確認も行います。

在宅人工呼吸療法(HMV)には、非侵襲的陽圧換気(NPPV)療法と気管切開下陽圧換気(TPPV)療法があります。NPPVではマスクを使います。

知っておきたい NPPVのために在宅で使う人工呼吸器

人工呼吸器の設定、呼吸回路の組み立ては機器業者が行います。医師の処方通りに設定されているので、使用時はパネルを見てスイッチを押すだけです。

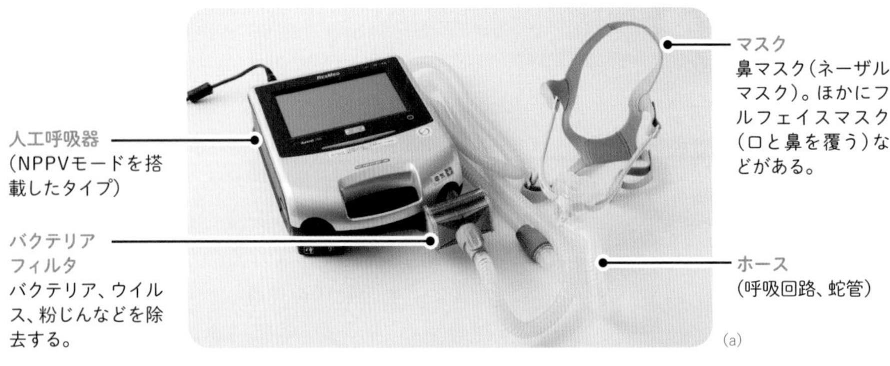

[特徴] ●人工呼吸器で強制換気を行うときに、ガスを送る方法には大きく分けて従量式換気(1回換気量が設定値で常に一定)と従圧式換気(一定の圧で、一定時間ガスを肺に送る)があるが、NPPVはほとんどの場合、従圧式換気で行われます。

操作パネル

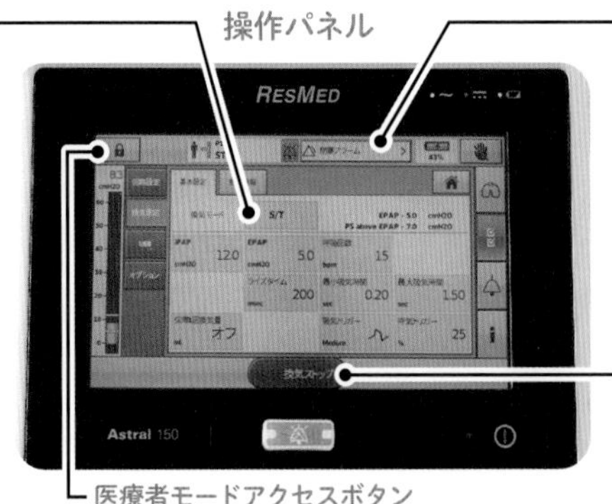

換気モード
おもに以下がある。
- CPAPモード……持続的に一定の圧力をかける。
- Sモード……自発呼吸を感知してIPAP(吸気圧)で補助する。
- Tモード……自発呼吸とは関係なく、一定時間(一定呼吸回数)ごとにIPAPで補助する。
- S/Tモード……通常はSモードで作動し、自発呼吸を感知しないとTモードで強制換気する。

アラーム
アラームが鳴りすぎると本人と家族(介護者)がしんどくなりすぎるため、よいアラーム値設定を医師と相談しながら行う。アラームが鳴ったときの対処法を医師、機器業者と相談しておく。

換気オン／オフボタン
操作する人は、ここでオン・オフする。

医療者モードアクセスボタン
医師の指導のもとでないとロック解除できない。

(a)クリーンエアASTRAL(フクダ電子) 参考文献 『NPPV(非侵襲的陽圧換気療法)ガイドライン 改訂第2版』日本呼吸器学会 NPPVガイドライン作成委員会(南江堂) https://www.jrs.or.jp/publication/file/NPPVGL.pdf (最終閲覧日:2023.2.10)

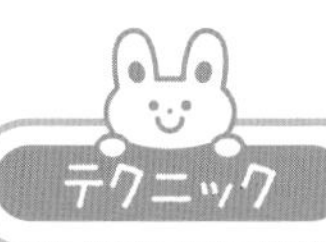

テクニック NPPVマスクの装着手順

マスクフィットは、リーク（空気の漏れ）が0になることが目的ではないため、一定の漏れを許容し、本人の安楽、呼吸の安楽を総合的に見て考えます。

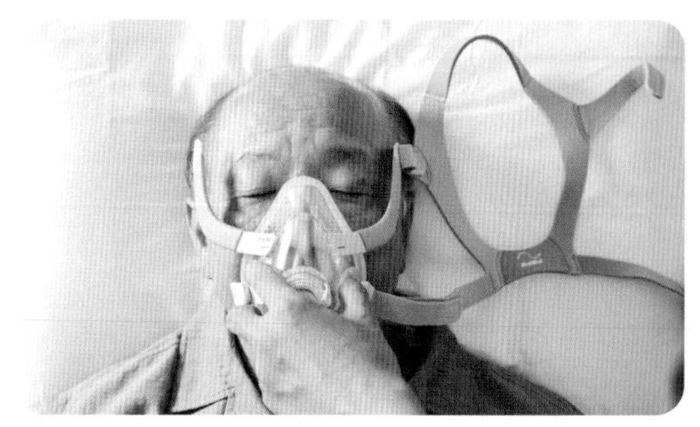

1 マスクを顔に当てる

本人にマスクを見せて「今からマスクをつけますね」と説明をしてから、顔に軽く当てる。このとき、顔とマスクフレームが平行になるよう角度を調整する。

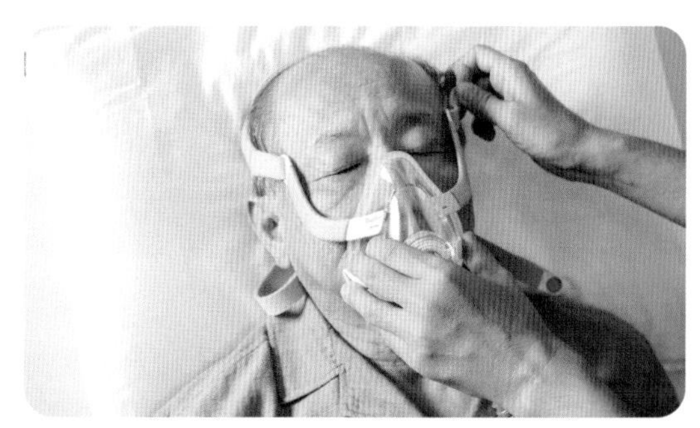

2 手前上部のベルトを固定する

ヘッドギアをかぶせ、上部のベルトをマジックテープで軽く固定する。このとき、左右対称になるよう注意する。

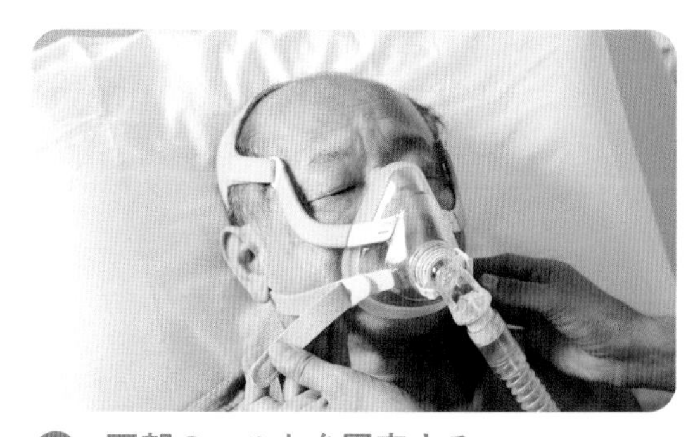

3 下部のベルトを固定する

下部のベルトも、左右対称になるよう注意しながら、マジックテープで軽く固定する。

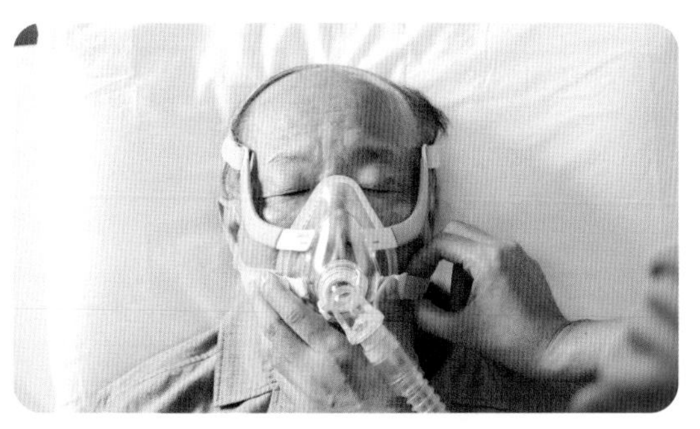

4 締めすぎていないか、確認する

固定したあと、ベルトと顔の間に指が1本すっと入るくらいになっているかを確認する。上下左右バランスよく締めているか、偏っていないかを確認する。

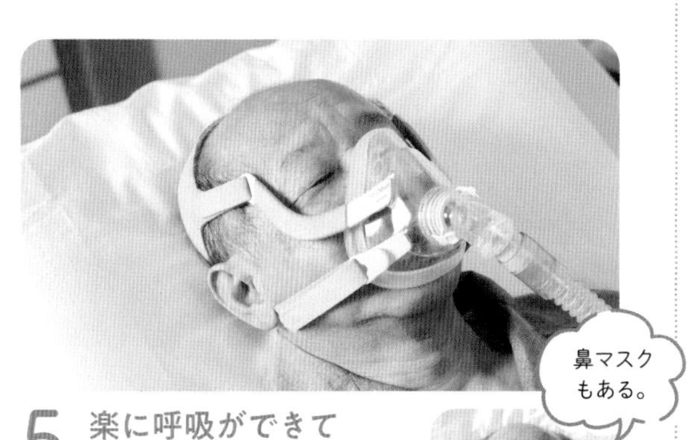

5 楽に呼吸ができているか、確認する

しばらく観察する。息が苦しい、ベルトの当たる部分が痛いなど、不快感がある場合は、マスクの角度やベルトの締め具合などを調整する。使用後、マスクと回路はウエットティッシュ（アルコールを含まないもの）で拭くか、中性洗剤とぬるま湯で洗い陰干しして乾燥させる。

Point フルフェイスマスクフィットの要点

- 目に当たらない
- 鼻孔が閉塞しない
- 口が開いても唇がはみ出ない
- 横になった状態でフィットする

チェックポイント 快適にNPPVを続けていくための注意点

もっとも多く聞かれるのが、マスク装着による不快感や違和感です。最初のころはアラームが鳴ることで不安になることもあります。本人と家族（介護者）が不安にならないために、少しでも快適に続けられるために、おもに伝えたい重要なことは以下の通りです。

マスクによるトラブルに注意

マスクで覆われた部分の皮膚発赤やびらん、鼻の腫脹、乾燥、目の刺激感などがないかを確認します。気になるときは医師に報告します。

モードなどを変更しない

換気モードなどが医師の指示通りになっているかを確認します。医師の指示がない限り、人工呼吸器の設定を変えてはいけません（看護師は、医療モードがロックされていることを確認します）。

災害時に備える

予備バッテリー（常に充電しておく）、足踏み式吸引器、バッグバルブマスク、外部補助電源を準備しておきます。また、緊急時に受け入れてくれる病院を探しておきます。医療機関、主治医、訪問看護師、機器の管理担当者・搬送担当者、電力会社の連絡先をまとめて、目立つところに貼っておきます。

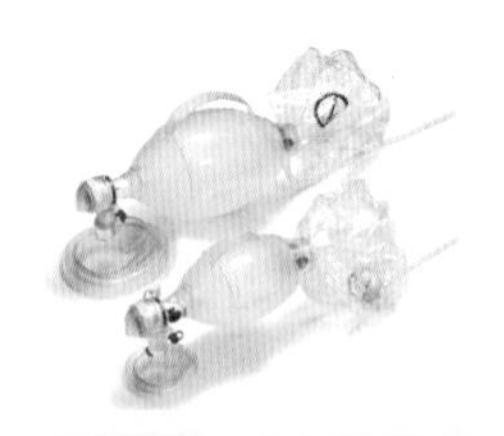

バッグバルブマスク。鼻口腔に空気を送り込む人工呼吸器具。(b)

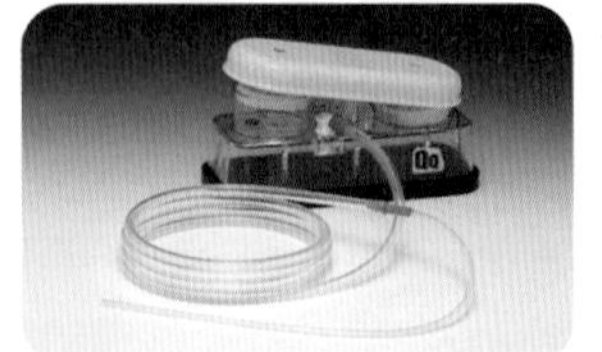

足踏み式吸引機。電源不要。真空圧により吸引を行う。(c)

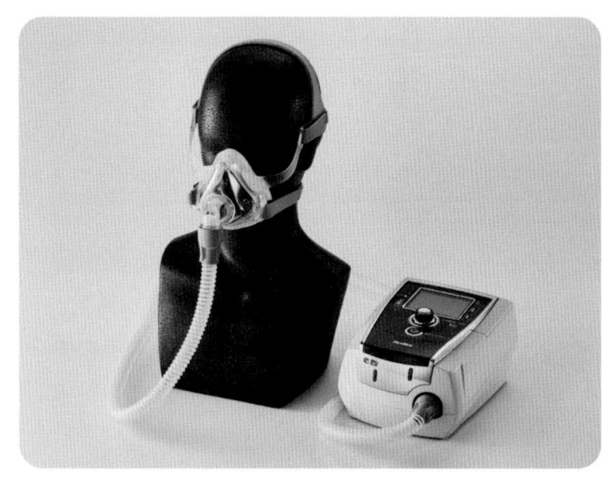

NPPVのための人工呼吸器(a)

アラームが鳴ったら

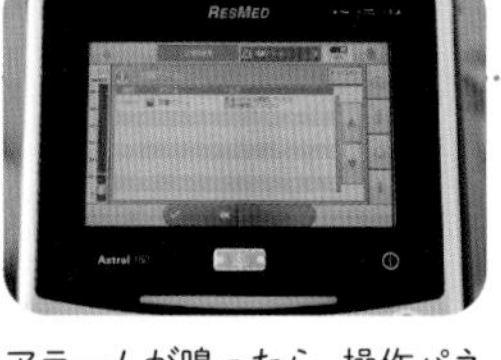

アラームが鳴ったら、操作パネルに表示されているメッセージを確認する。

医師、機器業者に、アラームが鳴ったときの対処方法を確認しておきます。もしも不安なときは、遠慮なく看護師まで連絡をしてもらいます。

マスク使用による不快感に注意

使用していて不快感がある場合は、マスクの角度やベルトの締め具合などを調整しましょう。ときにはマスクのサイズや種類を変えることで解消することもあります。また、皮膚保護材を貼ることで、リーク（空気の漏れ）が減って不快感が減ることもあります。

悪化の兆候を見逃さない →P154を参照

呼吸法を取り入れる →P155を参照

(a) NIPネーザル®V-E（帝人ファーマ）　(b) アンブ蘇生バッグ SPUR II（IMI）　(c) 足踏み式吸引器QQ KFS-400（新鋭工業）

チェックポイント 日常点検表の活用

安心してNPPVを行っていくために、人工呼吸器本体や本人の体調などを毎日チェックしましょう。主治医と相談をして、以下のような点検表を用いて確認していくようにします。おもに家族(介護者)が行いますが、看護師が訪問した際には家族(介護者)と一緒に行います。

訪問看護用

日常点検表(NPPV用)

人工呼吸器機種：	年	氏名：

点検項目			内容・設定	月 日 ( )	月 日 ( )	月 日 ( )	月 日 ( )
本体	電源・コンセント		AC電源ランプ・コンセントの具合、埃など				
	異常音・異臭		呼吸器からの音・臭い				
	フィルター		吸気フィルターの清掃/交換				
換気条件の設定項目※	モード						
	IPAP		(hpa・cmH2O)				
	EPAP(CPAP)		(hpa・cmH2O)				
	バックアップ回数/分		回/分				
	バックアップ吸気時間		秒				
	ライズタイム						
	低圧アラーム		(hpa・cmH2O)				
	低換気アラーム		ℓ/分				
回路	接続						
	蛇管、気道内圧・ 呼気弁ポート(弁)の水貯留						
	加温加湿器の電源確認						
	加湿器の水位確認						
	マスク	マスクの汚れ	マスクの手入れ				
		装着部皮膚	発赤やびらん				
		固定ベルト	汚れや位置調整				
酸素	流量		ℓ/分				
	接続の確認						
療養者	呼吸回数/分		回/分				
	リーク量						
	SpO_2		%				
	脈拍		回/分				
	本人の訴え(呼吸苦、唾液量など)						
	呼吸器の使用状況・時間						
バッテリー	外部バッテリーの充電確認						
	内部バッテリー(ある場合) の充電確認						
点検者サイン							

※機種によって設定条件等が異なるため、医師と相談する

資料：『難病患者在宅人工呼吸器導入時における　退院調整・地域連携ノート』東京都福祉保健局

気管切開下陽圧換気（TPPV）療法のケア

生命維持に直結する療法のため、機器管理や吸引などが大変重要となります。本人の思い、家族の介護負担なども確認しながら支えていきましょう。

安心して過ごせるよう多職種が連携して支援を行う

気管を切開して気管カニューレを挿管し、そこに人工呼吸器を接続して行う人工呼吸が、気管切開下陽圧換気（TPPV）です。自発的な呼吸運動が微弱あるいは困難である、気道の確保が難しい（気道内分泌物を自発的に喀出できない、舌根が沈下するなど）場合に対象となります。

TPPVの導入時に本人の意思決定を支えることも、看護師の大切な役割です。TPPVの医学的適応の説明はもちろんのこと、今後本人と家族が自立して過ごしていくために有益な情報を提供し、伴走していきます。

TPPV中でも、お風呂に入ることも、旅行に行くこともできます。多くの人の手で、本人が安心して生き生きと過ごしていける環境を、一緒に探し、つくっていきましょう。

知っておきたい 気管カニューレの種類について

切開した気管部分に挿管する気管カニューレは、使う人の状態に合わせて選べるように、構造や材質の違う数種類が揃っています。

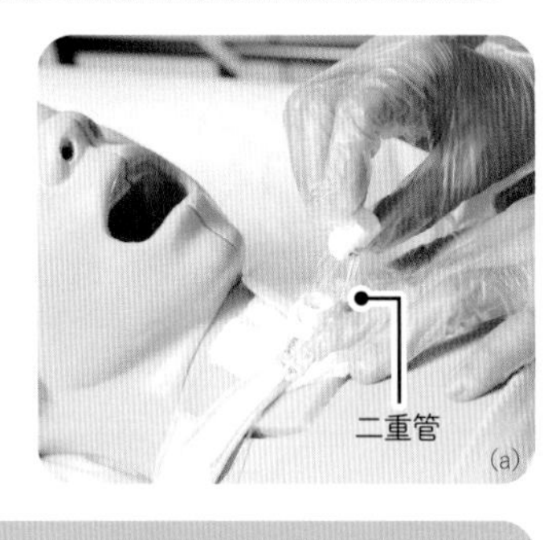

構造
単管と二重管がある。カニューレが、1本の管だけのもの（単管）と、内カニューレと外カニューレの二重になっているもの（二重管）がある。単管は、咳が多くない人に向いている。閉塞時は全てを交換する。二重管は、痰が溜まったときに内カニューレだけを洗浄すればよいので、痰が多い人に向いている。単管よりも高価。

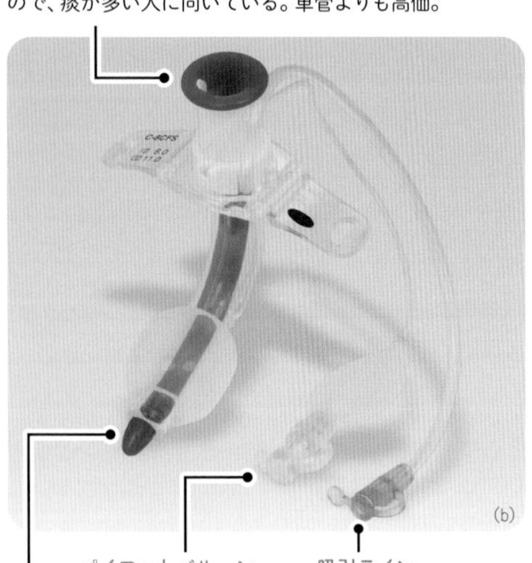

パイロットバルーン
エア注入口から空気を注入してカフを膨らませることができる。

吸引ライン
カフの上部、下部に貯留した分泌物の吸引ができる。

カフ
カフは膨らませることにより、気管とカニューレの隙間をなくし、空気の漏れ、誤嚥、自然抜去を防ぐ働きをする。咳が多い、嚥下困難、人工呼吸器装着の人はカフありを使う。嚥下機能に障害がなく、誤嚥の危険性が低い場合や小児は、カフなしを使うことが多い。

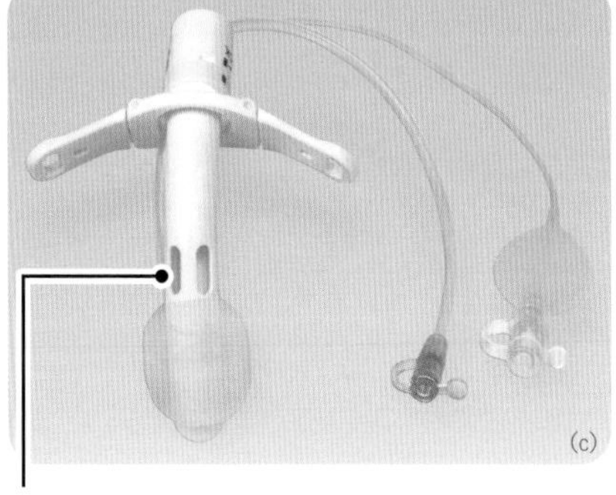

窓
カニューレの屈曲部（口側）に開いている穴を窓という。窓ありと窓なしのカニューレがある。窓からは空気の出入りができ、声帯に空気が通るため、発声ができるようになる。
窓が開いているカニューレに、スピーチバルブをつけたものをスピーチカニューレという。スピーチバルブは気管切開をしたまま声を出すための道具。息を吸うときは空気が通るが、吐くときは空気が流れないような一方向弁になっている。

(a)コーケン気管カニューレ管理モデル LM-106（高研）　(b)メラ ソフィット クリア　(c)メラ ソフィット（泉工医科工業）
福岡県小児等在宅医療推進事業　在宅支援マニュアル（福岡県版）https://www.pref.fukuoka.lg.jp/uploaded/life/622221_61163748_misc.pdf　（最終閲覧日：2023.2.10）

知っておきたい 人工呼吸器により医療ガスを体内に送り込む仕組み

人工呼吸器で圧縮空気と酸素が混ぜ合わされ、それが人工呼吸器とつなげられたホースの先にある気管チューブから、気管切開部分に挿入した気管カニューレを通って送られます。

TPPVのための人工呼吸器（加温加湿回路）

TPPVとNPPVの両方に使用できる人工呼吸器。以下は加温加湿器を取り付けた、加温加湿回路となります。操作パネルについてはP156を参照。ガスを送る方法は、従量式換気（1回換気量が設定値で常に一定）や従圧式換気（一定の圧で、一定時間ガスを肺に送る）があります。

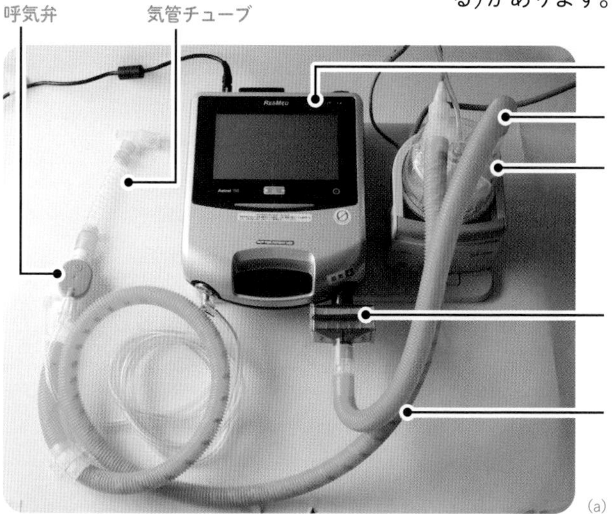

(a)

なぜ加温加湿が必要か？

人工呼吸器から供給されるのは、圧縮された空気と酸素で、ほとんど水分を含みません。下気道の絶対湿度は44mg／L、37℃であるため、加温加湿が必要です。

気管カニューレと人工呼吸器の接続

第2～4気管軟骨を切開して挿管した気管カニューレと、人工呼吸器からの気管チューブをつなぐことで、医療ガス（酸素、圧縮空気）が送り込まれ、人工呼吸が可能となります。

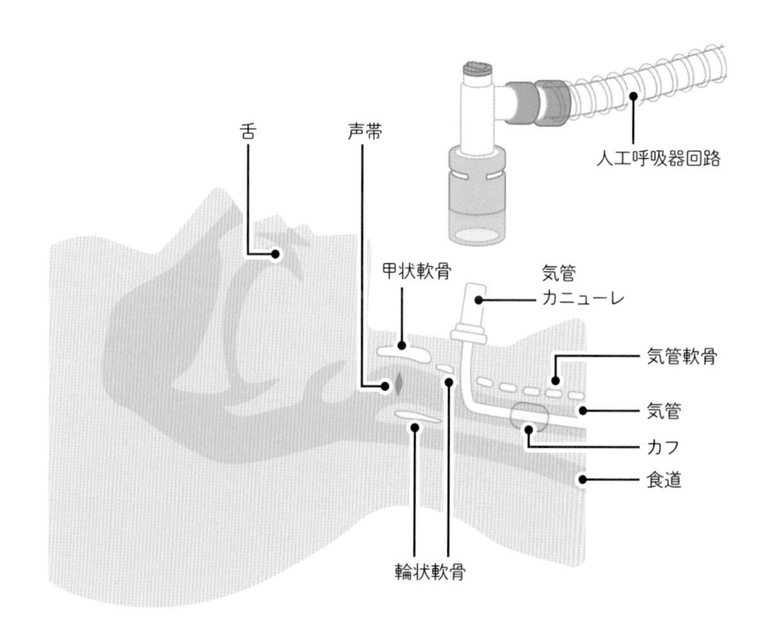

(a) クリーンエアASTRAL（フクダ電子）

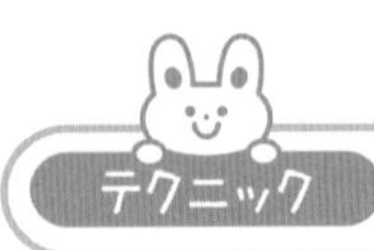

テクニック 痰などの吸引とYガーゼ交換の方法

毎日のケアに、痰などの吸引とYガーゼの交換があります。気管カニューレのカフ圧や、気管切開孔周囲の皮膚の状態、痰などの分泌物の状態を確認する機会にもなります。準備を整えておき、行う時間は短くすることで、本人の負担を最小限にします。

用意するもの

- シリンジ（カフ圧計）
- Yガーゼ
- ピンセット
- 小型吸引器
- 吸引カテーテル
- 使い捨て手袋
- 消毒綿
- 水道水

▼以下は気管カニューレが二重管の場合

- 内カニューレ
- 内カニューレ用の洗浄用ブラシ
- 滅菌生理食塩水
- 保存容器

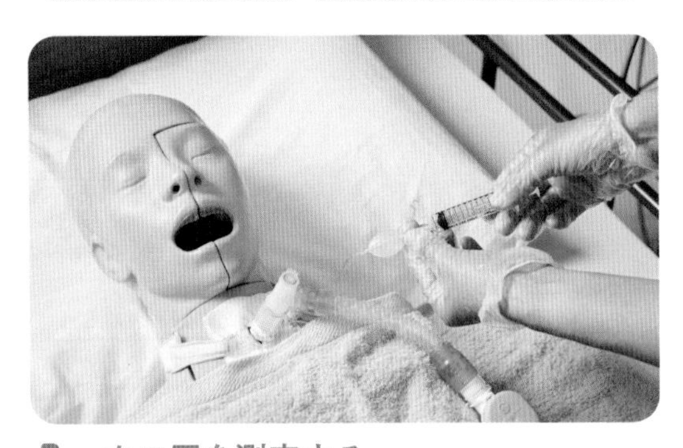

1 カフ圧を測定する

気管内ライン吸引、口腔内吸引後、パイロットバルーンのエア注入口にシリンジをつなげる。今入っているエアを一旦抜き、速やかに指示された空気注入量（カフ内圧）を再注入する。

Point

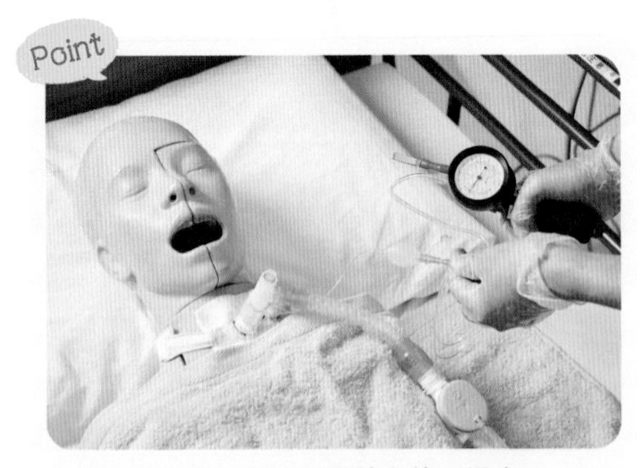

シリンジではなくカフ圧計を使う場合は、エアを再注入したあと、カフ圧を測定し、確認する。

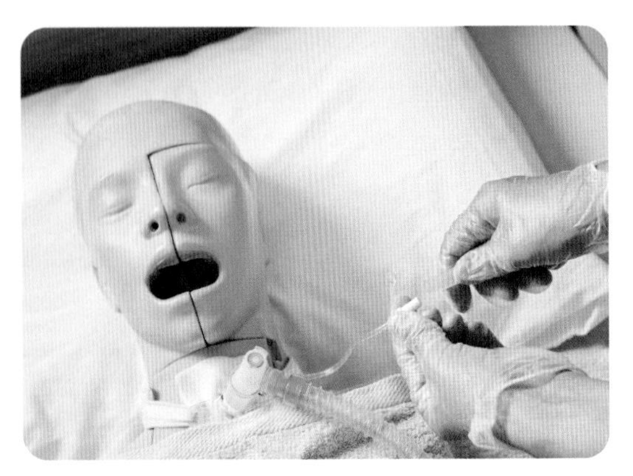

2 吸引ラインから吸引する

気管カニューレにある吸引ラインのキャップを外し、吸引器の吸引ホースをつなげる。カフの上部に貯留した分泌物を吸引する。

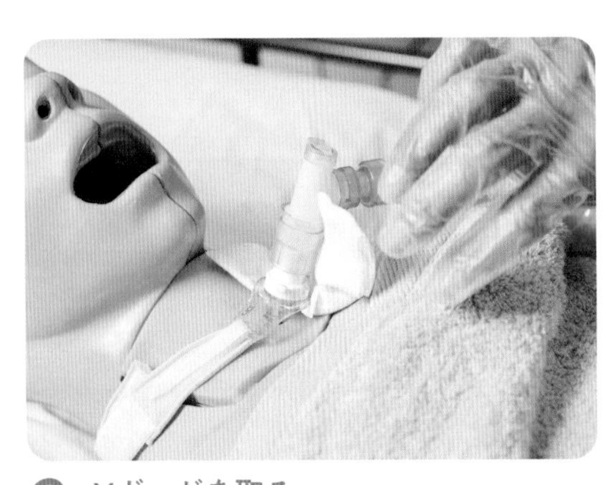

3 Yガーゼを取る

気管カニューレを少し浮かせて、Yガーゼをゆっくりと取り除く。
乾燥した痰などの分泌物によりガーゼが皮膚についてしまっていることがあるので、よく確認しながらゆっくりと取り除く。
気管切開孔の皮膚に出血やただれ、肉芽などがないか、よく観察する。
Yガーゼに付着した痰などの分泌物の量や性状を観察する。
気管切開孔と周囲の皮膚を清浄綿または濡れコットンで優しく拭いたあと、乾いた不織布等で拭く。

コーケン気管カニューレ管理モデル LM-106（高研）、カフ圧計（泉工医科工業）

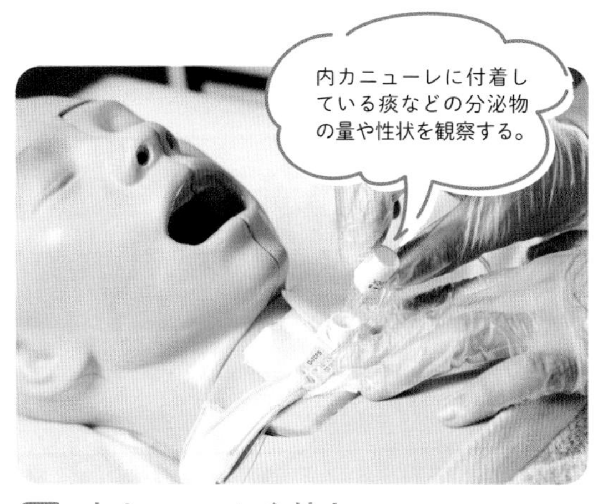

7 内カニューレを外す

使用している気管カニューレが二重管の場合は、内カニューレを外して、新しい内カニューレに交換する。

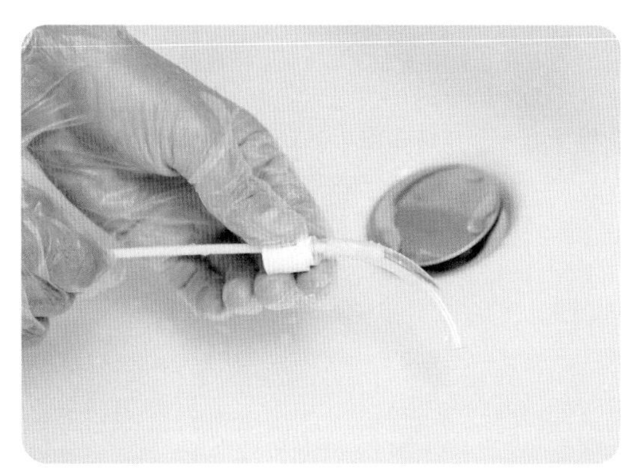

8 使用した内カニューレを洗浄する

気管カニューレ用の洗浄用ブラシなどを使って、使用した内カニューレを洗う。滅菌生理食塩水ですすいだあと、カップなどの保存容器に保管。吸引カテーテル、吸引ボトル、吸引ホースはP151を参考に清潔にする。

内カニューレを装着するときに、首に圧がかかりすぎないように、気管カニューレの根元を持って入れることで苦痛を減らせます。また、内カニューレがしっかりとはまっているかの確認もしっかりと行いましょう。

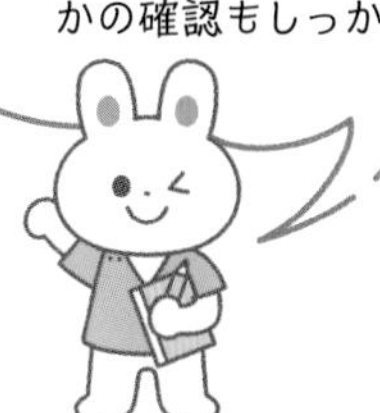

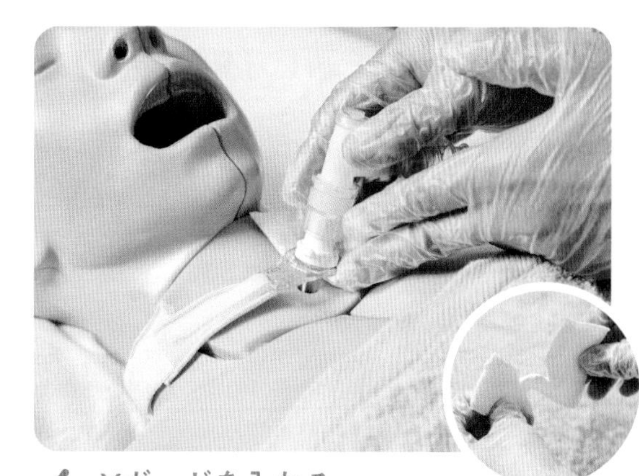

4 Yガーゼを入れる

気管カニューレを少し浮かしながら、皮膚との間に新しいYガーゼを入れる。

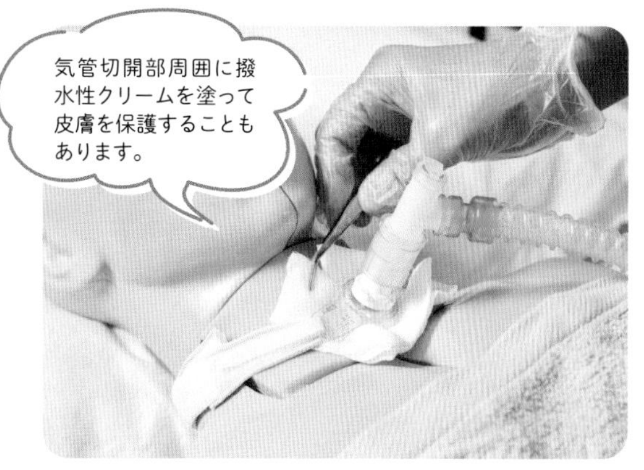

気管切開部周囲に撥水性クリームを塗って皮膚を保護することもあります。

5 ピンセットでYガーゼを伸ばす

Yガーゼがたるんだままだと、痰などの分泌物が流れ出てしまうことがある。ピンセットで挟んで軽く伸ばして、Yガーゼがたるまないようにする。

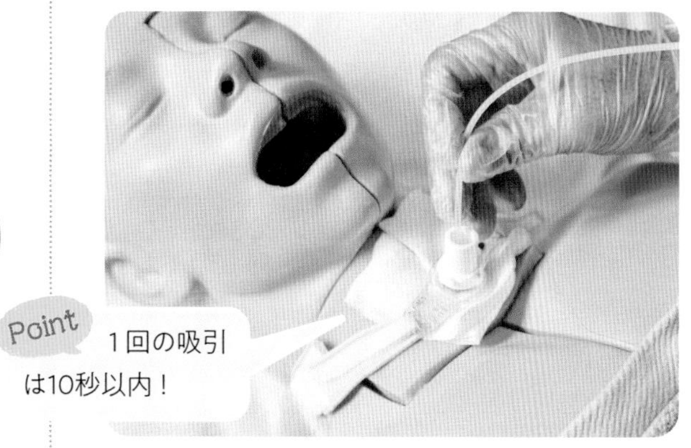

Point 1回の吸引は10秒以内！

6 痰を吸引する

人工呼吸器の気管チューブを外す。（P150のプロセス1から3を行って準備した）吸引器とつなげた吸引カテーテルを、気管カニューレの中に入れて、痰などの分泌物を吸引する。

チェックポイント 快適にTPPVを続けていくための注意点

人工呼吸器や気管内のトラブルは命に関わります。そのため、人工呼吸器の管理、気管切開部のケア、気管内吸引、感染防止については、家族（介護者）ができるようにしておくことが必須です。本人と家族（介護者）に、おもに伝えたい重要なことは以下です。

排痰と吸引ケアは毎日行う

気管切開の刺激や、人工呼吸器による陽圧換気の影響で、痰が増えます。痰による気道や気管カニューレの閉塞が起こると窒息に至るため、排痰と吸引ケアは重要なケアになります（P148〜151参照）。

週に１回、チャンバ内の滅菌精製水を交換する

１週間に１回、チャンバ内の滅菌精製水を交換します。交換のときに菌が混入しやすいため、使い捨て手袋をしっかりと装着して実施します。

気管カニューレの抜けに注意する

Yガーゼの下にあるため、気管カニューレが抜けていることに気づかない、ということもあります。顔色が悪い、経皮的動脈血酸素飽和度（SpO_2）が低下しているというときは、Yガーゼをめくって確認します。

多職種で関わる

家族（介護者）だけでケアを行うのではなく、多職種で関わっていきます。たとえば、研修を受けたホームヘルパーも痰の吸引はできるので、経済的なことも考えながら、使える制度やサービス（インフォーマルサービスも含む）を使って、日々のケアを行っていきます。

外出や旅行のときには

在宅人工呼吸器には内部バッテリーが備わっていることが多く、その場合は電源がなくても移動可能です。ただし、使用可能な時間を確認し、外部バッテリーを用意しておくようにします。車椅子やストレッチャーを使用するときは、人工呼吸器の安定した設置の方法を確認しておきます。

アラームが鳴ったら

医師、機器業者に、アラームが鳴ったときの対処方法を確認しておきます。もしも不安なときは、遠慮なく看護師まで連絡をしてもらいます。

チューブ内の結露に注意する

チューブ内の温度が高く、外気温が低いときに、チューブ内に結露が発生します。結露が多いと、換気状態が変動することがあるため、できるだけ結露が発生しないように、以下のような工夫をします。

- エアコンの風がチューブに当たらないようにする。
- 加温加湿器を、内部に熱線（ヒーターワイヤ）が組み込まれたタイプにする。結露発生を予防する働きがある。
- チューブに保湿性の高い布などを巻く。

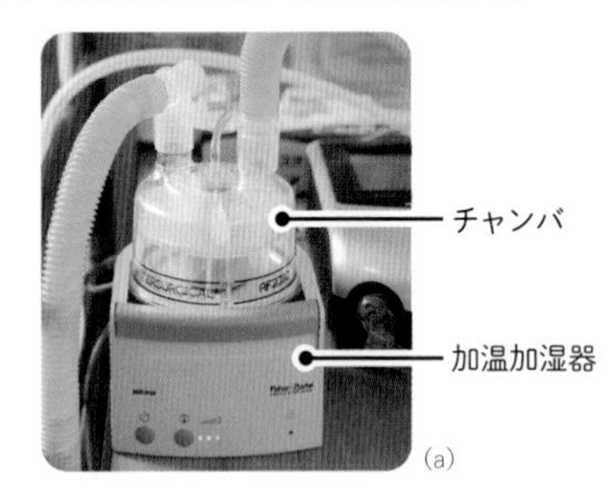

(a)

モードなどを変更しない

換気モードなどが医師の指示通りになっているかを確認します。医師の指示がない限り、人工呼吸器の設定を変えてはいけません（看護師は、医療モードがロックされていることを確認します）。

災害時に備える

バッグバルブマスクはベッドサイドに置いておきます。予備バッテリー（常に充電しておく）、足踏み式吸引器、外部補助電源を準備しておきます。また、緊急時に受け入れてくれる病院を探しておきます。医療機関、主治医、訪問看護師、機器の管理担当者・搬送担当者、電力会社の連絡先をまとめて、目立つところに貼っておきます（P158参照）。

悪化の兆候を見逃さない

→P154を参照

(a)MR810システム（Fisher&Pycel Healthcare／フクダ電子）

チェックポイント 日常点検表の活用

安心してTPPVを行っていくために、人工呼吸器本体や本人の体調などを毎日チェックしましょう。主治医と相談をして、以下のような点検表を用いて確認していくようにします。おもに家族(介護者)が行いますが、看護師が訪問した際には家族(介護者)と一緒に行います。

訪問看護用

日常点検表(TPPV用)

年

人工呼吸器機種:	回路の種類:	□加温加湿器　□人工鼻	氏名:

	点検項目	内容・設定	月　日 (　　)	月　日 (　　)	月　日 (　　)	月　日 (　　)
本体	電源・コンセント①	コンセントを抜いてインジケーターの確認				
	電源・コンセント②	コンセントを抜いてインジケーターの確認				
	異常音・異臭	呼吸器からの音・臭い				
	フィルター	吸気フィルターの清掃/交換				
換気条件の設定項目※	換気モード					
	Vt(1回換気量)	mℓ				
	吸気圧(IPAP)	(hpa・cmH2O)				
	PEEP(EPAP)	(hpa・cmH2O)				
	吸気トリガー					
	呼吸回数(Backup数)	回/分				
	I/E・吸気流量・吸気時間					
警報の設定	低圧アラーム	(hpa・cmH2O)				
	高圧アラーム	(hpa・cmH2O)				
	換気量アラーム					
回路	回路接続/亀裂					
	加温加湿器の電源確認					
	加湿器の水位確認					
	人工鼻使用者は点検・交換					
酸素	酸素流量	ℓ/分				
	接続の確認					
実測値	Vt(1回換気量)	mℓ				
	気道内圧	(hpa・cmH2O)				
	換気回数	回/分				
装着時間	呼吸器装着時間	h/日				
療養者	SpO_2	%				
	脈拍	回/分				
バッテリー	充電状況					
点検者サイン						

※機種によって設定条件等が異なるため、医師と相談する

資料:『難病患者在宅人工呼吸器導入時における　退院調整・地域連携ノート』東京都福祉保健局

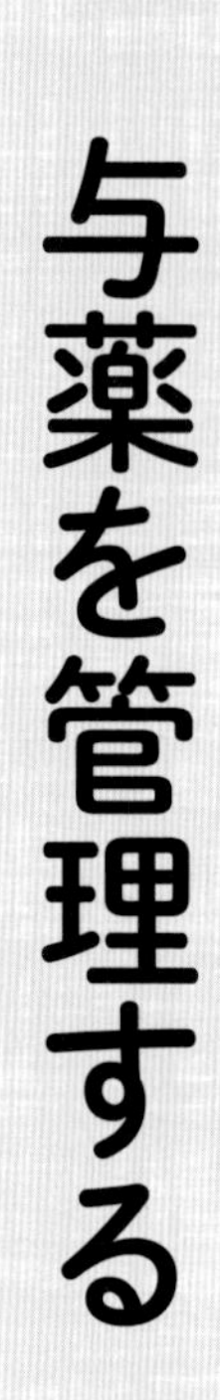

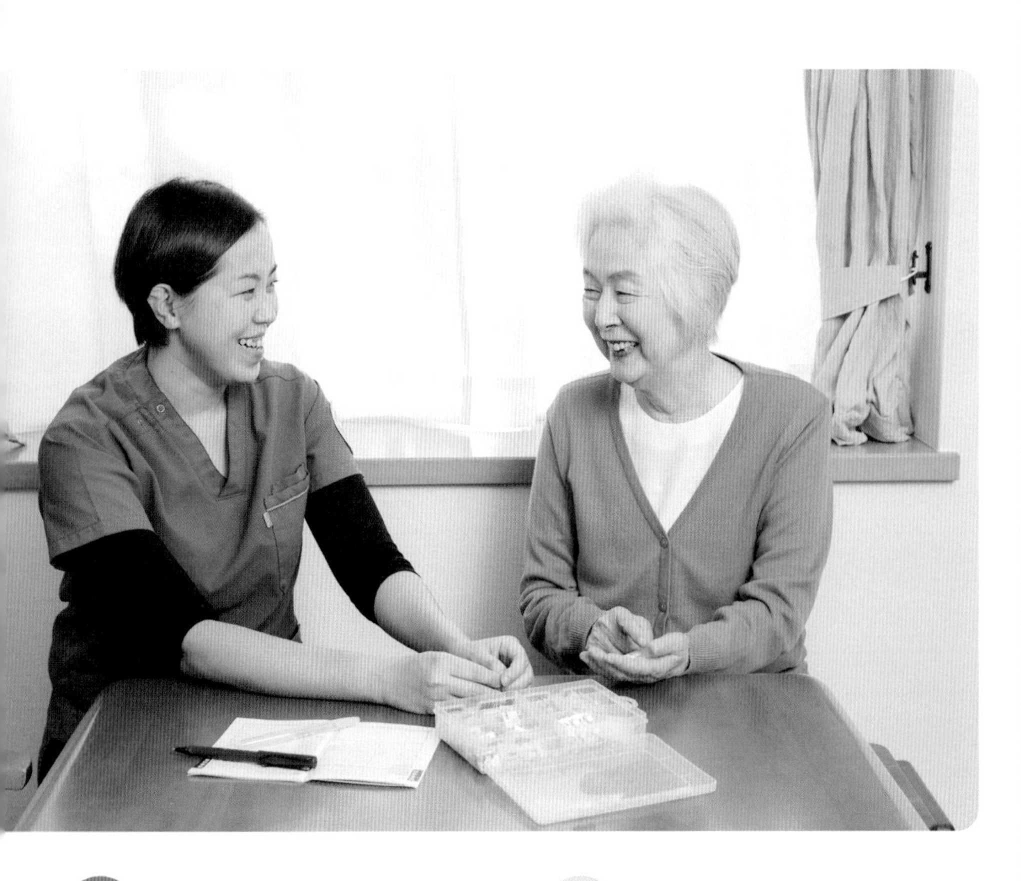

在宅での看護

本人が薬剤の効果や必要性を理解したうえで、本人の生活の中で服用していける方法を一緒に考え、支援する。

病院での看護

入院中であれば、医師に処方された薬剤を、ベッドサイドで適切な時間に正しく与薬する。

在宅では、医師から処方された薬を薬局で受け取り、本人、もしくは家族（介護者）が管理をして服用します。本人が、処方された薬剤の必要性を理解したうえで、自分のために飲もうという思いをもち、その思いを支援していくことが、看護師による与薬管理につながります。

具体的には、本人の暮らしの中にどのようにして薬を飲む、薬を塗るといった行為を無理なく入れていくのか、ということになります。そこで、もしも処方された薬剤を正しく飲む、塗るなどができていない場合は、本人の生活リズムと服薬の時間や回数が合っているのか、本人にとって飲みやすい剤形か、処方箋を取りに行くことに困難はないかなど、本人と対話しながら理由を考え、多職種、ときには付き合いのあるご近所の方などとともに対策を練ります。

訪問時には、使用している薬の効果と副作用についてよく観察をします。

アセスメントの4つのポイント

1
自分のために必要な薬を飲もうと思えるアドヒアランスを高める

今、どうしてこの薬が必要なのか、本人や家族(介護者)が理解できるように説明をし、服用を自らが選択していくことを支援します。その人にとっての薬へのこだわりは否定することなく、こだわりの理由をよく聞き、話していくことがよい与薬につながります。

2
本人の認知機能や嚥下機能に合わせて、剤形などを医師に相談する

本人が服用している薬について、自分でシートから取り出すことができているか、飲み込めているか、数種類ある薬の違いは認識できているかなどをアセスメントします。その結果を医師に伝えて、本人がより服用しやすい回数や剤形について相談します。

3
服用による薬剤の効果や副作用について確認し、医師に報告する

訪問時に、本人が服用している薬剤の効果がどのように出ているのか、副作用が現れていないかを確認します。特に、処方が変わったあとは、今までとは違う症状が現れていないかをていねいに確認し、副作用の可能性がある場合は、医師に報告します。

複数の医療機関から処方された薬剤すべてを確認し、管理支援を行う

主治医以外の複数の医療機関の医師から薬剤を処方されている人が多いため、まずは処方されているすべての薬剤を確認します。そのうえで、本人と家族(介護者)がわかりやすいように、管理や調整の支援を行います。

与薬と支援

一人暮らしでも正しく薬を使えるような支援を行う

初めて訪問した家で、たくさんの種類と数の薬を見ることがあります。飲み残した薬を溜めている、多数の医療機関から薬をもらっているなど、理由はさまざまです。本人と話し合いながら、使用期限も確認しつつ薬を整理し、今必要な薬を服用できる環境を本人と一緒につくっていきます。

また、高齢者の場合、現在服用している薬の種類が6つ以上であると、薬物有害事象の発生リスクが高まります（ポリファーマシー）*。主治医に報告をし、相談します。

次の受診までの薬については、訪問診療を受けている人の場合は、医師と看護師が管理をします。外来で受診している人は自己管理になりますので、本人と家族（介護者）に管理は任せつつ、訪問時に薬の残量確認を一緒にするといいでしょう。

本人の生活の中で処方された薬を正しく使っていくためにはどうしたらいいかを考えます。医師やホームヘルパーなどへの相談が必要になることもあります。

知っておきたい　薬剤の種類別使い方の特徴と支援の方法

どのようにしたら処方された薬を正しく使っていくことができるのか、本人、家族（介護者）と協議していくことが大事です。そのために知っておきたい、薬剤の種類別使い方の特徴と、支援方法のアイデアを紹介します。

内服薬

- 特に一人暮らしの人の場合は、正しく飲めているかの確認が必要。飲めないことが悪いのではなく、飲めない環境を変えていくことを考える。訪問薬剤師との連携は重要。多職種だけでなく、近所の知り合いの方などインフォーマルなサービスによる支援も取り入れられないか考える。

- 服薬支援には以下のような方法がある。
  - ・お薬カレンダー、ピルケース、内服ロボット（服薬時間になるとアラームが鳴り、薬が出てくる）などの活用。
  - ・内服している薬剤の一覧を作成してわかりやすくする。お薬手帳（紙と電子）を活用する方法もある。
  - ・痛みや熱など体に変化が出たときに使用する薬剤は、本人や家族（介護者）とシミュレーションし、必要なときに飲めるようにする。
  - ・頓服薬は、どのように飲むか、わかりやすく袋に記載する。
  - ・1回の服用分を薬局で一包化してもらう。

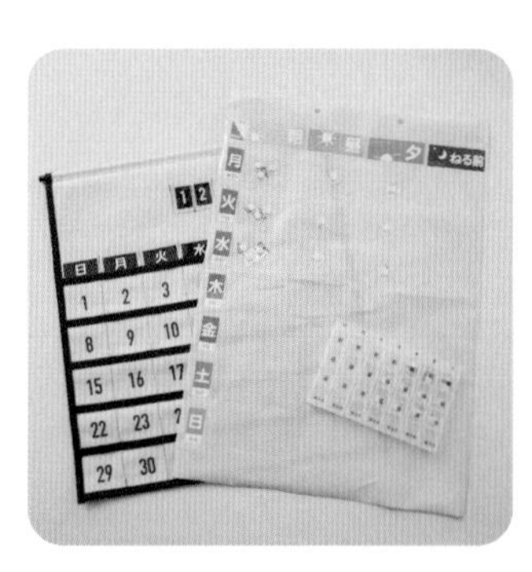

- 経鼻栄養チューブ、食道経由経腸栄養用チューブ（EDチューブ）、胃瘻カテーテルなどから投与する場合、錠剤やカプセル錠などは簡易懸濁法（P96参照）を用いてから注入する。薬の粒が残ったまま注入すると、チューブを詰まらせることがあるため、しっかり懸濁させることが大事。

参考文献　*『高齢者の安全な薬物療法ガイドライン2015』日本老年医学会、日本医療研究開発機構研究費・高齢者の薬物治療の安全性に関する研究研究班（メジカルビュー社）https://www.jpn-geriat-soc.or.jp/info/topics/pdf/20170808_01.pdf　（最終閲覧日：2023.2.10）

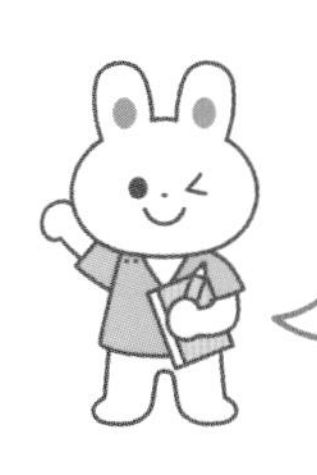

医薬品使用の介助（一包化された薬の内服、湿布の貼付、軟膏塗布、点眼、座薬の挿入、鼻粘膜への薬剤噴射）は、条件を満たしていれば介護職でも行うことができます。

貼付薬

●皮膚に貼る貼付薬は、本人も家族も行いやすい。交換ができる人がいれば、与薬環境は整う。

●貼付薬には、消炎鎮痛薬、気管支拡張薬、麻薬性鎮痛薬、硝酸薬、卵巣ホルモン薬、禁煙補助薬などがある。

●貼っている部分に痒みや発赤などの皮膚トラブルが生じることがある。貼る場所を変えても問題ない場合は、貼り替えるたびに、位置を少しずらすようにする。

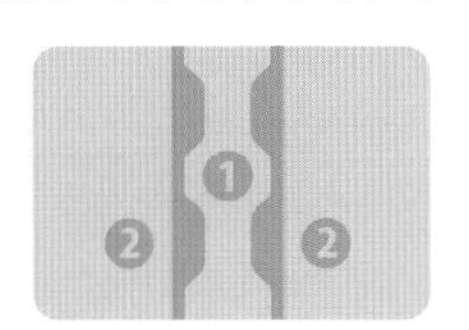

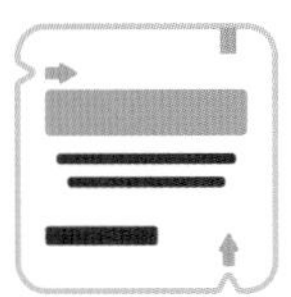

吸入薬・吸入器（ネブライザー）

●吸入薬は、薬を霧状に噴出させて、口から吸い込み、気管支や肺に作用させる薬。内服したときよりも、少量で早く効き目を現し、副作用が少ない。気管支炎、気管支喘息の治療薬として使われることが多い。

●代表的な吸入器は３つ。ガスの圧力で薬剤を噴射する定量噴霧式吸入器、粉末の薬剤を自分で吸い込むドライパウダー吸入器、薬を霧状のミストにして吸入するネブライザーがある。

●喘息発作時の頓服用にも使われるため、外出時は携帯することが重要。ネブライザーは電源が必要なため、携帯可能なバッテリー式ポータブル型ネブライザーを外出時は用意する。

●使用後はうがいをする。薬が口腔内や咽頭に長時間残っていると、口腔内違和感などの原因になる。

塗布薬（軟膏）

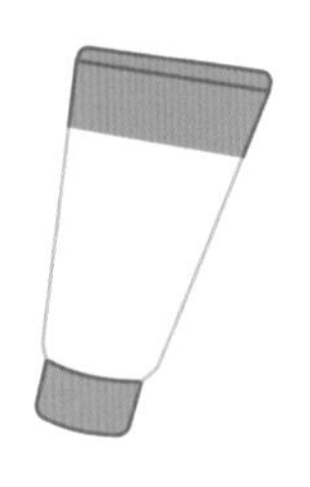

●たとえば、入浴後に塗布するとよい場合は、デイサービスの看護師・介護職、ホームヘルパーに協力してもらうこともある。褥瘡ケアの場合は、体位変換が必要となり、家族（介護者）だけでは難しいケースもある。症状や処方（１日何回塗る必要があるのか、ガーゼやドレッシング剤も必要かなど）に合わせて、多職種で取り組む。

●塗布薬は、保湿などの皮膚トラブル予防、感染症や炎症の治癒、創傷治癒などを目的として使われる。

●褥瘡治療の場合は、治癒過程に合わせた薬の切り替えが治癒結果を左右するため、皮膚の状態の変化をよく観察し、医師に報告をする。

●軟膏やクリームを塗る量が、1 FTU（finger tip unit）という単位で説明されることがある。1 FTUは、大人の人差し指の先端から第一関節までチューブから取り出した量（約0.5g）で、大人の両手のひらに塗る量に相当する。

点眼薬・点鼻薬・点耳薬・坐薬（坐剤）

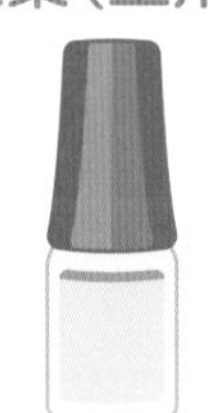

●遮光や冷所保存など、保管に注意が必要な場合が多いため、正しい保管方法を確認する。その上で、本人や家族（介護者）と保管方法について協議する。

●坐薬など頓服の場合は、どのようなときに使用するのがよいか、本人と家族（介護者）に具体的に伝える。

●特に自分で薬剤を使用している場合は、適切に行われているのか、以下の点を確認する。

・点眼薬は点眼後まばたきをせず、しばらく目を閉じる。

・点鼻薬は点鼻後、鼻を摘んで頭を後ろに反らせて鼻呼吸をする。

・点耳薬は、薬をさすほうの耳を上にして横向きに寝たまま、耳たぶを後ろに引っ張り、点耳薬を落とす。そのままの姿勢を２〜３分保つ。

・坐薬は、薬を手のひらで温めてから取り出し、先の尖ったほうから肛門や膣内に指示に合わせて挿入する。

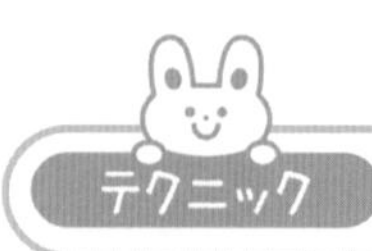

テクニック インスリン投与(皮下注射)

おもに糖尿病の人の血糖コントロールを目的に行われるインスリン投与は、ほとんどの場合、本人自身が自己注射します。血糖値を知るための血糖自己測定の方法とともに、ポイントを紹介します。

インスリン投与

インスリン投与はペン型注入器を使って皮下注射により行います。注射部位は吸収速度などから腹部が推奨されており、上腕外側部、臀部、大腿外側部でも可能です。高齢者などに配慮した、滑り止め補助具や、ダイヤル部分に装着する専用ルーペ、数字部分が白黒反転になるタイプもあります。

用意するもの

- 注射針
- ペン型注入器
- 消毒綿
- 針捨て用のビンやボックス

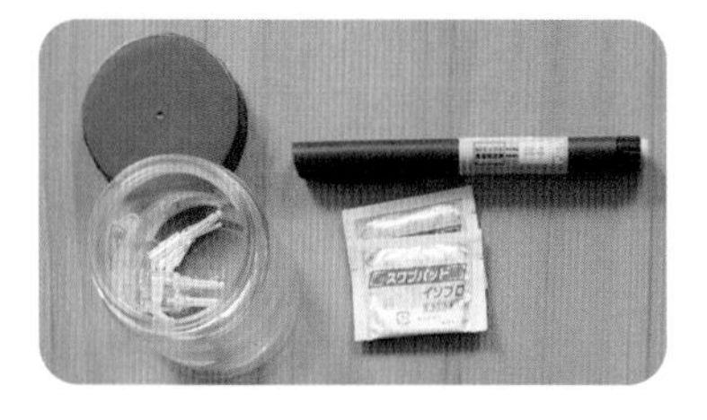

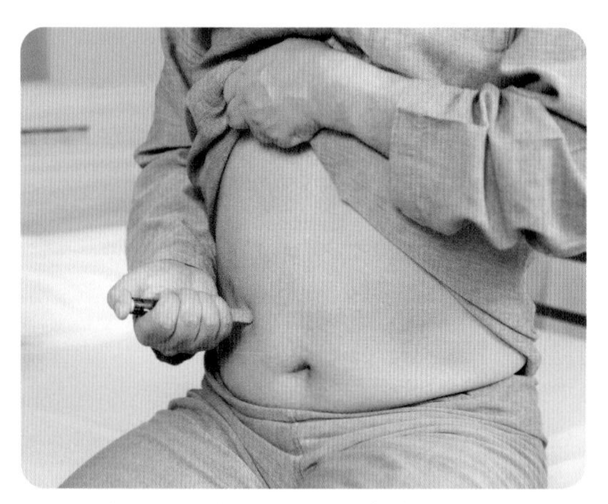

ペン型注入器の接続部分を消毒綿で拭き、針を接続して空打ちする。投与する単位にダイヤルを合わせ、刺入部位を消毒綿で拭いたあと、直角に針入する。注入ボタンを最後まで押し切り、注入後10秒待ってから抜針する。使用済みの注射針は必ず針ケースをつけてから針捨て用のビンに入れて保管したのち、P171のコラムを参考に処理する。

血糖自己測定

血糖値を知るために使われる計測方法が、血糖自己測定です。1日に何回でも測定できますが、特に食前食後に測定することで、食事による血糖値の変化を確認することができます。測定後は、自己管理ノートに記載します。自己管理ノートにはほかに、血圧、体重、歩数などを記載しておきます。

用意するもの

- 血糖測定器
- センサー
- 穿刺具
- 穿刺針
- 消毒綿
- 自己管理ノート
- 針捨て用のビンやボックス

(a)

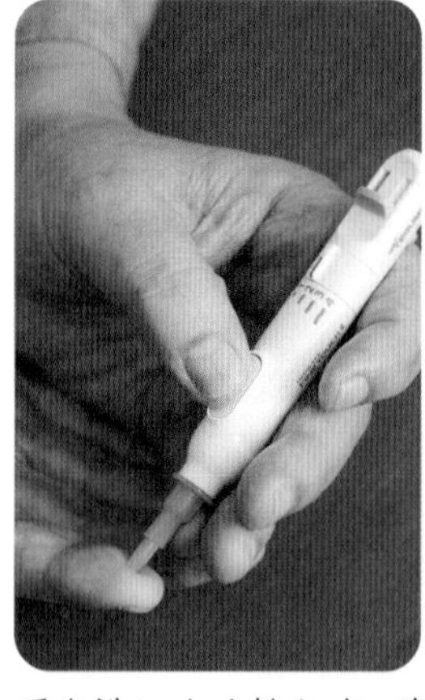

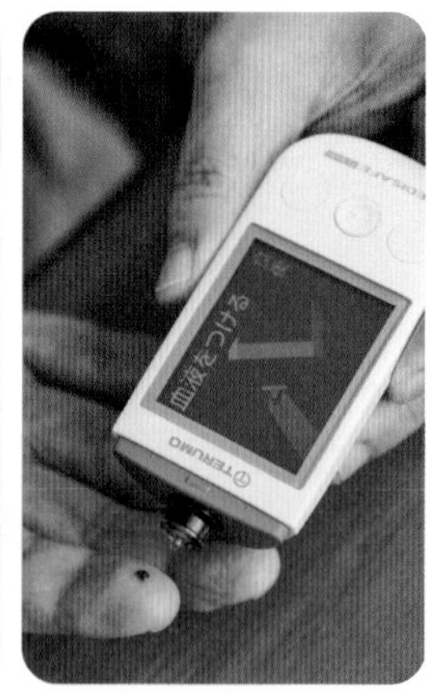

手を洗いよく乾かす。穿刺具に針をセット、血糖測定器にセンサーをセットする。指先を消毒綿で拭き、乾燥させる。穿刺し、必要量の血液をセンサーに吸い取る。数秒で結果が表示されるので、記録ノートに記す。使用済みの注射針は必ず針ケースをつけてから針捨て用のビンに入れて保管したのち、P171のコラムを参考に処理する。

(a)メディセーフ フィットスマイル、メディセーフ フィットチップ、メディセーフ ファインタッチII、メディセーフ 針(テルモ)

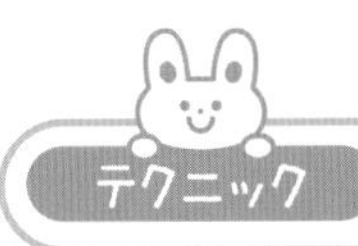

テクニック 皮下輸液（皮下注射）

輸液を行う場合、重度脱水など急速補液を必要とするとき以外は、皮下注射がファーストチョイスとなります。皮下注射は点滴終了時の抜針が容易で、本人や家族に抜いてもらう選択肢も提示しやすいことが、在宅場面で実施するうえでのメリットとなります。場所は、皮下組織の厚い腹部を選択することが多いです。

用意するもの

- 輸液
- 輸液セット
- プラスチックカニューレ型静脈内留置針
- 固定用フィルム
- 消毒綿
- 使い捨て手袋
- 針捨て用のビンやボックス

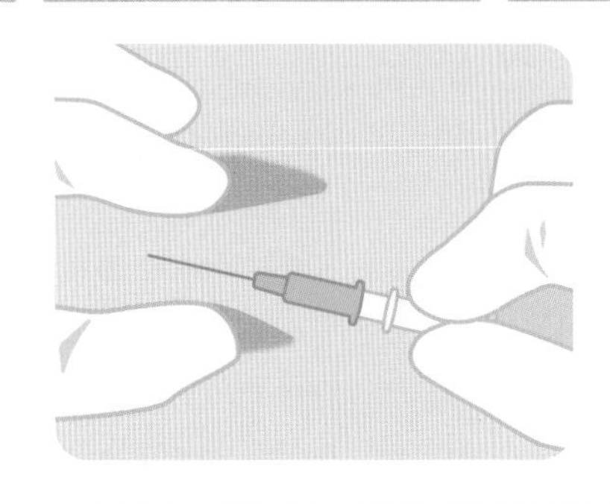

皮下輸液の挿入箇所と方向

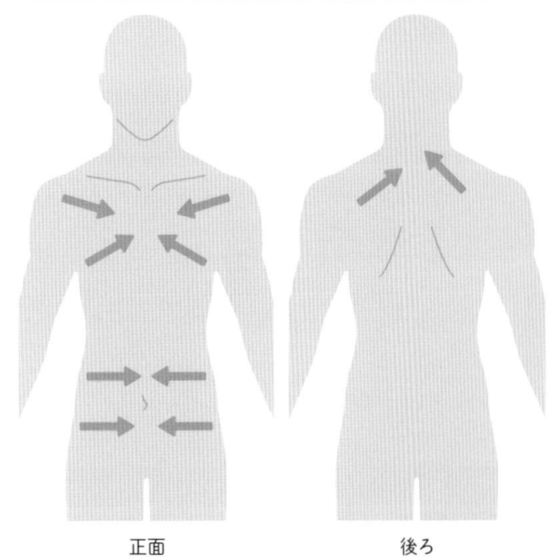

1 身体の中心部に向けて穿刺する

刺入する部分を消毒綿で拭く。注射部位の皮膚をつまみ上げ、身体の中心部に向けて、皮膚に対して10〜30度の角度で穿刺し、根元まで挿入する。逆流がないことを確認したら、内針を抜き、輸液セットを接続する。留置針を固定用フィルムで固定する。

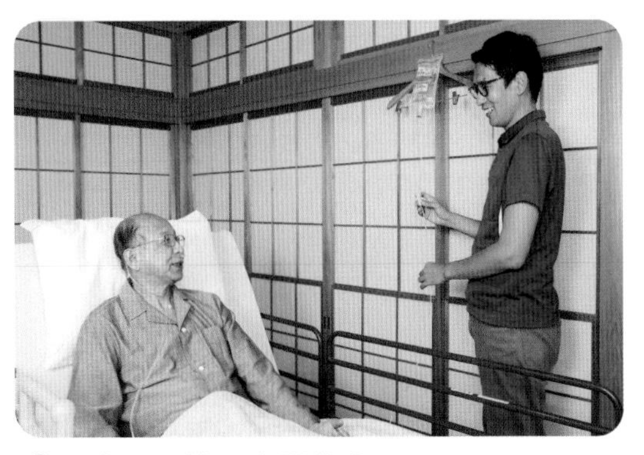

2 流量調節器を開放する

ゆっくりとクレンメを開放し、輸液が滴下されるかを確認する。

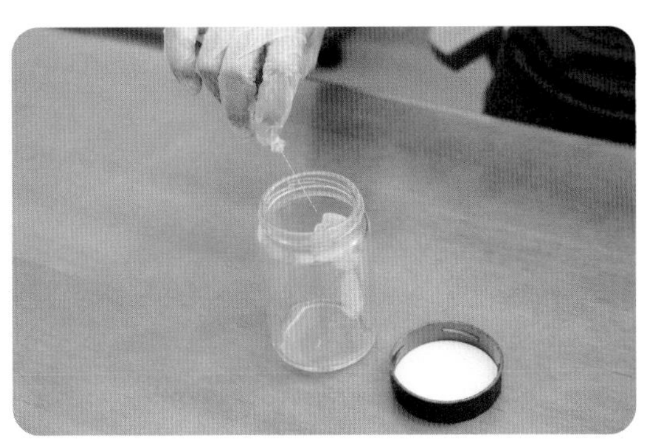

3 注射針は針捨て用ビンに入れる

使用済みの注射針は、針捨て用のビンに入れて保管したのち、医療機関に持参して破棄してもらう。

在宅医療廃棄物について

在宅医療廃棄物は、大きく以下の3つに分けられます。①鋭利でないもの（注射針以外）②鋭利であるが安全なしくみをもつもの（ペン型自己注射針）③鋭利なもの（医療用注射針、点滴針）。①は、ゴミとして収集してもらうことができます。ただし、市区町村によって収集・処理方法が異なるため、事前に必ず確認をしてください。②は、多くの調剤薬局が自主的に回収を行っていますので、行きつけの調剤薬局に確認をして、可能であれば廃棄をしてもらいます。また、針ケースを付けて、プラ容器類に入れ、さらにポリ袋に入れたうえ、大きなゴミ袋に入れるなど衛生的処置をすれば、感染の可能性はなくなり、ゴミとして収集してもらうことができます。ただし、市区町村によって収集・処理方法が異なるため、事前に必ず確認をしてください。③は医師が持ち帰るか、医療機関に持参して廃棄してもらいます。詳しくは以下で確認をしてください。

『在宅医療廃棄物の取扱いガイド』日本医師会　https://www.town.tadami.lg.jp/lifeguide/File/2014/02/19/waste_home_medical.pdf（2023.2.10 最終閲覧）

(a)セフィーナ®廃棄ボックス（テルモ）

参考文献　『終末期がん患者の輸液療法に関するガイドライン 2013年版』特定非営利活動法人日本緩和医療学会緩和医療ガイドライン委員会編（金原出版）

歯磨きをするときに大切にしたいこと

松井歯科医院院長
松井ライフプロデュース代表
松井新吾

口の中はデリケートな部分

ある寝たきりの80代のおばあちゃんを訪問したとき、「入れ歯を外しますね」って言った瞬間に「嫌だ」って言うんです。近くには夫であるおじいちゃんがいたので、「僕にだけ口の中を見せてもらえますか?」とお願いしたら、「先生にだけならいい」と言うので、おじいちゃんに席を外してもらったことがあります。口の中を見られるのは、歯医者であれば慣れているのかもしれませんが、ほかの人には見せたくないという人が多いのではないでしょうか。

たとえば、認知症がある人が「自分で磨いているからいいです」などと言って歯磨きを嫌がったときに、「ケアを拒否した」とすぐに捉えてしまうのではなく、理由をぜひ考えてみてください。そして1回のケアでうまくいかなかったとしても諦めずに、次の機会では「こういう道具を使うと口の中がきれいになるのでいいですか?」など詳しく説明して歯磨きをさせてもらえるようにアプローチをし、最初は3回に1回しかケアできなかったとしても、次第に慣れてくるのを待つということを大事にしてほしいと思います。

口の中はとてもデリケートな部分なのです。そのことを忘れずに、本人の尊厳を大切にしながらケアを行っていきましょう。

本人との距離は60cmまで

歯を磨くときは、口の中を覗きたくなるので、だんだんと顔が本人に近づいていきますが、これは本人にとってとても不快なことです。どのくらいまでなら本人が我慢できるかというと、大体60cmです。これよりも近くなることを許せるのは、家族や心を許した人になります。そこで、歯磨きをするときは顔と顔が60cm離れている状態で行うようにします。

顔が離れていたとしても、口元に持っていった歯ブラシを本人が手で払い除けてしまうこともあります。そのようなときは、まずは握手をして世間話をしながら、慣れてきたら頬を触らせてもらい、唾液腺のマッサージ(P91参照)から始めましょう。この辺りのテクニックは、先輩の訪問看護師さんの姿を見て学んだり、教えてもらったりするのがいいでしょう。現場での経験が長い看護師さんには、いろんな技術と引き出しがありますから、諦めずに先輩たちと一緒に歯磨き(口腔ケア)を続けていってもらいたいですね。

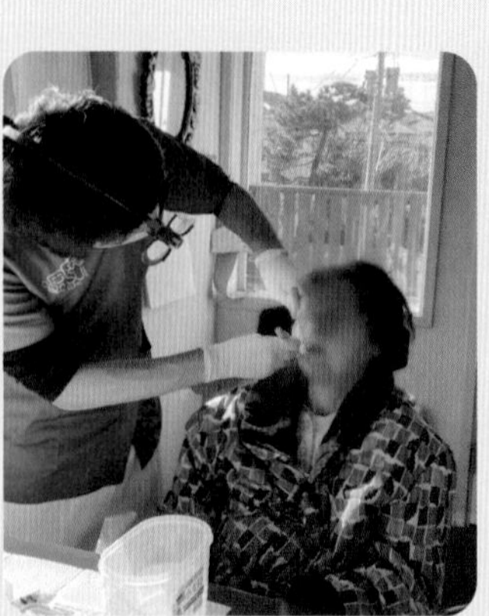

Part

5

人生の最期に寄り添うケア

訪問看護では、人生の最期の時間を支援する機会があります。
最期までその人らしい暮らしを支えていくことも大切な役割です。
このパートでは、意思決定支援や苦痛を緩和するケア、
看取りのプロセスなどについて紹介します。
本人だけでなく家族(介護者)の心にも寄り添いながら、
伴走者として、ともに歩む姿勢を大切にしていきましょう。

寄り添うことや命を看取ることについて、一緒に考えていきましょう。

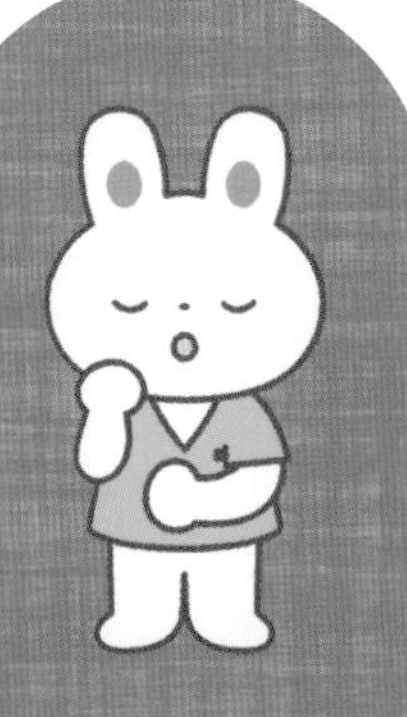

監修／柳澤優子

1 意思決定支援とは

対話を基盤に本人の意思を確認していく

「人生会議」というネーミングで一般に知られているアドバンス・ケア・プランニング（ACP）は「将来の医療およびケアについて、本人を主体にその家族や近しい人、医療・ケアチームが繰り返し話し合いを行い、本人の意思決定を支援するプロセス」のことを言います。

日々の暮らしに関わる訪問看護師が、ACPに本人・家族とともに関わっていくことは、重要な役割のひとつです。その際にもっとも大切なことは、対話を基盤にすることです。本人の生き方や暮らし方、本人の意思を対話の中で確認し、本人・家族だけでなく多職種で考え、話し合いを積み重ねるプロセスが重要です。人生の最終段階において、どこで、誰と過ごし、どんな医療やケアを希望するか……本人の意向を聞きながら、意思決定支援を行っていきます。

知っておきたい 日本人にとって望ましい死の概念とは

2008年に行われた「日本人に共通する望ましい死のあり方」に関するアンケート調査*の結果が以下です。

多くの人が共通して重要と考える10の概念

- からだや心のつらさがやわらげられていること
- 望んだ場所で過ごすこと
- 希望や楽しみをもって過ごすこと
- 医師や看護師を信頼できること
- 家族や他人の負担にならないこと
- 家族や友人とよい関係でいること
- 自分のことが自分でできること
- 落ち着いた環境で過ごすこと
- ひととして大切にされること
- 人生をまっとうしたと感じられること

人によって大切さは異なるが、重要なことである８の概念

- できるだけの治療を受けること
- 自然なかたちで過ごせること
- 伝えたいことを伝えておけること
- 先ざきのことを自分で決められること
- 病気や死を意識しないで過ごすこと
- 他人に弱った姿を見せないこと
- 生きていることに価値を感じられること
- 信仰に支えられていること

参考文献　https://www.hospat.org/assets/templates/hospat/pdf/j-hope/J-HOPE_2_2.pd　http://www.pctool.umin.jp/GDI_manual.pdf

知っておきたい 本人や家族との対話の中で確認しておきたいこと

日々の関わりの中で、以下の情報をキャッチできるように意識しましょう。

本人が望む療養場所

どこで、誰と、どのように過ごしたいか。「家族やペットと一緒に過ごしたい」「家にいたいけど家族に迷惑をかけたくない」など。

本人が望む医療やケア

受けたい医療やケアだけでなく、受けたくない医療やケアについても把握する。「助かる見込みがあるなら病院で治療したい」「つらい治療はやりたくない」「入院はしたくない」など。

家族の思いと意向

家族の思いや意向が本人と異なる場面もある。家族の思いや意向の背景にある理由にも目を向ける。「本人は家がいいと言うけど私は無理だと思う」など。

＊東京大学医学系研究科成人看護学/緩和ケア看護学の宮下光令氏らの研究によるもの。一般集団として宮城県、東京都、静岡県、広島県に在住する40歳から79歳の住民5000人と、緩和ケア病棟で看取りの経験を有する遺族、約800人を対象に行われたもの。一般集団からは2548人の回答（回答率51%）、遺族からは513人の回答（回答率70%）を得ている

本人・家族と、医療・ケアチームが互いの情報を共有する

意思決定支援を行っていくときに、もうひとつ大切なことがあります。それは、本人と家族、医療・ケアチームが、互いの情報を共有していくことです。本人から医療・ケアチームに対しては、対話を通して自分のこれからの人生をどのようにしたいのかなど、意向や価値観などを教えてもらいます。家族からも同様です。そして、医療・ケアチームからは本人と家族に対して、適切な情報の提供と説明を行います。

時間の経過、心身の状態の変化、医学的評価の変更等に応じて本人の意思は変化していくことがあります。医療・ケアチームは、その都度、適切な情報の提供と説明を行い、対話の中で本人が自らの意思を伝えることができるように支援していきます。

なお、このプロセスについては、厚生労働省により策定された「人生の最終段階における医療・ケアの決定プロセスに関するガイドライン」[*1]を必ず確認しておきます。

＊1：2018年、厚生労働省により策定されたガイドライン。ターミナルケア加算（介護保険）・訪問看護ターミナルケア療養費（医療保険）の算定においても、ガイドラインの内容を踏まえて連携を図ることが要件として明記されている。

知っておきたい　相手を尊重しながら、意思決定を行っていくプロセス

意思決定プロセスを進める際には、相手を尊重しながら、互いの情報を共有したうえで、合意を目指して話し合いを進めるという考え方を核とする「情報共有–合意モデル」[*2]というものがあります。ぜひ参考にしてください。

情報共有－合意モデル

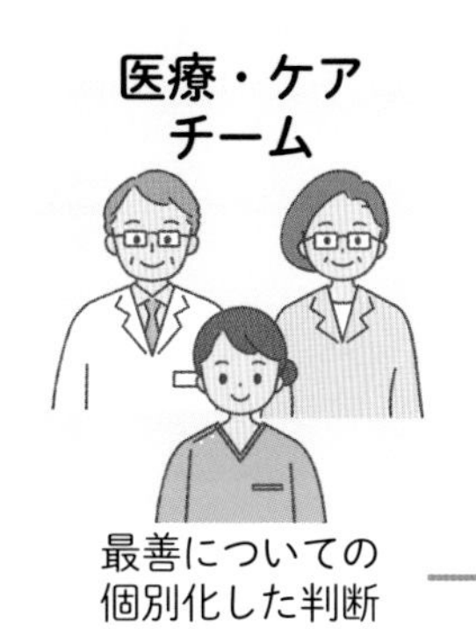

医療・ケアチーム

本人・家族

説明【生物学的（biological）】

最善についての一般的判断（Evidence based）

説明【いのちの物語り的（biographical）】

人生計画・価値判断・選好の理由

最善についての個別化した判断

適切な理解を伴う意向の形成

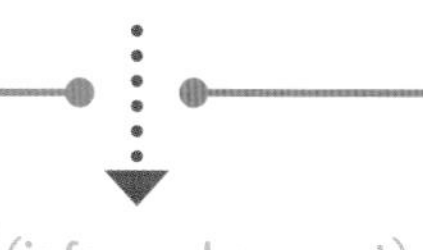

合意（informed consent）

＊2：「臨床倫理プロジェクト」http://clinicalethics.ne.jp/cleth-prj/cleth_online/part1-3/now.html　参考文献：http://clinicalethics.ne.jp/cleth-prj/cleth_online/part1-3/now.html

知っておきたい　「対話」を進める中で大事にしたいこと

意思決定は対話を基盤に行われていきます。対話の中では以下を大切にしましょう。

- 日々の日常会話を大切に。本人が大切にしている生き方や価値観について知る機会となる。
- 「決めること」より「対話を積み重ねる」ことを大切にする。
- 話し合うときは「本人の意思」を中心に、「本人」を主語にする。
- 本人の思いがゆらぐこと、変わることがあることも念頭に、対話を積み重ねる。
- 意思決定の場面で重要になる情報は記録に残し、事業所内で共有しておく。
- 関わる医療・ケアチームは、それぞれの立場と役割を尊重する姿勢を大切にする。

2 老いることに伴走する

主体的に暮らしていくための支援を多職種で行っていく

心身の加齢変化が進んだ高齢者が、病などをきっかけに訪問看護師と出会うことはとても多くあります。疾病を抱えていることで気力が衰えてしまっているという人もいます。なかにはパートナーなど身近な人との死別、仕事や役割の喪失、自分の誇りや理想などアイデンティティの喪失など、さまざまな喪失体験を経験することにより、孤立感、苦痛、自己効力感の低下を感じている人も多くいます。

また、社会には高齢者差別（エイジズム）が存在します。高齢者への偏見をなくし、人権を尊重していくという考え方は、広く社会に広がるべきものです。医療者としてはケアにも反映させていくべき考え方です。

その人がもつ力を発揮して、社会の中で主体的に心地よく暮らしていくための方法を、多職種で考え、ケアしていきましょう。

知っておきたい　フレイルについて

フレイルは加齢により心身が老い衰えた状態をいい、健康と要介護の中間の段階を指します。大きく3つの種類（身体的フレイル、精神・心理的フレイル、社会的フレイル）に分かれます。

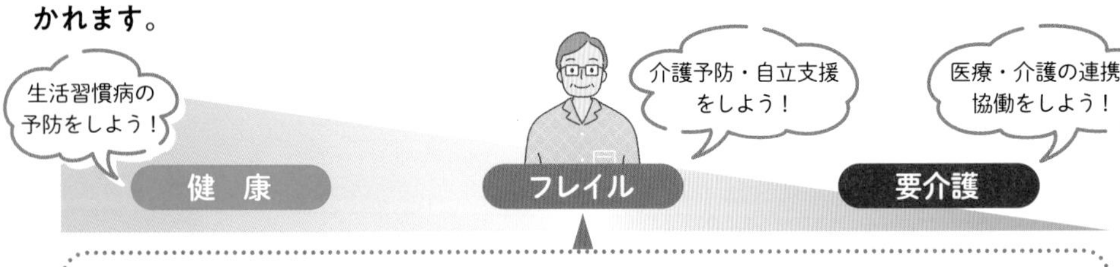

生活習慣病の予防をしよう！

介護予防・自立支援をしよう！

医療・介護の連携・協働をしよう！

健　康　→　フレイル　→　要介護

① 身体的フレイル	② 精神・心理的フレイル	③ 社会的フレイル
運動器の障害で移動機能が低下する（ロコモティブシンドローム）、筋肉が衰える（サルコペニア）などが代表的な例。	定年退職やパートナーを失うなどがきっかけで引き起こされる、うつ状態や軽度の認知症の状態などを指す。	加齢に伴い社会とのつながりが希薄化することで生じる、独居や経済的困窮の状態などをいう。

フレイル予防の3つの柱

栄　養	運　動	社会参加
食・口腔機能	身体活動・運動など	趣味・ボランティア・就労など
❶食事（タンパク質を摂る、バランスよく食べる、水分も十分に摂る） ❷噛む力を維持（定期的な歯科受診、オーラルフレイル予防）	❶たっぷり歩く、なるべく階段を使う ❷ちょっとがんばって筋トレする	❶前向きに社会参加をする（出かける回数を増やす） ❷友達と一緒に食事をする

参考文献　厚生労働省　https://www.mhlw.go.jp/stf/houdou_kouhou/kouhou_shuppan/magazine/202111_00001.html　『老年看護学概論　老年保健』（メヂカルフレンド社）　http://medical-friend.co.jp/pdf/sintaikei/rounen1.pdf（最終閲覧日：2023.2.10）

ケアする人が知っておきたい「フレイル」と「認知症」

高齢者のケアを考えるときに知っておきたいのが、「フレイル」と「認知症」です。

年齢を重ねるにつれ、心身の活力(筋力、認知機能、社会とのつながりなど)が低下した状態を「フレイル」といいます。フレイルのもっとも大きな原因のひとつが筋肉の衰えです。年をとるにつれて筋肉が衰える現象を「サルコペニア」といいます。

フレイル予防には、「しっかり噛んで、しっかり食べる」「運動をする」「社会参加をする」、この3つをバランスよく実践することが非常に大切であるといわれています(P176参照)。

認知症は、一度正常に発達した認知機能が脳の障害によって持続的に低下し、日常生活に支障をきたすようになった状態のことをいいます。原因には70種類以上あり、認知症がある人に現れる症状や程度には個別性があります。「認知症になったら何もできない」という偏見が社会にはあります。支援する者が、まずは認知症のある人を正しく理解することが必要であり、重要です。

知っておきたい 高齢者のロングターム・ケアとは

長い時間をかけてその人の老いや病に伴走することをロングターム・ケアといいます。高齢者の多くが、心疾患などの慢性疾患や認知症をもちながら、ロングターム・ケアを受けています。看護においては、持病の悪化予防や急性増悪時の対応、対話を基盤としたACPが重要になります。

人生の最期に至る軌跡[*1]

高齢者等の慢性型(呼吸不全等)

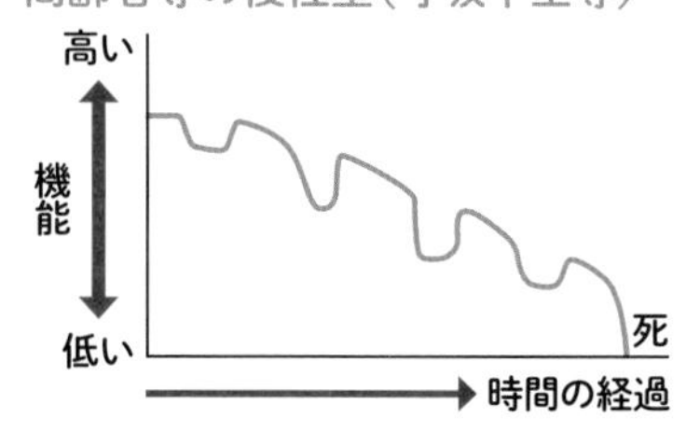

増悪と寛解を繰り返しながら、徐々に機能が低下する。

高齢者等の慢性型(フレイル、認知症等)

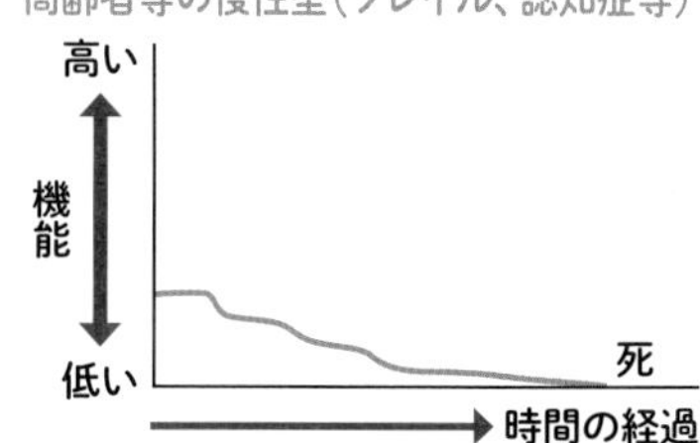

機能が低下した状態が長く続き、さらにゆっくりと機能が低下する。

(Lunney JR, Lynn J, Hogan C: J Am Geriatr Soc. 2002;50:1108-1112より)

知っておきたい 高齢者を支援するときに大切にしたいこと

高齢者が社会の中で主体的に、生き生きと暮らしていくための支援を行っていくときに、特に大切にしたいことは以下です。

フレイル予防

フレイル予防の3本柱である「栄養」「運動」「社会参加」(P176参照)に、つながりや生きがいを大切にしながら本人が主体的に取り組めるように関わる。

ライフレビュー

高齢期において過去の出来事を振り返る個人的内省[*2]が必要であるといわれている。その人の語りをていねいに聴き、人生のあゆみをていねいに傾聴する。

家族のケア

家族は支援者でありケアの対象者でもある。家族の思いや介護力などのアセスメントが重要。体調への配慮、介護を労う言葉も大切。

エンドオブライフ・ケア

死を意識したときから、これからの生活や人生をどのように過ごしていくのか、最善の生を生きるために、本人の意思を中心に支援する。

参考文献 ＊1:『終末期医療 アドバンス・ケア・プランニング(ACP)から考える』日本医師会 ＊2:Butler の提唱したライフレビュー(1963)。https://www.bgu.ac.jp/assets/old/center/library/image/hum2010_323-340.pdf

3 がん患者の在宅緩和ケア

最期まで自分らしく生きるために全人的苦痛と向き合う

がん患者の緩和ケアは告知されたときから始まります。ホスピス・緩和ケアの母といわれ、医師であり看護師であったシシリー・ソンダースは言いました。「あなたは、あなただから大切なのです。あなたは、あなたの人生の最期のときまで大切な存在です。私たちはあなたが平安のうちに死ぬことができるだけでなく、最期まで生きることができるように、最善を尽くします」ひとりひとりの尊厳を尊重し、最期まで自分らしく生きることに焦点を当てながら関わることの重要性を語っています。

がんになってからの治療や暮らしが本人にとってどのような体験であったかに関心を寄せましょう。同時に、その人の全人的苦痛（トータルペイン）を緩和するよう努め、日々のささやかな営みや幸せを大切にしながら関わっていきます。

知っておきたい　がんの人が感じている全人的苦痛

全人的苦痛とは、がん患者が体験する複雑な苦痛についての概念で、シシリー・ソンダースががん患者との関わりを通して提唱しました。4種類の苦痛から構成されます。

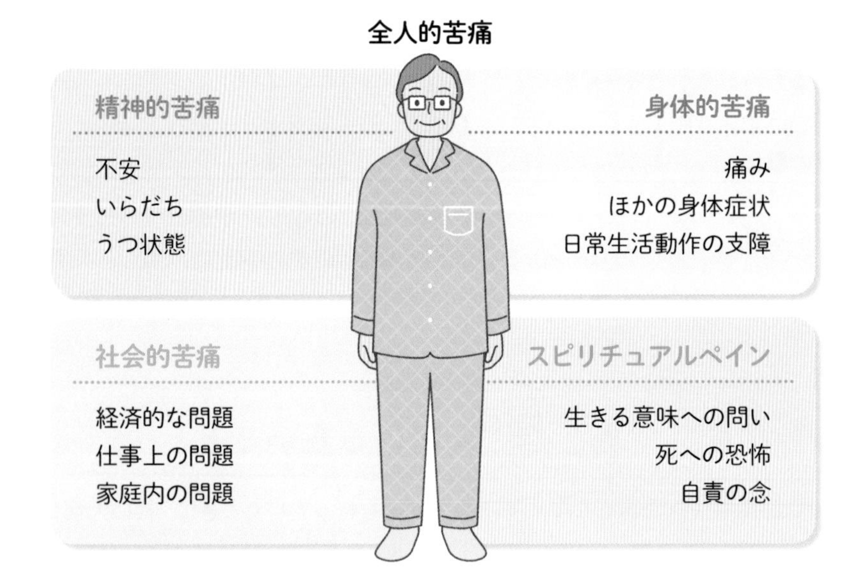

【人生の最期に至る軌跡*】

がん等の亜急性型

比較的長い間機能は保たれるが、最後の数か月で急速に機能が低下する。少し先を予測しながら「かけがえのない今」に関わることが重要。

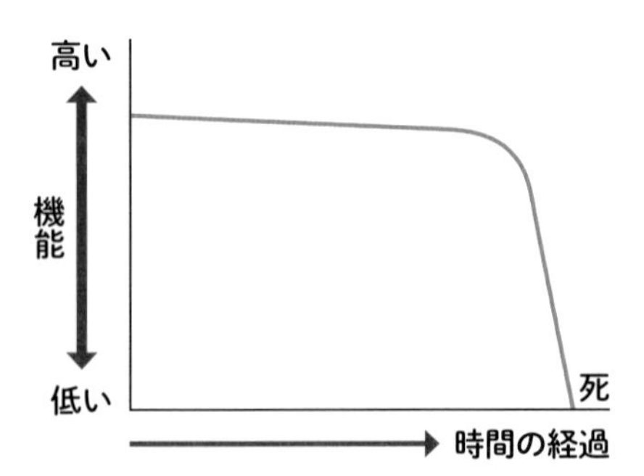

(Lunney JR, Lynn J, Hogan C: J Am Geriatr Soc. 2002;50:1108-1112より)

参考文献　*『終末期医療　アドバンス・ケア・プランニング（ACP）から考える』日本医師会

段階的な目標を設定し身体的苦痛を緩和していく

全人的苦痛にアプローチしていくうえで、身体的苦痛の緩和はとても重要です。身体的苦痛は、精神的苦痛・社会的苦痛・スピリチュアルペインへの影響とともに、本人のQOLに大きく影響するためです。

身体的苦痛の緩和には、薬物療法と非薬物療法が使われます。苦痛のアセスメント、薬物療法、副作用対策、非薬物療法的アプローチ、評価。これを繰り返すなかで本人が自分らしく、安心して穏やかに日々を過ごせるように関わっていきます。

なお、鎮痛薬の使用はWHO方式がん疼痛治療法における「鎮痛薬使用の4原則」を基本に包括的な評価と個別性を重視した疼痛治療を行っていきます。また、疼痛緩和を行ううえでは段階的な目標設定が重要です。初回訪問では「夜間眠れているか」を確認します。苦痛の状況によって、①夜間の睡眠の確保、②安静時の痛みの消失、③体動時の痛みの消失、と段階的な目標を設定し、達成に向けて薬物療法・非薬物療法に取り組んでいきます。

知っておきたい 段階的な鎮痛薬の使用法

痛みの評価を行い、患者ごとの痛みに応じた鎮痛薬を選択する。弱い痛みに対しては、アセトアミノフェンやNSAIDsを使用し、中程度以上の痛みに対してはオピオイドを選択する。

非オピオイド
アセトアミノフェン、
NSAIDs（ロキソプロフェン、ジクロフェナクナトリウムなど）

↓

オピオイド

知っておきたい 鎮痛薬使用の4原則（WHO）

がん疼痛治療にあたって守るべき原則。

- 経口投与を基本とする
- 時刻を決めて規則正しく
- 患者ごとの個別の量で
- その上で細かい配慮を

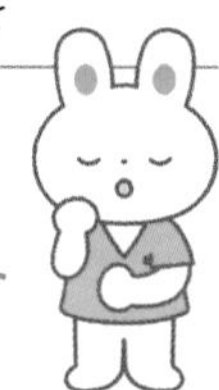

内服が難しい（難しくなりそうな）場合の迅速な投与経路変更も重要だよ！

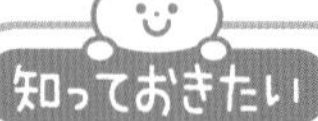

知っておきたい がん患者を支援するときに大切にしたいこと

がん患者が、人生を主体的に、生き生きと暮らしていくための支援を行っていくときに、特に大切にしたいことは以下です。

当たり前の日常
安全・安楽・自立の原則と尊厳への配慮。トイレや入浴など日常のささやかな願いを叶えることを大切にする。

変化を予測し対応
少し先の状況を予測し、急激な痛みの増強などにも迅速に対応できるような体制づくりと主治医との連携を行う。

家族のケア
本人の変化に対する家族の受け止め方を確認しながら、ゆらぎ、戸惑い、不安を安心に変えられるよう関わる。

希望を支える
本人と家族にとって、やりたいこと、大切にしたいこと、支えとなる存在を多種職でサポートする。

参考文献　一般社団法人日本ペインクリニック学会　https://www.jspc.gr.jp/igakusei/igakusei_keywho.html（最終閲覧日：2023.2.10）

痛みのアセスメントについて

会話の中から、以下の視点で痛みのアセスメントを行いましょう。

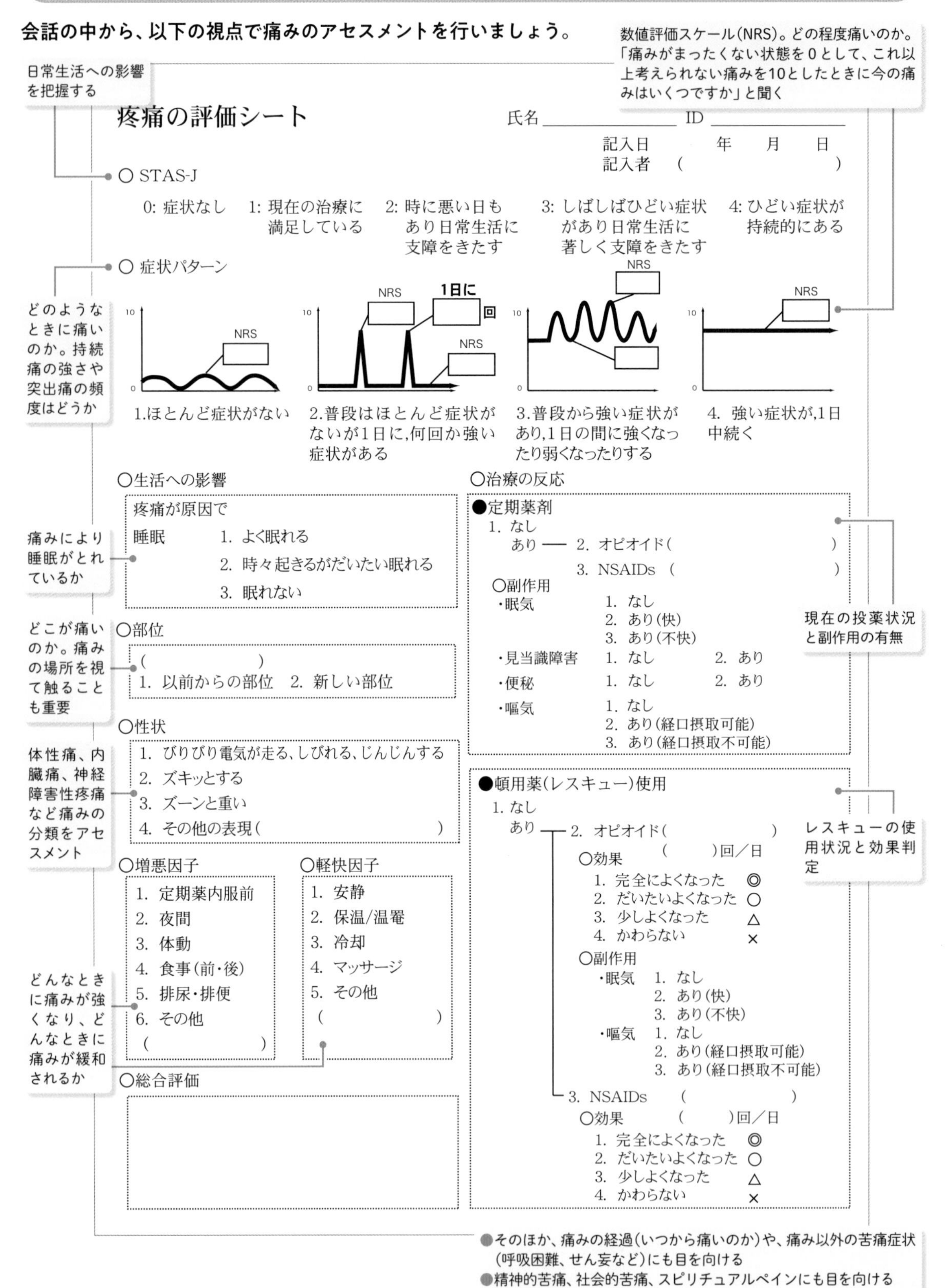

疼痛の評価シート

氏名＿＿＿＿＿＿ ID＿＿＿＿＿＿

記入日　　年　月　日

記入者（　　　　）

○ STAS-J

0: 症状なし　1: 現在の治療に満足している　2: 時に悪い日もあり日常生活に支障をきたす　3: しばしばひどい症状があり日常生活に著しく支障をきたす　4: ひどい症状が持続的にある

○ 症状パターン

1.ほとんど症状がない　2.普段はほとんど症状がないが1日に,何回か強い症状がある　3.普段から強い症状があり,1日の間に強くなったり弱くなったりする　4. 強い症状が,1日中続く

○生活への影響

疼痛が原因で

睡眠　1. よく眠れる　2. 時々起きるがだいたい眠れる　3. 眠れない

○部位

（　　　　）

1. 以前からの部位　2. 新しい部位

○性状

1. びりびり電気が走る、しびれる、じんじんする
2. ズキッとする
3. ズーンと重い
4. その他の表現（　　　　）

○増悪因子

1. 定期薬内服前
2. 夜間
3. 体動
4. 食事(前・後)
5. 排尿・排便
6. その他（　　　　）

○軽快因子

1. 安静
2. 保温/温罨
3. 冷却
4. マッサージ
5. その他（　　　　）

○総合評価

○治療の反応

●定期薬剤

1. なし
ありー 2. オピオイド（　　　　）
3. NSAIDs（　　　　）

○副作用

・眠気　1. なし　2. あり(快)　3. あり(不快)
・見当識障害　1. なし　2. あり
・便秘　1. なし　2. あり
・嘔気　1. なし　2. あり(経口摂取可能)　3. あり(経口摂取不可能)

●頓用薬(レスキュー)使用

1. なし
あり ー 2. オピオイド（　　　　）
（　　）回／日

○効果

1. 完全によくなった　◎
2. だいたいよくなった　○
3. 少しよくなった　△
4. かわらない　×

○副作用

・眠気　1. なし　2. あり(快)　3. あり(不快)
・嘔気　1. なし　2. あり(経口摂取可能)　3. あり(経口摂取不可能)

3. NSAIDs（　　　　）

○効果　（　　）回／日

1. 完全によくなった　◎
2. だいたいよくなった　○
3. 少しよくなった　△
4. かわらない　×

●そのほか、痛みの経過(いつから痛いのか)や、痛み以外の苦痛症状(呼吸困難、せん妄など)にも目を向ける
●精神的苦痛、社会的苦痛、スピリチュアルペインにも目を向ける

参考文献 『がん疼痛の薬物療法に関するガイドライン』特別非営利活動法人日本緩和医療学会 ガイドライン統括委員編(金原出版) https://www.jspm.ne.jp/files/guideline/pain2020.pdf (最終閲覧日:2023.2.10)

本人や家族の「気がかり」を聞く

全人的苦痛を捉えるときに、まずは「今、どのようなことが気がかりですか？」と質問します。身体的苦痛を訴える人もいれば、子ども、仕事、お金のことなど心配ごとや気がかりは人それぞれです。

本人の語りをていねいに傾聴します。そして、まずは本人の気がかりや心配ごとに焦点を当てて関わっていきましょう。本人も話すことで思考や感情が整理できることもあります。また、家族の思いにも耳を傾けるとともに、本人の前では話しにくいことがあることも念頭に置いて、帰り際に玄関先で声をかけるなどの配慮も大切です。

身体的苦痛については、P180のシートを参考にしながらアセスメントを行い、段階的な目標設定、ケアの実践、適切な評価を行っていきます。訪問の頻度やタイミングの検討も重要です。また、少し先の状況を予測し、経口摂取が難しくなることや痛み以外の苦痛、IADL*の変化に対しても迅速に、柔軟にきめ細やかに対応できる体制づくりと主治医との連携が重要です。

知っておきたい　オピオイドのおもな副作用と対策

オピオイドを使用するにあたり、本人と家族(介護者)に、副作用について説明しておきます。以下に挙げた嘔気、便秘、眠気のほかに、せん妄、口腔乾燥、瘙痒感、排尿障害、ミオクローヌス、まれに呼吸抑制などが生じる場合もあります。

嘔気(吐き気)

- 開始直後や増量時に現れる。1～2週間で耐性がつく(症状が消退する)ことが多い。

対応　オピオイド開始時と増量時は頓服の制吐剤を処方してもらう。

眠気

- 開始直後や増量時に現れる。3～5日で耐性がつく(症状が消退する)ことが多い。

対応　眠気が生じることをあらかじめ説明しておく。眠気が強い場合、車の運転は控える。数日経過しても眠気が消退しない場合は、過量の可能性もあるため、再度アセスメントを行う。

便秘

- オピオイドによる便秘はオピオイド誘発性便秘(opioid-induced constipation:OIC)といわれている。
- OICはオピオイドが消化管のμオピオイド受容体に結合することによる腸管蠕動の低下や腸液分泌の減少、肛門括約筋の緊張などによって発症する。

対応　OICに対しては、浸透圧性下剤や大腸刺激性下剤といった従来型便秘症治療薬を中心に対応してきたが、近年、新たな便秘症治療薬(上皮機能変容薬(グーフィス)、胆汁酸トランスポーター阻害薬(アミティーザ・リンゼス))やOIC治療薬(スインプロイク)などの登場により、選択の幅が広がっている。排便状況に応じた薬剤の選択が重要。

知っておきたい　薬物療法を行うときに大切にしたいこと

薬物による疼痛ケアが始まったら、本人が安心して受けられるように、特に以下のことを大切にします。

QOLの視点で評価する

痛みを0にすることが目標ではなく、苦痛が緩和されることにより、本人の生活がしやすくなり、望む生活に近づけることが重要。

副作用対策を

オピオイドが開始となった際には、嘔気や便秘など副作用に対する薬剤が処方されているか確認し、処方されていない場合は医師と相談する。

主治医との「報連相」

痛みの増強や内服困難など、起こり得る事態を予測して、その際の対応や処方内容などをあらかじめ医師に確認しておく。次回の訪問診療日も把握しておく。

* 手段的日常生活動作

知っておきたい 代表的なオピオイド鎮痛薬

疼痛の程度によってどの薬剤を使用するか検討します。軽度の疼痛の場合には非オピオイド鎮痛薬から開始しますが、疼痛が強い場合には、オピオイドから使用を開始することがあります。それぞれの薬剤の特徴と効果発現時間、最大効果発現時間、持続時間などを理解しておくことも重要です。

一般名	代表的な製品名	用法	投与間隔	放出機構
モルヒネ	ＭＳコンチン®錠	1日2回	12時間	徐放性
	モルペス®細粒	1日2回	12時間	徐放性
	モルヒネ塩酸塩水和物 「第一三共」原末		4時間 レスキュー1時間	速放性
	オプソ®内服液	1日6回	4時間 レスキュー1時間	速放性
	パシーフ®カプセル	1日1回	24時間	徐放性
	アンペック®坐剤	1日 2～4回	6～12時間 レスキュー2時間	−
ヒドロモルフォン	ナルサス®錠	1日1回	24時間	徐放性
	ナルラピド®錠	1日 4～6回	4～6時間 レスキュー1時間	速放性
オキシコドン	オキシコンチン®ＴＲ錠	1日2回	12時間	徐放性
	オキシコドン徐放錠ＮＸ 「第一三共」	1日2回	12時間	徐放性
	オキノーム®散	1日4回	6時間 レスキュー1時間	速放性
フェンタニル	ワンデュロ®パッチ	1日毎	24時間	徐放性
	フェンタニル3日用 テープ「ＨＭＴ」	3日毎	72時間	徐放性
	フェントス®テープ	1日毎	24時間	徐放性
	イーフェン®バッカル錠	1日4回以下 （4時間あける）	レスキュー4時間	速放性
	アブストラル®舌下錠	1日4回以下 （2時間あける）	レスキュー2時間	速放性
タペンタドール	タペンタ®錠	1日2回	12時間	徐放性
コデイン	コデインリン酸塩		4～6時間 レスキュー1時間	速放性
トラマドール	ワントラム®錠	1日1回	24時間	徐放性
	トラマール®ＯＤ錠	1日4回	4～6時間 レスキュー1時間	速放性
メサドン	メサペイン®錠	1日3回	8時間	徐放性

＊注射薬はP184参照

参考文献 『がん疼痛の薬物療法に関するガイドライン』特別非営利活動法人日本緩和医療学会 ガイドライン統括委員編（金原出版）https://www.jspm.ne.jp/files/guideline/pain2020.pdf 『がん疼痛コントロールマニュアル 第7版』国立病院機構四国がんセンター緩和ケアチーム作成 https://shikoku-cc.hosp.go.jp/hospital/wp-content/uploads/sites/4/2019/04/manual_7.pdf （最終閲覧日：2023.2.10）

知っておきたい 代表的な非オピオイド鎮痛薬

非オピオイド鎮痛薬にはアセトアミノフェンやNSAIDsがあります。一定以上の量を超えるとそれ以上の鎮痛効果は得られなくなるという性質(有効限界)があることを忘れずに、効果が十分に得られない場合は、速やかにオピオイド鎮痛薬の追加を考慮します。

	特徴
アセトアミノフェン	●中枢神経のCOX阻害により鎮痛作用を発揮すると考えられている。 ●通常1回500mgから開始することが多い。最大投与量は1日4000mg。これ以上の投与での鎮痛効果の増強は得られない。 ●副作用が少なく、高齢者や腎機能障害の人でも安全に使用可能。 ●高用量投与で重篤な肝障害(肝細胞壊死)が生じることがある。 ●NSAIDs とは作用機序が異なるため併用可能。
NSAIDs(非ステロイド性抗炎症薬)／ロキソプロフェン、ジクロフェナクナトリウムなど	●骨転移など炎症を伴う疼痛の場合、オピオイドより有効な場合がある。 ●消化性潰瘍の既往や症状がある場合、腎機能障害がある場合には、なるべく使用を避ける。 ●消化性潰瘍予防のため、プロトンポンプ阻害薬の予防投与が推奨される。

知っておきたい 代表的な鎮痛補助薬

おもな薬理作用には鎮痛作用はないが、鎮痛薬と併用することにより鎮痛効果を高め、特定の状況下で鎮痛効果を示すのが鎮痛補助薬です。日本では一部の薬剤を除き、疼痛に保険適用は認められていないことを覚えておきましょう。

分類	特徴
抗うつ薬	セロトニン、ノルアドレナリン再取り込みを阻害し、下降性疼痛抑制系を賦活する
抗不整脈薬	Na^+チャネルを遮断し、神経過敏反応を抑制する
中枢性筋弛緩薬	三叉神経痛、筋痙縮、筋痙性疼痛などに使用される
ベンゾジアゼピン系抗不安薬	大脳辺縁系、視床、視床下部などに作用し鎮静作用をもたらす
抗けいれん薬	神経細胞膜のNa^+チャネルに作用し、Ca^+チャネルを阻害することなどにより、神経の興奮を抑制する
NMDA受容体拮抗薬	興奮性神経伝達を抑制する。オピオイドの鎮痛耐性に拮抗し、鎮痛効果を増強する
コルチコステロイド	骨転移痛、腫瘍による神経圧迫、関節痛、頭蓋内圧亢進、管腔臓器の閉塞などによる痛みに使用される
その他	骨転移痛に使用されるビスホスホネート製剤や、消化管閉塞による痛みに対するオクトレオチドなどがある

参考文献　疼痛.jp　https://www.toutsu.jp/Cure/Yakubutsu?fbclid=IwAR0EjiBAXS4ReOjMv9K1g9iw2O5d-Rh_eclkkMuKV8RZ_h4RnvHD3PRsPR0(最終閲覧日：2023.2.10)

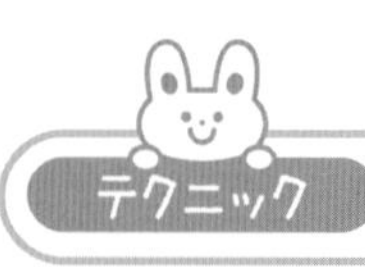

鎮痛薬の持続皮下注射の方法

持続皮下注射により鎮痛薬の投与を行うこともあります。PCA(自己調整鎮痛法)ポンプを使います。投与後は、本人がレスキューボタンを押した回数、どのようなときに押したのか、疼痛の程度などを確認します。

用意するもの

- PCAポンプ
  (医師に指示された薬剤が調剤されている)
- 持続皮下注射(CSI)
- 在宅患者訪問点滴注射指示書
- 留置針24G
- 延長チューブ
- 固定用フィルム
- 固定用テープ
- 消毒綿
- 持続皮下注射管理表
  (CSIを安全に管理するためのもの。CSI投与量・残量、流量、レスキュー・ドーズ量、ロックアウトタイム、刺入部の確認、交換日、備考欄などを記載)
- レスキュー管理表
  (レスキューの使用状況を把握するため、レスキュー使用日時、レスキュー理由を本人・家族に記載してもらう表)
- 使い捨て手袋

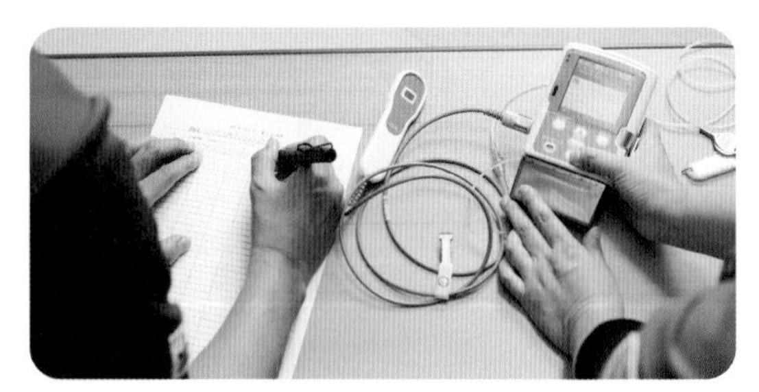

1 PCAポンプの設定確認

PCAポンプの設定が医師の指示通りになっているか、在宅患者訪問点滴注射指示書を見ながら6R*を看護師2人でチェックする。

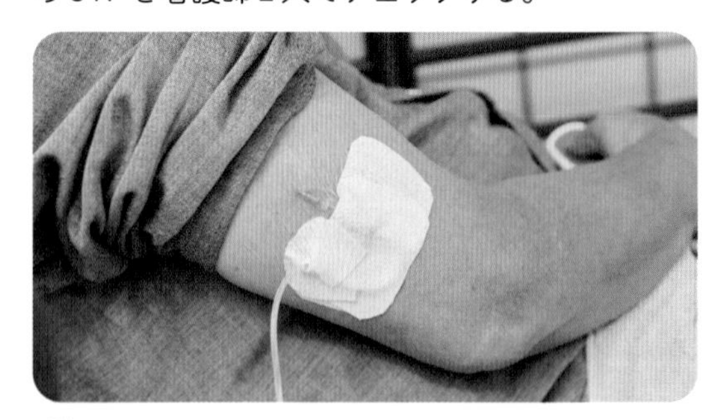

2 留置針を穿刺し、留置する

ルート内に薬液を満たす。本人にとって拘束感が少なく、薬液投与に影響が少ない場所に留置針を穿刺し、留置する。留置針を固定用フィルムで固定する。

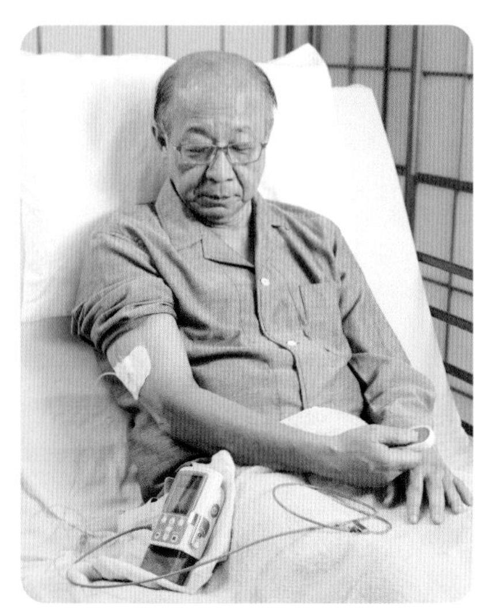

3 投与を開始する

薬液の投与を始めることを本人に伝えてから、開始する。開始後、再度PCAポンプの設定を確認する。

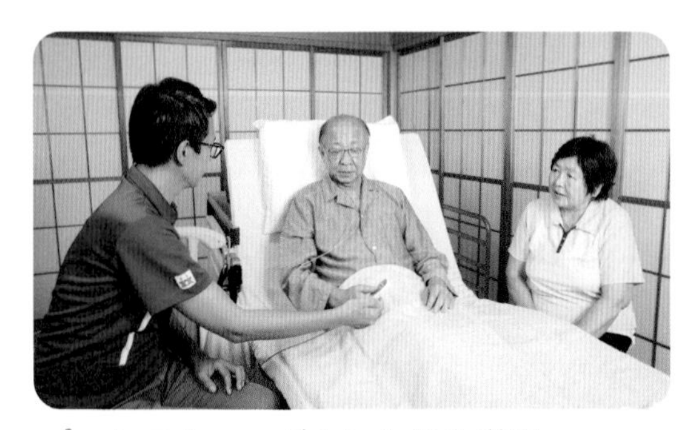

4 レスキューボタンなどを説明

本人と家族に、レスキューボタンの使用方法やアラームが鳴ったときの対応方法について説明し、不安や不明点なども確認する。

▶代表的なオピオイド注射薬

総称名	製品名
モルヒネ	モルヒネ塩酸塩注射液
オキシコドン	オキファスト注
フェンタニル	フェンタニル注射液
ヒドロモルフォン	ナルベイン注

＊ 6Rとは、正しい患者(Right patient)、正しい薬物(Right drug)、正しい目的(Right purpose)、正しい用量(Right dose)、正しい方法(Right route)、正しい時間(Right time)

私たちにできる！痛みを和らげるケア

全人的苦痛の4種類の苦痛は、それぞれに影響し合っています。身体的苦痛が増すことで、精神的苦痛が増す（不安になる、不眠になるなど）ということもあります。そこで、知っておきたいのが、痛みの閾値（いきち）に影響する因子です。痛みの閾値を増強する因子と緩和する因子があります。訪問看護師は、日々の看護実践の中で増強因子を減らし、緩和因子を増やすためにどのようなアプローチができるでしょうか。

たとえば「お風呂に入りたい」「トイレに行きたい」「外の空気を吸いたい」など日常での願いを叶えるケアは、理解された喜びや達成感から緩和因子となるでしょう。このような、「ひとりの人として大切にされている」「私のことを理解してくれる人がいる」と本人が感じられるケアは、日常生活支援を行う看護師だからこそできることです。苦しみに寄り添いながら、ともにささやかな喜びや幸せを分かち合えることが、その人の全人的苦痛に対してのケアにつながります。

知っておきたい　痛みの閾値に影響する増強因子と緩和因子

痛みを起こすのに最小の刺激のことを、痛みの閾値といいます。痛みの感じやすさのことです。痛みの閾値を下げて、痛みをより感じやすくする因子（増強因子）と、痛みの閾値を上げて、痛みをより感じにくくする因子（緩和因子）があります。*

増強因子
- 不快感
- 不眠
- 疲労
- 不安
- 恐怖
- 怒り
- 悲しみ
- うつ状態
- 倦怠
- 孤独感
- 内向的心理状態
- 社会的地位の喪失

緩和因子
- 症状の緩和
- 睡眠
- 周囲の人々の共感
- 理解
- 休息
- 人との触れ合い
- 気晴らしとなる行為
- 不安の減退
- 気分の高揚

これらを高めるケアを考える。

鎮痛薬
抗不安薬
抗うつ薬

知っておきたい　緩和ケアに使われる非薬物療法

がんの緩和ケアは、薬物療法と非薬物療法により行います。非薬物療法には、リハビリテーション、音楽療法、タッチングなどさまざまなものがあります。ここでは3つ紹介します。

ポジショニング

ベッドの角度やクッションなどで、楽に過ごせる好みの体位に整える。椎体はひねらないように注意。寝心地よく褥瘡予防に適したマットレスの選択も重要（P82参照）。

マッサージ

血流改善やリラクゼーション効果を目的に、下腿や手、前腕などを末梢から中枢へ、心地よいと感じる強さでさする。保湿剤やマッサージオイルの併用も（P130、P132参照）。

温罨法（おんあんぽう）・冷罨法（れいあんぽう）

炎症性の疼痛には、保冷剤などを使った冷罨法。鈍痛や便秘には、湯たんぽまたはビニール袋に入れたホットタオルを使った温罨法（低温火傷に注意）（P132参照）。

参考文献　*『末期癌患者の診療マニュアル 第2版 痛みの対策と症状のコントロール』Robert G Twycross、Sylvia A Lack 著　武田 文和 翻訳（医学書院）

4 看取り期のケア

本人は苦痛なく安楽に、家族は心残りを減らせるように関わる

看取り期とは、死別まで2週間程度に迫った時期のことを指します。本人の変化が大きく、家族にとっても戸惑いや不安が生じる時期でもあります。

死とは「残された時間を最期まで自分らしく生きること」です。最期まで本人の生き方や価値観を尊重するとともに、家族の心残りを減らせるような関わりが大切です。そのためには、本人にとって苦痛なく安楽に過ごせること、最期まで尊厳が保たれること、家族が安心してそばに付き添えるように配慮していくことが重要になります。

臨終期になると食事摂取や会話ができなくなり、眠っている時間が長くなります。家族にとっては別れの心積もりをする時期です。しかし、差し迫る死を受けとめたくないという人もいます。家族の思い、その背景にある思いを大切にしていきます。

知っておきたい　お別れのサイン

個人差があり、すべての人に生じるわけではありません。

お別れまで数日から数時間の近さであることを示すサインは以下です。

- 意識レベルの低下
- 水分の嚥下困難
- 無呼吸
- 下顎呼吸＊2
- 死前喘鳴
- 尿量の減少
- チアノーゼ
- 末梢冷感
- 橈骨脈拍が触れなくなる
- チェーン・ストークス呼吸＊1

知っておきたい　お別れするころの関わりのポイント

お別れがまもなく訪れようとしているときに、本人と家族との関わりの中で大切にしたいことは以下です。

本人との関わり	●いつもと同じ（意識があるときと同じ）ように言葉をかけて関わる ●本人にとって心地よく安楽なケアを提供する ●整容・清潔を整えるケアをベッド上で行う ●羞恥心・プライバシーに十分配慮する
家族との関わり	●家族がそばに付き添えるようにベッド周囲の環境を整える ●今の状況に対する家族の受け止め方を確認する ●日々の状況の変化を一緒に感じる。家族の反応を大切にする ●家族が感じていること、不安、心配なことを確認する ●家族が本人のそばでできることを伝える ●労いの言葉をかける
家族に伝えること（必ず本人がいない場所で伝える）	●お別れが近いこと（お別れの心積もりができるように配慮する） →個別的な配慮と対応が重要 ●これから起こることと対応について ●事業所の連絡先（伝わっているか再度確認する） ●家族が見ていない間に息を引き取ることもあること、気づいたら息が止まっていることもあることなど、予測される経過 ●呼吸が止まったときの対応について

＊1：呼吸と無呼吸を周期的に繰り返す。1周期は30秒から2分くらいのことが多い。呼吸器では徐々に呼吸が速く深くなり、その後、徐々に遅く浅くなるというパターンを示す　＊2：呼気時に下顎を喘ぐようにガクガクと動かし、少しでも空気を取り入れようとする

知っておきたい 臨終からその後の流れ

お亡くなりになってから、家族のグリーフケアまで。行うことと、心がけることなどを時系列でまとめました。

（在宅看護センターLife &Comの例）

家族から連絡（電話）がある	「息が止まったかもしれない」「息が止まりそう」という内容の電話が来たら、「お別れになるかもしれないので、そばにいてあげてください」など、家族が安心できる、本人にお別れの言葉を伝える機会がもてるような言葉がけをする。

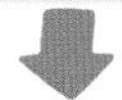

訪問する	できるだけ早く訪問をする。呼吸の停止を確認し、医師に報告。 医師が訪問し、死亡確認を行う。死亡診断書が発行される。

家族だけの時間に配慮	留置されている点滴やカテーテル類などを抜去したあと、家族だけでお別れや感謝を伝える時間をつくる。スタッフは一度退室する。

今後の流れを説明	これからの流れを説明する。 ①死亡診断書を受け取る。　②エンゼルケア（エンゼルメイク）を行う。　③葬儀社に来てもらい、ドライアイスの量や火葬の日程などについて打ち合わせする。

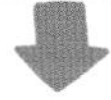

エンゼルケアを行う （P188参照）	●家族に、エンゼルケアに参加するか意向を確認する。 ●着せたい服を選んでもらい、エンゼルケアを行う。 ●エンゼルケアが終わったあと、葬儀社に来てもらう（葬儀社に時間調整してもらう）。 ●葬儀社が決まっていない場合は、地域の葬儀社の情報提供を行う（場合もある）。 ●あらためて故人に声をかけ、家族に感謝と労いの言葉をかけてから退出する。

グリーフケア	●死別後の家族の状況、生前の思い出や死別に対する意味づけなど、死別後の心境を傾聴し、遺族が悲嘆のプロセス*を辿れるようにグリーフケアを行う。 ●事前に連絡をして状況や予定を確認し、お花を持って訪問する。 ●訪問が難しい場合には、手紙や電話など、個別的に対応する。 ●故人や遺族のことを「気にかける」ことが重要。

＊ 哲学者アルフォンス・デーケンの分類による、大切な人との死別によるショックを受けてから、立ち直るまでの12段階のプロセス

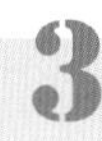

知っておきたい エンゼルケア(エンゼルメイク)

エンゼルケアは、生前の面影を可能な限り取り戻すことを目的としたケアです。家族の意向や希望を最優先しながら行います。故人が生きていたときと同じような態度で接することが重要です。

▶エンゼルケアの手順

❶服を選んでもらう
家族に本人に着せてあげたい服を選んでもらいます。生前に本人が決めている場合もあります。

❷一緒に行うか確認する
在宅酸素や点滴などのルート類を取り除いたあと、家族がエンゼルケアを一緒に行うかどうかの意向を確認します。

❸整容を行い、服を着せ替える
ベッド上で洗髪や清拭、口腔ケア、爪切り、男性の場合は髭剃りなどを行います。そのあと、服を着せ替えます。

❹エンゼルメイクを施す
ファンデーション、アイブロウ、チーク、口紅などを施し、生前に近い顔立ちに整えます。チークは頬だけでなく額や顎、耳周囲など自然な血色を補うことで穏やかな表情になるようにメイクします。

エンゼルケアは、まだ体温があるうちに本人に触れられる最後の機会でもあります。ぬくもりを感じられるうちに家族が感謝やお別れが伝えられること、今までのことを振り返ったり、悲嘆の感情を表出したりする機会になることも大切です。ケアの一環として看護師が行うエンゼルケアはグリーフケアにもつながります。

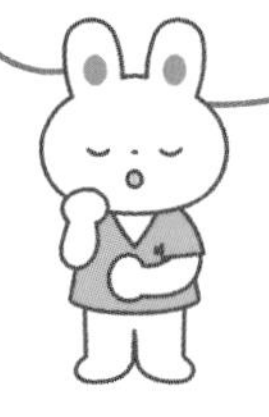

知っておきたい スタッフのグリーフケア

看取りを経験したあとのスタッフのグリーフケアは必要であり大事なことです。グリーフワーク、デスカンファレンスを知っておきましょう。

グリーフワークとは

人が離別(特に死別)の際に受ける悲しみと立ち直りのプロセスをグリーフワークといいます。
関わっていた人(利用者)との別れは、看護師にとってもつらいものです。悲嘆や喪失体験が看護師に生じることは自然な反応です。事業所に戻った際には、そうした感情や思いを吐き出しましょう。自分の気持ちや思いに目を向けることや、職場内で互いを気遣い、労う文化を醸成していくことはとても重要なことです。

デスカンファレンスとは

心理的安全性が担保されたなかで、看取りのプロセスに関わった看護師が感じたこと、考えたこと、心残りなども含めて率直な思いを語る場です。看護師の感情の棚卸しや思考の整理だけでなく、本人や家族との関わりを振り返り、本人との出会いや看護師の関わりについて意味づけしていく機会にもなります。参加者が互いに語り合うなかで看護師の看取り体験が無力感や後悔だけでなく、やりがいや成長への気づき、今後のよりよいケアの提供につながっていきます。

オランダのビュートゾルフを知っていますか？

一般社団法人Neighborhood Care
ビュートゾルフ柏
吉江悟

ビュートゾルフの設立背景

オランダの地域ケア組織ビュートゾルフは、2006年にオランダの男性看護師ヨス・デ・ブロック（Jos de Blok）が創業した非営利組織です。BUURTZORG（ビュートゾルフ）という言葉はオランダ語で、BUURT＝地域、ZORG＝ケア・看護という意味です。日本の訪問看護や訪問介護に相当する事業を運営しています。設立10年の期間で、ビュートゾルフは計850チーム1万人以上の看護職を擁する組織となりました。[*1] 2020年時点で、日本の人口約1億2千万人の中で訪問看護に従事する看護職は5万人強（人口10万人対の従事者数42人）、と言われていますが、[*2] オランダの人口約1700万人に対してビュートゾルフに所属する看護職1万人ということは、人口10万人対の従事者数59人となり、単一組織で日本全体の従事者数に匹敵する規模とも言えます。[*3]

ビュートゾルフが創業からたったの10年でこれだけの規模に成長した背景には、1990年代以降のオランダの医療制度改革の影響による、訪問看護の利用者と従事者の双方の不満の高まりがあったと言われています。[*4] 具体的には、利用者は全人的・個別的ではない細切れのケアに対する不満を、看護職はそのような画一的で質の低いケアの提供が制度面からも組織経営面からも誘導されてしまっていたことへの不満を持っていたと言われています。これらのフラストレーションに対してヨスが提案したビュートゾルフという解決策に多くの看護職・利用者が賛同したと言えるでしょう。[*5]

ビュートゾルフは、以下のようなミッションを掲げており、これらが利用者や看護職の不満を解消するために極めて大切な要素であることは一見してご理解いただけると思います。

ビュートゾルフのミッション[*6]

- 利用者と地域ナースの人間的な関係を基盤に自立支援とQOL向上につながる最良の解決策を見出すために、利用者と利用者の持つネットワークと協働
- 専門性の高いケアを責任をもってチームで提供する
- 専門職としての職業倫理と基準に則り、必要以上のケアは提供しない

チームマネジメントの特徴

ビュートゾルフ以前の組織で働いていた看護職は、

（全員ではないと思いますが）所属組織に対して不満を持っていたと述べました。これは具体的には、自分たち看護職は利用者やチームに対する最適解を誰よりも分かっているという矜持がありながら、組織の（ときに看護職ではない）中間管理職から上位下達の対応を求められることや、そのような中間管理職が組織の中で多くなればなるほど組織の間接経費（利用者へのケア提供に直接関わらない費用）が増して組織の経営状態や自分たちの処遇に悪影響が生じることなどが含まれます。

ビュートゾルフでは、これらの組織的な課題を解決できるよう、看護職による小規模の自律的チーム[*7]を設けてそこに日常運営の権限を集中させ、ピラミッド型の組織形態を廃した構造を採用しました。チームをサポートする資源として、契約等の各種事務手続きを担うバックオフィス、チームの求めに応じて相談に乗るチームコーチ[*8]、そしてICT（情報通信技術）などが設けられており、いずれもチームやそれを構成する看護職が快適に日々の仕事に集中できるよう配慮されています。また、ビュートゾルフでは基本的に、ルールや制約を最小限として業務をできるだけシンプルに構成する文化が存在します。日本では何かにつけてマニュアルがつくられがちですが、形骸化していると感じている方も少なくないのではないでしょうか。ビュートゾルフでは、ルールで人を縛って機械のようにコントロールするのではなく、その代わりに、人やチームの考える力を前提とした〝遊び〟のある「フレームワーク」という概念を採用しています。

なお、ここまで書いたようなビュートゾルフのチームマネジメントの特徴については、ビュートゾルフのコンサルタントを務める2人が執筆した『自主経営組織のはじめ方』[*9]に詳しく書かれていますので、興味を持った方はぜひご一読ください。筆者が所属するビュートゾルフ柏でも同書がチームマネジメントの教科書になっています。

＊1：Buurtzorg Nederland. https://www.buurtzorg.com/about-us/history/
＊2：厚生労働省.（2022）. 令和2年度衛生行政報告例（就業医療関係者）の概況. https://www.mhlw.go.jp/toukei/saikin/hw/eisei/20/dl/gaikyo.pdf
＊3：ただし、オランダと日本では看護職、介護職の資格体系が異なるため、オランダの看護職の中には日本では介護職に相当する者も含まれ、単純比較はできないことを付記します。
＊4：堀田聰子監修.（2014）. Buurtzorg解体新書. 訪問看護と介護, 19(6), 440-448.
＊5：オランダには集合労働協約という仕組みが普及しており、看護職は資格と経験年数に基づいて標準賃金が定められているため、どこの法人で働いても同等の賃金が得られる形になっているということです。この前提があるがゆえに、他法人からビュートゾルフに転籍する敷居が低かったという背景もありそうです。
＊6：堀田聰子監修.（2014）. Buurtzorg解体新書. 訪問看護と介護, 19(6), 440-448.
＊7：ビュートゾルフでは1チーム12人以内とされています。
＊8：チームとコーチの間にヒエラルキーはなく、またコーチは経営者に対しても独立した態度を保ってチームに伴走することができるように位置付けられています。
＊9：Vermeer, A. & Wenting, B.著, 嘉村賢州 & 吉原史郎訳.（2020）. 自主経営組織のはじめ方. 東京: 英治出版.

Part

6

5つの事例から知る訪問看護の実際

実際に訪問看護では、それぞれの対象者(本人)に対して
どのようなケアをしているのでしょうか。
このパートでは、対象者から依頼があったときから、
訪問看護師が考え、提供するケアについて、5つの例をもとに解説します。
看護実践の過程はP46にある通りですが、
特に訪問看護ならではの視点で行われていくところについてのみ記しています。
本人の体調や環境などが変わっていくことでケアも変わっていきますが、
最初に訪問看護師が考えることとして読んでいただくと、病院看護との違いや、
ケアに対しての考え方、やるべきことなどがわかってきます。

さまざまな疾患、異なる生活背景、多職種連携、制度利用など……事例を通して訪問看護師の思考過程やケアのポイントを紹介します。

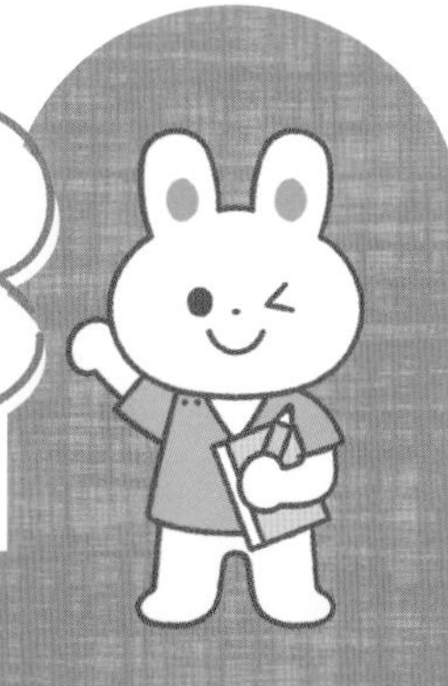

監修／岩本大希

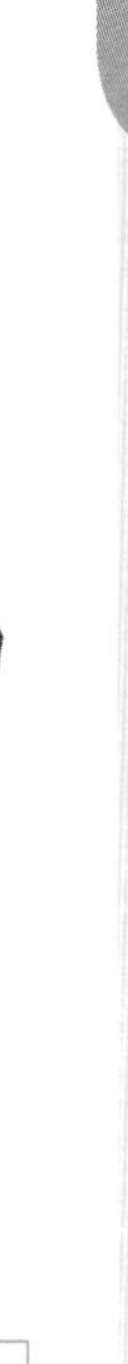

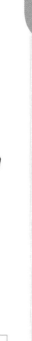

一人暮らしで認知症がある76歳の男性

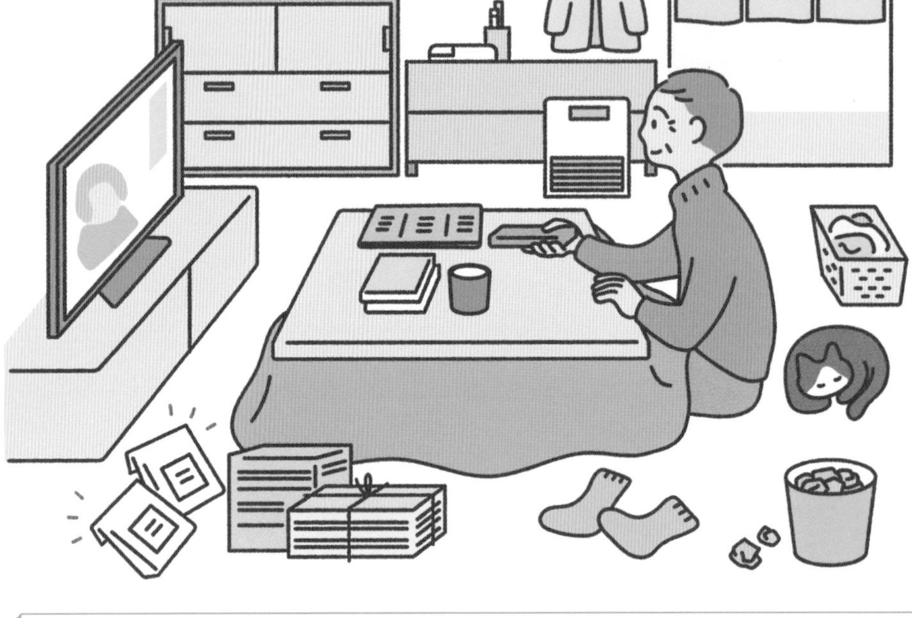

アルツハイマー型認知症と診断された一人暮らしの三木康平さん（仮名）。76歳。病院の外来に通うことはできているが、ままならない生活や内服支援のため、地域包括支援センターから依頼があった。現在、生活保護を受けている。妻は施設入居中。子どもが近所に住んでいる。介護保険申請中。

アセスメント

認知機能をアセスメントする

その人がもつ認知機能の正しい把握が必要

認知症の原因は70種類以上ありますが、患者数が多く代表的と言われているのが左ページの表にある4つの認知症です。

本人が診断されている認知症の中核症状と、中核症状によって起こることがある行動心理症状（ＢＰＳＤ）を理解しておくことは、本人が「何に困っているのか」を探るために必要なことです。そのうえで本人の話をよく聴き、様子をよく見て、困っていることは何なのか、どうしたら生活が成り立つのかを考え、本人と相談していきます。

このようなプロセスを踏んでいると、事前に得ていた情報とは少し異なる印象をもつときがあります。覚えておきたいのは、中核症状のすべてがその人に現れるものではなく*、行動心理症状（ＢＰＳＤ）はおもに本人の置かれている環境やストレスによって現れるということです。

＊認知症の進行により変化していきます

代表的な認知症の種類と特徴

国内で患者数が多い認知症を４種類紹介します。

アルツハイマー型認知症

おもな原因

アミロイドβタンパクやタウタンパクが脳に蓄積、増加することで、神経細胞が破壊され、脳全体が萎縮する「アルツハイマー病」によって起こる。

よく見られる症状

記憶の中枢である海馬を含む側頭葉内部の萎縮が目立つため、早い時期から記憶障害が見られる。そのほか、見当識障害、実行機能障害、失語、失行、失認などが見られる。

レビー小体型認知症

おもな原因

レビー小体というタンパク質が脳の大脳皮質に広がることで起こる。特に後頭葉と側頭葉が萎縮する。

よく見られる症状

初期に便秘や幻視などが現れることが多い。認知機能の変動、幻視、レム睡眠行動障害、パーキンソニズムの４つが中核的特徴。自律神経症状なども現れる。

血管性認知症

おもな原因

脳梗塞や脳出血などの血管性疾患によって起こる。血管障害が起こった部分の神経細胞が破壊され、脳の働きが低下する。梗塞などの発作を繰り返すたびに症状は悪化していく。

よく見られる症状

血管障害が起こった脳の部位によって症状は変わる。歩行障害、構音障害、嚥下障害など。症状の変動が激しく、状態がよいときと悪いときがある。病状については自覚していることが多く、自分の認知機能が低下した状態を悲観してうつ傾向になりやすいと言われる。情緒の制御力の低下が見られる。

前頭側頭型認知症

おもな原因

前頭葉と側頭葉の神経細胞が脱落するとともに、残存した神経細胞にタウタンパクなど異常タンパクが蓄積していく。

よく見られる症状

前頭葉は判断力や抑制を司る部位。側頭葉は言葉の理解に関する働きがある部位。この両方に障害が起こるため、脱抑制（社会規範に沿った行動ができず、感情や気分のおもむくままに行動する傾向）、常同行動（同じ行動を繰り返す）、注意力・集中力低下などが起こる。言葉の障害、自発性の低下、食行動異常なども起こる。

認知症の行動心理症状（BPSD）

中核症状があることによって起こります。多くは環境の変化、身体の不調、ケアの不足によるストレスから生じ、この症状が現れない人もいます。

- 昼間の傾眠
- 夜間の不眠
- 妄想
- 猜疑（さいぎ）
- 誤認
- アパシー（無気力、無関心）
- 無為（むい）
- 自発性低下
- 脱抑制
- 常同行動
- 食行動異常
- 幻覚
- 感情の障害
- 行動の障害

薬

内服状況を確認する

家に薬がたくさん溜まっている！

初めて訪問に行った日に、家の中に薬がたくさん溜まっている様子を見ることがあります。訪問診療を利用している人よりも、外来に通っている人のほうが、薬の管理がうまくできないこともあります。その場合、どうしてこんなに薬が余ってしまっているのか、どこでつまずいてしまっているのかを探ってみます。

生活スタイルと薬を飲む時間が合わないケースもある

たとえば、毎日11時くらいに起きているという人に「朝と昼の薬はどうしていますか」と聞くと、「朝と夜しか薬は飲んでいない」という答えが返ってくることがありえます。このような場合は主治医に「朝起きるのが11時くらいなので、昼の薬がたぶん飲めていなくて……」と状況を説明しながら相談をしています。

まったく薬が飲めていない、ということもあります。その場合は、お薬カレンダーなどを使って、本人がその日に飲む薬を把握できるよう環境を整えておくことでうまくいくこともあります。どうしても服用が難しい場合は、たとえばホームヘルパーを利用している人であれば医師に「本人の生活スタイルからすると、ホームヘルパーが入るタイミングで夜1回なら薬を飲めると思うんですけど……」と伝え、相談することもあります。

本人の暮らし方などが服薬とフィットするか考える

薬を処方通りに飲めていないときは、なぜ飲めていないのか理由や背景を知り、どうしたら飲むことができるのか本人と一緒に考えていくことが大事です。

本人には暮らし方があり、能力、強みがあります。服薬を続けていくためには、「ここは習慣でできるんだな」とか、「ここは時間通りに過ごせているんだな」などとアセスメントしながら、必要な治療（服薬）と本人の今の暮らし方、もっている能力、強み、意向がうまくフィットするか、その折り合いをどこでつけられそうか考えて本人に提案します。そしてケアマネジャー、薬剤師、医師とも相談していきます。たとえば、以下のような方法もあります。参考にしてください。

- 看護師が毎週、お薬カレンダーに薬をセットしておき、ホームヘルパーが訪問したときに服薬状況を確認する
- 本人にとって馴染みのある箱に入れておく（飲むことができるようになったケースがある）
- 内服ロボットを利用する
- 薬剤師訪問サービスを利用し、週1回お薬カレンダーに薬をセットしてもらうと同時に、服薬状況を確認してもらう

高齢者の6種類以上の薬剤使用は要注意

なお、人によっては10種類くらいの薬を服用しているというケースもあります。高齢者では薬が6種類以上になると、副作用を起こす人が増えるというデータがあります。[*] 多剤服用により、副作用を起こしたり、きちんと服用できなくなったりしている状態のことをポリファーマシーといいます。

このような状態にならないためにも、多剤併用時にガイドライン*を参照しながら担当医に相談をします。

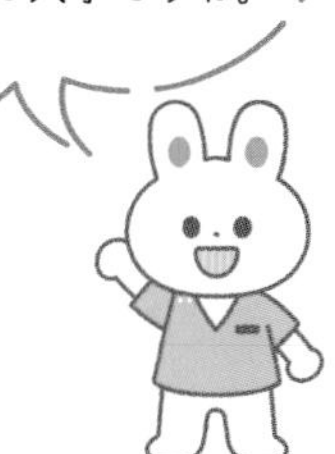

たくさん薬を飲んでいる場合、それらの影響により実は今ある困難が発生している可能性もあります。"引き算"や"シンプル化"の視点はとても大事ですね。

個人因子

生活習慣を知る

困っていることを見つけるために生活習慣の確認は早めにする

本人の生活の中で「困っていることは何か」「どのように支援していくといいのか」ということを訪問看護では考えていきます。そこで最初に必ず知っておきたいのが、本人の生活習慣です。特に一人暮らしの人の場合は、ゆっくりとていねいに話をしながら以下のようなことを確認していきます。

- 睡眠…何時ごろ寝て、何時ごろ起きているのか
- 食事…ご飯はいつもどうしているのか（自分で買って食べている人もいれば、近所の友人が毎日もってきてくれているという人もいます）
- 清潔…お風呂には入っているのか
- 排泄…トイレで困っていることはないか（自分で行けているのか。自分では難しいのか。誰かがいればできるのか）
- 買い物…買い物には行けているのか
- 金銭管理…お金はどんな管理をしているのか

困っていないけれど今のままでは不利益が生じるときはどう言う？

生活習慣については「本人が困っていなければいい」というのが前提ですが、今のままでは本人の不利益が生じることが予測できるときがあります。

たとえば、入浴は週1回という場合、看護師の価値観から「汚い」といって入浴の回数を強制的に変えることは、本人の意向や暮らし方を大切にするという視点から外れています。ただし、週1回の入浴が本人に不利益をもたらすなら、たとえば以下のようにこちらから提案していきます。「傷があって、そこから感染を起こしてしまうかもしれないので、今日、そこだけでも洗いませんか？」「傷がこれ以上悪くなると入院になってしまうこともあるので、そこだけは私たちにやらせてもらってもいいですか？」など。必ず状況の説明とこちらの提案を伝えて、本人の納得を得られたうえでケアを行うか、ケアマネジャーなどに相談します。

参考文献　*『高齢者の安全な薬物療法ガイドライン2015』日本老年医学会、日本医療研究開発機構研究費・高齢者の薬物治療の安全性に関する研究研究班（メジカルビュー社）https://www.jpn-geriat-soc.or.jp/info/topics/pdf/20170808_01.pdf　（最終閲覧日：2023.2.10）

個人因子

本人の希望を把握していく

まずは、自分を知ってもらい信頼関係を築いていく

外に出ることが正しいわけではなく、家でずっと過ごしているのが好きだという人もいます。本人の楽しみ、どう過ごしているのが心地よいのか、実はこういうことをしてみたい、人と話すのが好き……などを知っていきます。

しかし、知り合ったばかりの人に、「夢はなんですか？」「趣味はなんですか？」などと聞いても、当たり障りのない会話になってしまうのではないでしょうか。訪問しながら自分のことも知ってもらって、信頼関係ができて初めて「実は……」というような話があって、「そうなんだ」と思う。これの積み重ねです。だから、「この質問をしてこう返ってきたからこうしましょう」ではなく、訪問していくなかで追加されていく、あるいは拾えた情報を大事にしていきます。

何気ない会話から、本人の希望や価値観を知る機会が生まれる

訪問の中での会話を大事にしましょう。「調子はどうですか？　大丈夫ですか？」「最近、何かいいことありましたか？」「ここに飾ってある写真は、どこに行ったときのですか？」など、雑談から始まって会話を続けていると、ふとしたときに本人の思いや価値観などを知ることができます。本人の生活や思いに合わせてケアをしていき、

そのようにしていると、「ああ、入院したくない理由ってそういうことだったんだ。お母さんを病院で看取ったときにすごくつらい気持ちになったから、もう病院は嫌なんだ」というようなことがわかってきます。「実は仕事にもう一度つきたいと思っているんだ。無理だと思っていたから言わなかったんだけど」という思いを教えてくれた人には「そうなんですか。やってみますか？」という言葉を返して、新しい動きへとつながったこともありました。本人が自信や能力を取り戻し、やれることが増える、自立度が高まることへの支援のひとつとなります。

ケアを発展させていくためには、とても大切なプロセスです。アドバンス・ケア・プランニングの（ＡＣＰ）一環としても行っていきましょう。

一人暮らしのACP

これからどう過ごしていきたいか。体調が悪くなったらどうしたいか。**それはなんでそう思うのか**（←特にここが大切！）などを日々の訪問の中で確認していきましょう。ケースワーカー、親戚、大家さん、ときには近所の人も交えて（個人情報には気をつけて！）、話をする機会がもてるようにするといいでしょう。

アドバンス・ケア・プランニング（ACP）は、本人の価値観を知ることでもあります。

個人因子

家族や近隣との付き合いを確認していく

支援者や大切な人はいざというときの支えになる

本人の生活を支援している、大切なつながりがある人がいるかを、本人との会話の中から徐々に知っていきます。たとえば、「一人息子は地方に住んでいて年に1回しか帰ってこない」「友達が毎日来ている」「隣の人とは親しく付き合っている」といったことがわかってくるときがあります。本人との会話の中で友人が話題になったら、「困ったときに、その人に連絡を取るのは可能ですか?」と聞くのもいいでしょう。このようなつながりは、いざというときに助けてくれる大きな支えにも、インフォーマルサービス*にもなります。

気をつけたいのは、個人情報保護法です。友人や隣人と話をする機会があったときに、本人の同意なしに疾患などを伝えることがないようにします。

保険

介護保険申請がまだ！でも訪問可能

認定されると申請日からの介護サービス利用が可能になる

訪問看護の利用には医療保険と介護保険の両方の制度が適用されますが、どちらが使えるかは本人の状況次第で変わります。三木さんの場合は65歳以上で別表第7（P25参照）に当たる疾病がなく、特別訪問看護指示書（P28参照）も発行されていないので介護保険を使っての訪問となります。

三木さんは今、介護保険を申請中ですが、ケアマネジャーに暫定ケアプランを作成してもらうことで、訪問看護の利用を開始することができます。要介護認定がされると、認定有効期間の開始日は申請日にさかのぼるため、申請日から介護（介護予防）サービスを利用することができるのです。ただし認定審査の結果、非該当（自立）となった場合は、すでに利用したサービスにかかる費用が全額自己負担（または医療保険で算定）となるため、注意が必要です。

保険

サービス担当者会議に出席する

ケアプランの中にケアの予定が記されているかを確認する

サービス担当者会議（P31参照）では、ケアマネジャーが立てたケアプランの案を、最終的にみんなで確認していきます。ケアプランには、総合的な方針、長期目標、短期目標が書いてあり、短期目標の課題について使われるサービスの中に正しく訪問看護によるケアが入っているかを、確認します。もしも、訪問看護で行うケアの予定が抜けていることがあれば、追記してもらいます。

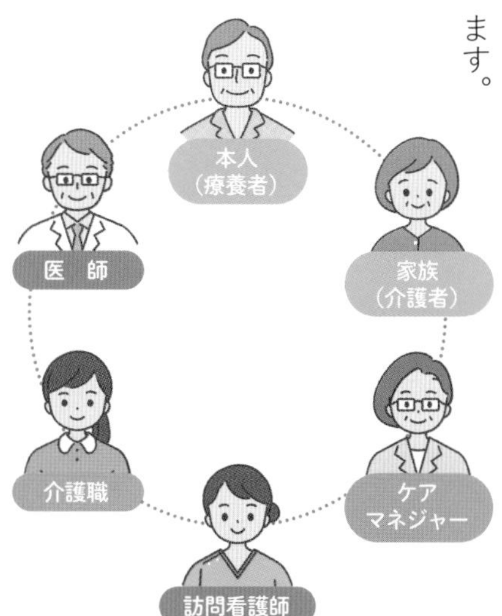

＊ 公的なサービス以外のもの

保険

訪問回数を提案する

介護保険の限度額内で収まることが大事

毎日訪問看護に入れるといいのかもしれませんが、介護保険で使える金額には限度があります。また、医療保険を使って利用する人にも経済的な事情があります。訪問看護を利用する人が支払う金額を考えながら訪問回数や時間を考えていくことは、本人の暮らしを守るためにも大切なことです。

三木さんは、介護保険の第1号被保険者（P25参照）です。介護保険で使える限度額を超えた分は全額自己負担になるため、特に、生活保護を受けている三木さんの場合は、限度額内で収まる使い方を考えなくてはいけません。

ケアマネジャーと一緒に考えたサービスの使い方を提案する

本人が生活で困らないように、気持ちよく過ごせるためには「こういうサービスがあったほうがいいね」と、ケアマネジャーと相談しながら提案していきます。このとき大切なのは、インフォーマルサービスで活用できるものがないかも確認していくことです。家族、近所の人、友人、定期配送をしている人などにお願いできることがある場合は、そのこと以外で介護保険を使ったサービスを、ケアマネジャーと一緒に考えながら組み立てていきます。

たとえば、福祉用具の手すりを借りる、1日1回服薬管理のためにホームヘルパーに入ってもらう、本人が望むならデイサービスに週に何回か通って楽しんでもらえないかなど。ケアマネジャーと一緒に考えるプランと合わせると、訪問看護は1か月に何回入れるのか、と考えます。具体的には、「福祉用具のレンタルは○単位。そして訪問看護は1回あたり○単位で、訪問介護は1回あたり○単位だから、1か月それぞれどのくらいの回数まで利用できる」というように計算をしながらサービスを組み立てていきます。

訪問看護師は、医療的なケアだけでなくいろいろなことができるので、ケアプランでは賄いきれない部分をサポートしていくこともよくあることです。そのことからも、ケアプランを立てるのはケアマネジャーの仕事ではありますが、訪問看護師も一緒に考えていくことで、包括的なケアを行うことができるといえます。

▶居宅サービスの支給限度額と自己負担額（1割負担の場合）
★2023年2月現在

	利用限度額（1か月）	自己負担額（1か月）
要支援1	5万320円	5,032円
要支援2	10万5,310円	1万531円
要介護1	16万7,650円	1万6,765円
要介護2	19万7,050円	1万9,705円
要介護3	27万480円	2万7,048円
要介護4	30万9,380円	3万938円
要介護5	36万2,170円	3万6,217円

参考文献　＊厚生労働省　介護事業所・生活関連情報検索　https://www.kaigokensaku.mhlw.go.jp/commentary/fee.html　（最終閲覧日：2023.2.10）

保険

使える介護サービスを知っておく

介護ベッドは要介護2以上の人しかレンタルできない？

介護保険で使えるサービスは、要介護度によって変わりますので、どんなサービスが受けられるのかを確認しておきます。

介護保険法に基づくサービスには、大きく分けると、要支援1～2と認定された人が利用できるサービスと、要介護1～5と認定された人が利用できるサービスがあります。その中でも特に注意したいことは以下です。

- 福祉用具の車椅子や介護ベッドなどは要介護2以上の人でないと借りることができない
- ホームヘルパーは、生活援助（掃除、洗濯、料理、買い物、調理などの支援）と身体介護（食事、排泄、入浴などの介護）をするが、同居する人がいる場合は生活援助を目的に利用することはできない
- 利用者の心身の状況に応じて、24時間365日必要なサービスを必要なタイミングで柔軟に提供する「定期巡回・随時対応型訪問介護看護」がある。このサービスでは、訪問介護員と訪問看護師などが連携し、介護と看護の一体的なサービスを提供する

▶介護保険の対象となる福祉用品のレンタル種目

要支援1、要介護1以上の人が対象となる品目

- 手すり
- スロープ
- 歩行器
- 歩行補助杖
- 自動排泄処理装置（尿のみを自動的に吸引する機能のもの）

要介護2以上の人が対象となる品目

- 車椅子および車椅子付属品
- 認知症老人徘徊感知器
- 特殊寝台（介護ベッド）および特殊寝台付属品
- 床ずれ防止用具および体位変換器
- 移動用リフト

要介護4以上の人が対象となる品目

- 自動排泄処理装置
（排便機能を有するもの。尿のみを自動的に吸引する機能のものを除く）

★ただし、利用者の身体状況等から対象外の福祉用具のレンタルが必要な場合は例外的に給付（軽度者への福祉用具の例外給付）が認められます。

指示書

指示書のタイプを確認する

訪問リハビリの予定がある場合は指示書に記載することを忘れずに

三木さんの場合は、症状の急性増悪や退院直後など頻繁な訪問が必要という状況ではなく、点滴の指示もなく、精神科における訪問看護でもないため、訪問看護指示書（P27参照）のみが医師から交付されます。

このとき、気をつけなくてはいけないのは、訪問リハビリテーションの予定があるときは、訪問看護指示書の中にあるリハビリについて記す箇所に必要事項を医師に記載してもらうことです。なお、訪問看護は家の中での看護であるため、例外的な外での看護の場合は記載する必要が、地域によってはあります。その場合は、訪問看護師が外でリハビリ（たとえば外階段での階段昇降のリハビリ）を行う予定がある旨を医師に記してもらいます。

契約

契約は誰とするのか確認する

本人との契約が基本
悩んだときはケアマネに相談を

訪問看護の契約は本人と結ぶのが基本です。アルツハイマー型認知症という病名だけで、理解ができず契約ができないと決めつけるのは正しくありません。ただし、判断能力が乏しいこともありえます。その場合は、ケアマネジャーに相談をして同席してもらう方法もあります。

また、ケアマネジャーから「契約については家族への説明が必要で代筆となるかもしれない」とか、「後見人と契約をすることになる」というような情報をもらうときがあります。そのため、契約前には必ずケアマネジャーに相談をすることが大事です。

遠方にいる家族と郵送で契約を結ぶこともあります。

制度

担当のケースワーカーを確認する

介護や医療に関わる費用の支払いも担当している

本人の生活保護に関しての行政の担当者（ケースワーカー）を確認しておきます。

ケースワーカーは、本人が暮らしている市区町村の、生活保護に関する相談業務を実施している担当課（生活支援課など）に所属しています。ケアマネジャーにケースワーカーの名前と連絡先を確認しておきます。

ケースワーカーは、家庭訪問をしながら本人の生活の支援を行い、介護や医療に関わる費用の支払いの事務作業についても担当しますので、関わりはとても大事です。

生活保護を受けている人の訪問看護費用の支払いは、市区町村から送られてくる介護券または医療券をもとに請求します。そのため、担当することになった人が生活保護受給者である場合は、その旨をステーションの事務担当者に早めに伝えておくようにします。

制度

生活保護で使える制度を確認する

本人の困っていることへの支援に扶助を役立てる

生活保護には8つの扶助があります。

- 生活扶助：食べるもの、着るもの、光熱費など、日常の暮らしに必要な費用
- 住宅扶助：家賃、間代、地代など、住むために必要な費用
- 教育扶助：義務教育を受けるうえで必要となる費用
- 医療扶助：病気やケガの治療や療養のために医療機関に支払う費用など（治療として真に必要とする治療材料を含む）
- 介護扶助：介護保険サービス利用で必要となる費用（介護サービス利用者負担額や施設の食事負担額など）
- 出産扶助：分べん等に要する費用
- 生業扶助：生計を維持するための小規模な事業に必要となる費用や技能を修得するための費用
- 葬祭扶助：葬祭のための費用

リハビリ職と看護師の連携で大切にしていること

みんなのかかりつけ訪問看護ステーション名古屋　所長
作業療法士
伊藤嘉希

お互いの専門性を理解し合う

たとえば、パーキンソン病の人は薬の効果によって動きが影響されるため、効果的にリハビリをするために、看護師に薬の相談をすることがあります。ある寝たきりのパーキンソン病の人の場合は、相談をした看護師が医師に話をしてくれたことから、処方が変わり、日中の動きがよくなって、リハビリの効果が上がり、サポートは必要ですが歩いて外出できるまでになりました。お互いの専門性がうまく生かされ、本人の望む活動を支援できた例です。

このような連携をするときに特に大切にしていることが、二つあります。ひとつはお互いの専門性を理解し合うことです。その職種にしかできないことがあり、そこをよく知り理解することで、自分にはできないことと出会ったときに、ほかの専門職に協力をお願いすることができるようになります。お互いにできることが異なるからこそ、連携が大きな力になります。

相手に伝わる言葉で情報共有する

もうひとつは情報共有するときに、「どのような伝え方をしたら相手に理解してもらえるのか」「どういう目的でこの情報を伝えるのか」を念頭において行うことです。

たとえば、看護師が言う薬や処置の名前を作業療法士が理解できないことがあります。反対に、作業療法士が言う筋肉の名前や訓練の内容の中には、看護師が初めて聞くこともあるかもしれません。そこで、難しい専門用語は、できるだけ相手にわかる言葉に変えて伝えるようにしています。また、何か依頼をするときは、その理由も伝えています。相手の理解が伴うことで、最善を尽くしてくれるようになるからです。

このようなコミュニケーションを続けていると、困ったときに「あ、これは看護師さんなら解決できるかもしれない」などと気づけるようになります。アンテナが立つのです。先日は「本人が座った姿勢でテレビを見たいと言うけれど、一人ではうまく座れなくて」という相談が看護師からありました。具体的な方法を伝え、二人とも訪問時にそのリハビリを行っていたところ、ある日、「訪問したときに一人で座ってテレビを見ていたんです」と、高揚した看護師から報告がありました。本人の希望をともに叶えていくための過程が、お互いを理解し、喜び合う時間になっています。

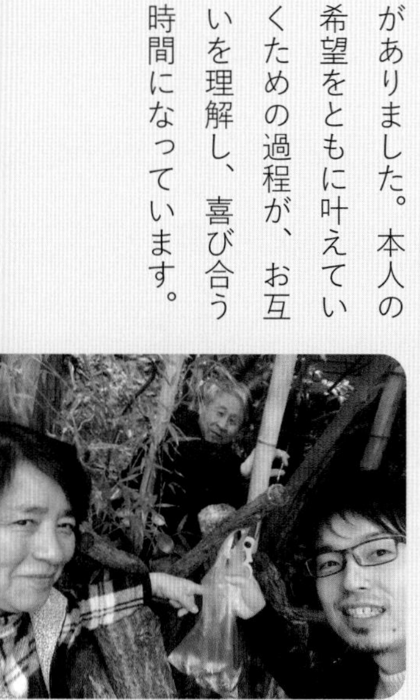
庭で椎茸狩りをしながらリハビリをしている様子

アルコール性肝硬変のある55歳の男性

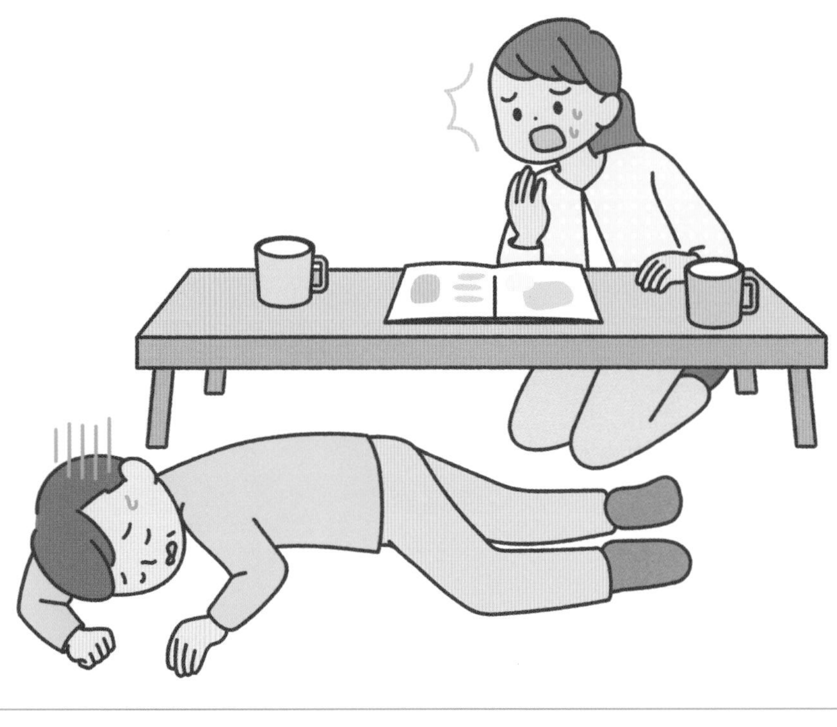

アルコール性肝硬変と診断されたのち、肝性脳症を繰り返している都築勉さん（仮名）。55歳。意識レベル低下により救急車を何度も呼んでいる。妻、子ども2人と同居。入院した病院の医師とソーシャルワーカーからの連絡を受け、訪問看護をスタート。

アセスメント

アルコール性肝硬変を知る

アルコール性肝障害の最終段階。禁酒が治療になるが、依存症の場合もある

アルコール性肝障害では、最初にアルコール性脂肪肝が発症し、アルコール性肝炎やアルコール性肝線維症と病気が進行したのち、長期の大量飲酒を継続することにより、最終段階といえる重篤な状態であるアルコール性肝硬変へと至ります。症状としては、浮腫、腹水、黄疸などがあり、消化器に静脈瘤ができて（食道静脈瘤）、吐血を起こすことがあります。また肝性昏睡に陥ることもあります。都築さんはこの肝性昏睡となり、何回も病院に運ばれています。

治療が難しい病気ではありますが、回復の見込みがないわけではなく、治療法は禁酒、食生活の見直し、薬物療法（アルブミンの補給、腹水や浮腫に対しての利尿剤の使用など）などになります。

アルコール依存症の場合も多く、担当医と治療について相談することもあります。

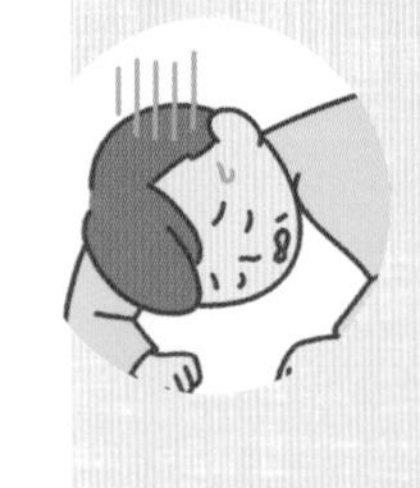

薬

内服状況を確認する

薬の数が多いことが考えられるため確認と整理を行う

服用している薬の内容と管理方法を確認します。

肝臓系の薬が処方され、飲む回数や量が多いことが考えられます。そこで、実際に手元にある薬を見せてもらい、いろいろな種類の薬がごちゃ混ぜになっていたら整理したり、使用期限を確認したりします。忘れずに飲めるように、お薬カレンダーを利用するなどの提案もします。内服のセットは自分でできるか確認し、難しい場合は看護師または薬剤師が行うか、相談します。

個人因子

本人の受け止め方を知る

本人の飲酒を否定せずに今の思いや希望を確認する

飲酒することに対して否定することなく、本人と話をしていくようにします。アルコール依存症の場合は、行き場のない苦痛の緩和のために依存を求めていると言われています。意志が弱いから、とか、快楽主義だから、といった間違った先入観をもって接することなく、話を聞くようにします。

「お酒が好きなんですね」などと話しかけて、1日どのくらい飲むのか、飲みたいのはどうしてなのかなど、本人が嫌にならない範囲で、背景をゆっくりと聞きます。

「救急車を呼ぶときは、相当つらいですよね。毎回、体、しんどくないですか」というような話をして、現状を本人はどう受け止め、感じているのかも確認します。また、家での過ごし方や趣味、やってみたいことなどにも目を向けて、話をしながら把握していくようにします。

家族

家族の希望や負担感を確認する

家族の受け止め方、思い、介護力なども知っておく

家族に対しても、現在に至るまでの体験（本人がアルコール依存症ならそのきっかけなども）を聴きながら、現状をどう受け止めているのかを知っていきます。これからの治療や暮らしへの希望も確認します。

このようなケースの場合、家族は大変疲弊していることが考えられますので、家族の心身の状態にも目を向けます。家族の介護力を評価するスケール（Zarit介護負担感尺度日本語版短縮版*など）を利用するのも一案です。

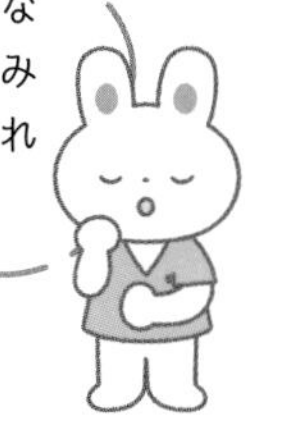

スケールを使わなくても家族の強みに関心を向けられるといいですね。

＊米国のZaritによる介護負担の評価法。Zaritは介護負担を「親族を介護した結果、介護者の情緒的、身体的健康、社会生活および経済的状態に関して被った苦痛の程度」と定義し、22項目から構成されている介護負担尺度を作成した（Zaritetal.,1980）。
参考文献　https://www.sankyobo.co.jp/J-ZBI.html　『J-ZBI/J-ZBI_8 Zarit 介護負担尺度日本語版/短縮版』荒井由美子著　Steven H. Zarit　Judy M. Zarit原作（三京房）（最終閲覧日：2023.2.10）

保険

介護保険は使えないことを知る

医療保険での訪問看護となり
介護保険のサービスは使えない

介護保険を使って訪問看護を利用することができるのは、第1号被保険者（65歳以上の方で要支援・要介護と認定された人）と第2号被保険者（40歳以上65歳未満の方で、16種類の特定疾病の対象者で要支援・要介護と認定された人）のみです。今回のケースのように、65歳未満で16種類の特定疾病以外の疾患の人の場合は、介護保険サービスを使うことはできません（P24～26参照）。この点についても、事前に本人に伝えておきます。

別表第7、別表第8、
16種類の特定疾病な
ど、ごちゃごちゃに
なりやすいから気を
つけて（P25参照）。

保険

利用回数限度を超えないようにする

利用後に「自費でした」と
ならないようにする

年齢が40歳以上65歳未満の人は、第2号被保険者以外は医療保険（健康保険）を使用して訪問看護を受けます（P24～26参照）。

医療保険で受けることができる訪問看護は基本的に週3回まで、1回30分から90分以内です。それ以外の回数と時間になると保険算定ができないため、自費での利用となることが多いです（例外あり）。

たとえば、週3回の訪問看護を定期的に行っているなか、定期訪問以外の日に本人の体調が悪くなり急遽訪問をした場合は、自費での訪問看護となりえます。そのため、大丈夫そうなら週2回の定期訪問にしておき、週1回分は緊急訪問用に残しておくという方法もあります。

費用

費用を考える

経済的な負担感を
サポートする

訪問看護の回数が、医師が交付する指示書によって増やせたとしても、本人の金銭的な負担は大きくなります。6歳から69歳までは、医療費の自己負担は3割ですから、治療費、訪問看護費、薬代などがかさむと、1か月にかなりの金額を支払うことになる場合もあります。そこで、事前に訪問看護の費用の概算をお伝えしたうえで本人の経済的なことを確認し、それにより、たとえば訪問の頻度を最小限に抑えるという調整が必要になります。つまり、「リスクを顕在化させないようにサポートしていくにはどうしたらいいのか」ということを常に考えていかなくてはいけません。同時に、高額医療費制度や高額介護合算療養費制度など、使える制度を紹介します（P210参照）。

指示書

点滴週3日以上のときの指示書を確認する

特別訪問看護指示書と点滴注射指示書が必要

意識レベル低下時、自宅で看護師が点滴を行う場合、医師から「いったん、5日間毎日点滴をしてください」というような指示が出るとします。医療保険では基本的に週3日の訪問看護までしか使えませんので、その場合は、医師に特別訪問看護指示書と在宅患者訪問点滴注射指示書を書いてもらいます（P28参照）。

特別訪問看護指示書の有効期限は14日。月に1回限りの交付が基本です（ただし、気管カニューレを使用している状態にある患者と、真皮を超える褥瘡の状態にある患者は月に2回交付可能）。在宅患者訪問点滴注射指示書は、週1回の交付で有効期限は最大7日間ですが、月に何回でも交付可能です。

指示書の交付により、いつからいつまで特別訪問看護ができるのか、訪問点滴注射ができるのかを把握しておくことがとても大事です。そして、期限が切れたあとはどうするのかも、事前に医師と話をしておくようにします。

（別紙様式18）

特別訪問看護指示書
在宅患者訪問点滴注射指示書

※該当する指示書を○で囲むこと

特別看護指示期間　（　　年　月　日　～　年　月　日）
点滴注射指示期間　（　　年　月　日　～　年　月　日）

患者氏名	生年月日 大・昭・平・令　年　月　日（　歳）
病状・主訴： 一時的に訪問看護が頻回に必要な理由：	
留意事項及び指示事項（注：点滴注射薬の相互作用・副作用についての留意点があれば記載して下さい。）	
点滴注射指示内容（投与薬剤・投与量・投与方法等）	
緊急時の連絡先等	

上記のとおり、指示いたします。　　年

医療機関名
電　話
（FAX）
医師氏名

事業所　　殿

点滴注射指示内容と注射製剤があっているかを投与前に現場で確認しましょう！

ケア

意識レベル低下時の対応を考えておく

対応方法を事前に医師と相談しておく

主治医に「意識レベルが低下したときはどうしますか」と、事前に相談しておきます。たとえば、以下のような対応が考えられます。

- 自宅に薬剤、針、点滴ルートを備えておき、緊急時には看護師がルートを取って点滴（一般的にはアミノレバン／効能：肝性脳症を伴う慢性肝不全患者の栄養状態の改善）を投与する
- 救急車で搬送
- 主治医が訪問診療の医師であれば、電話で往診を依頼する

ほかにも対応の方法はあるので、最終的には医師の指示を仰ぎます。

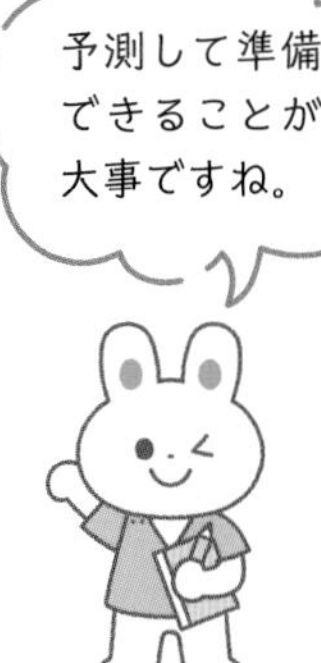

予測して準備できることが大事ですね。

アセスメント

意識レベルをスケールで評価する

意識レベル評価法による結果は共通言語として使える

肝硬変の合併症として現れる疾患に、肝性脳症があります。正常な肝臓なら代謝されるはずの有害物質（アンモニアなど）が脳に達することによって生じる合併症です。

肝性脳症の最初の段階では、不眠や易怒性、錯覚、幻覚、せん妄、異常行動などが出てきます。肝性脳症とそれ以外の要因を判断する材料になるのは羽ばたき振戦（両腕を前に伸ばすと手が震えて、羽ばたくような動きをする）。それを超えると、いわゆる意識障害の状況になっていきます。

意識障害が起きたときには、意識レベルの評価法（ＪＣＳまたはＧＣＳ）を使って評価します（Ｐ50参照）。医師や同僚と共通言語で報告しましょう。

アセスメント

フィジカルイグザミネーションを行う

「いつもと違う」に気づくために気になる症状に合わせて行う

訪問時に、症状に合わせたフィジカルイグザミネーションを行います。浮腫の確認、腹水の確認、眼球黄染の確認。黒色便や少量の吐血がないかも確認します（食道静脈瘤が起こっていないかの確認）（Ｐ53参照）。

▶肝硬変のおもな症状

症状	内容
くも状血管拡張	首や前胸部、頬に赤い斑点ができる
手掌紅斑	掌の両側（親指と小指の付け根）が赤くなる
腹水	下腹部が膨満する。大量に溜まると腹部全体が膨満する
腹壁静脈拡張	へその周りの静脈が太くなる
黄疸	結膜や皮膚が黄染する
羽ばたき振戦	肝性脳症の症状のひとつで、鳥が羽ばたくように手が震える
こむらがえり	手足がつる。夜から明け方、ふくらはぎに多くみられる
女性化乳房	男性でも女性ホルモンがあるが、肝臓での分解が低下するため乳房が大きくなる
肝性口臭	体内で代謝できないアンモニアが口臭として出現する

ケア

排便コントロールを行う

アンモニアが体内に溜まらないように便秘を予防する

アルコール性肝硬変の場合、体内にアンモニアが溜まると体調が悪化するきっかけになります。そのため、便秘にならないように、しっかりと便を出していくことが大切です。

排便記録で情報を得ることができると対応しやすいことを本人と家族に伝え、本人が書き留めることができるのか、できないのかを確認して、できない場合はどうするのかなど、具体的に相談します。

下剤でのコントロールをするときによく使われる薬も確認しておきます（Ｐ１１３参照）。

参考文献　肝炎情報センター　https://www.kanen.ncgm.go.jp/index.html（最終閲覧日：2023.2.10）

ケア

家での点滴物品を用意する

家にあるものを使わせてもらう、ソファでの点滴など柔軟に対応を

自宅で点滴をする場合は、病院または診療所から必要な物品が提供されますので、点滴の指示と内容が間違いないか確認をします。訪問時には物品数を確認し、少なくなってきたら早めに補充をします。大抵の場合で必要となるものは以下です。

● サーフロー留置針、カテーテル固定用ドレッシング剤（テガダーム）、テープ、ルート、延長ルート、シュアプラグ、針捨て用ビン、アルコール綿、駆血帯

実際に点滴をする際は、たとえば、本人にはソファに寝てもらい、点滴棒の代わりにハンガーにかけた点滴をカーテンレールに引っ掛けておくこともよくあります。いつもの暮らしの中で看護できるように柔軟に考えていくことが大切です。

点滴がアミノレバンではなく抗生剤や維持液の場合は皮下投与も検討することがあります。

ケア

点滴終了時をどうするか相談する

生食ロックまたは抜針方法を指導する？

点滴をするとき、「点滴をしている間の管理を誰がするのか」「点滴が終わったあとは誰が生食ロックまたは抜針するのか」ということをセットで考えておくことが必要です。

点滴をしている間の管理は本人または家族にお願いすることが多いです。この場合、本人が抜去してしまったときはどうするか、というようなことは考えて、伝えておきます。点滴後の処置は、再度訪問をして行うか、家族に事前に生食ロックまたは抜針を指導したうえでお願いをします。

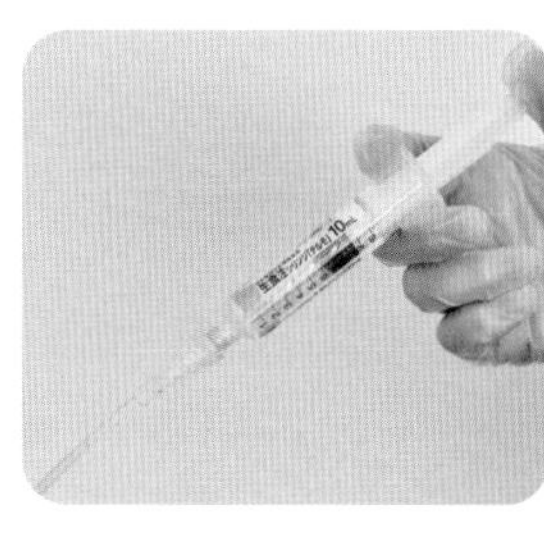
(a)

指導する場合は口頭で伝えるだけでなく、何度か反復練習を一緒にすることで、ご家族やご本人の不安は軽減します。

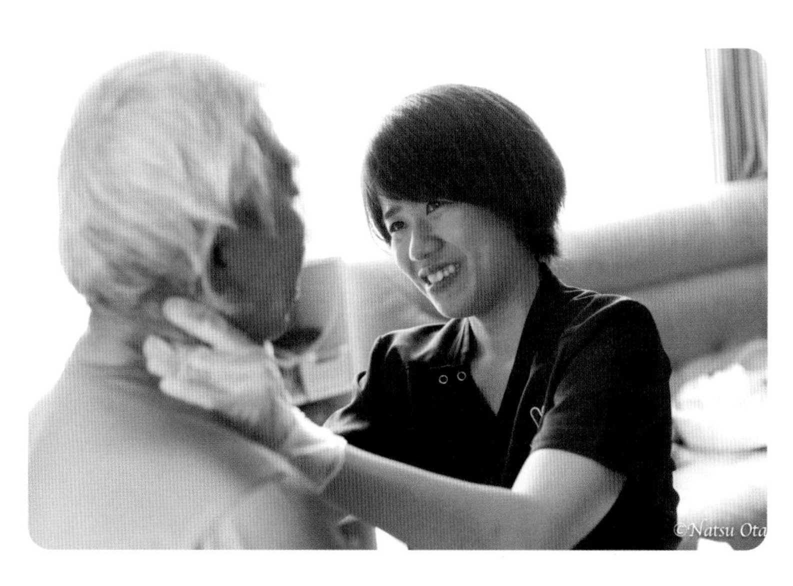

(a)生食注シリンジ「テルモ」10ml(テルモ)

退院してくるがんのある45歳の男性

入院中の、肝臓がんと診断された木村亮さん(仮名)。45歳。腹膜播種による消化管の狭窄があり、食事があまり摂れず、CVポートを体に埋め込み、中心静脈栄養法を行っている。積極的な治療はせず、家で最期まで暮らしたいという希望をもち、退院してくる予定。がん性疼痛に対してオピオイドによる疼痛緩和を図っている。妻、子ども1人と同居。入院している病院の医師とソーシャルワーカーからの連絡を受け、訪問看護をスタート。

アセスメント

痛みの評価をする

痛みの評価法を使い
どのくらいの痛みがあるか評価する

本人の痛みが、持続痛なのか突出痛なのか、痛みの程度や、どういうときに痛がるのか、ということがわからないと、次にどうアクションをするべきか考えることができません。そこで、「どのくらいの痛みがあるのか」ということを、痛みの評価法を使って評価します。臨床でよく使われる評価法にはNumerical Rating Scale（NRS）、Visual Analogue Scale（VAS）、Verbal Rating Scale（VRS）があります。また、全人的な視点でのアセスメントも重要です。P178～185を参考にしましょう。

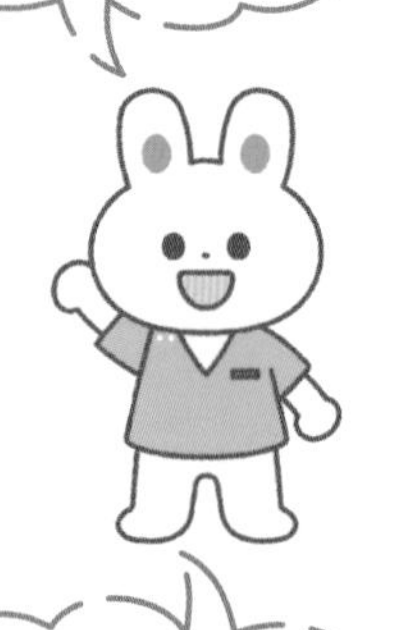
「痛みがあります！」だけじゃなくて、共通言語で表現しないと、伝わらないよ。
本人の主観的な情報(S情報)だけでなく「お腹をさすっている」などの客観的情報(O情報)も大切！

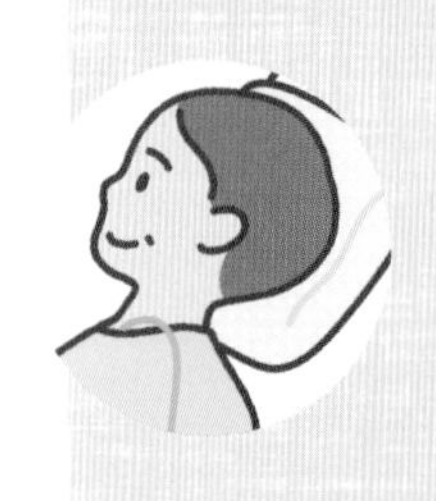

ケア

除痛方法を確認する

PCAを用いるときは本人と家族に使い方を説明する

疼痛治療の目標として、本人にとって許容可能な生活の質を維持できるレベルまで痛みを軽減します。

包括的な評価を行い、個々の痛みの状況に合わせて個別的な対応を行うことが重要視されています。弱い痛みに対しては非オピオイド鎮痛薬、中等度以上の痛みにはオピオイドを使用して疼痛緩和を図ります。

持続的な痛みを取り除くために定期的な投与を行い、間欠的な痛みや一時的に現れる強い痛み（突出痛）にはレスキュー薬（臨時追加）を併用します。

このように、本人が感じている痛みに合わせて鎮痛薬の投与量がベースアップしたり、レスキュー薬を使ったりということも検討されていくので、P180で示した痛みの評価を行い、医師に伝えていくことが大変重要になります。

また、投与方法には、内服、坐剤、貼布剤、持続皮下注射などがあり、持続皮下注射の場合は持続皮下注入器を使用します。持続皮下注入器の使い方も再確認しておき、PCA（自己調節鎮痛法）を用いるときは、本人と家族に使い方の説明をします（P184参照）。

なお、鎮痛剤は大きく非オピオイド鎮痛薬とオピオイド鎮痛薬に分けられますが、オピオイド鎮痛薬は医療用麻薬であるため、特に取り扱いに注意が必要です。使用する本人と家族には取り扱い上の注意を必ず説明します。

持続皮下注入器：輸液ポンプタイプ（専用輸液バッグ使用）。容量は50〜100mℓ。流量設定変更や、CA設定も変更可能。(a)

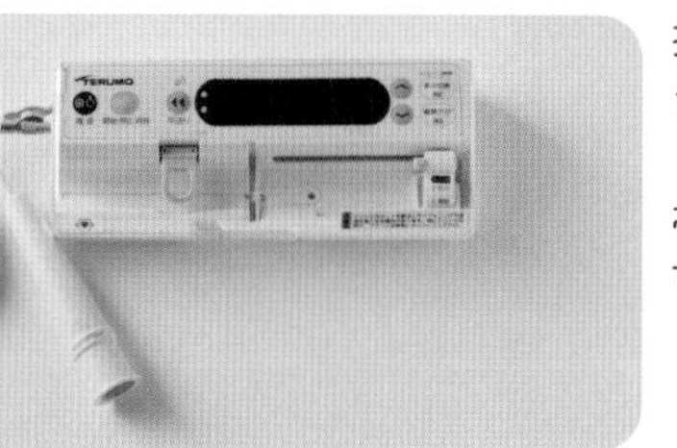

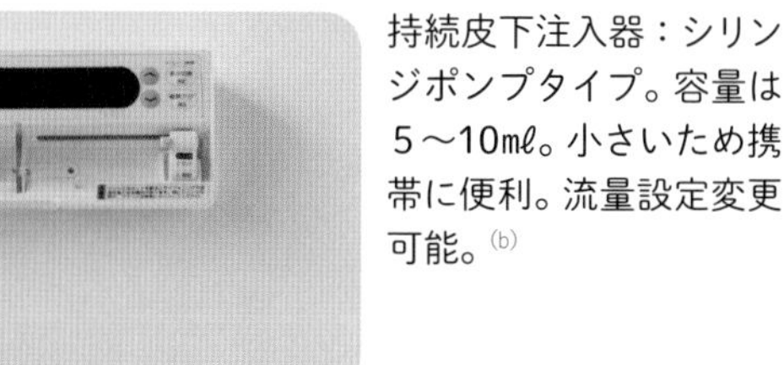

持続皮下注入器：シリンジポンプタイプ。容量は5〜10mℓ。小さいため携帯に便利。流量設定変更可能。(b)

持続皮下注入器：ディスポーサブルタイプ。容量は60、100、300mℓ。(c)

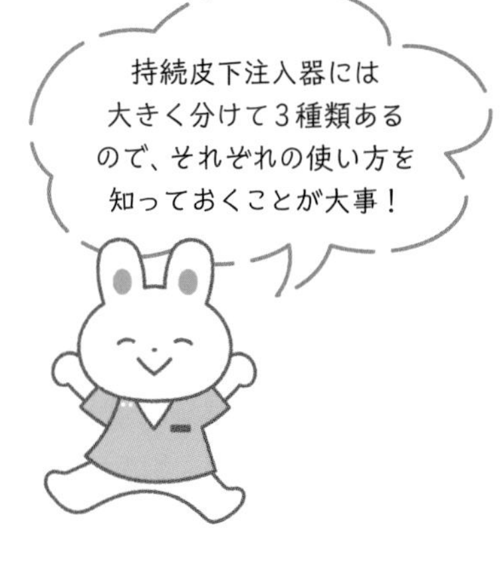
持続皮下注入器には
大きく分けて3種類ある
ので、それぞれの使い方を
知っておくことが大事！

(a) CADD®-Solis PIB（スミスメディカル・ジャパン） (b) テルフュージョン®小型シリンジポンプTE-362PCA（テルモ） (c) アキュフューザー（クリエートメディック）

指示書

「がん末期」と指示書に記す

訪問看護指示書に必ず「がん末期」と記載してもらう

がん末期の人の場合は、別表第7（P25参照）の疾病に該当するため、例外として週に4日以上の医療保険での訪問看護が適用になるなど、規定の時間や回数を超えた部分も医療保険適用で受けることがで消えます。この場合、訪問看護指示書に「がん末期」または「末期の悪性腫瘍」と必ず記載する必要があります。「がん」とだけ記載すると、別表7の疾病院に該当しないため、週4日以上の訪問看護利用ができなくなりますので注意が必要です。必ず医師に「がん末期」または「末期の悪性腫瘍」と記してもらいます。

▶訪問看護指示書・在宅患者訪問点滴注射指示書

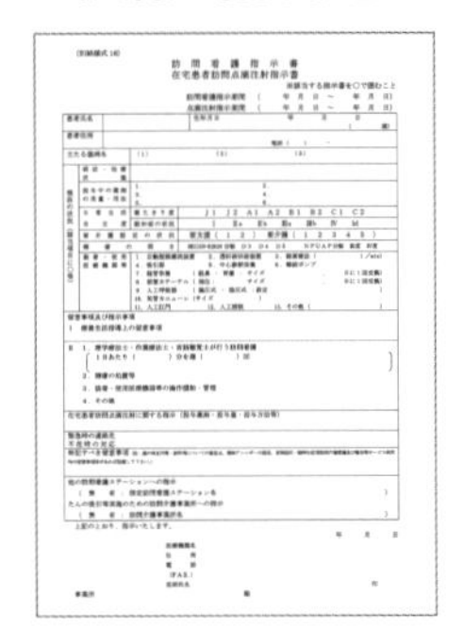

保険

介護保険のサービスも活用する

がんの場合は医療保険と介護保険が使える

45歳の場合、第2号被保険者（40歳以上65歳未満の医療保険加入者）となり、要支援・要介護の状態になった原因が「主に老化が原因とされる病気（16種類の特定疾病）」である場合は、介護保険サービスを受けることができます（P24〜25参照）。特定疾病の中に、がんは含まれているため、今回のケースでは介護保険サービスを受けることができます。

39歳以下の人の場合は、がんでも、介護保険を使うことはできません。つまり、介護保険を使ってベッドも借りられなければ、ホームヘルパーも、訪問入浴サービスも使えません。介護系のサービスは自費になるため、医療保険を利用した訪問看護でできることはカバーしなくてはいけなくなることが多いです。

制度

高額医療費制度を紹介する

世帯における、かさむ医療費を軽減するための制度

本人と家族（介護者）に、医療費が高額になったときに使える高額医療費制度と高額介護合算療養費制度を紹介しましょう。

▶医療費負担軽減のための制度

各種医療保険に加入している人が使える制度です。

高額医療費制度

医療機関や薬局の窓口で支払う医療費が1か月（月の初めから終わりまで）で上限額を超えた場合、その超えた額を支給する制度です。複数の受診や同じ世帯にいるほかの人（同じ医療保険に加入している人）の受診についての合算も可能です。支給を受けるには、ご自身が加入している公的医療保険への申請が必要となります。

高額介護合算療養費制度

世帯内で同じ医療保険に加入している人の、医療保険と介護保険における1年間（毎年8月1日から翌年7月31日）の医療保険と介護保険の自己負担の合算額が基準額を超えた場合、その超えた金額を支給する制度です。制度利用の際は、市区町村への申請が必要となります。

ケア

点滴管理方法を伝える

本人と家族が中心静脈栄養法の管理ができるように説明する

中心静脈栄養法を行っている場合、点滴のチューブや針は、1週間程度で交換しますが、これは医師または看護師が行います。針を刺す・抜く、点滴のバッグの取り替えについては、医師、看護師以外に本人と家族も行うことができるため、家族に管理方法の指導をしてもよいでしょう（P105〜109参照）。なお、これは医療行為に含まれるため、本人と家族以外の人（たとえばヘルパーなど）は行うことはできません。トラブル時の対応も予測して伝えておくといいでしょう。

退院前に、介護保険申請を行い、介護ベッドや点滴棒などのレンタル、シャワーチェアなどの購入を検討しましょう。

ケア

口腔ケアを行う

味覚の維持、肺炎予防、食べ続けるための口腔ケアを

中心静脈栄養法を行っていても、栄養補助を目的としたものであれば、多くの場合、口から食べることはできます。「好きなものを食べたい」という本人の思いがあるのであれば、医師と相談をして、それを叶えるためにできることはないかを考えていきます。

経口摂取を行っていない間も、口腔ケアを続けることが、味覚の維持や肺炎予防になり、好きなものを食べられることにつながっていきます（P90〜91参照）。

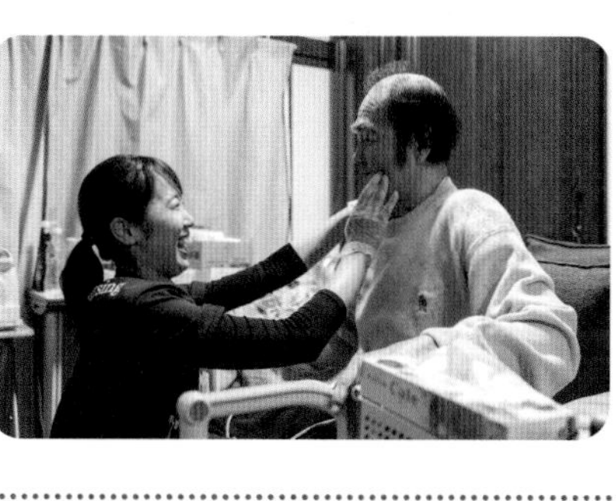

ケア

入浴のタイミングを考える

点滴が終わったタイミングか一時的に中止をして入浴を

中心静脈栄養法を行っている間でも、お風呂に入ることはできます（P107参照）。まずは、点滴を一時的に中止します（または点滴が終わったタイミングにします）。クレンメを閉じて、輸液ポンプのスイッチを切り、ヒューバー針から輸液セットのチューブを外します。アルコール綿で消毒したあと、ヘパリン生食を注入してロック。ヒューバー針を抜針し、そのまま入浴します。ヒューバー針を抜かないで入浴する場合は、刺入部が濡れないようにガーゼ＋ドレッシング剤などで少し大きくカバーして、入浴します。

お風呂に入る作業がつらいときは、手すりやシャワーチェアなどお風呂で使える福祉用具を購入して準備しておきます。

お風呂に入ることは大事な時間になることも多いです。

アセスメント

インアウト、苦痛の状況を把握する

尿と便が出ているか、点滴による苦痛はないかを確認する

中心静脈栄養法により水分や栄養が体内に入っているので、それがきちんと尿や便として出ているかを確認しておきます。

浮腫が出てきていないか（悪化していないか）、尿の回数が減っていないかなどに注意を続けるといいでしょう。トイレに行けているなら計測までしないことがほとんどですが、出ているか、どのくらい出ているかは把握しておきます。

浮腫の悪化や喘鳴（ぜんめい）があるときは、薬の過剰投与による苦痛症状かもしれません。その場合は本人または家族が医師に連絡をし、投与量の検討などを行っていきます。

アセスメント

発熱の原因を考える

その発熱は腫瘍熱か？ 感染か？ それ以外か考える

がん末期の人が発熱するときの原因は、感染か腫瘍熱なども考えられます。ほかにも血栓症、薬剤性、治療関連（術後侵襲、放射線肺臓炎、心内膜炎）、中枢熱（頭蓋内病変、てんかん発作、副腎／視床下部／下垂体機能不全、脱水）などがあります。よく観察をしたうえで医師に報告をします。

終末期の感染の場合は、尿路感染症、呼吸器感染症の頻度がもっとも高いといわれています。感染症が原因で最期のきっかけを迎える場合も多くあります。

腫瘍熱は、悪寒戦慄が少なく、感染に比して重症感が低い、間欠熱となることが多いという特徴があります。

▶感染症と腫瘍熱のときによく使われる薬*

医師から処方される薬の種類を知っておきましょう。

感染症の場合よく使われる抗菌薬

アンピシリン、セファゾリン、セフタジジム、セフェピム、セフトリアキソン、テイコプラニン

腫瘍熱の場合よく使われる薬

ナプロキセン、フルルビプロフェンアキセチル、ジクロフェナクナトリウム 、ロキソプロフェン、アセトアミノフェン、デキサメタゾン、ヒドロコルチゾン注

※感染が完全に否定できない場合は使用しない。
※長期投与は避ける。

苦痛を緩和して、本人と家族が、行きたい場所、食べたいもの、大切にしたい時間といった、希望や目標をもって過ごせるように多種職で関わっていきましょう。

よく観察とアセスメントをして、医師と相談しましょう。

参考文献　＊東北大学大学院 医学系研究科 緩和医療分野http://www.kanwa.med.tohoku.ac.jp/student/pdf/manual/2021/04.pdf（最終閲覧日：2023.2.10）

アセスメント

がん悪液質のステージを知る

がん悪液質のステージから生命予後を予測する

変わりゆくADLと症状の現状を見ているだけでなく、そこから生命予後を予測していくことは、本人が人生最期に望んでいること、家族が望んでいることを反映した医療を提供するためには、必要であり大切なことです。

生命予後の予測のために、知っておきたいのが、がん悪液質です。

がん悪液質は「通常の栄養サポートでは完全に回復することができず、進行性の機能障害に至る、骨格筋量の持続的な減少（脂肪量減少の有無を問わない）を特徴とする多因子性の症候群」と定義されています。前悪液質、悪液質、不応性悪液質の3つのステージがあり、進行した段階の不応性悪液質の治療は困難となり、予後は3か月以内と考えられています。表の臨床的な特徴と照らし合わせながら、現在のステージの見立てと予後についての予測をしていきます。

また、「栄養を入れているのになぜやせてくるのか」という本人や家族からの疑問があったときには心理的な状況、環境などに十分配慮したうえで、がん悪液質についての説明が必要になることもあるでしょう。

▶EPCRCによるがん悪液質のステージ分類[*2]

	がん悪液質		
ステージ	前悪液質（pre-cachexia）	悪液質（cachexia）	不応性悪液質（refractory cachexia）
介入	集学的な（薬物・運動・栄養・心理療法など）早期介入が必要とされる		緩和的治療を主体とする
臨床的特徴	●過去６か月間の体重減少≦５％ ●食欲不振・代謝異常	●経口摂取不良／全身性炎症を伴う	●悪液質の症状に加え、異化亢進し、抗がん治療に抵抗性を示す ●PS不良（WHOの基準でPS３または４） ●予測生存期間<３か月
診断基準		①過去6か月間の体重減少>5% ②ＢＭＩ<２０、体重減少>２％ ③サルコペニア[*1]、体重減少>2% 上記①、②、③のいずれか	

＊1：DXA（dual energy X-ray absorptiometry）、BIA（bioelectrical impedance analysis）、CT、上腕三頭筋面積などにより診断。

家族

パートナーと子どもたちに寄り添う

本人と家族だけの時間がもてているか？

家族の時間をきちんと取れているのか、友達や会いたい人に会えているのか、（そこに対して何かケアできるかどうかは置いておいて）お子さんはどういう反応をしているのか、子どもと過ごせているのか、というところに関心を寄せていきます。

看護・介護のサービスをいろいろ使うと家族に少し余裕が出てくる利点がありますが、いろいろな人が家に出入りするので、落ち着いて休める時間や、家族だけで過ごす時間が捻出できているのか確認します。

パートナーの喪失というのは、特に人生の中の悲嘆、ストレスのレベルで最も高いといわれています。家族は非常に苦しんでいたり、つらかったりすることもあると思います。たとえば、家族だけの話を聴く時間を別にとったほうがいいのか、ということも考えていきたいことです。

参考文献　＊2：『がん悪液質ハンドブック』一般社団法人日本がんサポーティブ学会他監修　http://jascc.jp/wp/wp-content/uploads/2019/03/cachexia_handbook-4.pdf（最終閲覧日：2023.2.10）

アセスメント

ADLと症状変化を予測する

予後予測指標を使って予測し、スタッフで共有する

短期的な生命予後（週単位）を予測するとき、スタッフが共有できる評価尺度が役に立ちます。代表的なのはPPI（Palliative Prognostic Index）です。これは、PPS、経口摂取、浮腫、安静時呼吸困難、せん妄の症状を点数化し、合計得点を算出して予後を予測します。

「月単位から週単位に変わってきたね」「週単位から日単位に変わってきたね」「食事の摂取量も低下してきた」ということをチームで把握しておくと、ケア内容も変わってきます。「状態がそろそろもう一段階落ちる」というときに「さらに訪問の頻度を増やさないと」「動けなくなってくるね」「ベッド入れないといけないね」「訪問入浴を頼むタイミングかもね」「経口摂取が難しくなる前にオピオイドの投与経路の選択を変えていかないと……（内服から坐剤、経皮、持続皮下注射に変えていく）」などと、先を読んでこの後の動きの計画を立て始めることができます。状態が変わってきてからでは、動けなくなることも出てくるので、本人と家族が望んでいることをできる限り叶えていくためには、このような予後予測は大変重要になります。

① PPS（Palliative Performance Scale）で、パーセンテージを確認する

%	起居	活動と症状	ADL	経口摂取	意識レベル
100	100%起居している	正常の活動が可能 症状なし	自立	正常	清明
90		正常の活動が可能 いくらかの症状がある			
80		いくらかの症状はあるが、努力すれば正常の活動が可能		正常または減少	
70	ほとんど起居している	何らかの症状があり通常の仕事や業務が困難			
60		明らかな症状があり趣味や家事を行うことが困難	時に介助		清明または混乱
50	ほとんど座位か横たわっている	著明な症状がありどんな仕事もすることが困難	しばしば介助		
40	ほとんど臥床		ほとんど介助		清明または混乱または傾眠
30	常に臥床		全介助	減少	
20				数口以下	
10				マウスケアのみ	傾眠または昏睡

② PPI生命予後の評価に用いられる基準により点数を算出する

Palliative Performance Scale	10〜20	4.0
	30〜50	2.5
	60以上	0
経口摂取量*	著明に減少（数口以下）	2.5
	中程度減少（減少しているが数口よりは多い）	1.0
	正常	0
浮腫	あり	1.0
	なし	0
安静時呼吸困難	あり	3.5
	なし	0
せん妄	あり（原因が薬物単独のものは含めない）	4.0
	なし	0

＊：消化管閉塞のため高カロリー輸液を施行している場合は0点とする

③ PPIのスコア（合計点数）から予後を予測する

1．カットオフ値を用いる場合

得点	予測される予後
6.5点以上	21日以下（週単位）の可能性が高い
3.5点以下	42日以上（月単位）の可能性が高い

資料：https://www.jspm.ne.jp/guidelines/glhyd/2013/pdf/01_02.pdf

ケア

介護ベッドの導入タイミングを計る

要介護2以上でないとベッドレンタルは難しい？

ADLが落ちてくると、起きている時間が減ってきます。そのような傾向が見えてきたら、早めに介護ベッドを入れることを提案します。介護ベッドはツーモーター、スリーモーターなど種類があり、ベッドマットもエアマットや自動体位変換機能が付いているものなど、さまざまありますので、福祉用具専門相談員に相談し、本人のADLに合わせて選ぶようにします。

介護ベッドは、要介護2以上でないと介護保険を利用してのレンタルができないことが原則です。もしも現在要介護1以下である場合は、認定の区分変更もしくは「軽度者への福祉用具の例外給付」の申請を検討することもあります。認定調査の結果待ちで介護ベッドのレンタルが間に合わない、ということにならないように、手前手前で予測をして動くことが大事です。

ケア

オムツの用意は慎重に

本人の思いを大切にしながら一緒に考える

トイレや清潔については、尊厳に関わることです。「最後までトイレに行きたい」という希望をもつ人はたくさんいます。その思いを大切にしながら、本人も家族（介護者）も安全に排泄できる方法を一緒に考えていきましょう。

排泄については、本人から「トイレのことで困ってきた」というような話が出たときや、「困っていそうだな」というシーンで本人が「実は」と悩みを語ってくれたタイミングで相談していくこともひとつの方法です。「ポータブルトイレというのがあるので、夜だけでもそれを使いますか？」「リハビリパンツというのを使うことが多いのですが、そういうのを試してみますか？」「使わなくてもいいので、用意だけでもしておきますか？」などと、使えそうな方法を提案しながら、本人の意向を確認していくとよいでしょう。とても繊細なことなので、本人に配慮しながら現場の判断で行っていくようにしましょう。

家族からの相談には意向を確認しながらていねいに対応する

家族からオムツについての相談があったときは、「用意するだけしておいてもいいかもしれないですが、どうしますか？」などと伝えて、家族の意向を確認しましょう。症状が進むスピードが速いときであれば、「もしも今後困りそうなら、リハビリパンツを1袋買っておいてもいいかもしれないです。テープ式のオムツもありますから、それも準備しておく方法もあります」などと伝えましょう。

ポータブルトイレもいろいろな種類がある。これは肘掛けが便座の高さまで下げられるタイプのポータブルトイレ。[(a)]

(a)ポータブルトイレ座楽ラフィーネ（パナソニックエイジフリー）

事例
4

退院してくる下肢に傷がある63歳の女性

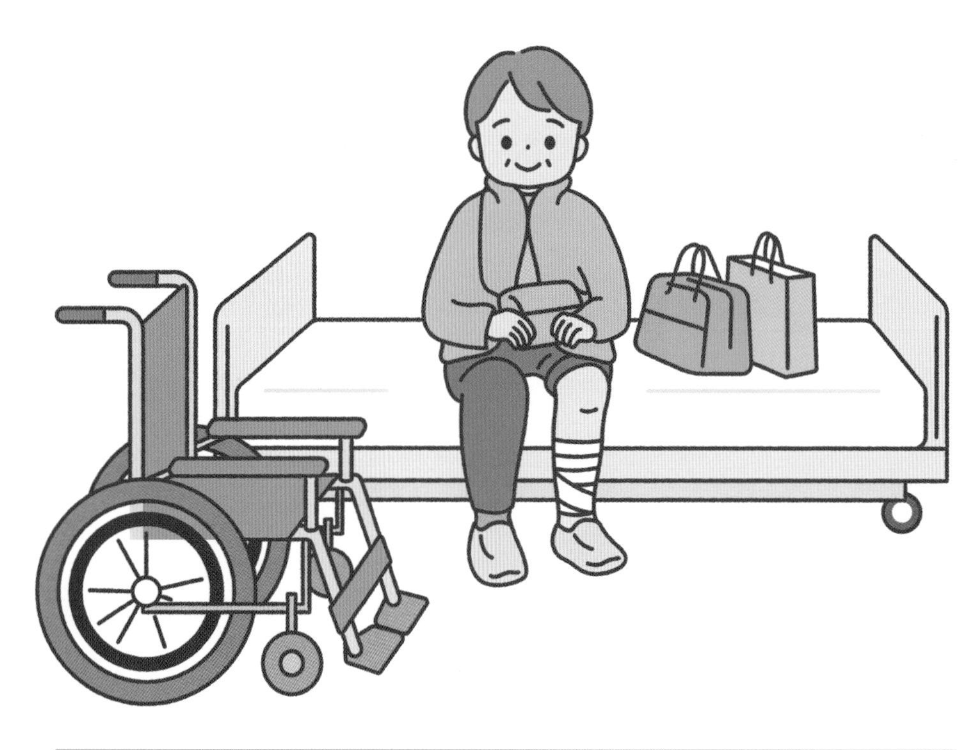

蜂窩織炎による発熱で入院した、一人暮らしの合田美由紀さん（仮名）。63歳。下肢動脈閉塞（閉塞性動脈硬化症）があるも治療拒否して今に至る。下肢に傷があり、洗浄+ゲーベン+ガーゼの連日処置が必要。ADLは車椅子。手すりにつかまればなんとか歩ける。入院している病院のソーシャルワーカーから、退院後の支援のために連絡があった。

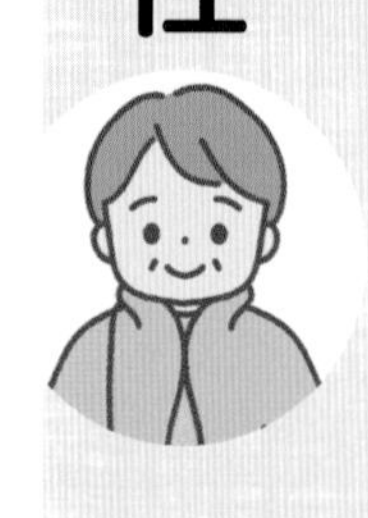

ケア

発熱・感染再燃の場合の対応を確認する

家で治療か、病院へ行くかなど対応方法を医師に相談しておく

感染の再燃や発熱があった場合の段取りを、事前に主治医に確認しておきます。たとえば、一旦、抗生剤での治療を家でするのか、主治医の病院まで連れていくのか、ということを相談しておきます（土日や祝日の場合はどうするのか、ということも相談しておきます）。一気に熱が出て、敗血症になるなど命に関わることもあるので、救急での搬送時には、入院していた病院が受け入れてくれるのか、ということも、退院時に確認をしておけるといいでしょう。

蜂窩織炎の傷の感染とチームの戦いです！

アセスメント

病気の背景を知る

なぜ下肢動脈閉塞の治療を拒否していたのかも確認する

下肢動脈閉塞になった背景には、生活習慣病（糖尿病・高血圧・動脈硬化）などがある可能性が高いため、今までの生活習慣、既往歴、治療歴などの把握が必要です。また、下肢動脈閉塞の治療を拒否していた理由は何かを知ることも重要です。症状が乏しかった、受診が大変だった、病院が嫌い、セルフネグレクトなどの可能性もあるため、本人の話をじっくり聴きます。

蜂窩織炎になった理由として、清潔が保たれていないという可能性もあります（P58参照）。また、糖尿病などがある場合は、末梢神経障害などにより傷や痛みに気づきにくく発見が遅れるということもあるため、生活状況や本人の認識・病識の確認をていねいに行っていきましょう。

保険

毎日訪問できるか考える

入れるのはひと月14日のみ。それ以外の日をどうする？

合田さんの場合は、「退院直後で週4日以上の頻回な訪問看護の必要を認めた場合」という交付要件に該当するため、担当医から特別訪問看護指示書（P28参照）が交付されます。その枚数は1枚。医療保険を使った訪問看護を毎日行えるのは、交付からひと月最大14日間までのみとなります。残りの日数のケアはどうするかを考えます。

下肢動脈閉塞（閉塞性動脈硬化症）がある合田さんは、要介護認定における16種類の特定疾病（P25参照）に該当するため、65歳未満でも介護保険の利用が可能です。

このように、医療保険や介護保険で使える時間や日数が限られるなか、どうやって本人のケアを達成していくのか考えなくてはいけないときがあります。インフォーマルなサービスにも注目をし、情報収集しながら、ケアの方法を考えていきます。

個人因子

生活習慣や友人などのリソースを把握する

傷の手当ての取り組みを、環境や頼れる人たちから考える

本人の生活習慣で感染のリスクも変わってくるため、毎日どんなふうに過ごしているのか、家の環境はどうか、傷に対して本人はどこまで取り組めるのか、ということは確認しておく必要があります。

同居している家族がいる場合は、家族がどこまで傷の手当てをできそうなのかを確認します。できそうな場合は、家族に指導をしたうえで、訪問看護師が週1回入るだけでも大丈夫かもしれません。合田さんの場合は、一人暮らしなので、自分でも処置ができそうかどうかを見極めることも必要です。さらに近隣の方や友人で協力してくれる人がいれば、同様に訪問看護の回数を減らすことができるかもしれませんし、生活面でのサポートも期待できるかもしれません。

費用

自己負担額を考える

介護保険と医療保険のどちらで訪問するかで、費用は変わる

たとえば、傷の処置のために30分だけ訪問したとき、医療保険を使うか介護保険を使うかで、自己負担額は異なります。つまり、訪問看護を、医療保険で利用するときと介護保険で利用するときでは、自己負担額やひと月の支払い限度額が変わってきますので、事前に本人に説明をする必要があります。

訪問看護を医療保険で利用する場合は、かかった医療費の1～3割（年齢や所得などにより変わります）が自己負担額となります。ひと月の支払い限度額はありません。介護保険で利用する場合は、利用金額の原則1～3割負担（所得により変わります）となります。ひと月の支払い限度額があり、要介護度により変わってきます。

費用

高額医療費制度を紹介する

費用負担を軽減することができる公的な制度を紹介する

医療費がかさむ人には、高額医療費制度を紹介します。医療機関や薬局の窓口で支払った額が、ひと月（月の初めから終わりまで）で限度額を超えた場合は、その超えた金額を支給する制度です。上限額は年齢や所得によって変わります。

ひとつの医療機関で支払った額のみでなく、別の医療機関でも支払った額を合算できることも伝えます。

また、1年間（毎年8月1日から翌年7月31日）の医療保険と介護保険の自己負担の合算額が基準額を超えた場合は、その超えた金額を支給する高額介護合算療養費制度についても紹介しましょう（P210参照）。

保険

要介護認定レベルを確認する

介護認定がまだの場合は地域包括支援センターで相談を

介護認定を受けていない場合は、本人に介護保険についての説明をしたうえで、地域包括支援センターに連絡をして介護認定を進めてもらいます。要介護度が決まったら、使えるサービスの種類や介護保険を使える限度額を確認します（P198参照）。

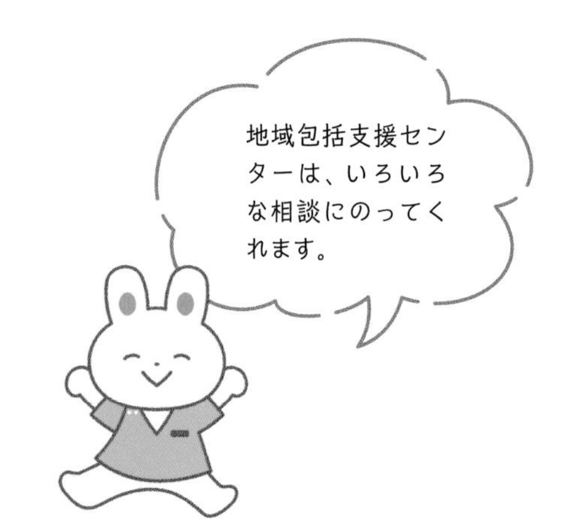
地域包括支援センターは、いろいろな相談にのってくれます。

保険

使えるサービスを検討する

傷の手当てをしてもらえるチャンスを探す

ケアマネジャーと一緒に、介護保険で使える限度額までで、どのような支援ができるかを考えます。

もしも、ホームヘルパー*を利用するなら、訪問時に傷のガーゼを替えてもらえると、訪問看護は2日に1回でよいかもしれません。看護師がいるデイサービスを利用するなら、入浴時に傷の処置のお願いをできるかもしれません。このように、利用するサービスの中で傷の手当ての協力を得られないか考えながら提案し、相談していきます。

また、車椅子で過ごすことも多くなるため、合田さんがより過ごしやすい車椅子がないか、玄関には手すりが必要ではないかなど、福祉用具に関しての見直しも、福祉用具専門相談員にも相談しながら行います。

*同居している人がいる場合、ホームヘルパーによる生活支援は受けられませんが、一人暮らしの場合は生活支援と身体介護の両方を受けることができます

保険

住宅改修制度を紹介する

住宅改修工事にも介護保険が使える

車椅子で生活する時間が増えると、安全のためにも、家の中の段差を解消したり手すりをつけたりなど、住宅を改修したい部分が出てくるかもしれません。

介護保険には、要支援1・2、要介護1以上の認定を受けた人が使える住宅改修制度があります。住宅改修の対象となる種目があり、改修費用の9割または8割が補助されます。ただし、一生で使える限度額がありますので、住宅改修制度を紹介する際には、この点を本人によく説明します（P79参照）。

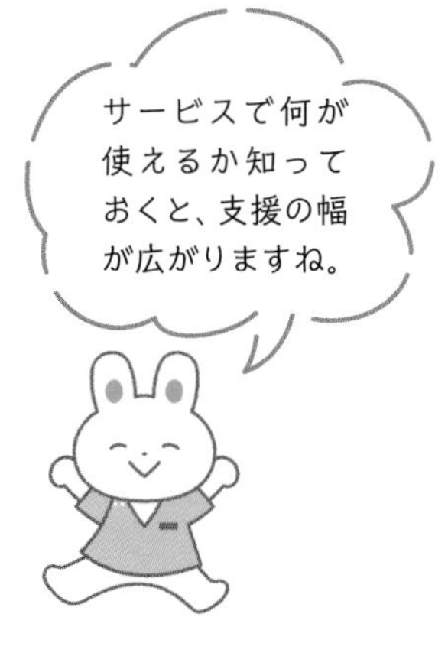
サービスで何が
使えるか知って
おくと、支援の幅
が広がりますね。

ケア

訪問の時間について相談する

ほかのサービスと連続させることもある

本人が利用している介護サービスと、自分たちが行う訪問看護の時間がかぶらないように訪問することが基本です。ただし、多職種連携の観点から計画的に連続するように訪問することはあります。

たとえば合田さんの場合、ホームヘルパーとケアマネジャーと3者で相談をし、「ホームヘルパーによる入浴介助が終わったあとすぐに訪問看護師による傷の処置ができるといいね」ということになれば、ホームヘルパーが訪問する時間に連続して訪問看護が入るという計画を立てる場合もあります。多職種が連携していくことで、このようなよりよいケアにつながっていくことが、望まれることです。

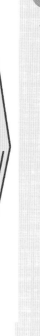

人工呼吸器使用の3歳の重症心身障害児

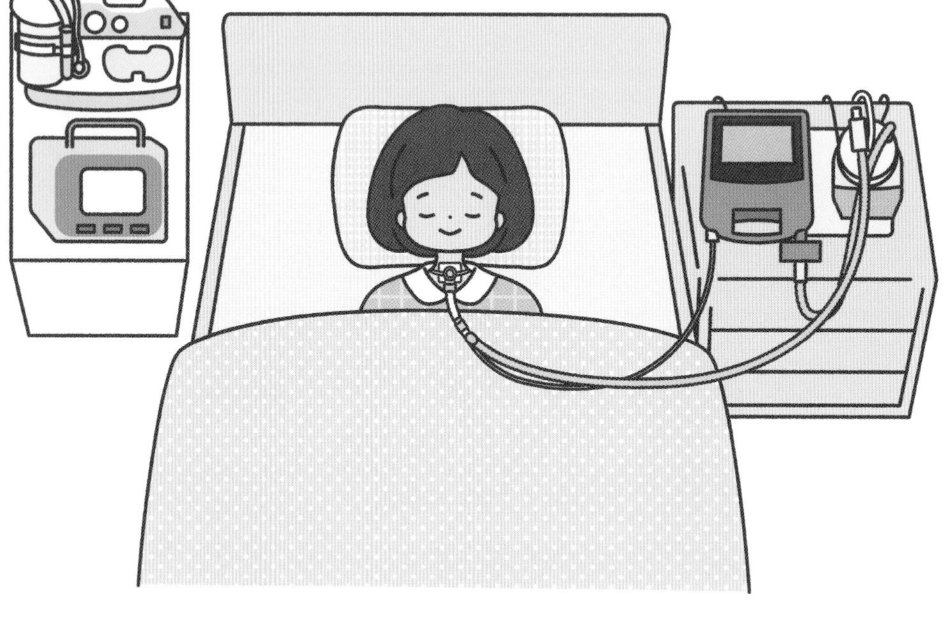

先天性の疾患により、気管切開で人工呼吸器を常時使用している重症心身障害児の村上由那さん（仮名）。3歳。胃瘻を造設している。2か所の訪問看護ステーションで介入している（看護の提供とリハの提供が別々）。

アセスメント

重症児の「大島分類」を知る

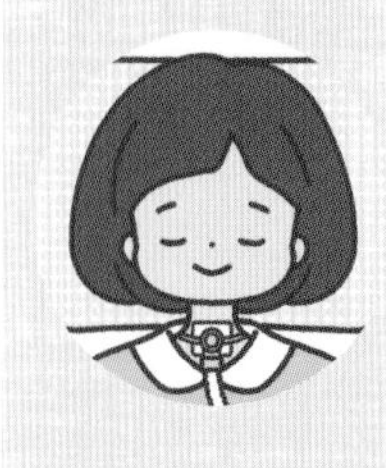

多職種での共通言語としても「大島分類」での判定は大事

重症心身障害児は、重度の知的障害および重度の肢体不自由が重複した状態（重症心身障害状態）にある子どもをいいます。具体的には「大島分類」（P221参照）で判定されるのが一般的です。なお、重症心身障害児というのは、医学的診断名ではなく、児童福祉法上の定義で、18歳以上の人も含めて「重症心身障害児（者）」といいます。

また、診療報酬における超重症児（者）・準超重症児（者）の判断基準も知っておきましょう。

なお、日常生活を送るのに、何かしらの医療ケア（人工呼吸管理、吸引、経管栄養による注入など）が必要な18歳未満の子どものことを「医療的ケア児」といいます。

大島分類

元東京都立府中療育センター院長大島一良博士により考案された、重症心身障害児(者)を判定する方法。

					(IQ)
20	22	23	24	25	80
20	13	14	15	16	70
19	12	7	8	9	50
18	11	6	3	4	35
17	10	5	2	1	20
走れる	歩ける	歩行障害	すわれる	寝たきり	0

- 1～4に入るものが重症心身障害児(者)
- 5～9は重症心身障害児の定義には当てはまりにくいが、①絶えず医学的管理下に置くべきもの　②障害の状態が進行的であると思われるもの　③合併症があるものが多く、「周辺児」と呼ばれている。

参考文献　在宅重症心身障害児者支援者育成研修テキスト　公益社団法人日本重症心身障害福祉協会　https://jushojisha.jp/wp-content/themes/jyusho/images/kenshu_text.pdf
https://www.jstage.jst.go.jp/article/ninchishinkeikagaku/23/2/23_45/_pdf/-char/ja
https://www.mhlw.go.jp/file/06-Seisakujouhou-12200000-Shakaiengokyokushougaihokenfukushibu/0000180993.pdf
https://www.mhlw.go.jp/file/05-Shingikai-12601000-Seisakutoukatsukan-Sanjikanshitsu_Shakaihoshoutantou/0000096740.pdf(最終閲覧日：2021.2.10)

知っておきたい

超重症児(者)・準超重症児(者)の判断基準

以下の各項目に規定する状態が6か月以上継続する場合[*1]**に、それぞれのスコアを合算する。**

1 運動機能：座位まで			
2 判定スコア	**(スコア)**		
(1) レスピレーター管理[*2]	＝10	(8) 経口摂取(全介助)[*3]	＝ 3
		経管(経鼻・胃ろう含む)[*3]	＝ 5
(2) 気管内挿管・気管切開	＝ 8	(9) 腸ろう・腸管栄養	＝ 8
(3) 鼻咽頭エアウェイ	＝ 5	持続注入ポンプ使用(腸ろう・腸管栄養時)	＝ 3
(4) O_2吸入または $SaO_2$90%以下の状態が10%以上	＝ 5	(10) 手術・服薬にても改善しない過緊張で、発汗による更衣と姿勢修正を3回以上／日	＝ 3
(5) 1回／時間以上の頻回の吸引	＝ 8	(11) 継続する透析(腹膜灌流を含む)	＝10
6回／日以上の頻回の吸引	＝ 3	(12) 定期導尿(3回／日以上)[*4]	＝ 5
(6) ネブライザ 6回以上／日または継続使用	＝ 3	(13) 人工肛門	＝ 5
(7) ＩＶＨ	＝10	(14) 体位交換 6回／日以上	＝ 3

［判定］　1の運動機能が座位までであり、かつ、2の判定スコアの合計が25点以上の場合を超重症児(者)、10点以上25点未満である場合を準超重症児(者)とする。

合計　　　　　点

＊1：新生児集中治療室を退室した児であって当該治療室での状態が引き続き継続する児については、当該状態が1か月以上継続する場合とする。ただし、新生児集中治療室を退室した後の症状増悪、または新たな疾患の発生についてはその後の状態が6か月以上継続する場合とする。　＊2：毎日行う機械的気道加圧を要するカフマシン・NIPPV・CPAPなどは、レスピレーター管理に含む。　＊3：(8)(9)は経口摂取、経管、腸瘻・腸管栄養のいずれかを選択。　＊4：人工膀胱を含む。

保険

訪問の回数を考える

医療保険による週４日以上 1日複数回の訪問が可能

村上さんは、医療保険による訪問看護が可能な疾病（別表第7）の「人工呼吸器を使用している状態」に当たります（P25参照）。週４日以上、１日に複数回の訪問が可能で、最多で３か所の訪問看護ステーションが訪問看護を行えるなど特例があります。同時に特別管理加算の対象者（別表第8）の「在宅気管切開患者指導管理を受けている状態にある者」「在宅成分栄養経管栄養法指導管理を受けている状態」にも当たり、同様の特例を受けることができます（P26参照）。

３か所の訪問看護ステーションが入るときは、7日／週の計画的な訪問が必要なので注意！

保険

緊急訪問看護加算について考える

ほかのステーションが訪問した日でも算定できる？

たとえば、別表第7（P25参照）の特例を使って、もう1か所、リハビリに強い訪問看護ステーションと本人が契約する、などということもあります。ここで気をつけたいのが、1日に2～3か所の訪問看護ステーションが訪問を行ったときでも、訪問看護療養費を算定できるのは1か所の訪問看護ステーションのみになるということです。

ただし、「24時間対応体制加算の届出」を行っているなど、緊急訪問看護加算を算定できる要件を満たしている訪問看護ステーションの場合は、ほかの訪問看護ステーションが訪問を行った日であっても、緊急の訪問に入った場合は、「緊急訪問看護加算」を算定することができます。この「24時間対応体制加算の届出」は、一人の人が契約している訪問看護ステーションの中から1か所のみしかできないため、それぞれの訪問看護ステーションが持ち回りで算定をしたりすることで、「緊急訪問看護加算」を算定できる機会をできるだけ平等にもとう、という考え方で連携しているケースも多々あります。なお、この場合、オンコールは「24時間対応体制加算の届出」を行っている訪問看護ステーションが担当することになるでしょう。

2～3か所の訪問看護ステーションが一人の人と契約した場合は、スムーズで質の高いケアを行うために協議する時間をもつことになる、ということは覚えておきましょう。

大抵の訪問看護ステーションは、「24時間対応体制加算の届出」は出していますね。ステーション同士で事前に決めておくことが安心な体制づくりにつながります。

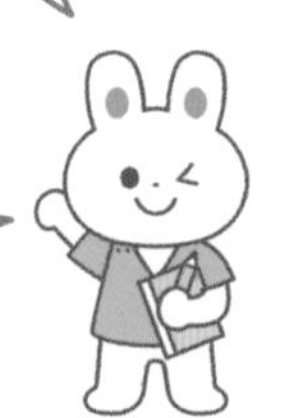

ステーション同士で計画書、報告書などを共有し、顔の見える関係づくりをしましょう。

指示書

指示書への記載漏れに注意する

記載を忘れてしまうと計画が実行できないので気をつける

訪問看護指示書（P27参照）には、リハビリの予定や、人工呼吸器などの医療機器を使っていることを記すための欄があります。せっかくケアの計画を立てていても、医師に書いてもらう訪問看護指示書で抜けてしまっていると、計画を実行することができなくなります。抜けがないようにしっかりと確認をします。

▶訪問看護指示書

（別紙様式１６）

訪　問　看　護　指　示　書
在宅患者訪問点滴注射指示書

※該当する指示書を○で囲むこと

訪問看護指示期間（令和　年　月　日　～　年　月　日）
点滴注射指示期間（令和　年　月　日　～　年　月　日）

患者氏名		生年月日　明・大・昭・平　年　月　日（　歳）
患者住所		電話（　）　－
主たる傷病名	（１）　（２）　（３）	

現在の状況（該当項目に○等）		
病状・治療状態		
投与中の薬剤の用量・用法	１．　２．　３．　４．　５．　６．	
日常生活自立度	寝たきり度	Ｊ１　Ｊ２　Ａ１　Ａ２　Ｂ１　Ｂ２　Ｃ１　Ｃ２
	認知症の状況	Ⅰ　Ⅱａ　Ⅱｂ　Ⅲａ　Ⅲｂ　Ⅳ　Ｍ
要介護認定の状況		要支援（１　２）　要介護（１　２　３　４　５）
褥瘡の深さ		ＤＥＳＩＧＮ分類　Ｄ３　Ｄ４　Ｄ５　ＮＰＵＡＰ分類　Ⅲ度　Ⅳ度
装着・使用医療機器等	１．自動腹膜灌流装置　２．透析液供給装置　３．酸素療法（　ｌ／min） ４．吸引器　５．中心静脈栄養　６．輸液ポンプ ７．経管栄養（経鼻・胃瘻：サイズ　、　日に１回交換） ８．留置カテーテル（部位：　サイズ　、　日に１回交換） ９．人工呼吸器（陽圧式・陰圧式：設定　） 10．気管カニューレ（サイズ　） 11．人工肛門　12.人工膀胱　13.その他（　）	

留意事項及び指示事項
Ⅰ　療養生活指導上の留意事項

Ⅱ１．リハビリテーション
　２．褥瘡の処置等
　３．装着・使用医療機器等の操作援助・管理
　４．その他

在宅患者訪問点滴注射に関する指示（投与薬剤・投与量・投与方法等）

制度

障害児のサービスを知る

公的に使えるサービスと補装具費支給制度を知っておく

障害児支援サービスには大きく分けて3つあります（左表参照）。また、補装具を必要とする障害者、障害児、難病患者等に対する補装具費支給制度もあります。これ以外にも、都道府県ごとの支援事業もあります。たとえば、東京都の場合は、週1回の看護師による訪問看護、年1回の医師等による訪問健康診査・療養相談を無料で受けることができます。本人が住んでいる都道府県に確認をします。

▶おもな障害児への支援サービス

① 障害児通所支援（市区町村担当）
児童発達支援、医療型児童発達支援、放課後等デイサービス、居宅訪問型児童発達支援、保育所等訪問支援

② 相談支援（市区町村担当）
児童発達支援

③ 障害児入所支援（都道府県）
福祉型障害児入所施設、医療型障害児入所施設

対象となる児童

- 身体障害者手帳、愛の手帳（療育手帳）または精神障害者保健福祉手帳を所持している児童で、通所による療育等の支援が必要な18歳未満の児童
- 医師から通所による療育等の支援が必要であると判断された18歳未満の児童
- 難病患者の方（18歳未満の児童）

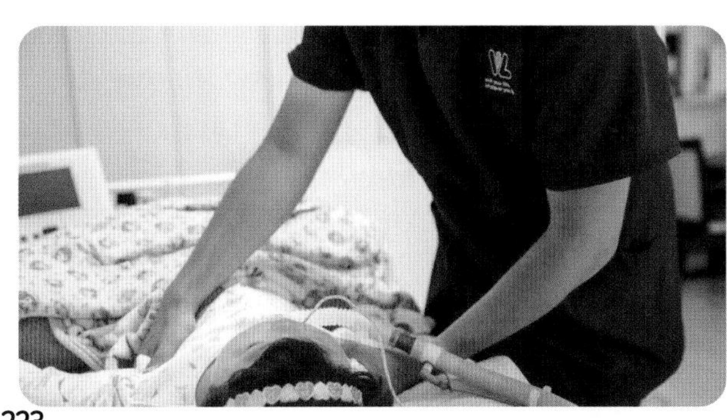

制度

助成制度や公的な支援などを知る

医療費、薬剤費、補助具、医療機器などへの助成や支援

都道府県ごとに、心身障害者医療費助成制度（マル障）がありますので、本人と家族に紹介しましょう。申請すると、医療保険の対象となる医療費、薬剤費などが助成対象となります。

保健所では、重症心身障害児など長期的な在宅ケアが必要な人への相談を受け付けていることを家族に紹介します。人工呼吸器、吸引器、吸入器など在宅医療への支援や、療養環境の調整、市へ提出する災害時個別支援計画書の作成支援なども行っています。

また、都道府県や市区町村にある心身障害者福祉センターは、補装具の処方・適合判定、身体障害者手帳および愛の手帳の交付などを行っています。

アセスメント

発達評価スケールを使う

発達状態を把握しながら多職種でケアを続ける

心身障害児の発達状況を把握するための検査がいくつかあります。なかでもよく知られているのは、遠城寺式乳幼児分析的発達検査とＫＩＤＳ乳幼児発達スケールです。このような検査を使って心身障害児の発達状況を把握しながら、日々のケアを行っていくといいでしょう。

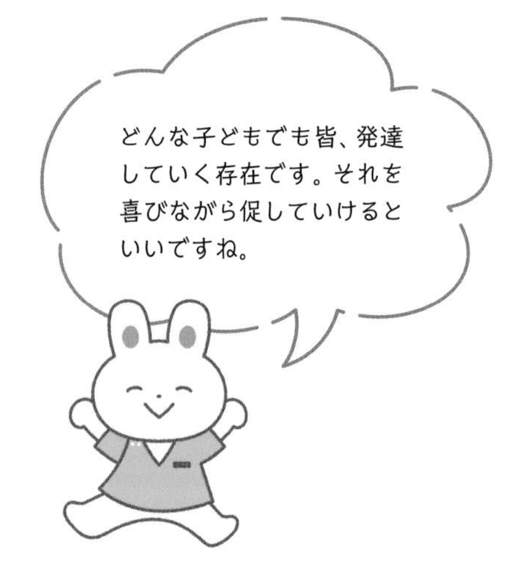

どんな子どもでも皆、発達していく存在です。それを喜びながら促していけるといいですね。

▶子どもの発達を知るためのスケール

子どもの発達を知り、基礎資料とするためのスケールです。

遠城寺式乳幼児分析的発達検査

発達の傾向を全般にわたって分析し、その子の発達の個性を見出すことを目的とした検査。特に心身障害児の発達状況を比較的簡単に検査し、発達グラフから発達障害の部位を把握できる。適用年齢は０か月～４歳８か月（※あくまでも通常発達摘要年齢の範囲となりますのでこの年齢に限らず使用できる）。[a]

KIDS乳幼児発達スケール

９つの領域について乳幼児の自然な行動全般から発達状況を短時間に実施・測定できる。全国38都道府県の乳幼児6,000名によって標準化された新しい検査。対象は０歳１か月～６歳11か月の幼児。[b]

参考文献　(a)『遠城寺式・乳幼児分析的発達検査法　解説書』遠城寺宗徳著（慶應義塾大学出版会）　(b)『KIDS 乳幼児発達スケール』三宅和夫監修 大村雅男、高嶋正士、山内茂、橋本泰子編集（発達科学研究教育センター）

ケア

呼吸ケアと口腔ケアを行う

子どもの自己表現や自己実現のために！

重症心身障害児にとって呼吸障害に対する健康管理は、生命の維持機能を保つだけでなく、子どもたちの自己表現や自己実現を援助するという目的をもっています。「呼吸や食事といった生活の基盤が安定すると、子どもたちは本来の力を発揮できる」ということがわかってきています。

訪問看護師も訪問時には、呼吸のフィジカルアセスメントを参照し、呼吸理学療法的な活動を行うようにします。呼吸筋（横隔膜や肋間筋など）や胸郭の広がりを育てていくような活動となります。同時に、誤嚥性肺炎を予防するためにも、看護師ができる口腔ケアを取り入れ、指や歯磨きの刺激に慣れてもらい、口の清潔を保ち、口腔の発達も促すようにします（P90～91参照）。

ケア

五感への入力と出力を行う

遊びを取り入れながら感覚への入力や刺激を行う

冷たい、温かい、暑い、寒い、ちょっとピリピリする、ザラザラするといった感覚や、音、光などによる刺激などが大脳や小脳に入っていくことで、子どもたちは発達していきます。感覚への入力や刺激は、遊びを取り入れながら行っていくのがよいでしょう。

たとえば、コミュニケーションが取れないと思っていた子をよく観察していたら指が少しだけ動くので、タブレット型端末のアプリにあるドラムでの遊び方を伝えたところ、指を使って遊んでくれるようになったということもあります。このようなことが起こると、ここからコミュニケーションを取っていけないかと試してみたりしているうちに、どんどん表現が増えていくこともあります。

味覚も育てていると発達していき大脳が活性化する

味覚も、嚥下や飲み込みができるかできないかも含めてですが、味わうとか、甘い、冷たいとか、ちょっと苦いといった味覚を育てていると、発達していき、大脳も活性化していきます。すると、「ずっと寝ているだけに見えたけど、昼は起きられるようになったね」「覚醒度が上がって伝えようとしている感じが出てきたね」などと変わってくることがたくさんあります。発達支援の重要性を忘れずに、訪問看護師ができることを探していきましょう。

視覚	光や色など目から入る刺激
聴覚	声や音楽、音など耳から入る刺激
嗅覚	食べ物の香りやアロマの香りなど鼻から入る刺激
味覚	甘い、すっぱいなど舌を通して入る刺激
触覚	ザラザラ、ツルツルなど触れることで入る刺激

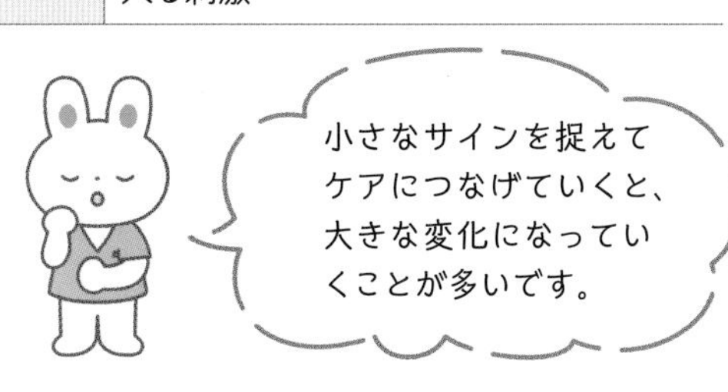

小さなサインを捉えて
ケアにつなげていくと、
大きな変化になってい
くことが多いです。

ケア

胃瘻ケアでお腹を育てる

医師と相談をし、両親と同じものを食べてみる

胃瘻からは、栄養剤を食べるだけでなく、お父さんやお母さんが食べるものと同じものをミキサーで液状にして食べることも、段々と増やしていくことが多いです。これには、成長していく段階で、お腹も育てるという目的があります。お腹の中には多種類の細菌が棲んでいるので、制限がなければ、いろいろなものを食べて育てていきます。もちろん医師と相談をしてから始めて、段階を踏んでいきます（P94〜99参照）。

ケア

気管切開のケアを行う

気管切開孔の状態を訪問時に確認する

日々の気管切開孔のケアは家族（介護者）が行うため、その方法を家族（介護者）に伝えます（P160〜165参照）。訪問時には気管カニューレと肌の間にあるYガーゼを取り替え、Yガーゼに付着した痰などの分泌物の量や性状を観察します。さらに気管切開孔の皮膚の状態を確認し、出血やただれ、肉芽などが気になるときは医師に報告をします。

家族とともに吸引を行う

気管切開により嚥下機能が低下するため、気管に流れ込んだ唾液を頻回に吸引する必要があります。吸引は、医師、看護師のほかに、本人、家族、喀痰吸引等研修を受けた介護職や教職員（ただし一定の条件下における）も行うことができます。吸引の方法は再確認をしておきましょう（P150〜151参照）。気管粘膜の損傷を防ぐために気管カニューレ内のみが安全ですが、子どもによっては気管カニューレの先端から0.5〜1㎝くらい先のところに痰が溜まりやすかったり、かなり奥までの吸引が必要だったりすることもあります。その場合は、医師の指示により適切な処置を行います。

なお、気管カニューレの自己抜去が起きたときの対策を、医師、家族と相談しておくことも重要です。

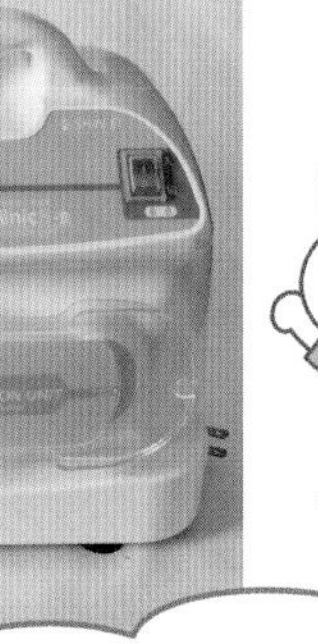

在宅で使いやすい小型卓上吸引器。[a]

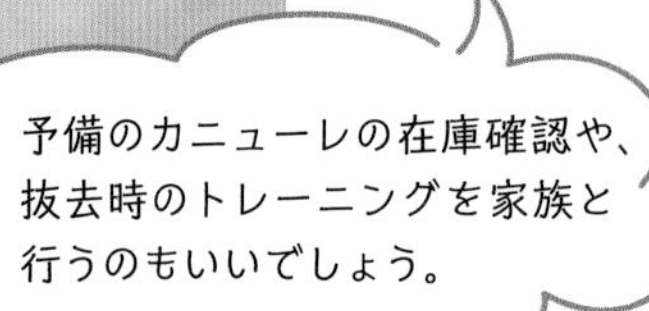

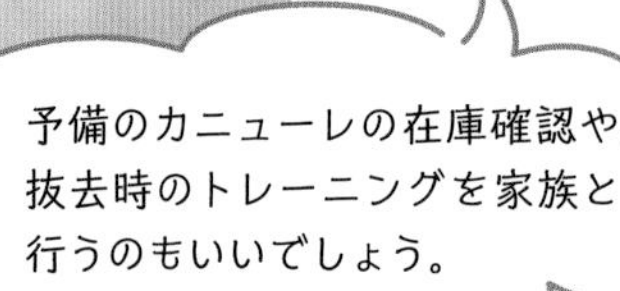

予備のカニューレの在庫確認や、
抜去時のトレーニングを家族と
行うのもいいでしょう。

(a) ミニックS-Ⅱ（新鋭工業）

ケア

排痰補助装置を使う

咳をアシストする機器で気管をクリアにする

気道内にある痰などの分泌物を排出したいときに役立つのが、排痰補助装置です。気道に高い陽圧を加えて（肺に空気を送り出して）肺を広げたあと、陰圧に切り替えることで、分泌物を排出（喀出）させます。気管切開人工呼吸のチューブに接続して使用することもできます。

装置によっては、在宅で使用するときに保険が適用されます。

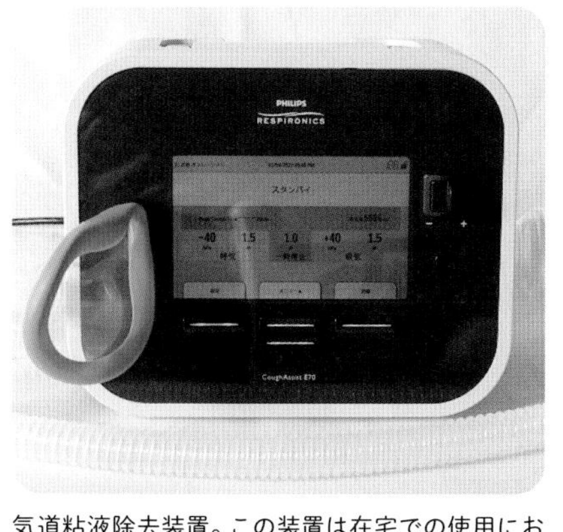

気道粘液除去装置。この装置は在宅での使用においては保険適用となる。(a)

ケア

人工呼吸器をよく知る

人工呼吸器の設定が変わっていないかなど確認する

人工呼吸器にもいろいろな種類があるため、本人が装着している呼吸器の使い方を理解しておきます。訪問時には、設定条件、呼吸器を装着中の呼吸の設定が合っているか、ファイティング（呼吸器と自発呼吸がぶつかり合って咳き込んだりする）はないか、自発呼吸と人工呼吸の割合、1回換気量、加湿の状態など、機械の作動状況と子どもの呼吸状態の観察を行うことが重要です。夏や冬などは気圧や外気との温度差によりホース内の結露ができやすく、加湿の対処が必要なこともあります。

加温加湿器を取り付けた人工呼吸器。(b)

報告書

リハビリの報告書を確認する

リハビリ職は訪問看護報告書に添付する書類を作成する

訪問看護でリハビリ職の人がリハビリを行った場合は、別紙「理学療法士、作業療法士又は言語聴覚士による訪問看護の詳細」を、訪問看護報告書（P30参照）に添付しなくてはなりません。リハビリを担当した人に記載をお願いします。

▶理学療法士、作業療法士又は言語聴覚士による訪問看護の詳細

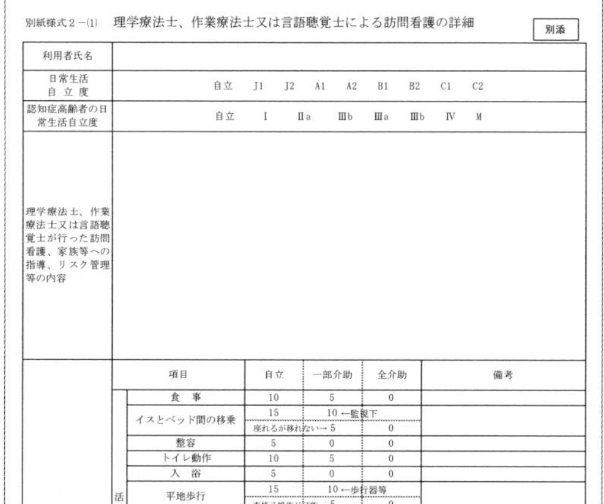

別紙様式２－(1)　理学療法士、作業療法士又は言語聴覚士による訪問看護の詳細　　別添

利用者氏名	
日常生活自立度	自立　J1　J2　A1　A2　B1　B2　C1　C2
認知症高齢者の日常生活自立度	自立　Ⅰ　Ⅱa　Ⅱb　Ⅲa　Ⅲb　Ⅳ　M
理学療法士、作業療法士又は言語聴覚士が行った訪問看護、家族等への指導、リスク管理等の内容	

	項目	自立	一部介助	全介助	備考
活動	食事	10	5	0	
	イスとベッド間の移乗	15	10 ←監視下		
		座れるが移れない→ 5		0	
	整容	5	0	0	
	トイレ動作	10	5	0	
	入浴	5	0	0	
	平地歩行	15	10 ←歩行器等		
		車椅子操作が可能→ 5		0	

(a) カフアシストE70（フィリップス　ジャパン）　(b) クリーンエアASTRAL（フクダ電子）

ケア

入浴方法やベッドサイド環境を工夫する

家族と一緒に工夫をしながら入浴をしたり、整頓したりする

訪問看護師は、本人の家族と一緒に人工呼吸器を装着しながらでも入浴できる方法や、ベッドサイドに必要な機器や医療品の整頓の方法などを考えていきます。工夫している家族も多く、現場で学ぶこともよくあります。

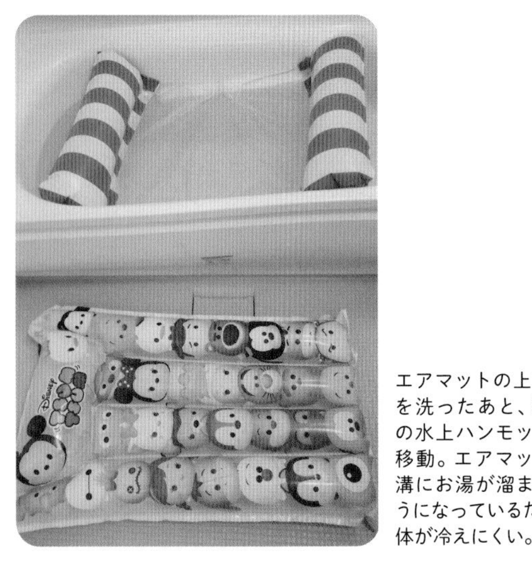

エアマットの上で体を洗ったあと、浴槽の水上ハンモックへ移動。エアマットの溝にお湯が溜まるようになっているため、体が冷えにくい。

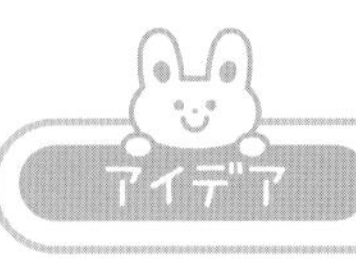

アイデア

訪問看護ステーションでの取り組み「自宅ケア環境資料集」

現場で出会った、本人や家族の生活の中での工夫を「ウィル訪問看護ステーション」のスタッフたちがまとめた「自宅ケア環境資料集」についてお伝えします。

実際に訪問看護師が、医療機器使用の必要な障害をお持ちの方のご自宅を訪問したときに、本人や家族が、安価で汎用的なモノをクリエイティブに活用してつくっている生活環境を写真に撮り、その工夫の特徴のコメントを入れてまとめられたのが、「自宅ケア環境資料集ver1.0～お風呂やベッドサイド」*です。

「自宅での療養生活にはさまざまな創意工夫があるけれど、そういった工夫を体系的に学ぶチャンスはなく、でもこれらの工夫を知っておくと、次に困っている人のケアに役立つはず」という思いから、この資料集を制作したと、岩本大希氏（ウィル訪問看護ステーション代表）は語ります。「“当事者の皆様の知恵”をシェアしていくことが目的です。これにより当事者の療養生活環境がよりよくなるためのお手伝いを、訪問看護師や訪問リハビリスタッフ、病院の退院調整看護師・医療ソーシャルワーカーたちができるきっかけになるといいなと思っています」。

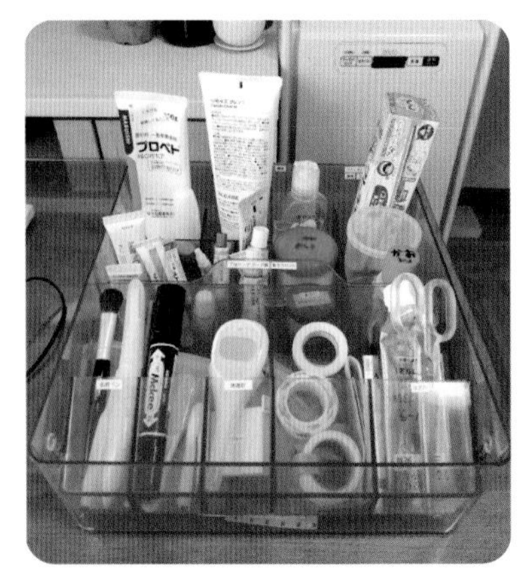

ケアに使用する物品を小物入れにセット。ラベルシールが貼ってあるので、誰が使用しても定位置に戻せる。

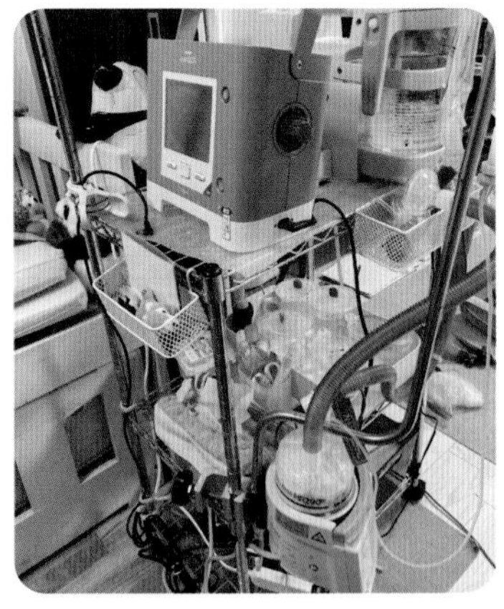

人工呼吸器や吸引器、吸引セットなどをワゴンにひとまとめ。

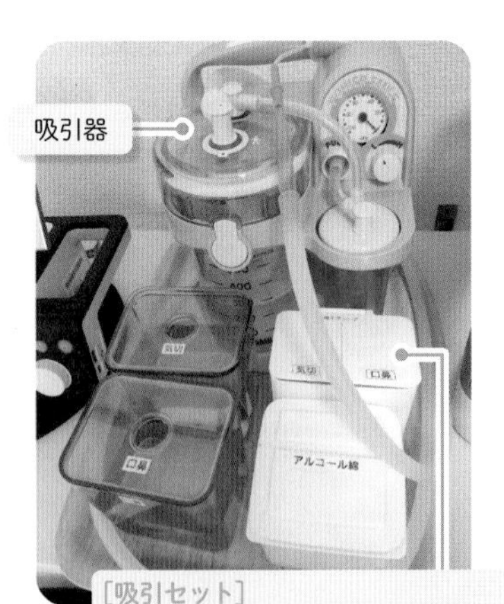

［吸引セット］
左二つ：通水用の水を入れる容器、右上：吸引チューブを入れる容器、右下：アルコール綿保管用容器

参考文献　＊「自定ケア環境資料集ver1.0~お風呂やベッドサイド」https://note.com/wylinc/n/nbe979b6f3f23

訪問看護師のキャリアアップ・キャリアパス

一般社団法人Neighborhood Care
ビュートゾルフ柏
吉江悟

かつては訪問看護というと、病院等の臨床経験を経た看護職が就く仕事というイメージがあったかもしれませんが、昨今では新卒で訪問看護ステーションの仕事に就く方も珍しくなくなり、多様なキャリアパスが考えられると思います。本コラムでは、訪問看護師のキャリアアップ・キャリアパスについて、「高度実践」「管理」「研究教育」「複業」という切り口で概説します。

高度実践

当然ながら訪問看護の仕事は臨床看護の一領域なので、実践のレベルを上げていくことは重要なキャリアパスです。日本で訪問看護の需要が最高になると推計されている2040年に向けては、医師から看護職へ、看護職から介護職へ、といった業務のタスクシフトが必要となる可能性が高いです。このような社会の要請に対応するためにも、専門性の高い優れた実践能力を身に付けておくことは大切でしょう。

特定行為研修制度[*1]

2015年より開始された厚生労働省による研修制度で、研修を修了した看護師が、「実践的な理解力、思考力及び判断力並びに高度かつ専門的な知識及び技能が特に必要とされる」[*2]38行為（特定行為）を、手順書により行うことができるとされているものです。

特定行為を行えるメリットは、「医師がその場にいない環境」において最大化されます。すなわち、看護職が単独で訪問する訪問看護の現場において、特にその意義は大きいと言えるでしょう。本稿執筆時点では、特定行為研修修了者に占める訪問看護師の割合は高くなく、かつ、訪問看護師に対して手順書を作成してくれる医師も少ない状況ですが、中長期的観点で特定行為研修を修了しておくことはキャリアアップの道筋として有効な選択肢のひとつと言えると思います。

認定看護師／専門看護師

認定看護師／専門看護師は国が認める資格ではなく、日本看護協会が認定する資格です。上記の特定行為研修より歴史が長く、多くの領域で多数の高度実践看護師（APN[*3]）を輩出してきています。詳細は日本看護協会のホームページをご覧ください[*4]。

認定看護師については、将来的には「特定行為研修を組み込んだ教育課程」に統一される予定となっています。すなわち、認定看護師になるということは、上述した国の特定行為研修制度と日本看護協会による認定看護師の双方の修了・認定を受ける形になります。

専門看護師については、大学院修士課程修了者であることが要件となっています。本稿執筆時点では、専門看護師と特定行為研修制度との連動について言及された公式文書は見当たりません。
なお、専門看護師と同じく修士号相当のAPNとして、国際的には処方権等をもつナース・プラクティショナーが制度化されている国も存在します。現在の日本では国が認める形でのナース・プラクティショナー制度は存在しませんが、関係団体が厚生労働省に要望書を提出する等の動きが続けられています。[*5]

管理

今の日本では、訪問看護ステーションには必ず管理者を置かなければならない仕組みになっています。病棟における看護師長に相当する立場です。訪問看護師として、管理者になることを目指すのも重要なキャリアパスのひとつです。「高度実践」の項に示した内容が自身の看護実践能力に関するものであるのに比べると、「管理」は、よいチーム・職場づくりのために発揮される能力ということになると思います。
看護管理については、日本看護協会が認定看護管理者という資格の認定を行っています。[*6] また、看護管理にとどまらず、広く経営も含めた管理を学ぶ経営学の大学院も国内外に多数存在しています。実数を把握していませんが、筆者と交流のある看護管理者の中にも経営学修士号（MBA）をもつ方は一定数います。
さらに、訪問看護でおもしろいのは、自分で法人を設立して独立開業することもできるということです。管理者は訪問看護ステーションという看護単位を管理する役割ですので、法人の経営管理までは行わないこともありますが、独立開業する場合には、法人の経営全般まで行うことになります。たとえば、法人登記、税、雇用などです。法律事務所等にアウトソーシングすることもできますし、すべて自分で行うことも可能です。幸い、近年はこれらの業務を支援してくれるクラウド型のツールが多数出回っています。業界団体である日本訪問看護財団には訪問看護ステーション開設の相談窓口も設置されています。[*7]

研究教育

優れた実践の方法を見出すためには、優れた研究が不可欠です。日々の実践で感じるモヤモヤを系統的に検討し、目の前にいる個別の患者に対してのみならず、広く国内や海外に解決の方法を提示したいという方は、ぜひ研究の分野に足を踏み出してください。
研究は、原理的には、臨床実践を続けながら並行で行うこともできますし、研究者として報酬を得て取り組むこともできます。[*8] かつては研究論文にアクセスするには大学の図書館等に行く必要がありましたが、昨今はインターネットから無料で閲覧できる論文も増えています。まずは自分が課題と感じるテーマについて国内外にどのような研究論文が存在するか調べてみましょう。英語論文ならPubmed[*9]、日本語論文ならGoogle Scholarなどでキーワード検索をしてみるとよいでしょう。論文といっても玉石混交ですが、読めば読むほどよい論文がどういうものか分かってくると思います。

研究論文の読み方や書き方を系統的に学びたい方には、大学院への進学をお勧めします。大学院の研究室は、教員の専門によってテーマが細分されていますので、よく情報収集してください。個人的には、最初から看護の枠に制約をかけるのではなく、さまざまな学問分野の大学院を視野に入れて検討されるとよいと思います。看護の課題を解決できる知識・技術はおそらく看護の外にあることの方が多いからです。

研究のしかたに習熟してくると、研究職として報酬を得て研究に従事するキャリアが視野に入ってきます。看護職が研究職に就く場合、看護系大学の教員になるのが最も門戸が広い印象をもちますが、一口に大学と言っても、教員に求められる研究と教育のウェイトは施設によって大きな差がありますので、自分が何を成したいかよく考えて選択してください。

とここまで研究のことばかり書きましたが、大学を含む看護師養成校の教員となって未来の看護職を養成する教育の仕事に就くのも有意義なキャリアパスです。本稿に書いたような多様なキャリアを応援する教員になっていただけるとよいと思います。

複業

最後に添えるのが、上記の「実践」「管理」「研究教育」などを同時並行する「複業」です。パラレルキャリアと表現されることもあります。過去の日本ではひとつの職場で定年退職まで勤め上げるのが一般的でしたが、フリーランスを含めて多様な働き方が徐々に広がってきています。看護職についてもこの流れは大いに注視すべきだと考えます。表に、訪問看護師をしながら副業・兼業として同時並行できるとよさそうだと思われる形を例示しましたので参考にしてください。

複業の注意点を述べるとすると、

①副業・兼業を認めない規程となっている法人や、規程上は認められる要素があっても前例がないということで許可をしない法人がまだ少なくないこと

②副業・兼業により別の法人にも非常勤の籍を置く場合、「同一労働同一賃金」[*10]が根付いておらず報酬単価が常勤職員に比べて低く設定されてしまう場合が

▶**訪問看護師と他の仕事の副業・兼業の例**

	訪問看護師をしながら…	複業の効用
実　践	病院にも勤務	病院と在宅現場の橋渡しができる
	地域包括支援センターにも勤務	軽度者～中重度者まで関われる
管　理	管理者を兼務	自ら職場環境の充実に寄与できる
研究教育	非常勤講師	実践から得た知識・技術を次の世代に直接伝えることができる
	研究職	実践のみでは解決できない臨床の課題の解決法を提案できる
その他	カフェ等に勤務	医療以外の視野から地域を見ることができる
	自営業	自分の強み・好みを活かした仕事と医療の仕事を両立
	行政の会議の委員等	個別法人では解決できない課題に施策として取り組む提案ができる

あること

という2点は少なくとも意識しておくとよいでしょう。厚生労働省「副業・兼業の促進に関するガイドライン」などの行政文書も参考にしながら、読者のみなさまに自分に合った働き方、暮らし方を長い目で模索・実現していただけるよう、筆者としても強く応援します。

＊1：厚生労働省．特定行為に係る看護師の研修制度．https://www.mhlw.go.jp/stf/seisakunitsuite/bunya/0000077077.html
＊2：保健師助産師看護師法第三十七条の二
＊3：高い専門性と優れた看護実践能力をもつ看護職のことを「高度実践看護師（APN：Advanced Practice Nurse）と言います。
＊4：日本看護協会．専門看護師・認定看護師・認定看護管理者．https://nintei.nurse.or.jp/nursing/qualification/
＊5：日本看護協会，日本看護系大学協議会，日本NP教育大学院協議会．（2022）．ナース・プラクティショナー（仮称）制度の創設に関する要望書．https://www.jonpf.jp/files/SpcDocumentsDetail/3/SpcDocumentsDetail_3659_file.pdf
＊6：日本看護協会．専門看護師・認定看護師・認定看護管理者．https://nintei.nurse.or.jp/nursing/qualification/
＊7：日本訪問看護財団．訪問看護ステーション開設・運営ナビゲーター．https://www.jvnf.or.jp/soudan/navigator.html
＊8：ただし、実態として100%臨床に身を置きながら優れた研究論文を執筆し続けられる方は医師であっても多くないので、研究を行う時間を確保することは大切な要素です。
＊9：National Library of Medicine. Pubmed. https://pubmed.ncbi.nlm.nih.gov/
＊10：厚生労働省．同一労働同一賃金ガイドライン．https://www.mhlw.go.jp/stf/seisakunitsuite/bunya/0000190591.html

監修者 に聞く！

訪問看護師として、これから目指すことは？

「全ての人に“家に帰る”選択肢を」という理念で訪問看護を運営しているので、受け皿が少ない方やいろいろな地域の看護師さんと一緒にインフラとしての訪問看護サービスになるよう取り組んでいきたいと思っています。個人的には専門看護師も持っていますし、特定行為なども在宅ケアで活かしていく機会や、データを活用したデータベースドナーシングなど、さまざまなよいケアを模索して挑戦していきたいと考えています。

現在、全国20か所で訪問看護ステーションを運営しています。場所は離れていても、最高のケアを提供できるように仲間と切磋琢磨しています。病気になっても旅行したり、結婚式に行ったり、趣味を謳歌したり、いろいろな【やりたい】を支えるために、ケアを磨いています。今後も生きることを支えるためにもっと磨いていきたいと思っています。
また、日本の自治体の約１／４に訪問看護ステーションがありません。訪問看護がないと、家に帰る選択ができない人もいます。そういった地域も含めて、日本の隅々まで最高のケアを届けたいと思っています。またその実現のために、日本中に出店をしていきます。
この地域で最高のケアを届けたいという思いがある人はぜひ見学に来てみてください。熱い話をしましょう！

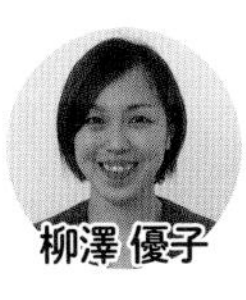

私自身、訪問看護師として働く中で「看護師になってよかった」「私たちがやりたい看護ってこれだよね」と思える瞬間やそう思わせてくれる出会いがたくさんありました。今の私の目標は、訪問看護師として働くスタッフが、やりがいと誇りを感じながら成長していける環境を整えることです。新卒や臨床経験の少ない看護師でもチャレンジできる、妊娠・出産・育児などさまざまなライフイベントがあっても働き続けられる環境にしていきたいと思います。ジェネラリストやスペシャリスト、管理者などのマネージメント業務、そして、住みたい場所・暮らしたい場所で看護(起業)をするなど、それぞれが多様なキャリアビジョンを描ける組織づくりに挑戦したいと思います。

元も子もありませんが、現行の訪問看護という看護の提供形態にあまりこだわりすぎないことかと思っています。現在の制度では、利用者宅に訪問することによってしか保険報酬を算定できない形になっていますが、さまざまなICTが存在する今の時代に、この形はすでに前時代的になってきていると感じます。オンラインでの面接(メタバースを含む)、IoTを用いたモニタリング、AIによるアセスメントの補助など、さまざまな道具を使いこなした看護を創意工夫していくことが大切だと感じています。今目の前にある仕組みが当たり前のものと思わず、ときには疑いの目を持って捉えることで、目の前の利用者さんや我々看護師にとって本質的に必要・重要なものが何か、見えてくることがあると思います。

監修者に聞く！

読んでくださっている方へのメッセージを！

いろいろなキャリアプランや働き方があると思いますが、人生の中で訪問看護へ従事するタイミングがどこかであると、きっとどんな領域や場所でもその後の実践やキャリアに活かせることが多いと思います。ただ始めるとハマって抜け出せなくなる方も多いのですけど（笑）。
みなさんが興味をもったときに気軽にチャレンジしてもらえると嬉しいですし、この本がその一助になると幸いです。

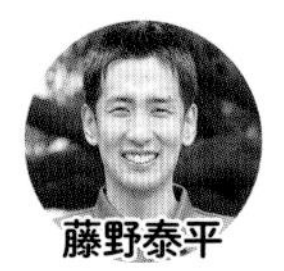

200年以上前、ナイチンゲールは、単に薬を与えるだけではなくて、生きる力が出てくる環境を整備することが、看護師の役割だと定義していました。環境とは、ベッド周辺の環境だけではありません。我々が日々生活をしていて、ベッドだけで完結はしてないと思います。仕事場や、趣味、モーニングや、旅行等々、どういう環境であれば、また自分らしく生きられるのか、知識や技術、経験をすべて使って、それを叶えていきましょう！
看護はクリエイティブな仕事です。訪問看護師の仲間になってくれたこと、なろうと考えてくれていることをうれしく思っています！　共に最高のケアを目指して頑張っていきましょう！

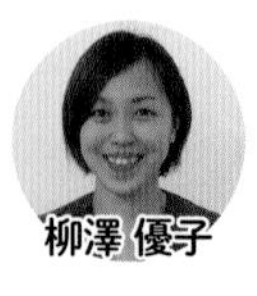

最初は、病院との違いに戸惑うことが多いと思います。病院のルールからお家のルールになり、病院では徹底していた治療管理が在宅ではゆるかったり、「これでいいの？」と悩んだり。医師や先輩看護師にすぐ相談できた病院とは違い、ひとりで家に行って判断する緊張感やプレッシャーもあると思います。
また、多様な価値観や生き方に触れ、自分の価値観や自信のなさなど、自分の課題にぶつかることもあるかもしれません。訪問看護師も、凹んだり、悩んだり、モヤモヤしながら、人と人との関わりの中で成長します。目の前のひとりに向き合う訪問看護にはたくさんの魅力があります。こころとからだを大切に、利用者さん・ご家族との出会いを大切に、毎日楽しく働けることを願っています。

看護や医療の知識や技術を磨くことは専門職として当然ですが、それ以外のことにも関心を持って、日々を楽しんで暮らしてください。訪問看護の場面では、利用者さんやご家族と雑談をする機会が少なくありません。相手の関心に反応できるセンサーを持っていることは、アドバンテージになると感じます。たとえば、本棚に置いてある本をあなたも読んだことがあり、あなたなりの感想を持っていたとします。あえてそれを語ることで、利用者さんとあなたの間に、看護・医療以外の接点が生まれます。雑談だけで必要な看護を提供していないのであればそれはまずいですが、適度な雑談・脱線は、利用者さん・ご家族の「あ、そんな話もしていいんだ」という安心感につながるかもしれません。

索引

協 力

テルモ株式会社 https://www.terumo.co.jp

アイ・エム・アイ株式会社 https://www.imimed.co.jp
エア・ウォーター株式会社 https://www.awi.co.jp/ja/index.html
株式会社ケープ https://www.cape.co.jp
株式会社高研 https://www.kokenmpc.co.jp
コンバテック ジャパン株式会社 https://www.convatec.com/ja-jp/
株式会社フィリップス・ジャパン https://www.philips.co.jp
クリエートメディック株式会社 https://www.createmedic.co.jp
湘南国際アカデミー https://si-academy.jp
新鋭工業株式会社 https://www.shinei.me
泉工医科工業株式会社 https://www.mera.co.jp
ソリュウション株式会社 https://si-academy.jp
帝人ファーマ株式会社 https://www.teijin-pharma.co.jp
ノビシロクリニック藤沢 http://www.yushoukai.jp/clinic/fujisawa/
パナソニックエイジフリー株式会社 https://panasonic.co.jp/paf/
東海岸めぐみ薬局 神奈川県藤沢市辻堂東海岸2丁目1-30 0466-34-3188
フクダ電子株式会社 https://www.fukuda.co.jp
フランスベッド株式会社 https://www.francebed.co.jp/
松井ライフプロデュース http://matsui-life-produce.com
宮原酸素株式会社 https://miyabara-sanso.jp
株式会社メディケアー https://www.mc-tehart.com

株式会社 学研メディカルサポート「学研訪問看護サポート」※スタートアップコース、在宅看護実践コース(e-ラーニング)https://gakken-meds.jp

参考文献

『改訂第2版補訂版 JPTECガイドブック』一般社団法人JPTEC協議会(へるす出版)
『家族看護を基盤とした 地域・在宅看護論 第6版』渡辺裕子監修、中村順子他編(日本看護協会出版会)
『看護がみえる vol.3 フィジカルアセスメント 第1版』医療情報科学研究所編(メディックメディア)
『看護実践にいかす エンド・オブ・ライフケア 第2版 』長江弘子編集(日本看護協会出版会)
『看護実践のための根拠がわかる 在宅看護技術 第4版』正野逸子・本田彰子編著(メヂカルフレンド社)
『看護の現場ですぐに役立つ 訪問看護のキホン』上野佳代・青山泉著(秀和システム)
『がんの症状緩和ベストナーシング』田村恵子編(学研メディカル秀潤社)
『がん疼痛の薬物療法に関するガイドライン 2020年版』特別非営利活動法人日本緩和医療学会ガイドライン統括委員会編(金原出版)
『緩和治療薬の考え方,使い方 ver.3』森田達也著(中外医学社)
『基礎看護学[2] 基礎看護技術Ⅰ 第18版 』茂野香おる他著(医学書院)
『基礎看護学[3] 基礎看護技術Ⅱ 第18版 』任和子他著(医学書院)
『この熱「様子見」で大丈夫？ 在宅で出会う「なんとなく変」への対応法』家研也著(医学書院)
『これならわかる！人工呼吸器の使い方 』自治医科大学附属さいたま医療センターRST著、讃井將満監修(ナツメ社)
『在宅ケアナースポケットマニュアル』ウィル訪問看護ステーション編(医学書院)
『疾患別 在宅看護ポイントブック』山岡栄里編著(照林社)
『死亡直前と看取りのエビデンス』森田達也・白土明美著(医学書院)
『終末期がん患者の輸液療法に関するガイドライン 2013年版』特定非営利活動法人日本緩和医療学会緩和医療ガイドライン委員会編(金原出版)
『症状別 在宅看護ポイントブック』鈴木央監修(照林社)
『褥瘡予防・管理ガイドライン 第5版』日本褥瘡学会編(照林社)
『診察と手技がみえる』古谷伸之編(メディックメディア)
『新訂版 写真でわかる訪問看護アドバンス』押川真喜子監修(インターメディカ)
『新版 がん緩和ケアガイドブック』公益社団法人日本医師会監修(青海社)
『地域・在宅看護論[1] 地域・在宅看護の基盤 第6版』河原加代子他著(医学書院)
『地域・在宅看護論[2] 地域・在宅看護の実践 第6版』河原加代子他著(医学書院)
『知識が身につく！実践できる！よくわかる在宅看護 改訂第3版』角田直枝編(学研メディカル秀潤社)
『強みと弱みからみた 在宅看護過程: ＋総合的機能関連図』河野あゆみ編(医学書院)
『ナーシング・グラフィカ 地域・在宅看護論② 在宅療養を支える技術 第2版』臺有桂他編(メディカ出版)
『ナースのためのやさしくわかる訪問看護』椎名美恵子・家崎芳恵監修(ナツメ社)
『はじめての訪問看護 おさえておきたい心がまえと仕事術』公益財団法人日本訪問看護財団編(中央法規出版)
『はじめてみよう訪問看護ーカラービジュアルで見てわかる！』宮田乃有編(メディカ出版)
『フィジカルアセスメント ポケットBOOK 項目ごとに正常かどうか判断しよう 』鈴木美穂・山花令子編著、山本則子監修(照林社)
『ベストプラクティス スキン-テア(皮膚裂傷)の予防と管理』一般社団法人日本創傷・オストミー・失禁管理学会編(照林社)
『ベイツ診察法 第3版』リンS.ビックリー・ピーターG.シラギ・リチャードM.ホフマン著、有岡宏子・井部俊子・山内豊明日本語版監修(メディカル・サイエンス・インターナショナル)
『訪問看護アイデアノ－ト』医療法人財団健和会 訪問看護ステーション編著(照林社)
『訪問看護基本テキスト 各論編』公益財団法人日本訪問看護財団監修、柏木聖代他編(日本看護協会出版会)
『訪問看護基本テキスト 総論編』公益財団法人日本訪問看護財団監修、柏木聖代他編(日本看護協会出版会)
『訪問看護と介護 2014年 2月号 在宅だから ICF！ －「生活を支える」を具現化する(医学書院)
『訪問看護と介護 2021年7月号 特集 退院直後の「2週間」に欠かせない在宅ケア 早期からの介入で機能回復を目指す』(医学書院)
『末期癌患者の診療マニュアルー痛みの対策と症状のコントロール』Robert G Twycross・Robert G Twycross 著、武田文和翻訳(医学書院)
『慢性疾患の病みの軌跡ーコービンとストラウスによる看護モデル』ピエール ウグ編、黒江ゆり子・市橋恵子・寶田穂訳(医学書院)
『慢性便秘症診療ガイドライン2017』日本消化器病学会関連研究会 慢性便秘の診断・治療研究会編(南江堂)
『身近な事例から倫理的問題を学ぶ 臨床倫理ベーシックレッスン』石垣靖子・清水哲郎編著(日本看護協会出版会)
『看取りケア プラクティス×エビデンス：今日から活かせる72のエッセンス』宮下光令・林ゑり子編集(南江堂)
『「よくする介護」を実践するためのICFの理解と活用ー目標指向的介護に立って』大川弥生著(中央法規出版)
『Q&Aと事例でわかる訪問看護 訪問看護のフィジカルアセスメントと急変対応 』道又元裕編著、日本訪問看護財団監修(中央法規出版)
『WOC Nursing 2021年5月 Vol.9No.5 特集：終末期ケアに求められる褥瘡ケア・ストーマケアの知識とスキル』祖父江正代企画編集(医学出版)

【総監修】

佐々木 淳（ささき じゅん）

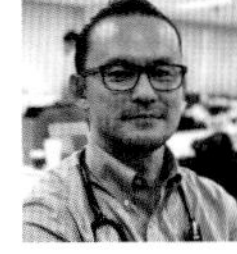

医療法人社団悠翔会理事長・診療部長。日本内科学会認定医。内閣府規制改革推進会議専門委員（医療・介護・感染症対策）。首都圏を中心に大都市部〜離島・過疎地まで全国の21診療拠点から400人の仲間と7000人の在宅患者さんに24時間の在宅総合診療＋家庭医療を提供中。

【監修】

岩本 大希（いわもと たいき）

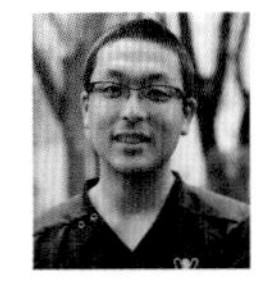

WyL株式会社 代表取締役、ウィル訪問看護ステーション 代表。看護師。慶應義塾大学看護医療学部卒業後、北里大学救命救急センターのICU等で看護師として従事。2016年、現法人を設立。会社の理念は「全ての人に"家に帰る"選択肢を」。

藤野 泰平（ふじの やすひら）

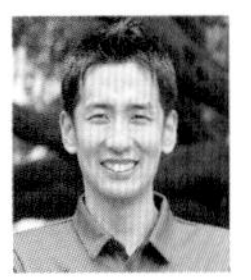

株式会社デザインケア、みんなのかかりつけ訪問看護ステーション 代表取締役。看護師。名古屋市立大学看護学部卒業後、聖路加国際病院で看護師として従事。2014年、現法人を設立。「日本の隅々まで最高のケアを届ける」ために、大都市〜地方まで、全国21事業所を直営し活動中。

柳澤 優子（やなぎさわ ゆうこ）

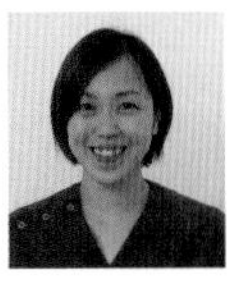

一般社団法人 Life & Com 代表理事、在宅看護センターLife&Com 代表。看護師。急性期病院で看護師として勤務後、日本財団在宅看護センター起業家育成事業に参加し、2017年、現法人を設立。社名には「いのちと共に」という想いが込められている。

吉江 悟（よしえ さとる）

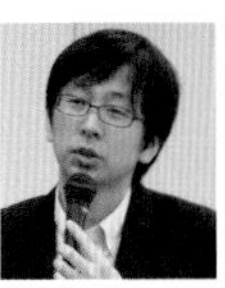

一般社団法人Neighborhood Care 代表理事。看護師、保健師。東京大学医学部健康科学・看護学科卒。虎の門病院、東京大学高齢社会総合研究機構などを経て現職。2015年、現法人を設立、日本で初めてのビュートゾルフチームであるビュートゾルフ柏を開始。地域住民が生涯を通じて身近で切れ目のないケアを受けることのできる社会の実現への貢献を目指している。

［スタッフ］

デザイン	土屋 裕子（株式会社ウエイド）
撮影	長谷川 梓
モデル	水木 淳子（SOSモデルエージェンシー）・持冨 八郎・持冨 あけみ
本文イラスト	渡邉 美里・峯岸 右蘭
カバーイラスト	渡邉 美里
編集協力	吉村 典子
校正	西山 星江・村上理恵
編集	早川 景子（CO-MIX BRAND）

現場で役立つ
よくわかる訪問看護

総監修者	佐々木淳
監修者	岩本大希、藤野泰平、柳澤優子、吉江悟
発行者	池田士文
印刷所	TOPPANクロレ株式会社
製本所	TOPPANクロレ株式会社
発行所	株式会社池田書店 〒162-0851 東京都新宿区弁天町43番地 電話 03-3267-6821（代） FAX 03-3235-6672

落丁・乱丁はお取り替えいたします。

ISBN978-4-262-12376-9

［本書内容に関するお問い合わせ］
書名、該当ページを明記の上、郵送、FAX、または当社ホームページお問い合わせフォームからお送りください。なお回答にはお時間がかかる場合がございます。電話によるお問い合わせはお受けしておりません。また本書内容以外のご質問などにもお答えできませんので、あらかじめご了承ください。本書のご感想についても、当社HPフォームよりお寄せください。
［お問い合わせ・ご感想フォーム］
当社ホームページから
https://www.ikedashoten.co.jp/

24007007